燕京医学研究丛书

京城名医馆

名医经验集 ❷

毕尽余生奋斗篇

主编　耿嘉玮

全国百佳图书出版单位
中国中医药出版社
· 北 京 ·

图书在版编目（CIP）数据

京城名医馆名医经验集 . ②，毕尽余生奋斗篇 / 耿嘉玮
主编 . —北京：中国中医药出版社，2021.11
（燕京医学研究丛书）
ISBN 978-7-5132-7213-1

Ⅰ.①京…　Ⅱ.①耿…　Ⅲ.①中医临床—经验—中国—
现代　Ⅳ.① R249.7

中国版本图书馆 CIP 数据核字（2021）第 202000 号

融合出版数字化资源服务说明

燕京医学研究丛书之《京城名医馆名医经验集》为融合出版物，其增值数字化资源在全国中医
药行业教育云平台"医开讲"发布。

资源访问说明

扫描右方二维码下载"医开讲 APP"或到"医开讲网站"（网址：www.e-lesson.cn）
注册登录，输入封底"序列号"进行账号绑定后即可访问相关数字化资源（注意：
序列号只可绑定一个账号，为避免不必要的损失，请您刮开序列号立即进行账号绑
定激活）。

中国中医药出版社出版

北京经济技术开发区科创十三街 31 号院二区 8 号楼
邮政编码　100176
传真　010-64405721
河北新华第二印刷有限责任公司印刷
各地新华书店经销

开本 787×1092　1/16　印张 37.75　字数 656 千字
2021 年 11 月第 1 版　2021 年 11 月第 1 次印刷
书号　ISBN 978 – 7 – 5132 – 7213 – 1

定价　168.00 元
网址　www.cptcm.com

服 务 热 线　010-64405510　　微信服务号　zgzyycbs
购 书 热 线　010-89535836　　微商城网址　https://kdt.im/LIdUGr
维 权 打 假　010-64405753　　天猫旗舰店网址　https://zgzyycbs.tmall.com

如有印装质量问题请与本社出版部联系（010-64405510）

燕京医学研究丛书

《京城名医馆名医经验集②：毕尽余生奋斗篇》

编委会

顾　　问	屠志涛　罗增刚　王建辉　周英武　王　欣			
主　　编	耿嘉玮			
副 主 编	邓力军			
专　　家	李　翔　张兆元　康　佳　李冬梅　赵冬梅			

本册编委（按姓氏笔画排序）

于源滋	马丽然	王文娟	王秋风	王宣权
刘　汶	刘美霞	刘南南	关　静	孙　波
李　璟	李秀惠	李成伟	李宝华	李晓娟
李琰琴	杨　洁	吴升平	张　莉	张　晶
张立新	陈兴娟	罗宇华	季　菲	金丽杰
周培培	孟红艳	赵　红	赵进喜	郝秀珍
修丽梅	徐　阳	高　琦	葛永潮	董立国
蒋　里	韩　谨	蓝海冰	翟华强	潘淑芳
戴　梅	戴方圆			

序

岁月流金，华年溢彩。时值北京市鼓楼中医医院建院 70 周年，京城名医馆建馆即将 30 周年，燕京医学研究丛书之《京城名医馆名医经验集》付梓，可以说是为院庆及馆庆献上的一份厚礼。

燕京医学海纳百川，源远流长，名家辈出，成果丰硕，引领着中医学术的发展。北京市鼓楼中医医院就是燕京医学这条长河中的璀璨星辰。70 年来，几代鼓楼中医人励精图治，殚精竭虑，奋力前行。围绕燕京医学体系，吸纳叱咤杏坛的巨擘大腕和活跃在基层的名家里手在京城名医馆出诊带教，探源溯流，揽芳捃遗，审谛覃思，不遗余力，树立起京城名医馆品牌。

名老中医或禀家学，或承师传，无论是理论研究抑或是临床实践，各有独到之处，尤可宝贵的是这些理论与经验已经过数十年乃至数百年之实践验证，不断补充发展，日臻完善，弥觉可珍。中医疗效是中医学术赖以生存和发展的关键，总结名老中医学术经验，是提高临床疗效，促进中医学术发展最基础之工作。

以近 30 年来京城名医馆出诊专家的成长轨迹、学术思想精华、宝贵临证经验、典型诊疗案例等为要素的《京城名医馆名医经验集》的问世，是北京市鼓楼中医医院京城名医馆发展的一个里程碑。全书或以演论形式论述燕京名家自成规律之独到经验，或以医话形式叙述医家对某方、某法及某药之运用体会，娓娓而谈，详尽透彻。从中我们可以领略燕京名医临证兢兢，屡建奇功；绝学秘招，丹心济世；妙术活人，遣药清灵；汇通中西，游刃有余。

全书科别齐全，流派分明，各有师承，皆有发挥，可使读者得其要领，易于师法。览一篇可尽得当代名医对于多种疾病的独到诊疗经验，其实用价值，不言而喻。希望中医工作者能以此书引而申之，触类而旁通之，则能探其骊珠，得其涯略，厥功伟哉！

传承精华，守正创新，我们才能共同擦亮中医文化瑰宝，中医药学这座伟大的宝库才能永远取之不尽、用之不竭，更好地服务于人类，服务于未来。

屠志涛

辛丑春

自序

"京城名医馆，实至名归，京城名医良医荟萃之处也，悬壶济世，治病救人，起沉疴，解疑难，广布中国医学之珍宝，愿求天下人类之共享，实现先贤大同世界之理想，中医当有伟大之贡献，肩此重任，医道遂是时代之大道。大道之行，天下为公！"三十年前，苏叔阳先生创作的《京城名医馆赋》道出了鼓楼中医人励志中医药事业的决心。

北京市鼓楼中医医院七十载风雨兼程，京城名医馆三十年励精图治，作为首家获得北京市中医管理局批准的医馆，北京市鼓楼中医医院京城名医馆以"燕京医学"体系为基础，以其谱系传承人为主体，汇聚了一大批在全国具有很高影响力的知名中医在此传道授业，治病救人，不断推动中医药学术的传承与发展。

燕京医学研究丛书之《京城名医馆名医经验集》旨在总结为中医药事业做出巨大贡献、受到广大群众爱戴的京城名医馆近百位出诊专家的丰富经验，把他们的事业发扬光大，让他们优秀的医疗经验代代相传。在成才之路上，他们有着不尽相同的经历；在学术造诣上，他们各自具有独到的特色。然而他们以精湛之术普济众生，以仁义之心宽人律己，以倾囊之德传授于徒，以匹夫之责振兴中医的大医精诚之内涵是相同的。

《京城名医馆名医经验集》包含四个分册，入选医家有国医大师、全国老中医药专家学术经验继承工作指导老师、首都国医名师、省级名中医、北京市老中医药专家学术经验继承工作指导老师及北京市东城区知名中医，涉及中医内科、外科、妇科、男科、儿科、肿瘤科、皮肤科、骨伤科、针灸科、推拿科等多学科。其中，有 24 位医家已经驾鹤西去，追念先人，在乎于心，报答先辈，有待于行。本书是对他们最好的缅怀和纪念。

全书由专家本人或其高徒撰稿，均为真实之资料心得，且很多内容为首次整理发表。我们有幸从中见证那些疑难险症药到病除豁然而愈的传奇，更可得见岐黄薪火传承之可贵，名院、名科、名医、名术创建之功德，惠泽苍生，不负济世之名。

全书编撰过程中，承各位名家及弟子的大力支持，谨此致谢！

书中谬误多所不免，还望同道指正。

北京市鼓楼中医医院院长耿嘉玮

庚子仲秋

编写说明

  燕京医学研究是 2019 年由北京市东城区卫生健康委员会批准并拨款，北京市鼓楼中医医院负责实施的项目。燕京医学研究丛书之《京城名医馆名医经验集》是该项目的质量指标之一，包括四个分册，分别是《鞠躬尽瘁不悔篇》《毕尽余生奋斗篇》《燕京传承谱新篇》《薪火代代家传篇》。

  全书总结了京城名医馆近 30 年出诊的近百位专家的治学、临床、教学心得体会及经验，旨在加强燕京医学学术传承，突出燕京医学文化内涵，提升燕京医学的传播穿透力和影响力。

  全书以医家为纲，按照医家出生日期排序，排名不分先后。每位医家下设医家简介、学术思想、临床经验三项内容。医家简介包括出生年月、生平简介、师承关系、主要著作等；学术思想主要介绍能够体现该医家特有的比较系统的医学思想；临床经验以医家在临床上擅长的医案、医话、医论为主，包括其在临床实践中比较经典的医案。

  全书由耿嘉玮院长担任主编，由名老中医本人或其继承人负责整理，书中许多内容为首次发表，以期能全面地体现医家的特点。

《京城名医馆名医经验集》编委会

2021 年 7 月

内容提要

　　燕京医学研究丛书之《京城名医馆名医经验集》是京城名医馆30年来出诊专家的治学、临床、教学心得体会及经验荟萃，旨在加强燕京医学学术传承，总结燕京医学文化内涵，提升燕京医学的传播穿透力和影响力。

　　全书包括四个分册：《鞠躬尽瘁不悔篇》《毕尽余生奋斗篇》《燕京传承谱新篇》和《薪火代代家传篇》。

　　本书为第二册之《毕尽余生奋斗篇》，以生辰年月为序，收录了新中国成立之前出生的21位医家，他们中最年轻的医家已经年逾古稀，但仍老骥伏枥，壮心不已，坚持工作在临床和带教的第一线，为弘扬中医事业，贡献着自己全部的力量。

　　其文由医家师承徒弟或硕士、博士研究生撰写，对医家的基本简历、学术思想和临床经验进行了系统总结，具有学术性、史料性和实用性。

目　录

许润三

金世元

危北海

姚高升

王焕禄

魏执真

钱英

吴作君

高忠英

肖承悰

鲁承业

张文高

贺思圣

郝万山

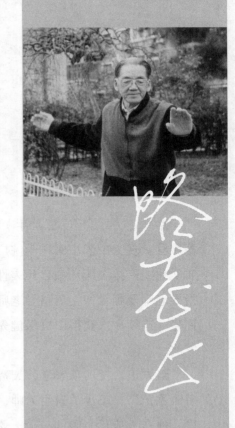

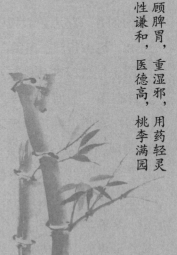

顾脾胃，重湿邪，用药轻灵
性谦和，医德高，桃李满园

医家简介

路志正（1920年12月生），字子端，号行健，1920年12月出生于河北省藁城县，现为中国中医科学院广安门医院主任医师，资深研究员；国家级非物质文化遗产传统医药项目代表性传承人；全国老中医药专家学术经验继承工作指导老师及师承博士后指导老师。荣获我国首届"国医大师""首都国医名师"称号；连续多次获得中央保健先进个人、中央保健突出贡献及中央保健优秀专家奖。

路志正教授幼承家学，天资聪颖，又机敏好学，先随父辈习医，又拜盐城名医孟正已、王步举先生为师，继而考取河北中医专科学校，毕业后，行医乡里。他白天应诊，晚间夜读，常能妙手回春，在当地声名鹊起。20世纪50年代，路志正教授进入北京中医进修学校学习西医知识，毕业后供职于原卫生部，其间眼界大开，兼收并蓄，学验渐丰。他在包钢工作期间，曾以温病治疗方法成功救治大面积灼伤患者，引起轰动。1973年，路志正教授进入原中国中医研究院广安门医院从事临床工作，至今已近50年，其间参与了广安门医院内科研究室的创办。路志正教授医术精进，屡起沉疴，成为一代大医。路志正教授为人谦和，思方行圆，医德高尚，深受同行及患者敬重。

路志正教授杏林耕耘八十载，挚爱中医，时刻关注中医药事业的命运，多次上书献策。他博古通今，精通中医经典，在学术上崇尚脾胃学说与温病学说，撷仲景、东垣、叶氏学术之长，顾脾胃、重湿邪，用药轻灵，形成了自己独特的以调理脾胃为核心的学术思想，创"持中央、运四旁、怡情志、调升降、顾润燥、纳化常"十八字方针；临床上博采众长，擅长内科、针灸，对妇科、儿科亦很有造诣；在科研上，与时俱进，踏实务实；在传承上，诲人不倦，激励后辈，培养学术继承人、传承博士后20余人，其传承团队百余人，吸纳了全国乃至全世界的中医精英。

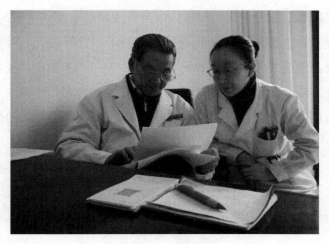

◎　路志正教授与其弟子王秋风

　　路志正教授十分注重临床经验的整理总结和理论著述，主编和参编多部学术著作，发表学术论文百余篇。他是《中华中医药杂志》《世界中西医结合杂志》主编，《北京中医》《中医杂志》编辑；并担任国家中药品种保护评审委员会顾问。路志正教授主编《中医内科急症》《路志正医林集腋》《实用中医风湿病学》《痹病论治学》《湿病证治学》等学术专著，其中，《实用中医风湿病学》荣获国家中医药管理局中医药基础研究三等奖。2018年，经过路志正教授及其传承团队的努力，《路志正医学丛书》付梓，丛书共分为医论集、建言献策、经典讲稿、学术思想、经验传承、医案医话、医籍评价、风湿病、心病、脾胃病10卷，对路志正教授学术思想和经验进行了全面的回顾和总结。

　　多年来，路志正教授历任中华医学会中西医学术交流委员会委员，中华中医药学会内科分会副主任委员、内科心病专业委员会副主任委员、风湿病学会主任委员，全国政协委员、原卫生部药品审评委员会委员、原卫生部国际交流中心理事，北京中医学会理事、副理事长、顾问；北京中医药大学名誉教授、客座教授，马来西亚马中厦大中医学院名誉院长、长春中医药大学客座教授、广东省中医研究所客座研究员等职。2003年，路志正教授被中国科学技术协会评为"全国防治'非典'优秀科技工作者"；2005年被中央保健委员会授予"中央保健工作先进个人"；2006年被中华中医药学会授予"中医药传承特别贡献奖"；2007年被原人事部、卫生部和国家中医药管理局联合遴选为第三批全国老中医药专家学术经验继承指导工作老师、全国老中医药专家学术经验继承工作优秀指导老师；2008年获世界中医药学会联合会"王定一杯中医药国际贡献奖"，被评为国家非物质文化遗产传统医药项目代表性传承人；2009年被人力资源和社会保障部、原卫生部、国家中医药管理局授予首届"国医大师"称号；被北京市卫生局、人事局和中医管理局联合授予"首都国医名师"称号；2011年被中华中医药学会授予"国医楷模"荣誉称号；2017年获"岐黄中医药传承发展奖"；2019年被授予"全国中医药杰出贡献奖"称号。

路志正教授如今已是期颐之年，一个世纪的人生就是杏林的传奇。他如一株常青树，为中医事业的发展奉献着自己的力量。

学术思想

一、顾脾胃

路志正教授崇尚脾胃学说，受经旨之启发，撷李东垣和叶天士等前贤之长，结合现代人发病特点，在内科杂病的治疗中，尤其注重后天的调养，逐渐形成了独特的以调理脾胃为核心的学术思想。他认为：脾胃学说是中医理论体系的重要组成部分，调理脾胃法是临床最常用、最基本的法则之一，不仅可以用于脾胃疾病的治疗，还可广泛运用于其他系统疾病的防治当中。这是由脾胃所处的特殊地位及特殊功能所决定的。

早在《黄帝内经》（以下简称《内经》）时代，即已奠定了脾胃学说的基础。《内经》对脾胃的解剖、生理、病理、常见证候及治疗皆进行了大量的论述，同时提出了一些脾胃病的治疗原则。至汉代，医圣张仲景对脾胃学说的发展做出了巨大贡献，提出"四季脾旺不受邪，即勿补之"的著名论点，认为"阳明居中土，万物所归，不复再传"，提出"实则阳明，虚则太阴"的脾胃病证辨治提纲，并熔理论及方药于一炉，所制理中汤、建中汤、四逆汤、承气汤等名方流传至今。金元时期，由于战乱不断、社会动荡不安的时代特点，脾胃疾病突出，脾胃学说应运而生。李东垣著《脾胃论》，认为"土为万物之母"，提出"内伤脾胃，百病由生"的论点。在生理病理方面，李氏十分重视脾胃阳气之生发，指出"火与元气不能两立"；在治疗上，李氏重视脾胃与元气的关系，用药以升阳补气为主，同时兼顾降阴火、养胃阴，创甘温除热和升阳散火两大治法。明清时期，脾胃学说趋于完善，叶天士法仲景，推东垣，同时又有所创新，认为"胃为阳土，宜凉宜润""胃宜降宜和"，倡导滋养胃阴之法，提出甘凉濡润的治疗原则，充实了李东垣调理脾胃以安五脏学说内容。

基于历代前贤对脾胃的认识，路志正教授认为，脾胃对于维持人体正常的生理功能至关重要：①脾胃为元气之本，气血营卫生化之源。倘若中州健运，则元气充盛，营卫气血化源充足，肌肤腠理固密，而疾患不生；倘若脾胃损伤，则元气衰微，气血营卫化源匮乏，而百病沓来。脾胃一损，气虚、血虚、阴虚、阳虚随之而至，水停、饮蓄、痰浊、湿阻、湿瘀互结等证由此而生。一旦患病，脾胃之气不衰则疾病易于调治，通过调理脾胃，益其生化之源，则有助于机体功能的恢复。②脾胃为气机升降之枢纽。脾脏主升，胃腑主降，二者互为表里，升降相因。脾胃之升降正常、出入有序，方能保持"清阳出上窍，浊阴出下窍，清阳发腠理，浊阴走五脏，清阳实四肢，浊阴归六腑"之正常生理功能；倘若脾胃升降失常，则不但影响水谷精微之纳化、输布，还会打破整个人体之阴阳、气血、水火之升降平衡，而变证百出，如"清气在下，则生飧泄，浊气在上，则生䐜胀"。③脾胃为易受邪之地，诸多致病因素如饮食不节、情志抑郁、失治误治、将息失宜皆易损伤脾胃。脾胃一败，则药食难施。值得指出的是，饮食失节在当今社会尤为突出，随着社会的变革、生活水平的提高，生活节律的加快，人们的膳食结构发生了很大的变化，过嗜茶酒、肥甘无度之人随处可见；饮食失节、饥饱无常之人亦比比皆是。然膏粱之品，消化不易；肥甘之物，助湿生痰；过嗜茶酒，水湿停蕴。冷饮凉食，刺激肠胃，困遏脾阳；过嗜之极则易使中土失健，脾阳不运，致使因脾胃失调而产生的疾病弥多。此外，现代人特别是生活在大都市者，工作、生活压力极大，易致肝气郁结，失于疏泄，日久肝木克伐脾土，亦成脾胃受损之证。④脾居中州，灌溉四旁，脏腑功能的健运与否，与脾胃功能状态密不可分。脾胃健而五脏安。倘脾胃健旺，气血旺盛，气化正常，则五脏六腑、四肢百骸皆得所养；相反，若脾胃受损，气血匮乏，气化不利，则易殃及四旁，脏腑组织俱受其害，而出现功能紊乱。

基于上述理论认识，路志正教授在临床实践中，顺脾胃之生理特性、病理变化，时时注意对脾胃的调理和顾护。他指出，调理者，有中庸之义，其调中之道，既不同于李东垣的温补为主，也不同于叶天士的养胃阴为主，而是戊己同调，升降并用，润燥共施，纳化合一，创造性地提出了"持中央、运四旁、怡情志、调升降、顾润燥、纳化常"十八字方针。

1. 把握中央，通达四旁

路志正教授十八字方针之"持中央、运四旁"是其调理脾胃学术思想之核心，高度概括了中土脾胃与脏腑、经络、五官九窍的关系。持者，乃是立足、掌握、坚守之旨；"运"者，则为灌溉、通达、运送之义。脾胃为五脏六腑之源，主生养五脏气血、滋润五官九窍、濡养四肢经脉。因此，凡气血不足者，可持中央以生养血气，如对于反复感冒、疲劳综合征等气虚者，不论辨病在何脏，皆可用健脾补气固表法，予四君子汤或六君子汤之属；而各种血证，则以补中养血为法，予归脾汤之类。五脏不足者，持中央以滋养五脏，凡出现五脏各种精气血津液不足者，均可在滋养本脏基础上，持中央以助五脏生化；肌肉筋脉病变者，持中央以长肌肉、养筋脉。凡见肌肉萎缩、衰弱无力、大肉下陷、羸虚脱形等慢性严重虚损病证者，皆可采用大补脾气之法，重用黄芪，并佐以血肉有情之品；凡出现筋脉病变，如变形、萎缩、痿软、枯槁、肿胀、积液等，皆可从中土论治，萎缩枯槁者，益气健脾，肿胀积液者，健脾祛湿；孔窍不利者，可持中央以通利孔窍，凡鼻塞、耳鸣、口腔溃疡、眼疾、前后二阴病变等诸多疾病，均可采用调理脾胃法治之。

2. 调畅情志

《素问·天元纪大论》言"人有五脏化五气，以生喜怒悲忧恐"，而"怒则气上，喜则气缓，悲则气消，恐则气下，惊则气乱，思则气结"。路志正教授认为，肝与脾是影响情志最重要的脏器，二者又密切相关。脾为土脏，在志为思，肝为风木之脏，而主疏泄。情志失调，肝失疏泄，则横逆犯脾，进而影响脾胃运化功能；情志过极，亦可导致气血失和、升降失常，从而造成中焦气机升降失衡，故"怡情志"至为重要。张仲景《金匮要略》中明言"治未病者，见肝之病，知肝传脾，当先实脾"，临床中，见肝之病，当疏肝健脾，而见脾之病，亦当扶土抑木。调畅气机，常选香附、佛手/佛手花、婆罗子、八月札、玫瑰花、绿萼梅、木香、槟榔、旋覆花等疏肝理气之品。

3. 注重升降

升降是脾胃的主要生理活动。脾为阴脏，内含阳气而主升；胃为阳腑，内含阴液而主降。脾升胃降维持了人体气机升降的动态平衡。叶氏《临证医案指南》有云："脾宜升则健，胃宜降则和。"路志正教授认为，中焦脾胃升降有序，则气血可布于周身。脾升清，则人体气机随之上行，而肝肾之气亦可条达；胃降浊，则带动肺金得以收敛，肾水得以生化正常。因此，路志正教授在调理脾胃时，尤重调其升降，常升清降浊之法并用；并且常意欲升清则稍加降浊之品，希其降浊而少佐升清之味，从而使升降相因，出入相济。例如，升运脾阳，常在益气健脾的同时酌加羌活、防风、柴胡、升麻、葛根、荆芥、荷叶等品；而和降胃气则喜用杏仁、枇杷叶、竹茹、苏子、藿梗、苏梗、荷梗等药。此外，路志正教授在调理脾胃之升降时，还特别注意与肺、肝二脏的关系，因气出入治节于肺、升发疏泄于肝，故常辅以宣降肺气、疏肝理气之法以使脾胃升降归于正常。

4. 顾全润燥

润燥是脾胃的主要生理特性。"脾喜刚燥，胃喜柔润""太阴湿土，得阳始运，阳明燥土，得阴自安"。路志正教授认为，脾脏与胃腑，一为阴土，一为阳土，二者在生理、病理上皆相互影响，脾胃燥湿相济，阴阳相合，方能纳化如常。脾为湿困，运化失健，则清气不升，气血乏源；胃被燥伤，胃阴亏虚，则虚热内扰，胃失和降。在调理脾胃润燥方面，路志正教授取李东垣、叶天士两家之长，既注重温燥升运，又顾及甘凉濡润，燥湿相济，使二者应用相得益彰。健脾燥湿常选太子参、茯苓、扁豆、苍术、白术、藿香、薏苡仁、白蔻仁等品；益胃生津喜用沙参、天冬、麦冬、石斛、玉竹等药。苦寒之品易化燥伤阴，故用之较少。路志正教授认为，温燥之品不可久用、过用，以免损伤胃阴；滋阴之品不可过于滋腻，以免影响气机运动。此外，路志正教授亦认为脾阴、胃阴不足常兼夹并见，故在注重温脾燥湿、甘凉润胃的同时，又当兼顾脾阴。对于脾阴虚证，当治以"甘淡"之法，甘能补脾阴，益脾气，淡能渗湿祛浊，同时顾及脾气，选方喜资生丸、慎柔养真汤等加减，选药擅用山药、石斛、黄精等品。

5. 纳化合一

纳化是脾胃的主要的生理功能。脾主运化，胃主受纳，纳化失常则脾胃合病。诚如《脾胃论》所言："胃中之元气盛，则能食而不伤，过时而不饥。脾胃俱旺，则能食而肥，脾胃俱虚，则不能食而瘦。"路志正教授认为，脾失健运则生化无源，胃失受纳则不降而滞，脾不健运者，胃之受纳、腐熟亦退，胃欠和降者，脾之健运也失，故食少与腹胀、便溏常同时出现。此乃脾胃合病，故脾胃同调为治本之源，治之或健脾和胃，或健脾祛湿，或升清降浊，或资脾润胃，脾胃同调，纳化合一。

6. 三因制宜

调护脾胃，路志正教授特别强调因时、因地、因人制宜，主张根据天时、地理、个人禀赋之异，制定相应的治疗方案。例如：肥人多痰，故选择用药不可少用理气流动之品；瘦人多火，立法处方不宜多用补益生发之剂；老人体虚，或阴液不足，或阳气虚衰，故泻法慎用；年轻人，气血旺盛，故补法少施。春夏季节，阳气生发，遣方用药应防升阳助火，不可过用参、芪、升、柴之类；

秋冬时节，阴长阳消，临证处方当防苦寒伤阳，而少予龙胆草、栀子之类。此外，北方多燥，南方多湿，临床辨证不可不审之。

7. 养疗结合

对于疑难疾病，路志正教授注重综合治疗，主张内外同治、针药并施、用药序贯，先以汤药调理，再以丸药巩固。脾胃为易受邪之地，病情容易反复，故在病情稳定之后，常以丸药缓缓图之。此外，路志正教授特别注重患者的生活调护。对于颐养情志，中医学历来主张"天人相应"，强调顺乎自然以养护正气，重视自然环境对人体的影响。路志正教授对此十分赞同，认为顺乎自然、培护正气至关重要。他推荐患者采用养花、读书、听音乐等形式，以恬淡虚无、怡情悦志、胸襟开阔、悠然自得的心态对待生活与疾病，并强调每一位病家和医者对此都应有充分的认识。此外，路志正教授提倡合理饮食，时时告诫患者少食生冷、油腻、炙煿、肥甘之品，戒烟限酒，以顾护脾胃，防病于未然。他指出："食不在多而在精，在于因时、因地和体质的不同而进行科学合理的饮食调配。""合理的饮食结构本身就是治病的良药佳方。"如路志正教授治疗风湿病常用食疗方为赤豆三米粥，以丝瓜络、木瓜、忍冬藤煮薏苡仁、粳米、红豆，对于风湿病的恢复期疗效很好。

路志正教授调理脾胃的学术思想，放之四海而皆准，不仅限于脾胃疾病的治疗，对诸多内科系统疾病也可从中土论治，注意扶正与祛邪兼顾；其治法灵活变通，常用补中益气、健脾益胃、补脾养阴、益胃养阴、温中补虚、健脾升阳、降逆和胃、运脾除湿、培土生金、崇土抑木等法，然法随机转，方随证变，圆机活法，从不拘泥于一法一方。

二、重湿病

中医学对湿病的认识源远流长，早在《内经》中即对湿病的病因病机等做了详细的论述，认识到湿邪与脾、肺相关，指出"因于湿，首如裹""清湿袭虚，病起于下"，对湿病的治疗提出"开鬼门、洁净府"，以及苦温燥湿、淡渗利湿、清热祛湿等治疗原则；东汉时期，张仲景在《金匮要略》中将湿邪致病作为独立病种进行讨论，如"痉湿暍病脉证并治""水气病脉证并治""风寒五脏积聚病脉证并治"等篇章中均有关于湿病的描述，归纳了肾着、下利、黄疸、黄汗等湿病。对于湿病的治疗，《金匮要略·水气病脉证并治》提出："诸有水者，腰以下肿，当利小便；腰以上肿，当发汗乃愈。"《金匮要略·痰饮咳嗽病脉证并治》更指出"病痰饮者，当以温药和之"的原则，创制麻黄加术汤、防己黄芪汤、甘姜苓术汤等经方。后世医家对湿病的认识多有发挥，唐代孙思邈在《备急千金要方》中提出湿病的预防要注意避开湿冷之地，并认为不同地域的湿病治疗原则有异，江南之人腠理疏松，用药宜轻宜缓；北方及关中之人腠理致密，药量可大。至宋代，朱肱在《类证活人书》中提出湿温病的治疗，并创制白虎加苍术汤；金元时期，李东垣认为脾胃气机功能的正常、脾阳的充足是预防湿邪的关键，提出了"升阳除湿"的治疗原则，并认为"风能胜湿"，创制了羌活胜湿汤、升阳除湿防风汤等方剂，在治疗湿病中大量使用羌活、独活、防风、柴胡等风药。及至明清，温病学派产生。薛生白著《湿热病篇》，将湿热病从温病学中独立出来自成体系，提出了湿热病发病以阳明太阴经居多。叶天士较全面、系统地总结了湿热病的治疗大法，将湿邪的治疗寓于三焦施治之中。吴鞠通著《温病条辨》，以三焦为纲，并于三焦中立湿温，治法以上焦为邪之出路，用药轻宣，创制包括三仁汤、宣痹汤、五加减正气散等方剂，完善了湿病的治疗。

　　基于前贤的认识，路志正教授认为湿病无处不在，于20世纪80年代提出"北方亦多湿论"，后又对湿病进行了系统的梳理与总结，出版《湿病证治学》一书。路志正教授认为，湿邪于南北各地，一年四季皆有，且常与风寒热之邪合而为病。如风湿类疾病，路志正教授认为致痹的病因复杂，即使缘于外邪，也绝非一邪之力，而是合邪的结果，因湿邪隐匿，人们疏于防范，故湿邪致病更胜一筹。就地域而言，北方同样多湿，只是较南方相对为少，而作为医者，决不能以北方干燥而忽视湿邪致病的危害。

　　湿为阴邪，害人最广，常涉及人体五脏六腑和各组织器官。朱丹溪尝云："六气之中，湿热为病，十居八九。"路志正教授认为湿邪伤人，有天、地、人之不同，以内外两种形式致病，广涉外感病和几乎所有的内伤杂病，证见多端，变化无穷。外湿多由气候潮湿，或涉水淋雨、居处潮湿等外湿侵袭所致；内湿则是由于脾失健运，水湿停聚所形成。随着时代的发展，人们生活的改善，进食滋腻厚味、嗜酒贪凉，以及以车代步、多静少动者日众，日久而成湿热聚积之势，故湿病已成为当今社会的常见病和多发病。

　　路志正教授深入分析和总结了历代医家的治则方药，融会贯通，提出湿病三大法则：祛除湿邪、扶助正气、扶正祛湿。祛除湿邪有七治法：芳香化湿法、祛风除湿法、苦温燥湿法、清热利湿法、淡渗利湿法、辛开利水法、活血利水法。扶助正气有六治法：益肺利水法、健脾利湿法、疏肝化湿法、温肾化湿法、强心利水法、养阴逐湿法。扶正祛湿有二治法：祛湿佐以扶正、扶正佐以祛湿。

路志正教授指出，辨湿病要善抓主症。湿以其症状的重浊性及气机阻滞为主要表现。症如头重如裹、肢体酸楚、倦怠嗜卧、脘腹痞胀、腰脊重着、妇女带下量多等，诊如面色晦滞不泽，舌苔滑腻、厚重，脉象濡、缓、滑等。需四诊合参，方知湿之阻滞部位及其寒热虚实。湿性重浊黏滞，极易阻遏气机，损伤脾阳，故路志正教授主张"宣、化、渗"，在治疗湿邪时，常常宣上、调中、渗下三法并施，而又以调理中焦为主，疏畅气机，着眼于肺、脾二脏，选方用药轻灵。路志正教授弟子曾总结其治湿的学术思想为"审三因、察湿征，本中土、宣化渗，轻扬剂、和百病"。路志正教授在辨治湿病过程中，常用方剂有补中益气汤、四君子汤、升阳益胃汤、藿朴夏苓汤、三仁汤、甘露消毒丹等。而无论以苦温燥湿、清热祛湿、淡渗利湿等何种治法为主，路师皆于方中佐入1～2味宣降肺气、化浊醒脾之品，如杏仁、枇杷叶、桔梗、藿梗、苏梗、荷梗及藿香、佩兰、枳壳等，以达宣肺气、醒脾运、畅三焦之功。

三、药轻灵

路志正教授善调脾胃，制方严谨稳妥，用药轻灵活泼。轻灵者，即药量宜轻，不宜过大，药味不宜过多过杂，庞杂则更伤脾胃。活泼者，即药选辛香流动之品，不可壅滞滋腻，壅滞则涩敛气机。路志正教授认为，药不在多而在精，常云："用药之道，贵在切病。"并指出"脾胃虚者，药多量大则不易吸收；小剂轻灵活泼，使脾胃有生发之机，往往奏效"，辨证准确，则药精方简而效佳。路志正教授制方用药多在12味左右，且常选性味平和之品，做到滋而不腻、补而不滞、理气而不破气。值得一提的是，在路志正教授的处方中，很少见大苦大寒、大辛大热之品，前者易伤中阳，后者易伤阴助火，故慎用之。

路志正教授临床方药特点如下。

1. 组方灵活

路志正教授处方灵活多变，常经方、时方并用，且喜取其方义而不拘泥其药，但遣方之中又有一定的原则性、规律性可循：①病分轻重缓急：急则药重功专、缓则药用轻灵。②治重三因制宜：详审气候、地域、季节、患者年龄、性别，依其差异制定相应处方。③药辨寒热温凉：此乃中药之"四气"，不仅应当明确整体方药之药性重点，还需顾及诸药之间的药性搭配，如治法以温阳为主时，即可少佐养阴清热之品以防药燥伤阴；处方以养阴为重时，又可稍添清热化湿之味，以防滋腻碍胃。

2. 喜用药对

药对为两个药物的固定配伍，可相辅相成，提高疗效。路志正教授在调治脾胃时，喜使用药对，常用者：西洋参—太子参，不腻不燥，可益气养阴；苏梗—荷梗，一升一降，可化湿理气；南沙参—麦冬（或石斛），可养阴生津；藿香—佩兰，可芳香化湿、醒脾和胃；厚朴花—娑罗子，可理气化湿醒脾；生薏苡仁—炒薏苡仁，可健脾渗湿清热；五爪龙—金雀根，可益气健脾利湿；素馨花—玫瑰花，可疏肝理气止痛；防风—防己，可祛风化湿；金银花—忍冬藤，一源二歧，同用增强清热活血、消肿止痛之功。

3. 善配药茶

茶饮方为路志正教授的又一制方特色。茶饮者，以药代茶，可泡可煮，浓淡随意，饮用方便，既可防病治病，又可保健养生。路志正教授喜在常规处方的同时，配以茶饮方，以增强疗效。药选轻清不耐久煎之品，如治疗心律失常，常配西洋参、麦冬、淮小麦、杏仁、薏苡仁、五味子；治疗胆石症，常配生薏苡仁、玫瑰花、赤小豆、绿萼梅等。

4. 辨病用药

路志正教授为一代中医大家，但毫无门户之见，不但博采中医各家之长，而且与时俱进，能够结合现代药理研究，辅以辨病用药。例如，治疗慢性胃炎Hp阳性患者，常配蒲公英、虎杖；治疗胃癌、口腔癌患者，常配石见穿、半枝莲；治疗糖尿病患者，常配苍术、玄参；治疗高脂血症患者，常配决明子、山楂等。再如在辨治因食管反流导致的咳嗽时，则施以降逆和胃之法，辨病与辨证结合，疗效更佳。

5. 常用药物

（1）花类药：花类药质地轻柔，轻扬浮散，多具芳香理气、和胃解郁之效，且其性不燥，不易伤正，路志正教授取其阴柔克刚、轻清滋养、散中有补之性。常用者有旋覆花、厚朴花、扁豆花、玫瑰花、代代花、素馨花、绿萼梅（白梅花）等。其中旋覆花长于理气宽中，降逆止呕。厚朴花善降逆理气，宽胸化湿。扁豆花健脾和胃，消暑化湿。玫瑰花疏肝理气，和血散瘀。代代花温通苦泄，具疏肝理气、开胃止呕之功。素馨花擅疏肝解郁，散结清热。绿萼梅（白梅花）能疏肝除烦，和胃化痰。旋覆花在花类药中较为独特，古有"诸花皆升，旋覆独降"之说，其功擅降气化痰，常配半夏、代赭石等，用于治疗胸膈痞满、呕吐嗳气、呃逆泛酸、心下痞硬等。厚朴花不易伤正，具行气化湿之功而无破气之嫌，功效次于厚朴，而厚朴作用偏于中、下焦，其花则偏于上、中焦，尤适用于湿浊壅盛，困遏脾阳，致胸膈满闷、舌苔垢浊者。扁豆花功效同于扁豆，而药性平和，性虽偏温，但无温燥助热伤津之弊，能健脾化湿以和中，擅治脾胃虚弱、暑湿泄泻等证。气机升降有赖肝之疏泄，而玫瑰花、代代花、素馨花、绿萼梅（白梅花）皆有疏肝理气之功，路志正教授处方中常两两同书以增加疗效，其中玫瑰花偏走血分，代代花长于气分，二者一气一血，气血双调；代代花与素馨花同用，其疏肝理气之力更著；代代花与厚朴花相配，其生发之性倍增，芳香化浊、健脾畅中、醒脾开胃之力益彰。

（2）叶类药："脾宜升则健，胃宜降则和"。路志正教授在调理脾胃时，选宣散生发之品以助脾之升清，选辛散苦降之品以降胃气。常用者有枇杷叶、苏叶、荷叶、橘叶等。其中枇杷叶可降逆止呕，肃肺止咳。苏叶能行气宽中，和胃止呕，开宣肺气。荷叶长于助脾胃，升中气，清暑湿。橘叶其气辛香，其性温散，功擅疏肝解郁，行气散结，化痰止咳。欲升运脾阳，路志正教授常在益气健脾的同时酌加轻清升提之品，荷叶即为常用药之一；而枇杷叶则为和降胃气喜用之药。此外，路志正教授还特别注意气机升降与肺、肝二脏的关系，因气出入治节于肺、升发疏泄于肝，肺之宣降、肝之疏泄皆可影响脾胃之升降运化，故常辅以宣降肺气、疏肝理气之法以使脾胃升降归于正常。

（3）根类药：路志正教授应用根类药物较多，常用者不再赘述，仅提出大黄、桔梗、五爪龙三味。大黄为泻下攻积之要药，《神农本草经》云："大黄味苦，性寒……主破癥瘕积聚，留饮宿食，荡涤肠胃，推陈致新，通利水谷，调中化食，安和五脏。"大黄苦寒，具荡涤通下、泻火解毒、凉血祛瘀之功，其性沉降，入阳明，直达下焦，能荡涤肠胃积滞。肠腑一通，胃气自降，但其大苦大寒，力猛下行，走而不守，故路志正教授用量偏小，且常以大黄炭代之，取其沉降之性而减少泻下之弊；桔梗擅宣肺利咽，祛痰排脓，并具理气活血、消食温中之功，其性上行，《本草求真》言："桔梗系升提肺气之药，可为诸药舟楫，载之上浮。"路志正教授取其质轻升浮之性以载药上行，亦作为调理气机时的升提之品。五爪龙是岭南五指毛桃的根，又名南芪，性平微温，味甘，气香，具益气健脾、疗虚补损之效。路志正教授认为五爪龙具有健脾补气之功，且补而不燥，又有清热之力，故处方常以之代替黄芪，并喜与西洋参同书。

（4）茎类药：路志正教授指出，治疗湿病当理气为先，茎类药物具有通达之性，尤善于治疗各种痹阻不通、气机不畅之病。常用者有苏梗、藿梗、荷梗。苏梗、藿梗均味辛性温，辛可行散，而苏梗善宣畅肺气，又温中行气；藿梗则能醒胃气而辟秽浊，二药配用，肺胃同治，其理气和中、消胀止痛作用增强。

荷梗性平而苦，功能宽胸和胃、调畅气机，与藿梗同用以祛湿行气，芳香化浊，清暑醒脾，暑湿盛行之夏季尤为适用。

（5）果实类药（种子）：对于老年人及慢性虚损患者，路志正教授尤为重视其脾胃功能的强健。种仁类药多为微寒、微温及性平之品，和缓而不伤正，其药性平和，凉而不寒、温而不燥、泄而不峻。常用者有八月札、娑罗子、谷芽、麦芽、莲肉、刀豆、石榴皮、皂角子等。八月札又名预知子，气香甘寒，可疏肝理气、散结止痛、和胃消积；娑罗子其性甘温，可理气、宽中、止痛；谷芽、麦芽一升一降，消食健胃；莲肉清心醒脾，补中养神，健脾开胃，止泻固精；刀豆其性甘温，可温中、下气；石榴皮其性温，味酸涩，可涩肠止泻、止血、驱虫；皂角子性温味咸，有小毒，可和血润肠、明目益精，其性滑利下行，路志正教授用其治疗虚寒性便秘，用量偏大，为 8 ～ 10g。

（6）虫类药：五谷虫是丽蝇科昆虫大头金蝇或其他近缘昆虫的干燥幼虫，可清热、消滞，与刀豆子配合，可降气消食，路志正教授常用之治疗小儿疳积腹胀、消化不良等。

临床经验

一、脾胃病

脾胃病范围很广，常见者有胃脘痛、痞满、腹痛、泄泻、便秘等，涉及西医学的胃炎（萎缩性、非萎缩性）、食管炎、消化性溃疡、慢性结肠炎等多种疾病，病机特点多虚实夹杂，寒热交错。路志正教授辨治脾胃疾患，总以虚实寒热为纲。现以胃脘痛为例，说明如下。

1. 病因病机

路志正教授认为，外邪侵袭、饮食不节、情志不遂、劳倦内伤、素体脾虚，诸多致病因素皆可导致脾胃受损，气机失和而胃脘作痛。寒邪阻滞则气机凝滞，胃气不和，收引作痛；蕴湿生热则伤脾碍胃，气机壅滞，脘闷胀痛；肝气犯胃则气机阻滞，胃失和降，气逆而痛；中焦虚寒则伤及脾阳，胃失温养，或胃阴不足，胃失濡养，皆可致痛。

2. 辨证论治

路志正教授指出，胃脘痛证，初期多由外邪、饮食、情志所伤，以邪实为主；后期常见虚损之证，或脾气亏虚，或脾阳不足，或胃阴亏耗，甚而由脾及肾，出现脾肾两虚之证，但亦常有虚实夹杂之证，如脾胃虚弱，湿郁化热，出现兼瘀、夹热等虚实错杂证。总之，本病病在脾胃，肝起重要作用，胆肾亦与之相关。治疗上，路志正教授遵从寒者温之，热者清之，湿者燥之、渗之，虚者补之，实者泻之，逆者降之，冲者平之，积者消之，滞者导之的原则。对寒邪客胃者，治以温胃散寒，方如良附丸；脾胃虚寒者，治以温中补虚，方如理中丸（汤）、黄芪建中汤；胃阴不足者，治以养阴益胃、柔润止痛，方如益胃汤、芍草汤；湿热蕴阻者，治以清热化湿、理气止痛，方如藿朴夏苓汤；脾胃郁热者，治以发散郁热，方如泻黄散；肝郁脾虚者，治以疏肝健脾，方如逍遥散；肝胃不和者，治以疏肝和胃，方如柴胡疏肝散；饮食积滞者，治以消积导滞，方如保和丸；兼有瘀血阻滞者，治以活血化瘀，但注意药选平和，如丹参饮之类。在辨治过程中，路志正教授注重在脏在腑之别，注意气机的调摄，强调脾胃与肝、肾的关系，治法方药亦重灵活变通，常寓补于攻、寓消于补。

【验案举隅】

患者，男，25岁，主因"胃脘胀痛反复发作4年余"于2004年2月13日初诊。患者4年来反复发作胃脘部胀痛，伴呃逆、泛酸，2003年1月胃镜检查提示慢性浅表性胃炎，Hp（＋）。诊见胃脘胀痛，口渴欲饮，眠差多梦，二便尚调。平素腰部酸痛，头部时常出现毛囊炎，口腔易发溃疡。舌体胖、质暗淡、边尖红，苔薄黄微腻，脉沉弦小紧。中医诊断为胃脘痛，证属内有郁热，夹有湿邪，治以发散郁热、清热祛湿。

方药：防风10g，荆芥10g（后下），藿香10g（后下），焦栀子6g，生石膏30g（先煎），牡丹皮10g，黄连6g，茵陈12g，枇杷叶15g，生谷芽、麦芽各20g，炒枳实12g，砂仁6g（后下），六一散20g（包）。7剂，水煎服。

二诊：2004年2月25日。服前方7剂，胃脘胀满基本消失，腰痛大有缓解，现仅觉腰酸、健忘、多梦，饮食尚可，大便稍干，小便尚可。舌体胖、质暗，苔薄白，脉细弦。治以健脾益肾、和胃降逆。

方药：太子参10g，炒白术12g，茯苓18g，防风10g，炒薏苡仁20g，黄连6g，炒三仙各10g，枇杷叶10g，菟丝子10g，墨旱莲12g，女贞子12g，怀牛膝10g，知母10g，佛手10g，肉桂3g，甘草6g。7剂，水煎服。

药后随访，诉诸症已杳，病情平稳。

按语：此例患者为年轻男性，平素饮食失节，湿热内生，阻碍中焦气机，发为胃痛痞满之证。首诊取泻黄散之义以清泻脾胃郁火；二诊时，脾胃湿热、郁火之邪渐去，而呈现脾肾两虚之象，故治以健脾益肾、和胃降逆。治疗先后侧重脾、胃、肾，分别治之而收效。

二、胁痛

胁痛涉及疾病较多，本处之胁痛主要探讨胆囊炎、胆石症。此二者既是独立的两种疾病，又常兼见发生，属临床常见病、多发病。结石发生原因目前虽有多种解释，但尚不能说明各种临床现象，其中胆系感染、胆汁淤积、胆汁成分改变是引发结石的重要因素。西医学多应用手术等治疗方法，虽然疗效立竿见影，但也常为患者带来很多负面影响。

1. 病因病机

路志正教授指出，中医学一般认为本病的发生多与肝郁气滞、湿热蕴结有关，殊不知中焦虚损、肝脾失和亦为本病重要的致病因素。因肝脾调和，则湿热不生，湿热不蕴，则胆气不阻，胆汁通畅，则结石不生。

2. 辨证论治

路志正教授认为，治疗本病，临床多着眼于"结石"二字，重在排石，常用祛邪之法，虽确有良效，但祛邪不能代替扶正；排石固应利胆，但肝脾之气不调，湿浊之邪不除，胆气亦不能通畅，图用攻逐，只能耗伤正气，正虚则邪更难祛。因此，路志正教授在临证中，强调在运用消积、行气、散瘀治法时，应根据患者体质予以健脾益气之品，寓消于补之中，以免克伐太过，损伤正气。尤其许多肝胆结石患者以中老年人为多，其机体功能较年轻时已有所下降或减退，正气渐虚，更不可一味攻伐，而当施以扶正疏调之法，如对于湿热中阻，土壅木郁者，治以化湿清热、培脾畅中，方选平胃散合黄连温胆汤、三仁汤加茵陈等，并配合四君子之属；对于脾胃失和，木郁化火者，治以泄肝和胃、调气和络，方选左金丸、连苏饮合柴胡疏肝散加减。

【验案举隅】

患者，女，38岁。主因"右胁部疼痛4月余"于2002年4月10日初诊。患者4个月前出现右胁肋疼痛，向后背放散，于当地医院查胃镜示慢性浅表萎缩性胃炎、胆汁反流性胃炎、十二指肠球部溃疡；腹部CT示慢性胆囊炎、胆石症（泥沙样）、胆总管扩张。经治效不显，现时觉右胁肋疼痛，向后背放射，不敢进油腻食品，伴嗳气、恶心、晨起口苦、口黏，纳眠可，大便不爽。舌质暗滞、苔薄腻微黄，脉沉弦小滑。中医诊断为胁痛，证属胆胃不和，治以疏肝利胆、和胃降逆。

方药：橘叶15g，柴胡12g，郁金10g，姜半夏9g，旋覆花10g，炒枳壳12g，谷芽、麦芽各20g，醋香附10g，鸡内金10g，当归10g，炒白芍15g，生甘草6g。

同时予茶饮方：生薏苡仁20g，赤小豆12g，绿萼梅15g，玫瑰花15g，乌贼骨10g，生甘草6g。

至2002年6月19日，迭经四诊，上方随症加减（已停服所有西药），右胁痛、恶心基本消失，唯觉口中黏腻、有异味，大便不爽，舌红，苔薄黄，脉细滑。治以芳香化浊、疏肝和中。

方药：藿香、佩兰各10g，炒杏仁9g，炒薏苡仁15g，茵陈12g，姜半夏10g，黄连3g，柴胡12g，郁金10g，八月札10g，大腹皮、大腹子各9g，云茯苓15g，太子参15g，车前草15g。14剂，水煎服。

药后，患者诸症减轻，以后因劳累、饮食不节等原因病情时有反复，患者坚持来诊，路志正教授以疏肝利胆、和胃降逆、清热化湿为治则，辅以扶正，随证化裁，调治年余。2003年7月复查腹部CT提示未见结石及胆管扩张。胃镜示慢性浅表萎缩性胃炎，十二指肠球部黏膜大致正常。

按语：本例患者患胆囊炎、胆石症、胃炎、消化性溃疡多种疾病，西医坚持要求其手术治疗，因患者畏惧而求治于中医。综其脉证，属胆胃不和、肝脾失调之证，以疏肝利胆、和胃降逆、清热化湿为治则，配合扶助正气，以柴胡疏肝、温胆、三仁汤治之，其肝气得疏、胃气得降、正气得固，诸症自然缓解。服药1年有余，虽诸方中无一排石之品，而其石自消、溃疡自愈。

三、便秘

便秘是指粪便在结肠停留时间过久，所含水分降低，变干变硬、不易排出的症状，包括排便次数减少、排便困难及粪便干结坚硬等。本病的最早记载见于《黄帝内经素问》，称为"后不利""大便难"。至明代《广嗣纪要》首次提出"便秘"的病名，一直沿用至今。西医学认为，便秘根据病因分为器质性和功能性便秘。器质性便秘主要包括肠管本身病变、肠道外病变及电解质紊乱等原因引起的肠麻痹。功能性便秘无明确脏器质性病变，而是与长期卧床、静坐、缺少活动、精神因素压力过大及不良的饮食习惯和饮食结构等有关。长期便秘对人体身心健康造成不良影响，严重者可诱发心脑血管意外的发生。

1. 病因病机

便秘，古有寒、热、虚、气、湿五秘之说。路志正教授认为，便秘的发生为肠道传导失职所致，其病位在大肠，然"魄门为五脏使"，其发生与脾、胃、肺、肝、肾等脏腑密切相关。脾胃为一身气机升降之枢纽，肝之疏泄亦可调畅全身气机，肺之开合可节制大肠传导，而肾司二便，故或因饮食不节，恣食肥甘，致胃肠积热，耗伤津液；或因情志不遂，肝脾气滞；或因过食寒凉，气机凝滞；或因劳倦伤中，脾虚湿聚；或因年老体衰，脾肾不足，血虚津亏，皆可致肠道失于濡润，传化物无力，而成便秘。而寒、热、虚、实四端又常相互兼夹或转化。

2. 辨证论治

路志正教授认为，治疗便秘当明辨病因，分清虚实，注意扶正与祛邪兼顾，采用疏、润、升、降、补法，不可妄用攻伐，尤其针对老年、虚损患者。对忧思过度，肝气郁结，肝胃不和者，治以疏肝和胃、润肠通便，方选柴胡疏肝散等加减，药用柴胡、八月札、郁金、炒白术、姜半夏、当归、桃仁、杏仁、厚朴花、生谷芽、生麦芽、佛手、香附、炒莱菔子、槟榔、郁李仁、火麻仁等；热结便秘者，当通腑泄热，方选大小承气汤加减；寒湿凝滞，传导不畅者，当温中散寒除湿，方选理中汤加减，药用人参、干姜、白术、皂角子等；中焦虚损，脾虚失运，气血不足者，宜健运脾胃，益气养血，方选归脾汤、补中益气汤加减；如兼有肾元不足，阴虚为主者则益肾养阴，阳虚显著者则温肾助阳，方选增液汤、济川煎加减。路志正教授注重调节气机之升降，在降气通腑的同时，合以健脾益气升清之法，予补气、升提之品，如太子参、炙黄芪、生白术、升麻、柴胡、荆芥、桔梗等。因肺脏的治节作用，调节气机时亦注重肺气的作用，常选杏仁、枇杷叶、苏子等。路志正教授指出，便秘的发病机制复杂，临证应细辨之，切不可一见便秘即以泻下之剂攻伐。

【验案举隅】

患者，女，15岁，学生，主因"便秘3年"于2006年1月25日初诊。患者3年来无明显诱因出现大便干，日行1次，未予治疗。现大便干硬如球，日1次，面部雀斑，双踝上部可见点状出血疹，为硬币大小，褐色，皮疹痒，纳可，眠可，尿黄。月经平素正常，量稍多，白带量多。患者平素喜进冷食。舌淡苔白稍黄，脉沉弦。中医诊断为便秘，辨证为湿浊阻滞，治以温中宣清导浊。

方药：太子参12g，生白术15g，炮姜6g，砂仁6g（后下），当归12g，晚蚕砂15g（包），桃仁、杏仁各10g，皂角子8g（炙酥），炒莱菔子10g，火麻仁

12g，甘草 3g。7 剂，水煎服。

二诊：2006 年 2 月 15 日。上方进 14 剂，便秘改善，每日 1 行，大便干硬减轻，双下肢足踝部皮疹消失，腹痛基本消失，纳眠可。舌体稍胖，质红，苔薄，中有裂纹，脉沉弦。前用温中宣清导浊法，大便得畅，唯过去脾胃损伤，湿浊仍盛，拟健脾祛湿固带为法调理善后，仿傅青主完带汤之义化裁。

服药两周，其母告知，大便已正常，带下亦改善。

按语：本案患者为年轻学生，素饮食不节，过食寒凉，脾阳受戕，从而导致阴寒内盛，凝滞胃肠，糟粕传导失职，影响肠道的宣清导浊功能，从而加重便秘。湿浊中阻，寒积痞滞，致腑气不利，秽浊之气浸淫，而致面部雀斑、踝部点状血疹，故治以温中宣清导浊，首诊以理中汤健脾温阳，合宣清导浊汤以宣泄湿浊，通利大便。二诊大便即畅，而脾虚湿盛之证渐现，故拟健脾祛湿固带为治，仿傅青主完带汤意化裁而收功。值得指出的是，皂角子辛散走窜，可逐秽涤垢，融释湿滞而治疗便秘，前人用之少，量亦小，然路志正教授用至 8g，实为荡涤肠胃秽浊之要药，用之得当，其效自显。

四、眩晕

眩晕是一种较为常见的内科疾患，包括西医学的中枢性、周围性眩晕，涉及脑血管病、高血压病、后循环缺血、良性位置性眩晕等诸多疾病。中医学对本病的描述最早见于《内经》，称为"眩冒"。其发生的机理，前人论述甚多，归纳起来，有风、火、痰、虚、瘀五方面，其中痰、虚、风皆与脾胃功能密切相关。在路志正教授的病案中，眩晕病占 10%，其将调理脾胃法运用于本病，常获良效。

1. 病因病机

路志正教授认为，眩晕病的发生责之于脾胃，是由脾胃所处的特殊地位及特殊功能所决定的。脾胃居于中州，是气机升降之枢纽，而头为"诸阳之会"，足太阴脾经和足阳明胃经是产生清阳之气的源泉，倘饮食不节、劳倦内伤，脾胃受损，则纳运失职，升降悖逆，不仅清气不升，元神之府失养，且易造成湿阻中州，浊气上蒙清空，而出现头晕耳鸣等症。

2. 辨证论治

路志正教授认为，治疗眩晕，当辨析虚实。虚者，有气虚、阳虚之别；实者，有痰浊、湿热之分。脾虚湿盛，清窍失养者，治以补气健脾、升运清阳，方用益气聪明汤、补中益气汤加减，药选黄芪、太子参、白术、柴胡、升麻、当归、陈皮、苏叶、葛根等；脾阳不足，寒饮上泛者，治以温化寒饮、健脾利湿，方用苓桂术甘汤、泽术汤加减，药选茯苓、泽泻、白术、桂枝、车前子、甘草、生姜等。此二证患者常见于平素体质较弱之人，易发于中老年人，易发于大病、久病，失治、误治之后，可出现在低血压、贫血、脑血管病等多种内科疾病中。

痰、湿皆为脾胃功能失调的病理产物，故痰湿阻滞，清阳不升者，则燥湿化痰，方用半夏白术天麻汤、藿朴夏苓汤加减，药选天麻、半夏、炒白术、茯苓、藿香、葛根、竹茹、胆南星、僵蚕、天竺黄、蔓荆子、柴胡、厚朴、鲜竹沥汁、泽泻等；若痰浊化热，气机不畅，则清化痰热，方选黄连温胆汤加减。路志正教授用药，还喜佐入蝉蜕、荆芥穗等祛风之品，盖取"风能胜湿"之义。湿热中阻，上蒙清窍者，则芳香化浊、清热祛湿，方用甘露消毒丹、三仁汤加减，药选藿梗、荷梗、炒杏仁、炒薏苡仁、苍术、茵陈、茯苓、黄连、厚朴、姜半夏、砂仁等。此二证患者皆易发于长夏季节，多见于脾胃素虚、饮食不节及形体肥胖之人，可出现在梅尼埃病、颈椎病、高血压病、神经衰弱等多种内科疾病中。胆胃不和，浊气上逆者，治以温胆和胃，方用小柴胡汤、温胆汤、柴胡疏肝散加减，药选柴胡、太子参、姜半夏、黄芩、胆南星、佛手、郁金、陈皮、旋覆花、生白术、茯苓、竹茹、炒枳实等；肝脾失和，肝阳上亢者，治以清肝调脾、潜阳息风，方用天麻钩藤汤、逍遥散加减，药选天麻、钩藤、白芍、白术、茯苓、炒枳实、炒蒺藜、生龙骨、生牡蛎、珍珠母、夏枯草、菊花、桑叶等。此二证患者常见于平素性情急躁之人，易发于情绪激动之后，可出现在高血压病、脑血管病等疾病中。

【验案举隅】

患者，女，45岁，主因"眩晕耳鸣反复发作14年，伴听力下降1个月"于2004年7月23日初诊。患者14年前开始出现阵发性头晕，伴耳鸣如蝉、呕吐，症状逐渐加重，3个月前再发头晕，伴耳鸣、呕吐、腹泻，1个月前双耳听力下降显著，1周前于同仁医院诊为梅尼埃病。多方求治罔效。现纳可，眠尚安，二便正常。舌尖红，舌质暗滞，苔薄白水滑，脉细弦、右寸弦滑、关尺沉细。中医诊断为眩晕、突聋，辨证为痰湿内蕴，治以燥湿化痰、和胃降逆。

方药：藿梗、苏梗各10g（后下），厚朴花12g，姜半夏12g，茯苓30g，炒白术15g，泽泻15g，桂枝10g，炒杏仁10g，炒薏苡仁20g，天麻10g，车前子18g（包），六一散20g，陈皮10g，胆南星6g，生姜3片为引。

二诊：2004年8月13日。仍觉头晕，耳鸣减轻，呕恶止，右耳听力明显改善，左耳听力仍差，舌体瘦，质暗，苔薄白腻，脉细滑尺沉。前以苓桂术甘汤合藿朴夏苓汤加减而获小效，现苔仍薄白而腻，再以原方加减。

方药：葛根15g，蝉蜕10g，僵蚕10g，姜半夏12g，茯苓30g，炒白术15g，泽泻15g，桂枝10g，炒杏仁10g，炒薏苡仁20g，茵陈12g，天麻10g，车前子15g（包），六一散20g（包），陈皮10g，胆南星6g，生姜2片为引。

三诊：2004年9月3日。头晕基本消失，左耳偶有耳鸣，听力改善，右耳听力基本恢复，既已奏功，原法续进。上方去六一散、茵陈，加当归10g，益母草15g。

2005年4月1日，患者陪同他人前来就诊，诉现双耳听力正常，无头晕耳鸣发作。

按语：本例患者患眩晕耳鸣病程已久，近1个月又突发耳聋，追其病因，乃患者平素喜食冷、甜之品，致痰饮内蕴之故。《伤寒论》之苓桂术甘汤是温化痰饮的代表方，"病痰饮者，当以温药和之"，是治痰饮的基本原则。本案患者病程已久，舌尖偏红，已有化热之象，故又加入三仁汤、藿朴夏苓汤之意以宣化畅中，清热利湿。患者服3剂后右耳听力恢复大半；二诊中，路志正教授加入葛根汤，以升举阳气，使痰湿去、阳气升，顽症得除。

五、胸痹心痛

胸痹心痛，早在《金匮要略》中即有专篇论述，所载瓜蒌薤白半夏汤、小陷胸汤等名方至今仍为临床所常用。本病相当于西医学冠心病心绞痛，亦可见于胸膜炎、肺炎、反流性食管炎等多个系统疾病。针对现代人的生活方式及饮食习惯，路志正教授于20世纪90年代提出了调理脾胃治疗冠心病的学术思想，多年来广泛应用于临床，疗效卓著。

1. 病因病机

路志正教授认为，胸痹与脾胃除气血生化关系之外，尚有以下三点：其一，经脉关系。脾胃居于中焦，心脏居于上焦，从形体上看，以膈为界，互不相连，但二者之间以脾胃之支脉、大络、经筋紧密联系，经气互通，互相影响。其二，五行关系。脾胃属土，心属火，心之于脾胃乃母子关系，若子病及母或子盗母气，均可因脾胃之失调而波及心脏。其三，气化关系。脾胃主受纳、运化水谷，乃多气多血之脏腑，为气血生化之源。心脏血脉中气血之盈亏，实由脾之盛衰来决定。综上所述，脾胃与心的联系是全方位的，而且十分紧密。脾胃失调可影响心脏，导致心脏的病变。

2. 辨证论治

路志正教授认为，在治疗脾胃失调所致的胸痹时，调理脾胃是其根本法则。如气虚不运者，健脾胃补中气，中气盛则宗气自旺，方取五味异功散加味；血亏不荣者，调脾胃助运化，脾运健则营血自丰，方取归脾汤加减；湿蕴者，芳香化浊，湿去则胸阳自展，方用三仁汤加减；痰阻者，健脾化痰，痰消则血脉自通，方用瓜蒌薤白半夏汤、枳实薤白桂枝汤等加减；阳虚有寒者，温中散寒，寒散则阳气自运，营血畅行，方以附子理中汤加味。若兼有瘀血者，在各治法之中，佐以活血通络之品，视瘀血之程度调整活血药物的多寡及轻重。近年来，路志正教授总结多年临证经验，创制"路氏化浊祛湿通心方"，具健脾、祛湿、化痰、降浊、活血之功，组方为茯苓、藿香、厚朴、枳实、杏仁、郁金、茵陈等。此方作为路志正教授调理脾胃治疗胸痹心痛的代表方，用于冠心病的治疗，效果良好。

【验案举隅】

患者，男，64岁，主因"胸闷反复发作5年"于2004年8月18日初诊。患者5年前出现阵发性胸闷，持续约1分钟，后逐渐加重至每次持续时间延长至20分钟。于外院检查诊为冠心病，2004年2月住院，予冠心病2级预防治疗。现仍有阵发性胸闷，自觉如有动脉搏动1～5秒，无疼痛，食纳欠佳，夜眠可，大便有时黏滞不爽。UCG（超声心动图谱）提示右房大（58mm），二、三尖瓣反流，左室后壁运动幅度减弱，左室舒张功能降低。既往胆结石、胆囊炎史。形体消瘦，舌暗，苔薄白，脉细滑、左细弦。中医诊断为胸痹，辨证为痰瘀互结，治以温胆涤痰、和血化瘀。

方药：瓜蒌18g，薤白6g，桃仁、杏仁各9g，旋覆花10g（包），郁金10g，丹参15g，胆南星8g，僵蚕8g，姜半夏9g，茯苓18g，茵陈12g，炒内金12g，青皮10g，炒枳壳15g，金钱草15g，甘草6g。7剂，水煎服。

二诊：2004年8月25日。胸闷有减，胸前动脉搏动感基本消失，现觉胃脘闷痛，大便日行1～3次，第2～3次不成形。舌暗，苔白腻、花剥，脉弦滑。既见效机，宗法不更，原方加减。上方减瓜蒌为10g，丹参12g，薤白8g，去茵陈、金钱草、青皮、炒枳壳；加厚朴10g，炒薏苡仁20g，炒枳实12g，金钱草12g。7剂，水煎服。

三诊：2004年9月8日。服药后病情平稳，偶有心前区搏动感，伴胃脘不适明显，大便日行1～2次，质稀不成形。舌嫩红，苔根腻，前部剥脱，脉弦滑。治以健脾祛湿、养血宁神。

方药：太子参 15g，麦冬 10g，炒白术 12g，莲肉 15g，茯苓 18g，黄精 12g，炒柏子仁 15g，当归 10g，炒山药 15g，泽泻 12g，郁金 10g，赤芍 10g，三七粉 2g（分冲），车前草 15g，炙甘草 6g，佛手 10g。7 剂，水煎服。

后电话随访，患者已回家乡，病情稳定，药后大便稀溏好转，偶有胃胀、肠鸣，余无不适，现坚持于当地医院调理。

按语：本例患者主要表现为胸闷、心悸，伴有食纳欠佳、胃脘闷痛、大便黏滞不爽等痰湿内阻之象，可见其病机在于本虚而标实，心气虚为本，痰浊、瘀血为标。痰湿为阴邪，易阻遏气机，损伤阳气，痰浊不去，胸阳难复，故以温胆涤痰、和血化瘀法治之，方取瓜蒌薤白半夏汤之义，佐以化瘀和胃。老年患者多气虚体弱，而破血逐瘀之药药性峻猛，故未用，以防耗气动血。可见，痰浊湿阻为冠心病心绞痛的重要致病因素，不可忽视，应祛痰浊利水湿与活血化瘀并重。

六、心悸

心悸为临床常见症状，多与西医学的心律失常相对应。中医学多以养心健脾、补益气血、理气化痰、活血化瘀、养心宁神等法治疗。而在多年的临床实践中，路志正教授发现湿邪是导致心悸的重要致病因素，而湿邪的产生又多与脾胃密切相关，故以健脾祛湿化浊、温胆宁心和胃之法治疗心悸，已成为路志正教授常用且行之有效的治疗方法。

1. 病因病机

湿浊所致心悸，或因为外湿侵袭，如居处湿地，长期水中作业，暑热汗出当风，致肌肤腠理闭拒，汗湿濡衣，成为贼邪，乘虚而入，内舍于心，而发心悸；或由于内湿阻滞，如饮食不节，饥饱无度，嗜食肥甘，贪凉喜冷，或心情抑郁，皆可损伤脾胃，致其运化失常，湿浊内生，湿邪弥漫，胸阳失展，心脉瘀滞而发心悸。

2. 辨证论治

路志正教授认为，湿为阴邪，易损脾阳；湿性重浊，易阻气机，故本病的发生，湿为标，心脾气虚为本，患者除表现为心悸、胸闷外，还兼见脘痞、腹胀、纳呆、嗳气、口黏、口干不欲饮、大便溏薄、排出不爽、苔腻、脉濡滑等消化道症状。治疗上，路志正教授遵叶氏化湿之法，开宣上焦、芳化中焦、渗利下焦，而又以调治中焦脾胃为主，脾虚湿阻者，治宜健脾化湿，佐以养心疏肝，方取四君子汤、归脾汤加减；湿热壅滞者，治宜清热祛湿，佐以疏肝和胃，方取三仁汤、温胆汤、藿朴夏苓汤加减；湿滞阳明者，治宜清理湿热，佐以调气和血，方取葛根芩连汤、白头翁汤加减。路志正教授指出：本病的发生与脾胃密切相关，故芳化中焦、理脾祛湿至关重要，可斡旋中气，使气机升降复常，但要注意用药宜轻，中病即止，以防香燥伤阴；注意驱邪与扶正相结合，湿邪一化，即适当佐以补益之剂。

【验案举隅】

患者，男，43岁，因"胸闷、心悸反复发作7年"于2001年11月21日初诊。患者7年前夏季感冒受凉后出现胸闷、心悸，于当地医院就诊，心电图等检查提示频发室早，Holter提示室早。因无其他阳性发现，当地医院诊为功能性心律失常，予心律平等西药口服未效，遂停服西药，转求中医治疗。症见心悸时作，伴胸闷、胃脘胀满不适、嗳气、口苦口黏，纳谷不馨、腹胀，寐欠佳，大便黏滞不爽。舌胖质红，苔黄厚腻，脉结代。中医诊断为心悸，证属湿热内蕴，痹阻心脉。治以清热祛湿、温胆宁心。

方药：苏叶10g（后下），黄连5g，竹茹12g，姜半夏10g，茯苓18g，胆南星9g，炒枳实15g，石菖蒲10g，广郁金10g，炒三仙各10g，六一散20g（包），金钱草15g。

二诊：2002年2月20日。服用上方60剂后室早明显减少，现偶有心悸，室早偶发，偶嗳气，纳眠可，二便调。舌暗，苔薄黄腻，脉濡缓，时结代弦滑。既见效机，守法进退，继予化浊涤痰、分消湿热治之，上方增删。

迭经三诊，于2002年7月24日再诊时，诉药后病情平稳，有时一天200～300次早搏，未再有二联律、三联律出现，常有肠鸣，有时脐下疼痛，纳眠可，二便正常。舌红，边有齿痕，苔黄腻，脉左细滑、右弦滑。治以健脾益气、温胆宁心。

方药：①太子参15g，炒白术12g，云苓20g，姜半夏10g，竹茹12g，焦三仙各10g，石菖蒲10g，郁金10g，黄精12g，炒柏子仁12g，炒枳实15g，生龙牡各20g（先煎），苦参6g，炙甘草6g。15剂，水煎服。②西洋参6g，麦冬12g，黄精10g，淮小麦15g，炒杏仁、炒薏苡仁各10g，五味子5g，紫石英15g（先煎）。

六诊：2002年11月5日。药后病情稳定，偶有室早，偶肠鸣，纳可，眠佳，二便调。舌暗红，苔白腻，脉弦小滑。继予前法调理以资巩固。

按语：本例患者年轻，身体强壮，经检查无特殊阳性发现，西医仅予对症治疗而难求其本，而中医又容易流于"炙甘草汤"之类方药。然综观其舌脉症，乃湿热之邪侵犯心脉，阻滞气机所致。究其病因，乃患者素体偏胖，喜食肥甘，日久则损伤脾胃，蕴湿化热，湿热之邪侵犯心脏，致血脉运行不畅而发此病，故以清热祛湿、温胆宁心为治则贯穿始终，应用温胆汤、藿朴夏苓汤等化裁，清其热、化其湿，使湿热去、血脉通，病自愈。

七、血浊

血浊即西医学之高脂血症（血脂异常）。血脂异常是动脉粥样硬化的主要危险因素，与冠心病、脑卒中、肥胖症、2型糖尿病等多种疾病密切相关。本病无特异性临床表现，有的只是在体检时发现，故无确切中医疾病相对应，有学者将其命名为血浊。

1. 病因病机

路志正教授认为，本病多见于过食肥甘，形体肥胖，又缺乏运动的"吃动失衡"人群，与中医学所认为的"脾失健运"有关。血脂犹如营血津液，为人体水谷所化生的精微物质，布输全身，贯注血脉，若脾失健运，水湿不归正化，则水津停而成湿，湿聚成浊，浊聚成痰，痰入血脉，痰瘀互结，沉积脉中，而成血浊之证。因此，路志正教授认为，本病"病在血液，其源在脾"，脾失健运，湿、浊、痰、瘀相互搏结是其发生发展的主要病机。湿、浊、痰、瘀是本病发生发展的重要病理因素

2. 辨证论治

基于对本病"病在血液，其源在脾"的病机认识，路志正教授认为健脾祛湿、化痰降浊，佐以活血，乃治疗大法。由此拟定的"化浊祛湿通心方"调理脾胃，是路志正教授治疗高脂血症、冠心病的代表方，具健脾、祛湿、化痰、降浊、活血之功。处方组成：茯苓、藿香、厚朴、枳实、杏仁、郁金、茵陈等。方中茯苓健脾祛湿；杏仁宣通上焦肺气，"气化则湿亦化也"；厚朴使湿随气下，气顺则湿去浊散；枳实下气导滞，消积通便，具降脂轻身之功；藿香芳化湿浊，振动清阳；郁金活血行气解郁，且可疏肝利胆，肝胆疏泄正常，有利于脂类物质的代谢。又因现代人生活节奏加快，竞争激烈，膏粱厚味摄入过多，感受湿、浊、痰、瘀之邪多从热化，故佐以茵陈清热利湿，且现代药理研究亦证实其有降脂之功。此外，路志正教授主张高脂血症的治疗，无论有无症状，均可在辨证论治的基础上适当选加现代药理研究证实的具有降脂作用的中药，如泽泻、决明子、荷叶、何首乌、山楂、茵陈、虎杖、郁金、丹参、三七等，以增加降脂效果。路志正教授还强调，高脂血症的治疗，生活方式的改善也至关重要，

低脂饮食、控制食量、少喝含糖饮料、坚持运动、控制体重等，都有良好的辅助作用。

【验案举隅】

患者，男，50岁，厨师。2011年7月25日初诊。高脂血症病史5年，以甘油三酯升高为主，最高达17mmol/L，长期服用非诺贝特，仅控制到8mmol/L，曾先后4次因高脂血症并发急性胰腺炎住院；1年前开始出现血糖升高，空腹最高达9.6mmol/L，餐后最高11.8mmol/L，未用降糖药。为避免胰腺炎的再次发作，转诊于中医。症见腹胀口苦，身重乏力，大便黏腻不爽。舌红，苔薄黄略腻，脉濡滑。生化检查示血糖9.6mmol/L、总胆固醇6.18mmol/L、甘油三酯9.89mmol/L、低密度脂蛋白3.31mmol/L、高密度脂蛋白1.08mmol/L、极低密度脂蛋白4.5mmol/L。中医诊断为血浊，辨证为脾虚，湿热、痰浊内蕴。治以健脾祛湿、清热化痰泻浊，方以"化浊祛湿通心方"加味化裁。

方药：茯苓15g，藿香12g，厚朴12g，郁金10g，枳实12g，炒杏仁9g，茵陈15g，泽泻15g，焦山楂15g。14剂，水煎服。

并嘱患者节饮食，增加运动，控制体重。

二诊：2011年8月9日。患者腹胀未作，偶有口苦，身重乏力均减轻，大便得畅。舌红苔薄腻，脉濡。效不更方，上方加黄芩15g，荷叶10g，继进7剂。

三诊：2011年8月27日。仍以上方为主加减调治，服药2个月时患者已无明显症状，复查生化示血糖7.9mmol/L、总胆固醇5.4mmol/ L、甘油三酯5.27mmol /L、低密度脂蛋白2.9mmol/L、高密度脂蛋白1.36mmol/L、极低密度脂蛋白1.05mmol/L。

随访5年，患者间断服药5年余，甘油三酯在（2～3）mmol/L之间波动，胰腺炎未再发作。

按语： 患者职业为厨师，受湿热环境熏蒸，又饮食不节，脾虚失运，痰浊湿热内生，久而瘀滞血脉，故治以健脾祛湿、化痰降浊，予"化浊祛湿通心方"加减。因湿邪重浊趋下，故加泽泻渗泻水湿，加焦山楂、荷叶以增强降脂作用。患者服用汤药后未再发作胰腺炎，可见清除浊邪之源方为釜底抽薪之策。

八、不寐

不寐之名始见于《难经》，《内经》中有"不得卧""目不瞑"之称，相当于西医学的失眠、睡眠障碍。睡眠对人体功能有重要的作用，良好的睡眠可以帮助恢复注意力，巩固记忆力及缓解紧张情绪。睡眠不足则严重影响人体功能，导致记忆力下降，甚而导致抑郁焦虑的发生。

1. 病因病机

正常的睡眠是阴阳运行平衡的结果，阴阳平衡一旦打破，即会导致不寐。张锡纯《医学衷中参西录》认为不寐的病机为阳不入阴，与五脏关系密切。路志正教授认为，五脏之神、魂、魄、意、志分别由五脏之气所化生，任何原因所致的五脏功能失调皆可引起五神变化而发生不寐。五脏之中，心主血，主神明，肝藏血，主疏泄，此二脏与人的精神意识活动最为密切，而脾胃病变最易影响心、肝两脏的功能活动，因此，或因饮食不节，饱食无度，伤及脾胃，致宿食停滞，痰热内蕴，或因情志不遂，肝气克伐脾土，致气滞湿阻者，均可影响脾胃气机之升降，从而扰动心神，致心神不宁；而因劳倦致脾胃虚弱，运化失职，心肝血虚，神失所养，亦可导致不寐。

2. 辨证论治

路志正教授辨治不寐多从调治中州入手，首辨虚实，虚者补之，实者泻之。若脾胃虚弱，血不养心者，治宜健脾和胃、养血安神，方选归脾汤或养心汤合酸枣仁汤加减，药用太子参、黄芪、白术、茯苓、茯神、小麦、当归、白芍、柏子仁、炒酸枣仁、五味子、沙参、麦冬、远志、首乌藤、竹沥半夏、木香等；脾虚不运，湿浊阻滞者，治以健脾化湿、宁心安神，方选六君子汤合温胆汤化裁，药用党参、白术、茯苓、茯神、竹沥半夏、枳实、竹茹、胆南星、厚朴/厚朴花、炒杏仁、薏苡仁、远志等；痰浊化热，痰热扰心者，治当清热化痰、宁心安神，方选蒿芩清胆汤、小陷胸汤、黄连温胆汤化裁，药用黄芩、茵陈、青蒿、黄连、半夏、竹茹、杏仁、薏苡仁、茯苓等，佐以重镇安神之紫石英、生龙骨、生牡蛎、珍珠母等，兼肝郁者，加素馨花、玫瑰花、合欢花等；胆胃不和者，宜当温胆和胃，方用温胆汤合导痰汤加减，药用太子参、炒白术、茯苓、炒枳实、胆南星、半夏、茯苓、泽泻、厚朴花、葶苈子等；肝郁脾虚，痰湿阻滞者，治当疏肝健脾、祛湿化痰，方选柴胡疏肝散、逍遥散合温胆汤加减，药用橘叶、柴胡、佛手、石菖蒲、郁金、茯苓、姜半夏、胆南星、薏苡仁、泽泻、车前草等；宿食停滞，胃腑不和，心神不宁者，治以消食导滞、和胃降浊，方选保和丸、枳术丸等，药用炒三仙、莱菔子、枳实、半夏、陈皮、生白术、茯苓、竹茹、厚朴、五谷虫、八月札、娑罗子等。

【验案举隅】

患者，男，41岁，因"失眠10余年"于2004年4月8日初诊。患者10年前出现入睡困难，逐渐加重，近两年尤甚，每夜入眠3～4小时，严重时整夜不寐，伴见头晕、心悸，胃脘不舒，食纳一般，大便黏滞不爽，小便可。10年前患十二指肠溃疡。舌体胖、质淡，苔薄白，脉沉缓。中医诊断为不寐，辨证为脾虚夹湿，治以健脾益气、化浊祛湿。

方药：党参12g，苦参8g，丹参12g，炒苍术12g，厚朴10g，茯苓18g，茵陈12g，炒薏苡仁20g，姜半夏9g，生谷芽、生麦芽各18g，败酱草10g，广木香10g（后下），甘草6g，防风6g。14剂，水煎服。

二诊：2005年4月23日。服上方14剂，自觉入睡改善，大便正常，仍觉头晕、心悸，阵发性，与情绪紧张有关。舌体稍胖，质淡暗，苔薄滑，脉细弦。既见效机，守法不更，原方加减。上方去败酱草、防风，加柴胡12g，绿萼梅15g。14剂，水煎服。

药后随访，诉入睡明显改善，每晚入睡可至6小时。

按语：《素问·逆调论》云："胃不和则卧不安。"本案患者有胃疾病史，而病发于脾胃受损之后，其舌胖质淡而苔薄皆为脾虚湿阻之象，故以健脾益气、化浊祛湿为治。中焦健运，气血生化有源，则睡眠改善。全方虽无一味安神之品，但病机把握准确而见效机。

九、痛风

痛风既是中医病名又是西医病名，是由于嘌呤代谢紊乱所引起的疾病。由于代谢异常，血液中尿酸的浓度增高，典型表现有急性或慢性痛风性关节炎伴反复急性发作，久病者痛风石沉积，常导致关节畸形，并可累及肾脏。

1. 病因病机

路志正教授认为，本病脾虚为本，外受风、寒、湿邪为诱因，或因饮食不节，恣食肥甘，饮酒过度，损伤脾胃；或因劳倦过度，思虑伤脾，致脾虚失运，升降失司，湿浊内生，壅滞化热，且久而伤肾，肾气虚则气化不利，清浊不分，复感受风、寒、湿之邪侵犯关节，郁而化热、生痰，壅滞肢节，而发肿痛，久则耗伤气血，致血虚作痛。因此，脾虚湿热为痛风之病机关键。

2. 辨证论治

路志正教授认为，痛风急性期以湿热阻络为主要病机，当治其标，施以清热祛湿、疏风止痛、活血通络之法，药选黄柏、生薏苡仁、虎杖、青风藤、防己、秦艽、威灵仙、益母草、丹参、川牛膝、豨莶草等；慢性期脾肾两虚，痰瘀阻络，正虚而邪实，治当健脾益气、补肾通络、疏风定痛，药选桂枝、炒白术、茯苓、泽泻、防己、萆薢、丹参、青风藤、鸡血藤、赤芍、络石藤等。"邪之所凑，其气必虚"，路志正教授认为痛风虽以湿热、痰浊、瘀血为常见病理因素，但正气不足多为其本，亦可因气郁伤肝，肝失疏泄，气机闭阻而加重诱发，故健脾祛湿为治疗大法，可配合疏肝理气，并外治熏洗等综合防治之法。外用药常选具有活血通脉、软坚化癥、消肿止痛之品，如皂角、大黄、透骨草、鹿衔草、防己、防风、炙乳香、炙没药等。同时，路志正教授认为痛风为病从口入的代表，治疗的同时应指导患者控制饮食，避免饥饱无度，少食膏粱厚味，戒酒类。

【验案举隅】

患者，男，53 岁，外籍，因"足趾疼痛反复发作 16 年"于 1999 年 9 月 22 日初诊。患者于 16 年前出现左足蹈趾疼痛，于当地医院查血尿酸高，诊为痛风，服用多种西药，病情时有反复，为求中医药治疗，而来中国。现症见足趾疼痛，伴腹部不适、腹胀，得矢气而舒，腹部超声异常。既往体健。舌体胖，舌质暗滞，苔薄白而滑，脉沉弦小滑。中医诊断为痛风，证属肝胃不和，脾虚湿盛。西医诊断为痛风。治以疏肝和胃、理脾祛湿。

方药：柴胡 12g，白芍 10g，炒苍术 10g，陈皮 10g，郁金 10g，炒杏仁 10g，炒薏苡仁 10g，川朴、炒枳壳各 12g，泽兰 12g，土茯苓 15g，草薢 15g，醋香附 10g，益母草 15g，甘草 4g，生姜 2 片。

二诊：2002 年 8 月 9 日。服用上方后诸症改善，疼痛消失。患者回国后坚持于每年夏季服用上方，病情平稳，疼痛未作。今年因故外出未服，又出现足趾疼痛，伴胃脘不适、腹胀，舌暗红，苔白腻，脉沉弦。治以健脾祛湿清热。

方药：炒苍术 10g，川朴 8g，姜半夏 9g，云苓 15g，土茯苓 20g，黄柏 10g，络石藤 15g，草薢 15g，炒谷芽、炒麦芽各 15g，炒内金 10g，炒枳实 15g，益母草 12g。

按语：本例患者为外籍人士，居处湿地，平素喜食肥甘，致正虚脾弱，湿浊内生，聚而成痰，痰瘀滞留骨节筋膜，而发疼痛。综合舌脉，又有肝气不疏之象，故首诊在用三仁汤健脾祛湿的同时，合柴胡疏肝散以疏肝和胃，并加用泽兰、益母草活血化瘀，草薢利湿化浊。诸药合用，标本同治。全方虽无通络止痛之品，然辨证准确，因地、因人、因气候制宜，疼痛得解。二诊综合舌脉，有湿浊化热之象，故取二妙、二陈之义，并加通络之品以清热燥湿除痹，同时又顾护脾胃，杜绝了痰瘀之源。

十、燥痹

燥痹相当于西医学之"干燥综合征"。干燥综合征是一种自身免疫性疾病，主要侵犯唾液腺和泪腺等外分泌腺体，临床表现为口眼干燥，同时身体某些器官及系统受到一定程度的损害，多见于中老年女性。历代中医书籍中未见相应名称，路志正教授于20世纪80年代首次将其命名为"燥痹"，并被学术界认同。

1. 病因病机

路志正教授指出，燥痹的发病与一般痹证不同，其发生与感受燥邪，风、寒、湿痹过用温燥之品，灼伤津液，筋脉失濡，以及素体肝肾阴虚，阴血不足等因素有关。主要表现为口眼干燥，伴肢体疼痛、肿胀、酸楚、麻木、重着、变形、僵直及活动受限等，甚则累及脏腑，出现一系列并发症。

2. 辨证论治

路志正教授辨治本病，以调护脾胃为原则，以甘凉濡润为大法。对燥伤胃阴、脾虚肌痹者，治以养脾益胃、生津润燥，方用"路氏养脾润胃汤"加减，药用沙参、麦冬、炒扁豆、生山药、炒杏仁、玫瑰花、火麻仁、白芍、生谷芽、生麦芽、甘草；对寒湿凝滞，经脉痹阻者，治以化湿健脾、和胃降逆、活血通脉，方用藿朴夏苓汤合身痛逐瘀汤加减；对脾气不升，水精不布，机体失养者，治以益气健脾、升阳益胃、养血荣筋，方用升阳益胃汤加减。而对燥伤心阴、肺阴、肝阴、肾精者，亦注意顾护脾胃之气。

【验案举隅】

患者，女，35岁，因"口干、目干6年，伴周身乏力疼痛3年余"于2006年4月23日初诊。患者6年前出现口干、眼干，泪液、唾液减少，未予重视，症状逐渐加重，2001年于协和医院诊为干燥综合征，予强的松口服；近3年以来逐渐出现胸背等周身作痛，程度逐渐加重，不可碰触，以两侧胸肋痛显著。强的松已停药1个月。现纳可，大便调，无鼻干，伴反酸，时有胃脘痛，尿急不痛，动则气喘。满月脸，舌紫红，苔薄黄，脉沉细。中医诊断为燥痹，证属脾胃虚弱，经脉痹阻，治以益气健脾通络。

方药：太子参12g，生白术12g，生山药15g，麦冬10g，牡丹皮10g，当归10g，桑枝18g，赤芍、白芍各12g，炒杏仁、炒薏苡仁各10g，首乌藤15g，伸筋草15g，地龙10g，山甲珠10g，鹿衔草15g，防风、防己各10g，川牛膝12g。

二诊：2006年5月23日。患者服上方20余剂，周身肌肉疼痛减轻，行动较前灵活，仍觉口干，进食饼干须用水送下，但咀嚼馒头已经无须饮水。纳眠可，饮水多，夜尿频量多，大便正常。月经周期正常，痛经，血块多。舌瘦、质暗，苔薄腻而干，脉细滑尺沉。既见效机，宗法不更，上方去牡丹皮、桑枝、伸筋草、防风、防己，加生黄芪 15g，地骨皮 10g，炒酸枣仁 15g，莲须 10g。

按语："脾主四肢"，患者脾胃虚弱，水谷精微失于输布，四肢肌肉失于濡养，脉络不通，津难上承，而成干燥、疼痛之症，故治疗以益气健脾为主，佐以通络止痛。脾胃之气恢复则肌肉疼痛缓解。

十一、口疮

"口疮"，其名首见于《内经》，相当于西医学之复发性口腔溃疡。西医学认为本病是由内分泌失调、病毒细菌感染和自身免疫遗传因素而引起，具有周期性复发规律。

1. 病因病机

路志正教授认为，本病的发生有虚实之别。实证多为新病，与饮食不节有关，过食辛辣厚味或嗜酒，致心脾积热；或复感外邪，热盛化火，上攻于口，口腔黏膜受邪热蒸灼或失于气血荣养以致局部出现溃疡、灼热疼痛。虚证多为久病反复发作者，或因素体气阴不足、病后真阴亏损，阴液不足，虚火上炎于口而发；或因劳倦内伤，脾胃虚弱，运化失职，湿浊内蕴，复感湿邪，致清气不升、浊气不降，湿浊之邪反复浸淫熏蒸口舌而发；或素体阳虚，过食寒凉及服用苦寒药物，致脾阳受损，阳虚不潜，无根之火上浮，熏蒸口舌而发。

2. 辨证论治

路志正教授治疗口疮以调理脾胃为主，并兼顾他脏，常用清散脾胃湿热伏火、健脾化浊祛湿、清上温下寒热同调、健脾清心、清肝和胃等法。实证者，临床所见以心脾积热证候为多，对此路志正教授常以泻黄散加味治疗，效果显著。此方出自《小儿药证直诀》，为清降与升散并用之剂，常用药物有藿香、防风、生石膏、炒栀子、黄连、茵陈、炒薏苡仁、清半夏等。对于脾虚失运，湿浊内蕴者，治以健脾和胃、祛湿化浊，方取藿朴夏苓汤加减。而对于久病反复，伤及脾胃之阴者，多取养阴生津之法，方如甘露饮、生脉饮。对于虚实夹杂，虚火上炎者，多取辛开苦降之甘草泻心汤治之，并少佐肉桂以引火归原。

【验案举隅】

患者，女，11 岁，外籍，因"反复口腔溃疡 4 年"于 2003 年 1 月 22 日初诊。患者 4 年前扁桃体摘除术后出现反复口腔溃疡，4～7 日复发 1 次，口舌内十数个米粒至绿豆大小溃疡，西药治疗不效，服养阴清热药可缓解，停药即复发。症见口舌多处溃疡，疼痛，纳可，喜甜食，眠差，入睡晚，大便干。舌红，苔黄腻，脉细小滑。中医诊断为口腔溃疡，证属肺胃热盛，治以清肺胃、除湿热。

方药：藿香 10g，防风 10g，生石膏 20g（先煎），炒栀子 6g，炒薏苡仁 20g，茵陈 10g，清半夏 8g，黄连 6g，牡丹皮 10g，车前草 15g，芦根 20g，六一散 15g（包）。

嘱少食甜食，按时睡觉。

二诊：2003 年 1 月 29 日。服上方 6 剂，口腔溃疡减少，纳可，眠可，二便正常。舌尖红，苔白微腻，脉细弦。既见小效，继以上方加减。上方加玄参 10g，升麻 6g，大黄炭 1.5g，甘草 6g。

三诊：2003 年 2 月 9 日。服药 6 剂，停药 5 天，口腔内仅余两点溃疡，纳眠可，二便调。舌暗尖红，苔根稍腻，脉细弦。治宗前法。

方药：藿香 10g，防风 10g，生石膏 20g（先煎），炒栀子 6g，茵陈 10g，牡丹皮 10g，升麻 10g，黄连 5g，六一散 15g（包），砂仁 4g（后下），当归 10g，白茅根 15g。

四诊：2003 年 2 月 19 日。病情平稳，无新发溃疡。继以上方口服。

按语： 本例患者年幼，喜甜食，睡眠不规律，致脾胃失运，湿浊内生，郁久化生热毒，毒邪无从发泄，随湿热上蒸而口舌生疮，以泻黄散加味泻其脾胃伏火，清其湿热，并注重生活调护，使其饮食起居规律，顽症得除。方中石膏辛寒以治其热，栀子苦寒以泻其火，防风升散脾胃伏火，藿香芳香醒脾，清降与升散并用，又兼顾脾胃，照顾周全。

十二、反复感冒

1. 病因病机

路志正教授指出，脾胃为营卫气血化生之源。外感六淫、内伤饮食，均能损伤脾胃。脾胃虚损，化源不足，卫外不固，则外邪乘虚而入，又脾胃不足，易生湿、生痰、生热，若复感六淫邪气，则致内外合邪，表里同病，虚实夹杂。

2. 辨证论治

路志正教授治疗反复外感者，常采取表里同治、虚实兼顾、调脾扶正与祛邪并施，如对年高体弱，卫外不固，或病后未复而经常感冒者，施以扶正祛邪之剂，如参苏饮、补中益气汤之类。

【验案举隅】

患者，男，31 岁，因"易感冒 1 年，伴受凉后腹泻半年"于 2004 年 11 月 24 日初诊。患者近 1 年来自觉体质下降，易疲劳，易患感冒，每次均咽痛、发热，体温 38 ～ 39℃，仅半年又出现受凉后易腹泻，多于晨起出现，脐下疼痛，继而腹泻，泻后痛减。平素食纳可，小便正常，嗜好冷饮、辛辣食物。舌体稍瘦，舌质红，苔薄白，脉沉细滑小数。中医诊断为感冒，证属肝旺脾虚，夹有郁热，治以崇土抑木，佐以清热。

方药：防风 10g，蝉蜕 12g，生白芍 12g，陈皮 12g，牡丹皮 10g，黄连 6g，乌梅 9g，生薏苡仁 20g，川椒 3g，生白术 12g，蒲公英 12g，藿梗、苏梗各 10g（后下），绿萼梅 12g，甘草 6g。

二诊：2004 年 12 月 10 日。服上药共 14 剂，近期未感冒，服药期间腹泻得止，后食用辛辣又复发。服药期间自觉心情舒畅，食纳可，夜眠有时欠安，二便尚调。舌红，苔薄白，脉细滑。既见效机，原方进退。上方去藿梗、苏梗、蒲公英，加枳椇子 10g，仙鹤草 15g。14 剂。

2005 年 3 月随访，患者二诊方间断服用两月余，现严冬已过，既往每年冬季要感冒 2～3 次，今年冬季未再罹患。

按语：本案患者易感冒，发病时表现为咽痛高热，伴晨起痛泻，泻后痛减，系平素饮食不节，生冷辛辣过度，湿热内生中阻所致。中焦脾胃不利，气血生化乏源，营卫亏虚而不能卫外，加之湿热内蒸，腠理不固，故反复感冒。治疗予崇土抑木，佐以清热利湿，方用痛泻要方加减而获效。

十三、带下病

带下病有广义与狭义之分，广义是指妇产科疾病的总称，狭义则指以白带异常为特点的妇科疾病，本处主要讨论狭义带下病。其临床表现为带下量的明显增多或减少，色、质、气味发生异常，并伴有局部或全身症状。本病相当于西医学的阴道炎、宫颈炎、盆腔炎及部分妇科肿瘤。

1. 病因病机

路志正教授认为，妇女带下病的发生主要与湿浊相关。而湿浊的产生，当责之于肺脾肾三脏，其中的关键又为中焦脾胃。外感湿邪，或贪凉饮冷，或饮食不节，或情志不疏，或劳倦内伤，或房劳过度，皆可损及中土，一则致运化失职，湿浊内生，一则致升降失宜，湿土下陷，冲任损伤，带脉失约，而成带下之症。诚如《傅青主女科》所言："夫带下俱是湿症。"

2. 辨证论治

临床上带下病患者除以带下异常为主要表现，很多伴有头晕头重、胸闷恶心的症状，这也印证了其脾虚湿滞，气机逆乱的病机特点。"上下交损治其中"，路志正教授治疗带下病的原则即为补中土、祛湿邪，并因人制宜，佐以疏肝、温肾之法。脾虚之象明显，带下量多色白者，治以健脾祛湿、升清降浊，方取完带汤、补中益气汤之义，药选人参、党参、黄芪、白术、山药、升麻、柴胡、葛根、黑芥穗、藿香、佩兰、苏叶等；脾肾阳虚，带下清稀甚而如水状者，治以健脾温肾、收敛固涩；湿浊化热，湿热下注，带下色黄、质稠、味臭秽者，治以清热祛湿，方取易黄汤、四妙丸之义，药用山药、芡实、黄柏、车前子、白果、炒苍术、生薏苡仁、黄柏、椿根皮、鸡冠花等。兼肝郁者，加八月札、素馨花、玫瑰花等疏肝理血之品。

【验案举隅】

患者，女，25岁，因"反复低热伴腹痛1年"于2003年11月28日初诊。患者1年前药流后未满1个月即同房，后出现低热，体温最高37.8℃，伴少腹痛，带下色黄量多、味臭，外阴瘙痒，月经延期5～7天，行经腹痛，少腹坠胀，无汗出，发热时无特殊不适感。妇科超声示子宫体积略大，盆腔积液。食纳可，睡眠可，二便正常，舌暗红，苔薄黄腻，脉弦紧小滑。中医诊断为带下病，辨证为带脉不固，湿热下注，治以固带脉、清湿热、调气机。

方药：炒荆芥穗10g，炒苍术、炒白术各12g，生薏苡仁、炒薏苡仁各20g，炒山药15g，芡实12g，土茯苓20g，车前子15g（包），柴胡12g，椿根皮12g，鸡冠花12g，地肤子15g，草薢15g，盐黄柏10g，乌药9g，醋延胡索12g，六一散30g（包）。7剂，水煎服。

外洗方：马鞭草30g，苦参18g，蛇床子20g，白矾10g，凤眼草15g，甘草8g。每日1次外洗。

服药7剂后，患者带下基本正常，体温37.3℃。原方继进7剂而愈。

按语： 本例患者虽以低热就诊，然虑其病程已久，诱因为产后同房，伴有带下量多、色黄、味臭，参合舌脉，乃湿热稽留之象，故路志正教授以固带脉、清湿热、调气机为法，从调其带下入手，参完带汤和易黄汤意化裁。完带汤与易黄汤皆出自《傅青主女科》，为治疗带下的常用方剂。方中诸药相配，使脾气健旺，肝气条达，清阳得升，湿热得化，则带下自止，湿热自去，体温如常。原方中荆芥穗、柴胡用量皆小，而路志正教授在此方中，尤其强调荆芥穗的作用，取风能胜湿且升发脾胃清阳之义；更兼用祛湿清热之外洗方，内外合治，相得益彰。

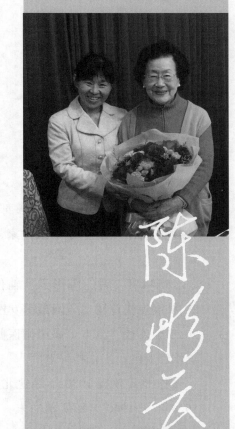

陈彤云

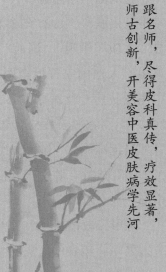

跟名师，尽得皮科真传，疗效显著，
师古创新，开美容中医皮肤病学先河

医家简介

陈彤云（1921 年生），首都医科大学附属北京中医医院皮肤科主任医师、教授。1921 年出生于中医世家，1943 年开始从事中医药临床工作，至今已 70 余年。

1944 年 2 月，陈彤云从辅仁大学毕业；2013 年被评为"首都国医名师"，2016 年荣获首届"全国最美女医生"称号，2017 年荣获"全国名中医"称号，2018 年荣获"第十一届中国医师奖"；第三、第四、第六批全国老中医药专家学术经验继承工作指导老师。

陈彤云教授 1950 年筹建北京中医学会，1951 年创办北京中医进修学校，1954 年至 1960 年师从秦伯未、任应秋、陈慎吾、宗维新等，1956 年 3 月筹办北京中医学院（现北京中医药大学），投身中医教育工作，传道授业解惑，为国家培养大批中医人才。

1966 年，陈彤云教授调至北京中医医院外科，从事临床至今，深得哈锐川、赵炳南学术精髓。1973 年，陈彤云教授与赵炳南等中医大家组建全国第一家中医皮肤科，1987 年参与创建北京市赵炳南医疗研究中心（床位 38 张），倡导"文质"学说、"调通"理论，建"四维（内外气血）"诊疗体系。1992 年，该中心入选国家首批全国中医皮肤病医疗中心建设单位，1996 年确定为全国中医皮肤病专科医疗中心，2002 年成为国家中医药管理局全国首批重点学科。2007 年，"陈彤云教授名老中医工作室"在北京市成立；2010 年，国家中医药管理局批准成立"陈彤云教授传承工作室"；2013 年，"燕京赵氏皮科流派传承工作室"成立。陈彤云教授编写《陈彤云教授中医皮肤科经验集要》等专著 10 余部。

陈彤云教授献身中医皮肤科医教研工作 70 余载，是现代中医皮肤学科的领头人之一、美容中医皮肤学科的开拓者、燕京赵氏皮科流派的领军人，是现代中医教育的先行者。

陈彤云的父亲既是医生又是老师。年龄稍长的陈彤云教授常常旁听父亲给徒弟讲解《内经》《难经》《伤寒论》《金匮要略》等经典著作，以及《药性歌括四百味》《汤头歌诀》等入门书籍。随后，陈彤云教授跟随我国著名中医皮外科专家哈锐川、赵炳南继续学习，积累了大量中医皮外科的临床经验与治疗方法。陈彤云深得两位名老中医的学术精髓，加上临床实践经验的积累，不仅继承发扬了哈氏父子和赵炳南在中医皮外科领域的专长，对各种皮肤病的治疗颇具效验，而且随着时代的变迁、疾病谱的变化，逐步形成了以治疗损美性皮肤病为主的临床特色。

多年的皮外科治疗经验使陈彤云教授在外用中药及其制剂方面造诣颇深，创新研制"祛斑面膜""痤疮面膜""陈彤云教授消痤系列"等中药外用制剂，疗效显著，很受患者欢迎。"祛斑面膜"1993 年获得北京市中医管理局科技成果一等奖。2007 年、2010 年，陈彤云教授的市级、国家级传承工作室相继成立。2014 年，"陈彤云教授传承工作室"被北京市总工会和北京市科委命名为"市级职工创新工作室"。

作为燕京赵氏皮科流派的领军人，陈彤云教授创"文质"学说，首开美容中医皮肤病学先河，倡"调通"理论，强调内外调通、气血调畅、阴阳调和、脏腑调顺；建中医皮肤病的"内、外、气、血""四维"诊疗体系；率先提出了炎症性皮肤病"热、湿、毒、瘀"四因所致，确立"清肺胃、调肝脾"法则；总结色素性皮肤病病因为"三脏为根，瘀滞成斑"；完善疑难性皮肤病"从湿、火、血、瘀"论治的理论。其理论和实践，在中医皮肤科及美容医学界产生重要影响。目前，其理论已经形成推广方案，全国各地已分设传承分站暨推广基地 20 余家，临床经验已写进全国教材。陈彤云教授连续 8 年举办全国性"陈彤云教授美容中医高研班"；获得科研课题 5 项，发表论文 5 篇，师承团队人员近百名。

陈彤云教授 90 余岁高龄时，仍然积极了解和掌握中医学术发展和西医研究动态，不断探索创新，笔耕不辍，主编出版了《燕山医话》《常见皮肤病性病的中西医防治》等专著，还坚持为《北京中医药》等刊物审稿，始终保持着充沛的精力和饱满的工作热情，坚持在临床一线为广大患者服务。陈彤云教授尊重患者，坚持对每位患者称"您"，广施仁爱，视患者为朋友，受到患者的尊重和爱戴。精神矍铄、体态优雅、衣着得体、皮肤白皙平滑，美丽的陈彤云教授已经成为自己医术最好的代言人。在抗击 SARS 期间，其亲自为纠正陋习而做劝导工作，并出资为白衣天使捐赠物资，表现出医务工作者崇高的医德和风范。

陈彤云教授在 1974 年即随赵炳南老先生率领北京中医医院皮肤科大部分医

护人员至鼓楼中医医院出诊，自此将鼓楼中医医院皮肤科从外科分离出来，成为一个独立的科室。1993 年，京城名医馆建馆之初，陈彤云教授即来坐诊至 2006 年重建才停止。10 余年间，陈彤云教授为当时的鼓楼中医医院皮肤科培养了翟小梅、杨芳、卢仲喜、蓝海冰、刘多等多位科室骨干。1998 年，在医院组织的拜师会上，卢仲喜正式拜师陈彤云教授。2017 年 1 月 8 日，蓝海冰在纪念陈彤云教授行医 70 周年纪念会上，在北京市中医管理局局长屠志涛、北京中医药大学校长徐安龙、首都医科大学附属北京中医医院院长刘清泉、原武汉市中西医结合医院皮肤科主任医师徐宜厚教授的见证下，正式拜师陈彤云教授。2015 年，经遴选，鼓楼中医医院皮肤科成为陈彤云教授诊治损美性皮肤病鼓楼基地。2019 年 4 月，陈彤云教授诊治损美性皮肤病团队成立。

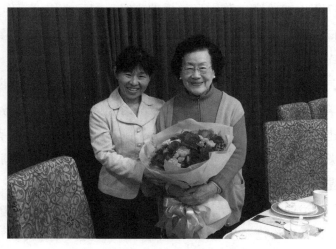

◎　陈彤云教授与弟子蓝海冰合影

学术思想

一、强调中医的整体观和辨证论治

陈彤云教授重视人与自然、气候、环境、四时的协调统一关系，重视皮肤与脏腑、经络、气血的内在联系。她认为皮肤病不仅仅是皮毛之疾，还是脏腑、气血的生理、病理在皮肤的表现，即"有诸内必形诸外""没有内患不得外乱"。

按照《内经》"怒伤肝""喜伤心""思伤脾""忧伤肺""恐伤肾"理论，陈彤云教授认为，情绪过激变化会引起脏腑、气血、经络功能改变，就皮肤疾患而言，银屑病、神经性皮炎、瘙痒症、痤疮、黄褐斑、带状疱疹等许多严重影响皮肤美容的疾病都与情志的异常有关。

二、师古不泥古，师古也创新

陈彤云教授倡导中西医结合，辨病和辨证相结合，强调"外病内医，重视外治"。她在继承哈氏、赵氏皮外科传统制剂基础上，发挥自己早年学到的传统中药制剂工艺、方法的优势，依据现代中药药理学研究成果，筛选药物，运用现代制药技术工艺，提取药物有效成分，制成各种外用制剂。这些外用制剂既保持了中药传统疗效，又克服了传统制剂油污、色重、中草药味浓、加工颗粒粗糙等缺点。陈彤云教授对外用制剂进行了大胆革新，研制出"祛斑粉""祛斑霜""祛斑增白面膜""痤疮面膜""痤疮霜"，以及用于治疗痤疮等毛囊附属器疾患的"金花清爽系列"，用于敏感性皮肤及中干性皮肤的"祛斑养颜系列"。其中，"祛斑增白面膜"荣获 1993 年北京市中医管理局科技成果一等奖。这些疗效明显、适应当前社会需求的制剂，深受广大患者的喜爱。陈彤云教授认为，外用制剂简单、实用、便捷，在某种程度上，作用不输于内服中药。

三、四诊合参，尤重舌诊

中医辨证论治要依据望闻问切四诊合参，在皮肤科，望诊尤为重要。除了望神色，还要望皮疹，更要望舌。舌为心之苗，为脾之外候，苔是胃之气。陈彤云教授认为，观舌可判断外邪之轻重、正邪之消长和病势之进退，以及胃气之存复。

舌象与脏腑、经络、气血津液存在着密切的联系。五脏六腑通过经络、经筋与舌都有直接或间接的联系，如手少阴心经之别系舌本、足太阴脾经连舌本、散舌下，足少阴肾经夹舌本，足厥阴肝经络舌本等。脏腑如果发生病变，舌象也会出现相应的变化。所以，望舌可以观察脏腑气血盛衰的变化。

在脏腑中，心和脾胃与舌的关系最为密切。

舌为心之苗窍。《灵枢·脉度》说："心气通于舌，心和则舌能知五味矣。"心主血脉，心血上荣于舌，人体气血盈亏与运行情况，可反映在舌质的颜色上；心主神明，舌体的运动又受心神的支配，因而舌体运动是否灵活自如，语言是否清晰，与神志密切相关。因此，舌象可以反映心、神的病变。

舌为脾之外候。舌居口中，司味觉。《灵枢·脉度》说："脾气通于口，脾和则口能知五谷矣。"中医学认为，舌苔是由胃气熏蒸谷气上承于舌面而成，与脾胃运化功能相关，故有"舌为脾胃外候"之说。舌象能反映气血的盛衰，与脾主运化、化生气血津液的功能直接相关。

舌体需要气血的营养、津液的滋润，舌体的形质和舌色与气血的盛衰和运行状态有关，舌苔和舌体的润燥与津液的盈亏有关。舌下肉阜部有金津、玉液，中医学认为唾为肾液、涎为脾液，皆为津液的组成部分，其生成、输布与肾、脾胃等脏腑密切相关。所以，观察舌质、舌苔的颜色、形态、润燥等，可以判断气血的盛衰、津液的盈亏。

舌色主要指舌质的颜色。一般认为舌尖属心肺；舌中属脾胃；舌边属肝胆；舌根属肾，以此作为诊断疾病的参考。正常舌质淡红而润。舌质淡白、舌胖嫩而边缘有齿痕，多为血虚和阳虚；淡白滑润为寒证；淡白而胖为阳虚，见于慢性湿疹、皮肌炎、红斑狼疮、系统性硬皮病等。舌质鲜红多是热证或阴虚火旺，急性病中见之多属热，慢性病见之多属阴虚火旺。实热证舌红而苔黄；虚热证舌红而无苔或舌裂苔剥；舌尖鲜红为心火上炎；舌边鲜红为肝胆热盛；舌色深红是血热或热毒极盛；红而干燥属热盛伤津。舌质红绛多为邪热，热性病时，为邪已入营分，红绛起刺为营分热盛。舌边有瘀斑，是为青紫舌，多为瘀血；舌紫而滑润，为阴寒证。舌干枯、裂纹，甚至出现芒刺，是津液亏耗或热盛伤阴。皮肤病中，红舌多见于急性热性皮肤病，如急性皮炎、湿疹、痤疮、银屑病。绛舌多见于红斑狼疮、紫癜、重症药疹等久病者。青紫舌多见于过敏性紫癜、银屑病属血瘀证者。舌起芒刺多见于红皮病。舌干枯、裂纹，甚至出现芒刺，多见于红皮症、脓疱性银屑病、掌跖脓疱病等的阴伤期。

望舌苔应注意舌苔颜色与厚薄。舌苔是舌面上附着的苔状物，正常舌苔薄白而润，舌面铺有薄薄的、颗粒均匀的、干湿适中的白苔，但由于季节气候的影响，正常舌象可以发生改变，如夏季舌苔稍厚或薄而淡黄，秋季舌苔可能薄白稍干。

无苔（苔净），多是脾气虚弱或胃阴不足。白苔多为寒证，外感风寒初起，苔见薄白而滑，如荨麻疹风寒型；白腻则是内有痰湿，如囊肿性痤疮、脂溢性皮炎、慢性湿疹、狼疮性肾炎等。黄苔多属热证，黄色愈深，其热愈重，表邪入里化热，则舌苔浅黄；热盛伤阴，则苔黄而干；湿热内蕴或肠胃积滞则苔深黄而厚腻，多见于急性湿疹、皮炎、痤疮等疾患。

苔黑而滑润多是阳虚寒盛，黑而干裂多是热炽津枯。

舌苔越厚腻，表示湿浊越重。临证时，必须把舌质与舌苔的变化结合起来观察，还应除外某些药物或食物之染苔。

舌下络脉是位于舌系带两侧纵行的大络脉，络脉颜色为淡紫色。望舌下络脉主要观察其长度、形态、颜色、粗细、舌下小血络等变化。观察舌下络脉的方法：先让患者张口，将舌体向上腭方向翘起，舌尖可轻抵上腭，勿用力太过，使舌体保持自然松弛，舌下络脉充分显露。首先观察舌系带两侧的大络脉粗细、颜色，有否怒张、弯曲等改变，然后再查看周围细小络脉的颜色、形态及有无紫暗的珠状结节和紫色血络。

舌下络脉细而短，色淡红，周围小络脉不明显，舌色和舌下黏膜色偏淡者，多属气血不足；舌下络脉粗张，或舌下络脉青紫、紫红、绛紫、紫黑或舌下细小络脉呈暗红色或紫色网状，或舌下络脉曲张见如紫色珠子状大小的瘀血结节等改变，都是血瘀的征象，其形成原因可有寒、热、气滞、痰湿、阳虚等不同。舌下络脉的变化，有时会出现在舌色变化之前。因此，舌下络脉是分析气血运行情况的重要依据。皮肤病日久，如慢性湿疹、银屑病等疾患，若伴舌下络脉紫暗，均可辨为血瘀。

四、师古创新，灵活运用

荨麻疹是常见的皮肤过敏性疾病，中医学称"瘾疹""赤白游风"。《诸病源候论·风瘙身体瘾疹候》指出："邪气客于皮肤，复逢风寒相折，则起风瘙瘾疹。"陈彤云教授认为，本病总由风邪郁于皮毛腠理之间所致，因禀赋不耐，又食鱼虾等腥荤动风之品；或素体虚弱，卫表不固，又感风热、风寒之邪。临床如见荨麻疹起病急骤，皮疹色赤，剧痒灼热者，陈彤云教授辨为风热袭表，治以辛凉透表、宣肺清热，方以银翘散加减；如皮疹色淡，遇风冷加重，得热则轻，则证属风寒束表，当辛温解表、宣肺散寒，以麻黄汤、桂枝汤加减。麻黄汤、桂枝汤、银翘散均为治疗外感发热的名方，三方作用的共同点是疏散表邪，正是抓住了这一关键，陈彤云教授大胆"拿来"，将三方用于治疗荨麻疹。正如她所说："不拘时方经方，只要对证即可应用。"

五、中焦为枢，重视胃气

脾胃为后天之本、气血生化之源，中医学极为重视脾胃在生理病理中的重要意义。陈彤云教授对《内经》关于"有胃气则生，无胃气则死""得强则生，失强则死"理论有深刻的体会，临证十分重视患者的年龄和体质，尤其针对年老和幼儿患者的生理特点，在应用清热苦寒药物的同时，常酌情加入培补脾土、健脾渗湿、燥湿利湿之品，以顾护中焦，扶正祛邪。陈彤云教授认为，在皮外科疾病中，正虚邪实者辨治最难。如对年高体弱的蜂窝组织炎患者，出现漫肿久不溃破或出脓较少；气血虚亏的淋巴结核、深部脓肿、下肢溃疡、深静脉炎、雷诺病、硬皮病、硬结性红斑、皮肌炎、慢性湿疹、异位性皮炎等，陈彤云教授必以扶正为主，祛邪为辅。临证时，其常告诫医者要注意培补脾土，脾胃健运，中气复旺，四旁得溉，气血阴阳得和，正气足，邪乃去。

六、重视养生，健康为本

陈彤云教授严于律己、心态平和、淡泊名利、热爱生活、充满爱心；平素饮食清淡，五谷为主，蔬畜为辅；日常起居有常，生活规律。陈彤云教授一贯主张"生命在于运动，健康才是根本"，常年坚持锻炼，从不间断。虽已百岁高龄，陈彤云教授依然思维清晰、步履稳健、精神抖擞、耳聪目明，成为健康养生之典范。

临床经验

一、白疕（寻常型银屑病）

白疕是一种皮损状如松皮、形如疹疥，搔起白皮的慢性炎症性皮肤病，亦称"疕风"，以浸润性红斑，上覆多层银白色糠秕状鳞屑，刮去鳞屑有薄膜现象和点状出血为临床特征。本病男女老幼皆可发病，但以青壮年为多，男性略多于女性。本病具有遗传倾向，发病有一定季节规律，冬重夏轻，常呈慢性经过，愈后易复发。本病相当于西医学的寻常型银屑病。

中医学文献中有许多类似银屑病的记载，名为"白疕""蛇虱""松皮癣""干癣""疕风"等。殷墟甲骨文中就有"疕"字的记载，赵炳南老先生解释其字形从结构上看，是病字头加上一个匕首的匕，如同匕首刺入皮肤一样，以形容其病情的顽固性。隋代《诸病源候论》曰："干癣但有匡郭，皮枯索痒，搔之白屑出是也。"清代《外科大成》记载"白疕，肤如疹疥，色白而痒，搔起白屑，俗呼蛇虱。由风邪客于皮肤，血燥不能荣养所致"。清代《外科证治全书》载"白疕皮肤燥痒，起如疹疥而色白，搔之屑起，渐至肢体枯燥坼裂，血出痛楚，十指间皮厚而莫能搔痒"。清代《医宗金鉴·外科心法要诀》云白疕"此证俗名蛇虱，生于皮肤，形如疹疥，色白而痒，搔起白皮。由风邪客于皮肤，血燥不能荣养所致"，亦云"松皮癣，状如苍松之皮，红白斑点相连，时时作痒"。

（一）辨证要点

陈彤云教授根据历代医家论述，结合自己的临床经验，提出白疕发病初期多为内有血热，外感风湿热毒之邪的血热证；病久形成内热伤阴化燥，肌肤失养的血燥证；热入营血，血热互结，或服寒凉药物过多，热邪为寒所遏的血瘀证。从而将白疕分为血热、血燥、血瘀三型进行辨证。

1. 血热证

血热证的辨治要点：多见于进行期银屑病，表现为急性，皮疹发生及发展比较迅速，皮肤潮红，新出皮疹不断增多，多呈点滴状，鳞屑不能掩盖红斑，可有同形反应，表层易于剥离，剥离后有筛状出血点，基底浸润较浅，自觉瘙痒明显，常伴有口干舌燥、大便秘结、心烦易怒、小溲短赤等全身症状。舌质红或绛，舌苔薄白或微黄，脉弦滑或数。

陈彤云教授认为，本病发生的机体内在因素是血热，即"内有蕴热，郁于血分"是其主要原因。而血热的形成又有多种因素，可因七情内伤，气机壅滞，郁久化火，以致心火亢盛，热伏营血；或饮食失节，过食腥发动风之物，脾胃失和，气机不畅，郁久化热，因脾为水谷之海，气血之源，主统血而濡养四肢百骸，若枢机不利，则壅滞而内热生。本病的外因则为受风湿热毒之邪。热壅血络则发为鲜红斑片或鲜红色丘疹，发病急骤，新出皮疹不断增多，旧有皮疹迅速扩大；血热生风化燥则干燥白色鳞屑迭出。血热内盛，热扰心神，则心烦易怒；热盛生风，则瘙痒难耐；血分热炽，津血同源，热盛而耗液伤津，津不能上承，故口渴咽干，津不能下输大肠及膀胱，故大便秘结、小便短赤。

2. 血燥证

血燥证多见于银屑病静止期或消退期。辨治要点：病程较久，皮损淡红，原有皮损部分消退，很少有新发皮疹出现。皮疹浸润明显或不明显，鳞屑较多，可以覆盖红斑，皮损干燥脱屑，伴口干咽燥。舌质淡红，舌苔少，脉缓或沉细。

陈彤云教授认为，病程日久，耗液伤津，营血亏耗，生风化燥，毒热未尽，而阴血却已耗伤，肌肤失于滋养，白色干燥鳞屑迭出。正如《医宗金鉴》论白疕时指出："固由风邪客皮肤，亦由血燥难荣外。"

3. 血瘀证

血瘀证多见于静止期。辨治要点：病程日久，皮损肥厚浸润呈皮革状，鳞屑较厚，难以刮除，颜色暗红，经久不退，可伴心情郁闷，腹胀，女性有痛经。舌质紫暗、暗红或有瘀点、瘀斑，脉涩或细缓。

陈彤云教授认为，热入营血，血热互结，血液黏滞而运行不畅，或热灼脉络，血行不畅，热结血瘀；气血不畅则皮肤失于濡养，或由于营血亏耗，生风生燥，更兼风寒外袭，六淫、七情及饮食等诸多因素使气机壅滞，营血失调，形成气滞血瘀。此时，血液瘀结，无以渗于脉外为津液以滋养皮肤、肌肉，故肌肤干燥、甲错。

陈彤云教授强调白疕的病因病机，血热、外感毒邪始终是主要因素，故在治疗时始终不忘凉血解毒。

（二）论治要点

陈彤云教授治疗本病，血热证凉血清热、血燥证养血祛风、血瘀证活血化瘀，但解毒凉血贯穿始终；在辨证论治基础上，喜用蛇莓、龙葵、白英、白花蛇舌草、半枝莲等药，并注重养阴，喜用生地黄、玄参、石斛等药；咽喉疼痛善用青果、射干、草河车，咽痒喜用蝉蜕。

1. 中药内治

（1）血热证：治宜凉血活血、清热解毒。方用凉血活血汤加减。主要药物有槐花、土茯苓、板蓝根、紫草、生地黄、赤芍、丹参、连翘、牡丹皮、蛇莓、白花蛇舌草、白英等。其中生槐花、紫草、生地黄、牡丹皮、赤芍清热凉血；赤芍、丹参凉血活血。夹湿加半枝莲；大便干结加瓜蒌、决明子、大黄、生栀子；咽喉红肿、疼痛加射干、草河车；咽痒加蝉蜕；咽干加青果、玄参；若风盛者，可加白鲜皮、刺蒺藜、防风、秦艽、乌梢蛇；若夹杂湿邪者，可加薏苡仁、茵陈、防己、泽泻；若热盛者，可加龙胆草、大黄、栀子、黄芩。

（2）血燥证：治宜养血润肤、活血散风。方以养血解毒汤加减治疗。主要药物有生地黄、麦冬、玄参、石斛、玉竹、土茯苓、鬼箭羽、当归、鸡血藤、首乌藤。当归养血活血润肤；鸡血藤、首乌藤养血通络；生地黄、玄参、玉竹、石斛、麦冬养阴清热；土茯苓、鬼箭羽清解深入营血之毒热。若兼脾虚内湿者，加白术、茯苓健脾祛湿；阴虚血热者，加知母、黄柏、天冬、麦冬、槐花；痒感明显者，加白鲜皮、地肤子；血虚明显者而兼面色㿠白、少气乏力者，加熟地黄、白芍、丹参、黄芪以益气养血。

（3）血瘀证："久病多瘀""久病入络"，治宜活血化瘀行气。久不消退者，当用活血通络之大法。方用活血散瘀汤加减。主要药物有三棱、莪术、桃仁、红花、鸡血藤、鬼箭羽、白花蛇舌草、陈皮等。桃仁、红花、鸡血藤、鬼箭羽活血化瘀；三棱、莪术活血行气；白花蛇舌草化瘀解毒；陈皮行气调中。若为热结血瘀者，表现为皮损中心暗红肥厚，边缘略红，伴心烦、口干、便干溲赤，加用黄芩、生栀子、紫草、白茅根等凉血清热。若为湿毒内蕴，气血瘀滞，表现为皮损呈肥厚浸润性斑块，色暗红，鳞屑不多或黏腻鳞屑，不易剥除，舌质紫暗、有瘀斑，苔白腻，脉沉缓，治宜除湿解毒、活血化瘀软坚，可加用土茯苓、龙葵以除湿解毒。若经前乳胀，或胸闷胁胀兼月经量少、后错，伴有血块者，属气滞血瘀，加用柴胡、枳壳、益母草、丹参以行气活血化瘀。

2. 外用药物

（1）血热证（进行期）：外用药以缓和无刺激为原则，用药力求简单。在皮损鲜红呈点滴状为主时，陈彤云教授多不用外用药物，若皮损处瘙痒可试用芩柏软膏，若皮损处感干裂疼痛可外用甘草油以润肤解毒。用药后嘱患者观察，如瘙痒加重，疹间正常皮肤发红，或皮疹红晕扩大，应及时停用外用药物，以防继发性红皮病。

（2）血瘀证（静止期）：此期皮损多为斑块状肥厚浸润，药物很难渗入，故常久治不愈，顽固难治。陈彤云教授治疗此期皮损多用高浓度角质剥脱剂并加用封包法，如以 5% ～ 10% 水杨酸软膏、0.1% 维甲酸软膏、黑布药膏等，用于躯干、四肢、手足处，涂药后以塑料薄膜封包 2 ～ 8 小时以增加药物渗透，延长药物作用时间，提高疗效；但应慎用于面颈、外阴及皮肤皱褶部位，以免产生刺激。

（3）血燥证（静止期、消退期）：对肥厚浸润皮损外用药物同静止期。若为干燥伴大量细碎脱屑可以甘草油、凡士林、维生素 E 霜等外涂以滋润干燥皮损。

3. 预防与护理

在本病的预防与护理方面，陈彤云教授强调：①患者宜避风寒，尽量避免感冒，以及其他上呼吸道感染或感染性疾病。因为外感尤其咽部感染，为本病复发及加重的重要因素。②不宜食用牛羊肉及辛辣食物。③保持充足的睡眠，避免精神创伤，消除思想顾虑。

二、蛇串疮（带状疱疹）

蛇串疮是一种皮肤出现成簇水疱，沿身体一侧呈带状分布的急性疱疹性皮肤病。因皮损分布状如蛇行，故名蛇串疮，相当于西医学的带状疱疹。由于大多数患者皮损缠腰而发，故本病又名缠腰火丹。本病发于任何年龄，但以中老年人为多；一年四季皆可发病，春秋季较多见。本病常突然发生，自觉症状明显，愈后极少复发。

历代医家对本病论述很多，大多描述其形态、部位，病名各异，如"火腰带毒""缠腰火丹""甑带疮""火带疮""白蛇疮""蛇丹"等。隋代《诸病源候论·甑带疮候》记载："甑带疮者缠腰生……状如甑带，因以为名。"《疮疡经验全书·火腰带毒》记载："火腰带毒，受在心肝二经，热毒伤心流滞于膀胱不行，壅在皮肤，此是风毒也。"明代《外科准绳·缠腰火丹》称"或问绕腰生疮，累累如珠何如？曰：是名火带疮，亦名缠腰火丹"。

中国古代医家虽然论述蛇串疮（带状疱疹）较多，但是论及带状疱疹后遗神经痛者极少。陈彤云教授依据大量书籍记载，结合多年临床实践，对本病尤其在带状疱疹后遗神经痛方面的治疗有独到之处。

陈彤云教授根据本病的典型皮损——红斑、丘疹、丘疱疹、水疱，以及自觉疼痛，分析本病与湿、热、火、毒、瘀有关。本病的致病原因可由情志不遂，肝郁气滞，郁久化热；或饮食失节，脾失健运，水湿内生，蕴久化热，湿热困阻；或兼感毒邪而发，总由湿热毒邪，阻滞气血经络，外攻皮肤所致，日久可损及气阴。本病初期多为湿热困阻，或湿重于热，或热重于湿；后期多为火热伤阴，经络阻塞，气滞血瘀，余邪不清。陈彤云教授认为本病的发病率随年龄的增加而增加，年高或体虚（尤其糖尿病、肿瘤患者）或患病较重者，多伴发较重的神经痛，表现为虽然疱疹已结痂，皮色如常，但多于皮损处遗留轻重不等的疼痛，沿疱疹发生区域分布。

（一）辨证要点

1. 肝经郁热，热重于湿型

辨证要点：皮损基底鲜红，上布密集丘疹、丘疱疹，疱壁紧张，灼热刺痛，伴胁肋胀痛，口苦咽干，急躁易怒，大便干，小便黄。舌红，苔薄黄或黄腻，脉弦滑数。

陈彤云教授认为，此型多因情志内伤，忧思恼怒，肝气郁结，郁久化火，肝火外炎，熏蒸肌肤而发。肝主疏泄又主藏血，在志为怒。《素问·阴阳应象大论》云："在脏为肝……在志为怒。"《素问·举痛论》云"怒则气上"。本型患者发病前多有情志不遂史。足厥阴肝经与足少阳胆经经脉络属，而为表里，故此型发病多为肝胆经循行部位，或偏侧头面部（胆经循行），或偏侧胸乳、腋下（肝胃经循行），或下肢内外侧（肝胆经循行）。胆汁味苦，为肝之余气化生，肝之疏泄不利，胆汁郁结，胆汁上逆，故口苦。脾主运化水湿，木旺克土，脾土运化水湿不利，外溢肌肤，故可见水疱。肝胆气机不利，不通则痛，可出现胁下胀满疼痛。发于头面部多为肝经湿热夹火上炎；发于胸胁为肝火横逆，克犯脾土；发于下肢，多为肝经湿热下注。其特点正如清代《外科大成·缠腰火丹》记载："俗名蛇串疮，初生于腰，紫赤如疹，或起水疱，痛如火燎。"

2. 脾湿内蕴，湿重于热型

辨证要点：皮损基底颜色淡红，上部丘疱疹或水疱，疱壁松弛，破后糜烂、渗出，疼痛轻，口不渴，纳差或食后腹胀，大便时溏。舌淡，苔白或白腻，脉沉、缓或滑。

陈彤云教授认为，此型多为素体脾虚，或久病伤脾，或劳倦过度，或饮食所伤，均可损伤脾胃。脾位于中焦，主运化水谷精微和水湿。足太阴脾经与足阳明胃经相互络属，互为表里。平素饮食不节，嗜食肥甘，食滞胃脘，阻滞中焦，脾失健运，水湿内停，停久化热，湿与热相合，外犯肌肤，复感邪毒而发病。脾不升清，胃失和降，故可出现纳差、腹胀、大便溏等。脾主运化水湿，脾虚不运，湿浊内停，郁而化热，湿热搏结，故可见皮损基底淡红，上部丘疱疹、水疱。正如《外科启玄》记载："此疮生于皮肤间与水窠相似，淡红且痛，五七个成堆，亦能荫开。"

3. 湿热未清，气滞血瘀型

辨证要点：患部皮损大部分消退，仍疼痛不止，或为刺痛，痛处不移，按之痛甚，伴口苦心烦，夜寐不宁，大便黏滞，小便黄。舌质暗红，有瘀斑，苔黄或黄腻，脉细涩或细滑。

陈彤云教授认为，此型临床较为常见，多因情志不遂，肝气郁结，气机不畅，气滞而痛；或饮食劳倦伤脾，脾虚不运，水湿内停，致湿热内蕴，阻滞气机；或气滞日久，推动血行无力，则血行不畅，气滞血瘀，致经络阻遏，不通则痛。

4. 火热伤阴，余热未清型

辨证要点：发病后期，水疱已干涸结痂或皮损已消退，但疼痛不减，或灼痛隐隐，夜间明显，或伴胸脘胁痛、吞酸吐苦、心中烦热、口渴喜饮、舌红少津、脉细弦等余热未清证；或伴两目干涩、头晕目眩、舌红少苔、脉细弦数等火热伤阴证。

陈彤云教授认为，肝体阴而用阳，其性喜条达而恶抑郁。此型多因情志不遂致肝脉郁滞，郁久化热，久之耗伤肝阴，肝血暗耗，水不养木，肝阴不足，络脉失养；或素体肝火旺盛，肝阴不足，复因久病耗伤阴津，或外感邪毒，以致"不荣则痛"。郁热伤阴，肝失所养，则疏泄失常，气郁而滞，进而横逆犯胃，故胸脘胁痛，吞酸吐苦。阴亏液耗，津不上承，故口干咽干，舌红少津。肝气不疏，肝脉郁滞，故疼痛。正如《金匮翼·胁痛统论》所云："肝虚者，肝阴虚也，阴虚则脉细急，肝之脉贯膈布胁肋，阴血燥则经脉失养而痛。"其在临床中不仅局限于胸胁部位，肝胆经循行部位均可发生。

5. 气血两虚，经络阻滞型

辨证要点：皮损消退后局部仍阵发性疼痛，喜温喜按，或局部麻木感，伴面色㿠白，语声无力，少气懒言，纳呆食少。舌淡暗，有齿痕或瘀斑，脉沉细无力。

陈彤云教授认为，此型多发生于年老体弱患者，多表现于后遗神经痛期。肝主疏泄，调畅气机，属气；又主藏血，调节血量，属血。气行则血行，气滞则血凝。本型患者多年事已高，肾气渐衰，肾阳虚衰，不能鼓动五脏之阳，引起肝脏调畅气机、调节血量无力；或热病、久病使正气亏损，气虚无力推动血液运行，均致气血运行受阻，经络阻滞，此属不荣则痛。

（二）论治要点

陈彤云教授认为本病辨证要点在于湿、热、火、毒、瘀。初期多为湿热交阻，或热重于湿，或湿重于热；后期多为湿热搏结，阻遏经络，致经络气血瘀滞；虽经治疗皮疹消退，但余邪未尽，或患者素体阴液不足，或气郁日久化火伤阴，阴虚火旺，不荣而痛；或疼痛日久致正气虚弱，无力驱邪外出；或年老正气不足，脾肾阳虚，气虚无力推动邪气外出，致经络气血为之阻塞，余毒不清。病位主要在心、肝、脾三脏。疾病初期侧重于清肝经湿热解毒，后期侧重于扶正祛邪，活血化瘀止痛。正如《临证指南医案》所云："久病必入于络，络中气血，虚实寒热，稍有留邪，皆能致痛。"经脉阻滞不通，"不通则痛"，故疼痛不止。邪毒稽留不去，伤及阴阳气血，阳失温煦，阴失濡润，导致"不荣则痛"。患者"瘀"与"虚"并存，故陈彤云教授治疗带状疱疹后遗神经痛，除以活血通络止痛为主外，还考虑兼有气虚、血虚、阴虚，多配以益气养血滋阴之品，标本兼治。

1. 肝经郁热，热重于湿型

治宜清利肝胆经湿热、解毒止痛。方用龙胆泻肝汤合金铃子散加减。总以疏肝泻肝为法。酌加理气止痛之延胡索、郁金、川楝子等药。病发于头面部多属肝火上攻，可加川芎、菊花、薄荷以疏散肝经风热；发于胸胁部者多伴纳差，多为肝火犯胃，可加瓜蒌、丝瓜络、桔梗、白芍、陈皮以疏肝和胃。发于下肢者多伴红斑、丘疹、水疱密集，小便短少、黄赤，皮损灼痛拒按，多为肝胆经湿热下注，可加牛膝、黄柏、车前草、六一散以清利下焦湿热。大便秘结者可加川大黄少量，一以泄热通便，一以活血止痛；若见暗红斑片，上部血疱甚至见有坏死结痂者，证属热邪炽盛，伤及血分，可加白茅根、赤芍、牡丹皮、板蓝根以凉血解毒；若红斑基础上多发脓疱，属湿热染毒，可加用金银花、连翘、蒲公英以清热解毒。

2. 脾湿内蕴，湿重于热型

治宜健脾利湿，佐以解毒。方用除湿胃苓汤酌加延胡索、郁金、板蓝根等理气止痛。此方为五苓散与平胃散合方，具有行气利水、祛湿健脾和胃之功。

上述两型古代医书记述最详。《医宗金鉴·外科心法要诀》缠腰火丹记载"此证俗名蛇串疮，有干、湿不同，红、黄之异，皆如累累珠形。干者色红赤，形如云片，上起风粟，作痒发热。此属肝、心二经风火，治宜龙胆泻肝汤；湿者色黄白，水疱大小不等，作烂流水，较干者多疼。此属脾、肺二经湿热，治宜除湿胃苓汤。"

3. 湿热未清，气滞血瘀型

治宜活血化瘀、行气止痛、清解余毒。方用龙胆泻肝汤合活血散瘀汤加减（鸡血藤、鬼箭羽、桃仁、红花、延胡索、川楝子、金银藤等），一以清肝经湿热，一以活血化瘀，通络止痛。常加用伸筋草、路路通、丝瓜络、地龙等药以入络搜邪外出。

4. 火热伤阴，余热未清型

陈彤云教授认为此证型多发生于带状疱疹后遗神经痛阶段，治疗宗叶天士"肝为刚脏，非柔润不能调和"之意，在滋阴补血以养肝基础上加用疏调气机、通络止痛而标本兼治。方用滋阴疏肝之一贯煎合桃红四物汤加减（枸杞子、北沙参、麦冬、白芍、当归、川楝子、丹参、桃仁、地龙、丝瓜络、延胡索、黄芩、生栀子等）。伴胸脘胁痛可加白芍、甘草以柔肝止痛；伴吞酸吐苦，加左金丸以清解肝经余热，和胃降逆。

5. 气血两虚，经络阻滞型

陈彤云教授认为，带状疱疹后遗神经痛多发生于患病程度较重、年老、体弱之人，除有邪气炽盛，亦兼有正气不足的因素。病久积虚积瘀，久病入络。治宜益气补血、活血化瘀、理气通络。方用补阳还五汤（黄芪、当归尾、赤芍、地龙、川芎、红花、桃仁）加减以补气活血通络、止痛扶正祛邪。气虚明显者重用黄芪、太子参以大补脾胃之元气，令气旺血行，瘀去络通。局部麻木明显可加地龙、伸筋草以舒筋活络；发于上肢加桂枝以通络；发于下肢加牛膝、川续断、桑寄生、杜仲以强壮筋骨。经络阻滞明显、疼痛较甚者加鬼箭羽、鸡血藤、穿山甲以破血通络。

三、扁平疣

扁平疣是一种以肤生疣赘，其状扁平为特征的皮肤病，属于疣的一种，近年来，有人称之为"扁瘊"。本病多见于青少年，故又称青年扁平疣，好发于颜面、手背，亦可发于腕和膝部。皮损为针头至粟粒大或稍大的扁平丘疹，呈圆形或椭圆形，表面光滑、质硬，淡褐色或正常皮色，数目不定，散在或密集，可互相融合，亦可因搔抓呈线状排列。本病一般无自觉症状，偶有微痒，慢性经过，病程缓慢，可在数周或数月后突然消失，但亦可持续多年不愈，愈后不留瘢痕。西医认为本病为人类乳头瘤病毒感染所致的增生性皮肤病，多通过直接接触而传染，发病则与人体的免疫功能特别是细胞免疫功能低下有关。陈彤云教授认为其病机特点在于风、热、毒、瘀，具体表现为肝旺血燥，筋气不荣，气血失和，腠理不密，复感风、热毒邪，凝聚肌肤而成疣，或脾弱痰湿阻络而成。治疗以清疏肝经风热、中和气血解毒、健脾祛湿化痰散结为法。

（一）辨证要点

1. 风热毒蕴证

证候表现：突然发病，颜面或手背、上肢起扁平丘疹，帽针头至粟粒大小，表面光滑发亮，周围无红晕，触之略硬；皮损色淡红、浅褐或正常肤色，微痒或不痒，皮损散在或密集，皮损可沿抓破痕迹而成带状分布（同形反应），伴口干、身热、大便干、尿黄，舌质红，苔白，脉弦数。

此为风邪侵袭，热客于肌表，风毒久留，郁久化热，气血凝滞而发。陈彤云教授师认为，《素问·太阴阳明论》载"伤于风者，上先受之"。风性清扬开泄，易袭阳位，故而风邪易侵犯人体上部。热（火）性炎上，火热有燔灼向上的特点，故热邪侵犯人体亦多表现在上部。反之，头面部疾患也要考虑与风邪或火热之邪有关。扁平疣大多发生于颜面及上肢，总属人体上部，故当与风热毒邪有关。依皮损辨证，丘疹多为气分蕴热，色红而痒多为风热，正常肤色多为气滞，色暗者多属血瘀。风热之邪总属阳邪，易伤阴津，故可见口干、便干、尿黄等症。

2. 肝旺血燥证

证候表现：好发于青年女性，皮损出现时间短，数目较多，呈浅褐色或灰褐色，伴微痒，口干心烦，月经提前或前后不定，大便干结，舌红苔黄，脉弦滑。

陈彤云教授认为此证多属肝经火旺，血燥凝聚成疣。肝体阴而用阳，主藏血，在体合筋，性喜条达而恶抑郁，肝气郁滞，郁而化火，迫血妄行，故月经先期。肝气郁结，失其条达之性，气血凝滞而成疣。肝经实火，易伤阴血，阴液耗，液不上承，故口干。肝气不疏，肝脉郁滞，久则凝结为疣。正如《外科正宗》记载："枯筋箭乃忧郁伤肝，肝无荣养以致筋外发。"《薛已医案》指出："疣属肝胆少阳经，风热血燥或怒动肝火，或肝淫客气所致。"

3. 脾虚痰凝证

证候表现：疣体稀疏，分布于面部及手背、上肢等处，呈肤色或灰白色，经久不消退，伴纳少、倦怠乏力、大便溏，舌质淡或淡红，苔薄白，脉细弱。

陈彤云教授认为此证属木旺日久，克制脾土，致脾土功能失常。脾主升清，宜升则健，脾虚升清不利，可致水谷精微与糟粕浊物混杂下注，而致大便溏稀。脾主四肢并主运化水湿，脾虚失运，清阳不布，则四肢濡养不足，故致倦怠乏力。正如《素问·太阴阳明论》所云："四肢皆禀气于胃而不得至经，必因于脾乃得禀也。今脾病不能为胃行其津液，四肢不得禀水谷气，气日以衰，脉道不利，筋骨肌肉皆无气以生，故不用焉。"脾主运化水液，脾虚不运水液，不能布散而停滞体内，为湿、为痰、为饮，停留肌肤即为疣赘，故而《灵枢·经脉》中有"虚则生疣"之说。

（二）论治要点

陈彤云教授认为本病辨证关键在于风、热、毒、瘀。初期由于外感邪毒，肝经郁热，日久脾虚痰蕴，气血失和，气滞、血瘀、痰凝所致，故治疗初发以疏风清热解毒为主，出现同形反应加用凉血活血药，着重疏肝镇肝、软坚散结为法；病久可加益气养血之计，但解毒散结贯穿治疗始终。气血失和，运行失其顺畅条达而气滞血瘀；血不养脏，致肝火内动，或血枯生燥，而筋气外发，更兼腠理不密，为风邪热毒乘虚内侵，搏于肌肤，凝聚成结。

1. 风热毒蕴证

治以疏散肝经风热、清热解毒。方用桑菊化疣汤酌加板蓝根、夏枯草等。对此型患者，陈彤云教授喜用桑叶、野菊花、金银花、连翘、木贼、夏枯草、虎杖等药以清肝经风热解毒。若疹色紫红，见有同形反应者可加大青叶、紫草、板蓝根等入血分药物以凉血解毒，并酌加风药以疏风散邪。常用药如防风、露蜂房、蝉蜕、地肤子等。陈彤云教授认为此处加用祛风药的意义如下：①祛风止痒，故伴有瘙痒者加用祛风药效果甚佳。②以风药通肝。风药多入肝经，具有助肝疏泄作用，用来治疗肝经风热染毒所致者。③风性炎上，祛风药物亦多善行透达，可引药上行，直达病所。

2. 肝旺血燥证

治疗重在疏肝镇肝、清热解毒散疣。方用柴胡郁金汤加减。若患者心情烦躁，见脉弦数、舌边红甚，为肝阳上亢，肝火引邪上行面部，可加用重镇潜降之品，如灵磁石、代赭石、生龙骨、生牡蛎、穿山甲等，以重镇降逆、软坚散结，并同时配以夏枯草、木贼、大青叶、虎杖等疏风清热解毒之品，亦可酌加养阴药物如北沙参、白芍等，以养肝阴、扶正祛邪。

3. 脾虚痰凝证

治宜健脾益气、养血散结。药用黄芪、白术、太子参、茯苓、生薏苡仁、香附、穿山甲、生牡蛎等健脾益气、行气散结之品，并酌配马齿苋、茵陈、土茯苓等以利湿解毒。

陈彤云教授在治疗疣类疾患（寻常疣、跖疣、扁平疣、丝状疣）时亦非常重视外洗疗法，其自拟外洗方：木贼、狗脊、地肤子、板蓝根、马齿苋、生牡蛎各30g，水煎至2000mL，微温擦洗疣体，每日1次，每次20分钟，亦多有疗效。其中木贼甘、苦、平，归肺、肝经，可疏散风热，《本经逢原》云其"主目病风热暴翳，取其发散肝胆风邪……"现代药理研究表明，木贼含木贼酸，有消炎、收敛、降压及利尿作用。地肤子苦、寒，归膀胱经，可清热利湿止痒。《名医别录》云其"去皮肤中热……散恶疮、疝瘕，使人润泽"。现代药理研究表明，地肤子含三萜皂苷，对皮肤真菌有抑制作用。马齿苋酸、寒，归大肠、肝、脾经，可清热解毒、散血消肿，最善解痈肿疮毒。现代药理研究表明其含有去甲肾上腺素，有抗菌、利尿、收缩血管及抗组胺作用。板蓝根苦、寒，归心、肺经，可清热解毒、杀虫、凉血消斑。现代药理研究表明其含靛苷、芥子苷、蒽醌类物质，有抗菌及抗病毒作用。狗脊苦、甘、温，归肝、肾经，可祛风湿、补肝肾、强腰膝。《本草纲目》云其"强肝肾，健骨，强腰膝"。生牡蛎咸、涩、微寒，归肝、肾经，可平肝潜阳、软坚散结、收敛固涩。《本草备要》云其"咸以软坚化痰，消瘰疬结核，老血疝瘕"。现代药理研究表明，本品含碳酸钙，具有抗酸、轻度镇静、消炎作用。从上述药物可以看出，此外洗方具备了疏风清热、解毒利湿、软坚散结、扶正祛邪之功，与陈彤云教授治疗此病的内治方法相得益彰。

四、痤疮

痤疮是一种皮肤科临床中常见的发生于毛囊、皮脂腺的炎症性、慢性病程的损容性皮肤病，高发年龄为 16 ～ 40 岁。中医古籍中根据其特点有"痤""小疖""肺风粉刺""面疱"等名称。

（一）辨证要点

陈彤云教授博览古籍，并结合多年临床经验，认为本病多因先天肾水不足，相火过旺；后天多责之脾、胃、肝、胆。饮食不节伤脾，脾虚运化水湿无力，湿邪内生，外发肌肤，或平素情志不舒，郁结伤肝，肝木克脾土，以致脾失健运，湿浊即生，循经上熏于肺，阻滞气血，血瘀凝滞，发于肌肤而成。阳明经主面部，皮毛属肺，肺又与大肠相为表里，故本病的病位在肺（大肠）、脾（胃）、肝、肾。致病因素为湿、热、毒、瘀。

1. 肺经热盛证

证候表现：面部、胸、背等皮脂溢出部位多发粟米大小丘疹、粉刺、小脓疱，面部"T 型区"，即额、鼻周、口周皮肤皮脂溢出多，可有瘙痒感，伴口干咽燥。舌质红，苔薄黄，脉浮数或滑数。

陈彤云教授认为本型多见于青少年，皮疹多好发于额、鼻两侧。究其原因是由于素体阳热偏盛，或饮食不节，如嗜食辛辣刺激、油炸食品及腥膻发物等。辛入肺，饮食入胃，肺与大肠相表里，湿热蕴积，大便干结，胃腑不通，日久化热，循经上蒸于肺。

2. 脾虚湿蕴证

证候表现：头面或胸背丘疹、粉刺、脓疱多发，皮疹色淡红或与皮色相同，轻者仅口唇周围皮损多见，重者头皮、面部油脂溢出多，自觉症状不明显，病程缠绵难愈；多伴有倦怠乏力，口淡无味，或脘腹胀满，大便黏滞不爽或秘结不畅。舌质淡红，舌体胖大，苔腻，脉滑数。

陈彤云教授认为此型多从脾治，究其病因或平素饮食不节伤脾胃，或忧思日久等致脾失健运，水谷不运，生湿化热，循经上犯，蒸于颜面而发病。

3. 胃肠湿热证

证候表现：皮疹泛发面部、胸背，常多种皮疹并发，伴肿痛，头、面皮脂溢出明显，或油腻光亮，多伴口臭，溲黄、便秘。舌红，苔黄腻，脉滑数。

陈彤云教授认为此型患者平素多有喜食肥甘厚味的特点，日久影响脾胃运化，聚湿生痰，气血壅结。

4. 冲任不调证

证候表现：此型多见于中年女性患者，属青春期后痤疮。偏肝经郁热，肝火上炎者，表现为颜面部丘疹或脓疱、结节多发，色暗红，皮疹或有压痛，平素易激动，伴面红、易怒、失眠，或月经前后不定期，经前皮疹加重；舌质暗红，苔黄，脉弦滑。偏肾水不足者，表现为皮疹以结节为主，色暗，好发于下颏及颈部，多伴发黄褐斑，或兼面色晦暗、油脂泛溢、眶周色黑，或伴乏力头晕、腰酸膝软；舌暗红或光红少苔，脉沉细。

陈彤云教授认为偏肝经郁热者多因平素工作压力大，情志不遂，忧思恼怒伤肝，肝失疏泄，气为血之帅，气机不畅，日久及血，气血瘀滞日久化火，郁于颜面而发病。另外，肝主藏血，肝疏泄正常与否直接影响月经情况，而使痤疮随月经周期而发。

陈彤云教授也重禀赋在发病中的影响，故认为临床中偏先天肾水不足者亦不罕见。若先天肾水不足，则可致肺金不足；另外，肝肾同源，肾阴不足，也可导致肝阴不足，不能涵木，肝火上炎，木火刑金，发生痤疮。

5. 痰湿蕴阻证

证候表现：此型以男性多见。皮疹泛发，遍布面部，甚或前胸、肩背等部位，以囊肿为主，硬肿疼痛，或按之软如囊，日久相互融合，结成条索状囊肿，可伴见纳呆、便溏。舌质淡、有齿痕，苔白腻或黄腻，脉濡或滑。

陈彤云教授认为囊肿的形成多为痰瘀聚结。或由于脾虚失运，或肝胆疏泄不利，木旺克土，脾虚生湿，聚而成痰，痰湿互结，阻滞经络气血，形成囊肿结节。

（二）论治要点

结合古代医家的观点及临床经验，陈彤云教授自拟治疗痤疮基础方，体现清热、利湿、解毒综合运用的特点。

基础方组成：茵陈、连翘、丹参、野菊花、虎杖、当归、川芎、黄连、黄柏、土茯苓。

方中连翘、黄连、丹参、野菊花清心肝之火，解毒散结消肿；茵陈、黄柏清肝经湿热；土茯苓归肝、胃经，主治痈肿、瘰疬；虎杖归肝、胆、肺经，清利湿热，解毒通络；当归、丹参、川芎活血化瘀，消肿止痛，并且当归、丹参性温，温通经络气血，反佐诸寒凉药物，以防苦寒之品伤及脾胃。

1. 肺经热盛证

陈彤云教授认为温病学派有"斑出阳明，疹出太阴"之说，故治疗此型多偏重清肺，选择用药宗"上焦如羽，非轻不举"之义，多选用花类药物，取其轻清上扬之性，以达到"轻可去实"之效。兼偏风热者，可见面部丘疹色红、瘙痒，伴口干咽燥，治宜疏风宣肺清热，治疗以基础方加枇杷清肺饮（枇杷叶、桑白皮、金银花、野菊花、牛蒡子、生石膏、黄芩等）；偏血热者，可见面红，皮疹密集分布，或有脓头，皮疹多有痒痛，常伴发口干渴、溲黄、便干，治疗以基础方加清热解毒凉血类药物，如鱼腥草、黄芩、生栀子、决明子、百部、北豆根、大青叶、生地黄等。

2. 脾虚湿蕴证

本型的治疗以基础方合健脾除湿类药物如薏苡仁、茯苓、生枳壳、荷叶、藿香、佩兰、焦三仙等，以健脾利湿解毒。伴纳呆、呕恶或腹胀，为湿浊中阻，可加槟榔、白蔻仁、砂仁等芳香化湿；若大便秘结不通，属脾气虚便秘，可加生白术以健脾益气通腑；大便黏滞不爽，属湿滞大肠，可加大腹皮、枳实等行气利湿。

3. 胃肠湿热证

"湿无热不上行"，故本型的治疗依据吴鞠通"徒清热则湿不退，徒祛湿则热愈炽"之理，行清热利湿解毒并举之法。方选基础方合黄连解毒汤或防风通圣丸加减。方中黄连、黄柏、茵陈、龙胆草清热利湿；大黄清热解毒，散结消肿；丹参、当归、川芎活血化瘀。胃肠湿热多因平素饮食易过量所致，故本型亦重视清理胃肠积滞。其中，平素喜食肉食者，常加焦山楂、鸡内金以消导油腻肉食积滞；喜食淀粉类食物者，可加焦神曲、莱菔子等以消食滞；兼有腹胀、嗳气吞酸者，可加莱菔子、焦槟榔、厚朴消食除胀，降气化痰。

4. 冲任不调证

偏肝经郁热，肝火上炎者，治宜疏肝解郁，兼以清热利湿解毒，以基础方合丹栀逍遥散加减。若兼气滞血瘀，可加月季花、三七粉、玫瑰花以疏肝活血解郁；肝郁日久化热，火盛者，加生栀子、牡丹皮清肝经血热；月经前乳房明显胀痛者，可加川楝子、延胡索、王不留行、青皮等以行气止痛；如月经提前伴经色鲜红，多为血分有热，热邪迫血妄行，可加炒槐花、秦皮、赤芍、椿根皮等凉血清热利湿；经前皮疹加重者，多为肝郁气滞，可加柴胡、郁金、香附等以疏肝行气解郁；如月经提前，量少色淡，多为脾虚不统血，可加党参、茯苓、白术等以健脾益气。

偏先天肾水不足者，治宜滋水涵木，以滋肾阴泻相火、调理冲任为法，以基础方合二至丸或六味地黄丸加减。二至丸滋阴清肝；六味地黄丸滋补肾阴，以"壮水之主以制阳光"。伴月经量少，可加红花、益母草、当归养血活血；结节明显者，可加浙贝母、僵蚕等祛痰通络，三棱、莪术、生牡蛎以软坚散结；大黄、泽兰、益母草以活血化瘀。

5. 痰湿蕴阻证

本型治宜清热解毒消痰、活血化瘀软坚，方以基础方合二陈汤或海藻玉壶汤加减。皮脂溢出多者，加荷叶、茯苓等以利湿；便秘者加芒硝、枳实、瓜蒌软坚化痰通便；如痰瘀互结，表现为多发结节，舌质暗、有瘀斑者，可加三棱、莪术、鬼箭羽以软坚散结解毒；结节暗红，伴舌下络脉青紫，为瘀阻较重，可加水蛭、大黄、泽兰、益母草等以活血散瘀。

近年来，陈彤云教授发现，本病患者多以青春期后发病居多，皮损程度较重，表现多以囊肿、结节为主。陈彤云教授认为，"痤，小肿也"，邪聚为肿；"寒薄为皶，郁乃痤"。气郁、痰瘀、热郁、湿聚、血瘀均可导致气血瘀滞，蕴结于面部肌肤而发为痤疮。因此，陈彤云教授将活血化瘀贯穿于痤疮治疗始终。而对于顽固性痤疮（囊肿、结节型）的治疗，则以调畅气血、活血化瘀贯穿始终，以"疏其气血，令其条达，而致和平"。

另外，陈彤云教授治疗顽固性痤疮喜用大黄。陈彤云教授认为，大黄性苦寒，归胃、肝、脾、大肠经。这些经络与痤疮发病密切相关。鉴于大黄功用符合痤疮湿、热、瘀、毒的病理机制，陈彤云教授对肺胃热盛者，用大黄可清热泻火、荡涤胃腑；而病久入络者用大黄，以其深入血分，活血化瘀，散结消肿，有"一窍通而百窍通"的作用。

陈彤云教授治疗痤疮也注重外治法，常选用北京中医医院内部制剂复方化毒膏，对囊肿、结节型疗效佳。

五、用药经验

1. 清热八法

陈彤云教授在临床实践中认识到，现代人生活水平逐渐提高，饮食结构和习惯也有了很大变化，如果饮食不节，以酒为浆，日久则生痰化热。正如《内经》所云："高粱之变，足生大丁，受如持虚。"由此导致的皮肤病早期多为实热证，故陈彤云教授善用"清热八法"，即清热凉血、清热解毒、清热疏风、清热养阴、清热安神、清热渗湿、清热利湿、通腑泄热。常用中药如金银花、连翘、栀子、黄芩、黄连、黄柏、生地黄、赤芍、牡丹皮、生石膏、知母、白茅根、夏枯草、紫草、茜草、丹参、龙胆草、藿香、佩兰、薏苡仁、茯苓、猪苓、白术、白扁豆、金钱草、滑石、车前子、白鲜皮、地肤子、茵陈、萹蓄、瞿麦、生大黄等。

陈彤云教授喜用生大黄，取其清热泻火、通腑泻下、消脂导积之力，对肺胃积热者，用生大黄可使热毒泻下，开导有形之邪，还可深入血分、活血化瘀以消肿散结。陈彤云教授通过多年的临床经验总结出大黄广泛的治病范围：首先，其有清热解毒的作用，善解疮疡热毒，攻毒尤有特效；主下瘀血，行气消胀；下肠胃宿食，利肝胆之热；止吐衄，化无形之痞满。大黄是一味可使"一窍通诸窍皆通、大关通而百关皆通的要药"，为逐邪之要药；上能止呕，下可止痢，可缓可峻，能温能清，泻下攻积泻火；清化湿热利水；并能活血化瘀，消脂散结。

2. 祛湿八法

陈彤云教授治疗皮肤病，临床上常用祛湿八法，现总结如下。

（1）健脾燥湿法：适用于脾虚湿盛之证。临床应用于带状疱疹、慢性及亚急性湿疹、神经性皮炎、皮肤瘙痒症、银屑病及其他疱疹性和渗出性皮肤病等。

代表方剂：除湿胃苓汤。

方药：苍术 6g，厚朴 6g，陈皮 9g，滑石块 12g，炒白术 12g，猪苓 12g，炒黄柏 12g，炒枳壳 9g，泽泻 9g，赤茯苓 12g，炙甘草 9g。

（2）利水化湿法：适用于水湿壅盛，小便不利者。临床用于亚急性及慢性湿疹、盘状湿疹、阴囊湿疹、下肢溃疡、女阴溃疡、糜烂性龟头炎及脂溢性脱发等。

代表方剂：健脾除湿汤。

方药：生薏苡仁 15g，生扁豆 15g，山药 15g，芡实 9g，枳壳 9g，萆薢 9g，黄柏 9g，白术 9g，茯苓 15g，大豆黄卷 9g。

（3）利湿清热法：偏于湿热而湿重于热者。临床适用于疱疹样皮炎、天疱疮、亚急性湿疹、脂溢性皮炎、接触性皮炎、脓疱疮等。

代表方剂：清脾除湿饮。

方药：茯苓 9g，白术 9g，苍术 9g，生地黄 30g，黄芩 9g，麦冬 9g，栀子 9g，泽泻 9g，生甘草 6g，连翘 15g，茵陈 12g，元明粉 9g，灯心草 3g，竹叶 3g，枳壳 9g。

（4）温化寒湿法：适用于寒湿之证。

代表方剂：苓桂术甘汤。

方药：茯苓、桂枝、白术、炙甘草。

（5）芳香化湿法：用于湿浊不化者。

代表方剂：藿香正气散。

方药：藿香、紫苏、苦桔梗、白芷、厚朴、大腹皮、陈皮、白术、半夏曲、甘草、茯苓、生姜、大枣。

（6）除湿疏风法：适用于内有蕴湿兼有外感风邪者，临床用于慢性荨麻疹、慢性湿疹、皮肤瘙痒症等。

代表方剂：多皮饮。

方药：地骨皮 9g，五加皮 9g，桑白皮 15g，干姜皮 6g，大腹皮 9g，白鲜皮 15g，粉牡丹皮 9g，赤苓皮 15g，鲜冬瓜皮 15g，扁豆皮 15g，川槿皮 9g。

（7）健脾渗湿法：适用于脾肺气虚夹湿者，临床用于手足汗疱疹、静脉炎、慢性湿疹等皮肤病的辅助治疗。

代表方剂：参苓白术丸。

方药：白扁豆、人参、茯苓、白术、甘草、山药、莲子、桔梗、砂仁、薏苡仁。

（8）健脾化湿法：用于水湿浸渍之水肿。

代表方剂：五皮饮。

方药：桑白皮、陈皮、生姜皮、大腹皮、茯苓皮。

3. 调脾六法

陈彤云教授常用补脾、健脾、运脾、醒脾等方法治疗皮肤病，归纳总结如下。

（1）健脾（补脾、益脾）：是治疗脾虚而运化功能减弱的方法，临床可见患者面色萎黄，疲倦无力，饮食减少，胃痛喜按，进食后痛减，大便稀薄，舌质淡苔白，脉濡弱。陈彤云教授惯用党参、白术、茯苓、山药、薏苡仁等药健脾、补脾、益脾。

（2）运脾：是治疗湿重困脾的方法。湿重表现为胃部饱胀，饮食无味，恶心欲吐，口中淡而黏，头昏身倦，大便泄泻，或腹胀，四肢浮肿，小便少，舌苔白腻，脉濡。陈彤云教授喜用藿香、佩兰、茯苓、厚朴、陈皮、苍术、白蔻仁、泽泻等药芳香祛湿以运脾。

（3）醒脾：是治疗脾胃虚寒，运化无力的方法。脾气虚寒表现为食欲不振，食物不消化，有时嗳气，大便溏，有时腹隐痛，喜温喜按，舌质淡，脉弱等。

陈彤云教授擅用醒脾散（党参、白术、茯苓、炙甘草、草果、木香、陈皮、厚朴、苏梗各等分，为散，每服3钱，加生姜1片、大枣1枚，水煎服）以健脾温中，促进运化而增强食欲。

（4）培土：指培补脾土，促使脾的运化功能恢复正常。凡脾虚而有饮食减少、大便泄泻等症，即需培土，也即"健脾""补脾""益脾"的总称。

（5）健脾疏肝（培土抑木）：是治疗肝气郁结，影响脾的运化功能（肝旺脾虚，即木克土证）的方法。肝旺脾虚，症见两胁胀痛，不思饮食，腹胀肠鸣，大便稀溏，舌苔白腻，脉弦。陈彤云教授常用茯苓、白术、薏苡仁、山药等培土；柴胡、青皮、木香、佛手等抑木。

（6）补脾益肺（培土生金）：用培补脾土的方法，使脾的功能强健，恢复正常，以治疗肺脏亏虚的病证。例如，肺虚久咳，痰多清稀，兼见食欲减退，肚腹作胀，大便稀溏，四肢无力，甚至浮肿，舌质淡苔白，脉濡细。陈彤云教授多用党参、茯苓、白术、山药、木香、陈皮、半夏等。

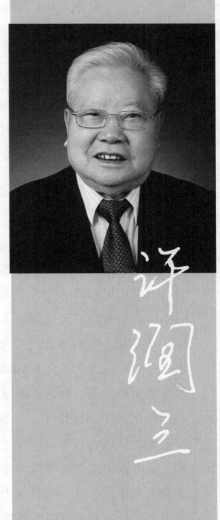

许润三

潜心医道，参研各家，擅用经方
尤擅妇科，重视肾肝脾，尤重补肾

医家简介

许润三（1926年10月生），江苏省阜宁县人，教授；2017年荣膺第三届"国医大师"称号，全国500名老中医药专家，全国老中医药专家学术经验继承工作指导老师，第二届"首都国医名师"，国家中医药管理局国医大师工作室专家，北京中医药薪火传承"3+3"工作室专家；享受国务院政府特殊津贴。

许润三教授因自幼体弱多病，临近中学毕业时，遵父命弃读学医，1944年8月师从苏北"兴化医派"名医崔省三。他白天侍诊抄方，晚上背诵中医经典名著，经4年刻苦学习，于1949年授业期满，自立诊所。由于承袭了老师善治温热病的宝贵经验，加之不断学习钻研，年轻的许润三救治了不少危重病人，不久即医名远扬。1953年，许润三响应政府号召，与当地4位西医医师开设了阜宁县新沟区联合诊所，同年进入盐城地区中医进修班学习现代医学技术。1956年，他考取南京中医学院（现南京中医药大学）医科师资班，1957年毕业后分配到北京中医学院（现北京中医药大学）附属东直门医院。当时学院的师资力量不足，临床及教学任务繁重，许润三教授讲授过中医基础理论、中医诊断学、内科学等多门课程，同时进行临床带教及现场教学，其扎实的理论基础和明显的疗效受到师生的一致好评。1961年，妇科教研室急需老师，当时任教务长的祝谌予先生把许润三调到妇科教研室，任教研室主任。1984年6月，许润三教授调至中日友好医院，创建了中医妇科，并任首届科主任。

许润三教授是全国著名老中医，尤其在中医妇科学界享有很高的知名度。他从医70余年，医风朴实，医德高尚，始终全心全意为患者解除病苦。他潜心医道，参研各家经验，详于辨证，精通脉理，擅用经方，疗效显著。许润三教授总结中医治学心法为，基础理论源《内经》《难经》，内伤杂病法仲景，外感温病宗吴瑭。妇科以《金匮要略》妇人三篇为祖，参考后世陈自明《妇人良方大全》、张景岳《景岳全书·妇人规》、傅山《傅青主女科》等。他对中医内、妇、儿各科疾病均有丰富的临床经验，尤其对妇科疾患，更是兼通中西医理，抓住病机，经方化裁治大病，时方加减克顽疾，用药稳、准、狠，弹无虚发。

许润三教授治疗妇科病首重肝、脾、肾三脏，尤以重视从肾论治。他认为：尽管妇科经、带、胎、产等特有疾病是通过冲、任、督、带，尤其是冲、任二脉直接或间接的损伤表现出来，但冲、任、督、带的功能，实质上是肝、脾、肾三脏功能的体现。因此，补肾、调肝、健脾应是妇科病治疗大法。而补肾之法贯穿于妇科病的治疗始终，补肾更注重补肾气和补肾阳。被称为"送子方"的"调冲方"在调经种子方面功效显著。

许润三教授多年来不断总结自己的临床经验，曾主编或参编《中医妇产科学》《中医证候鉴别诊断学》等学术专著10余部，发表学术论文60余篇。

许润三教授自1989年作为硕士生导师，培养了三届研究生。1990年被原人事部、原卫生部、国家中医药管理局联合遴选为首批全国500名老中医药专家学术经验继承工作指导老师，为全国第一、二、三批指导老师，为中医妇科培养了大批人才，享受国务院政府特殊津贴。2007年，许润三教授获国家中医药管理局"首届中医药传承特别贡献奖"；全国老中医药学术经验传承优秀指导老师。2009年，许润三名老中医工作室获中华中医药学会"全国先进名医工作室"称号。许润三教授于2010年获北京"同仁堂杯"中医药特别贡献奖；于2013年获"全国中医妇科名师"称号，并荣获第二届"首都国医名师"；2014年获中华中医药学会授予的"特别成就奖"；2017年荣膺第三届"国医大师"称号。此外，许润三教授还兼社会职务：《中级医刊》第三届特邀审稿人，第一届国家中药品种保护评审委员会委员，中国中医药促进会中医生殖医学专业委员会"特聘专家"，北京市中西医结合生殖医学研究所专家委员会委员等。

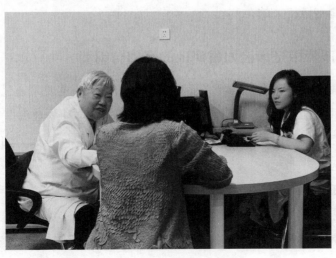

◎ 许润三教授给患者诊病

学术思想

一、对女性肾-天癸-冲任生殖轴的认识

《素问·上古天真论》曰："女子七岁，肾气盛，齿更发长；二七而天癸至，任脉通，太冲脉盛，月事以时下，故有子………七七，任脉虚，太冲脉衰少，天癸竭，地道不通，故形坏而无子也。"这段经文非常精辟地阐述了女性的月经生理与生殖生理。同时结合西医学的下丘脑－垂体－卵巢轴理论，许润三教授认为中医学的肾气相当于下丘脑，因其主骨生髓，上通于脑，有双向调节作用，主宰着天癸、冲任行使女性生理功能；天癸相当于垂体，为影响人体生长、发育和生殖的一种阴精物质，来源于先天肾气，赖后天水谷之精微的滋养而趋于成熟。肾气好似天癸的发动器，在肾气盛的前提下，天癸极盛，任通冲盛，而行使女性的月经、孕育等生理功能。冲脉相当于卵巢，冲为血海，为月经之本，血海的盈亏全靠冲脉调摄。冲脉盛则血海充盈，月经以时下；冲脉亏损则血海空虚，月经量少、后期，甚至经闭不行。任脉相当于子宫，任主胞胎，为妊养之本，主一身阴精。任脉通则月经来潮及孕育胎儿。肾气、天癸、冲任共同作用于子宫，使之产生月经、受孕、分娩等。因此，女性的生理和生殖功能正常，是与冲任功能密切相关的。

二、冲任督带是诊治妇科病证的基础与纲要

许润三教授认为，女性的经带胎产等特有的疾病，主要是通过冲、任、督、带，尤其是冲任二脉直接或间接的损伤表现出来的。"冲为血海""任主胞胎"，是妇女生理、病理特征的维持者，是妇产科理论的核心。正如《妇人大全良方》所谓"妇人病有三十六种，皆由冲任劳损所致"。

1. 冲、任、督、带的生理功能

（1）冲脉：在少腹部的气街与足少阴肾经相合并行，夹脐左右而抵达胸中，再汇聚于咽喉，并上至头、下至足，贯穿全身，为总领诸经气血之要冲，具有调节全身经脉气血的作用。而"冲为血海"源于《灵枢·海论》，主要是指冲脉起于胞中，前后上下贯穿全身，能容纳十二经脉之血，与女子月经密切相关，

故称为"血海"。冲脉旺盛则血海充盈，月经应时而下；冲脉亏损则血海空虚，出现月经失调等。此外，冲脉还具有促进生殖的功能。正如《医学衷中参西录》谓："女子不育，多责之冲脉……冲脉无病，未有不生育者。"《临证指南医案》亦谓："血海者，即冲脉也，男子藏精，女子系胞，不孕，月经不调，冲脉病也。"此外，冲为"五脏六腑之海"，即冲脉具有统率和调节脏腑气血的功能。当脏腑气血有余时，则冲脉能加以涵蓄和贮存；而脏腑气血不足时，冲脉又能给予灌注和补充，以维持人体各组织器官正常生理活动的需要。

（2）任脉：起于胞中，循行于腹部正中。此外，足三阴经在小腹与任脉相交，手三阴经借足三阴经与任脉相通，故任脉对阴经气血有调节作用。任脉主一身之阴，为"阴脉之海"。任脉充盈，精血津液充盛，血海满盈，则月事以时下，故任脉具有调节月经的作用。任脉受脏腑之精血，与冲脉相资，以养胞胎，故有"任主胞胎"之说。因此，任脉还有促进生育的功能。正如王冰所说："冲为血海，任主胞胎，二者相资，故能有子。"

（3）督脉：起于胞中，下出会阴，后行于腰背正中，循脊柱上行，经项部至风府穴，进入脑内，上至颠顶百会穴，终于龈交穴。督脉循身之背，背为阳，且六条阳经都与督脉交汇于大椎穴，对阳经有调节作用，故有"督脉主一身之阳"，为"阳脉之海"之说。督脉属脑，络肾，且与肾气相通，调节月经的正常来潮与生殖。督脉与任脉相配，一阴一阳，维系着人体全身阴阳脉气的相对平衡和循环往复。

（4）带脉：始于季肋，绕身一周，具有约束冲、任、督三脉，提携胞胎，固摄脾肾精微，调节周身气血运行等功能。正如《傅青主女科》所说："盖带脉通于任、督，任、督病而带脉始病。带脉者，所以约束胞胎之系也。"

冲、任、督、带四脉，虽然在女性生殖生理过程中各自所起的作用不同，但它们之间又是相互依存、相互影响的，从而形成一个特殊的调节系统，维持着妇女的生理特征。

2. 冲、任、督、带的常见病证

妇科疾病发生的原因虽然很多，但无论是外感六淫、内伤七情、饮食劳倦、金刃损伤等致病因素，只有直接或间接地影响冲、任、督、带时，方可引起各种妇科疾病的发生。

（1）冲脉病证：《素问·骨空论》曰："冲脉为病，逆气里急。"《妇人大全良方》曰："夫妇人崩中者，由脏腑伤损冲脉、任脉，血气俱虚故也。"《临证指南医案》曰："月水一月两至，或几月不来，五年来并不孕育，下焦肢体常冷，是冲任脉损，无有贮蓄，温益肾肝主之。"冲脉病证包括月经不调、闭经、崩漏、妊娠呕吐、经行吐衄、奔豚、不孕等。

（2）任脉病证：《素问·骨空论》曰："任脉为病……女子带下瘕聚。"《诸病源候论》曰："妇人月水不调，由劳伤气血，致体虚受风冷，风冷之气客于胞中，伤冲脉、任脉，损手少阳、少阴之经也。"任脉病证包括带下病、下腹包块、月经不调、流产、不孕等。

（3）督脉病证：《素问·骨空论》曰："督脉为病，脊强反折。"《脉经》曰："督脉也，动苦腰背膝寒，不得俯仰，大人癫，小儿痫也。"督脉病证包括妊娠痫证、产后痉病、宫寒不孕等。

（4）带脉病证：《难经》曰："带之为病，腹满，腰溶溶若坐水中。"《张氏医通》曰："腰痛如以带束引痛，此属带脉为病，用辛味横行而散带之结，甘味舒缓肝脉之急。"《傅青主女科》曰："带脉者，所以约束胎胞之系也。带脉无力则难以提系，必然胞胎不固，故曰带弱则胎易坠，带伤则胎不牢。"带脉病证包括带下病、子宫脱垂、盆腔炎、腰部冷痛、流产、滑胎等。

3. 冲、任、督、带的辨证论治

冲任受损引起的经、带、胎、产诸疾，也有寒、热、虚、实之分，必须审因论治。

（1）冲任寒证：可分虚实两类，实证为外感寒邪直客冲任，虚证为素体阳虚，寒从内生。而前者往往有不足之内因。寒邪易与气血相搏，阻碍气血的运行，导致冲任经气阻滞，引起血寒、血瘀等病理变化。病证常可见痛经、月经后期、闭经、不孕、癥瘕等。

治疗大法：凡属实寒者，可望速散，宜温经散寒、疏通经气，用温经汤（《妇人大全良方》）或少腹逐瘀汤（《医林改错》）；虚寒者，只宜缓图，必辛甘温补，佐以理气化瘀，可用温经汤（《金匮要略》），或温冲汤（《医学衷中参西录》）。若瘀结日久，已成癥瘕者，宜桂枝茯苓丸（《金匮要略》），或理冲丸（《医学衷中参西录》）缓图消散。

（2）冲任热证：可分为实热证、肝经郁热证、湿热证、热毒证及虚热证。多因外感热邪、过服暖宫之药、过食辛辣食物、情志所伤等所致，亦可因经期、产后摄生不慎，感染邪毒而发生。热扰冲任，血海不宁，可见月经先期、月经过多、崩漏、经行吐衄、胎漏、产后恶露不绝等；热毒互结可致妇人腹痛等。

治疗方药：属实热者，用清经散去熟地黄、茯苓，加生地黄、玳瑁，或犀角地黄汤加炒槐花、鹿含草；属肝经郁热者，用丹栀逍遥散；属湿热者，用龙胆泻肝汤；属感染邪毒者，用银翘红酱解毒汤；属虚热者，用两地汤或一阴煎。

（3）冲任虚证：可分阳虚、阴虚、阴阳俱虚、气虚、血虚五候。其病因多缘先天肾精不足，冲任未充；或后天早婚多产、房事不节，直接损伤冲任；或因思虑劳倦过度，损伤脾气，化源不足，而致冲任虚衰或冲任不固。冲任虚衰，可致月经过少、月经后期、闭经、不孕诸疾；冲任不固，可见月经过多、崩漏、流产、产后恶露不绝、带下诸病。

治疗当据证选方。阳虚者，可用温冲汤或参茸卫生丸；阴虚者，可用加减一阴煎或左归丸；阴阳俱虚者，可用调冲汤或龟鹿二仙胶；气虚者，可用补中益气汤加山茱萸、阿胶；血虚者，可用人参养荣丸、八珍益母丸。

（4）冲任实证：多指瘀血阻滞冲任而言。其瘀结之产生，可因七情郁结、经期产后外感风寒、内伤生冷等因素所致，亦可因本身功能失调，血结瘀阻而发生。冲任瘀阻，可致月经不调、痛经、崩漏、闭经、癥瘕、不孕、产后恶露不绝诸疾。且由于瘀血阻滞，后天生化之血气无以下行，先天精气阻而不通，冲任因之不振，呈现本虚标实之征象。

治宜"通补"之法。其方可随证选用下瘀血汤、桂枝茯苓丸、理冲汤、少腹逐瘀汤、失笑散、生化汤等，适当加用扶正之品，尤其是虚人瘀结和病程较久者。

三、妇科病治疗，重在补肾

许润三教授认为，肾的功能在女性生理及病理上起着绝对的主导地位。肾气的盛与衰是决定人体生殖、发育和衰老的根本。肾主藏精，主生殖；肾为天癸之源；肾为冲任之本，冲为血海，任主胞胎。肾气盛，天癸至，任通冲盛，月事以时下，故月经能否正常来潮，肾起主导的作用。此外，带下的生理与病理和肾也有密切的关系。带下属于阴液，有润泽胞宫、阴道和阴户的功效。带下的过多与过少都为异常。肾失封藏，带脉失约，可导致带下过多；肾精亏损，阴液不充，任带失养，则带下过少。还有像胎漏、胎动不安、滑胎等妊娠病，也与肾虚密切相关，多因肾虚，任脉失固，胎失所系而致。而杂病中的不孕症更是多责之于肾。

因此，许润三教授治疗妇科病，补肾贯穿于始终。对于肾虚证，或补阳，或补气，或滋阴；对于肾的虚实夹杂证，须分清虚为主，还是实为主，即使是实证为主，祛邪也不宜使用过于苦寒攻伐之品，以免伤肾。

补肾，许润三教授更注重补肾气和补肾阳。许润三教授常说：阳气为人体的生发之气，是生命的原动力，温阳药和补气药可以激发和促进女性生殖轴功能的健全与恢复，有助于排卵功能的恢复，从而达到调经及助孕的目的。若以肾阴虚为主，在补阴的基础上，要加二三味补肾气或温肾阳之品，既取阳中求阴之意，又取补益的精血要在阳气的蒸腾下才可发挥作用之意。正如张景岳所云："善补阴者，必阳中求阴，则阴得阳升而源泉不竭。"对于肾阴虚火旺者，即使是应用苦寒泻火药，也应中病即止，以防火降阳伤。

例如，许润三教授对崩漏的治疗，止血是第一步；血止之后，调整月经周期是治疗的重点，主要治法为补肾调经促排卵。对于闭经的治疗也是从肾论治，虽然辨证分型有痰湿阻滞、气滞血瘀等，但是许润三教授认为，单纯的气滞血瘀或痰湿阻滞不会引起闭经，必须是在有肾虚的前提下，加之受到环境、精神等因素的影响，才可导致闭经的发生。治疗闭经一定要牢牢抓住肾虚这一主线，同时再根据患者体质和证候的不同，或兼疏肝，或兼活血，或兼祛痰，或兼利湿，补肾之法贯穿治疗的始终。此外，对于胎漏、胎动不安、滑胎的治疗，也是以补肾为主，寿胎丸是最常选用的方剂，同时根据患者的年龄，特别是35岁以上的患者，常常加用血肉有情之品，如鹿茸片、紫河车，以增强其补肾益精安胎之力。

四、处处注重顾护脾胃之气

脾胃为后天之本，胃主受纳腐熟，脾主运化，两者协同作用，完成饮食的消化、吸收及水谷精微的输布。而水谷精微是人体生命活动的物质基础，也是经血、带下、乳汁的主要来源。此外，脾主升，主中气，有统摄血液、固摄胞宫的功能。脾胃功能正常，气血生化之源充足，冲任血海按时满盈，则月经能正常来潮；脾气健运，统摄有权，则血循常道，经自调。

许润三教授认为，患者的饮食情况反映了脾胃的受纳和运化功能正常与否，大便情况反映了肠道排泄功能是否正常。药物能否很好地被吸收，从而发挥其治疗作用，关键要看患者的脾胃功能正常与否。因此，临证时，许润三教授一定要细致询问患者的饮食和大便情况。食欲、大便正常，说明脾胃功能无恙，则可以依据当前的主要证候辨证治疗。若患者食欲不好，或者体质虚弱，在这种情况下，许润三教授并不急于治疗妇科病证，而是先用5～7剂调理脾胃的方药，待食欲转佳，胃气恢复，再辨证治疗妇科病证。许润三教授常说，如果患者的脾胃功能不好，连饭都不想吃，药开得再好、再对证，也没有用。因为药是要通过胃肠消化吸收的。所以，脾胃功能正常与否，关系到药物能否被有效吸收。药物不能被吸收，怎么发挥作用？临床疗效从何谈起？因此，可以这么说，脾胃功能正常是保证临床疗效的基本条件。平胃散、参橘煎、吴茱萸汤、半夏泻心汤、苓桂术甘汤等，都是许润三教授临床常用的调理脾胃的方药。

五、主张辨证与辨病相结合

许润三教授认为，辨证论治是中医的精髓。为此，许润三教授曾赠言于他的学生："辨证论治乃中医之特色，丢掉了它，也就不成其为一个真正的中医。"但随着西医学的迅猛发展，各种实验室检查和辅助诊断技术日新月异，不断完善与更新，对中医的传统辨证思维方式产生了巨大的影响，或者说是猛烈冲击。致使许多中医师，特别是年轻的中医医生逐渐脱离了辨证论治的思维方法，而转为根据相关化验检查结果遣方用药。一看到患者发热，白细胞增高，就用大量清热解毒药；一看到出血，就罗列一堆炭类止血药；一查到子宫肌瘤、盆腔包块，选用的都是破血散结之品，处方用药全然不考虑患者的体质，不分辨寒热虚实。尤其一看到"炎"字，就一概认为是"火"，致使不少医生用药"畏热如虎、喜凉如饴"。

随着社会的发展，西医诊疗水平的不断提高，许润三教授也看到，传统的辨证已越来越不能满足人们认识和治疗疾病的需求，其局限性已渐渐在临床上显露出来。许润三教授认为，中西医两大学科各有所长，西医诊断注重局部病变，而中医诊断注重全身证候；西医治疗偏重共性，较少考虑个体差异，相同的病用同一类药，治疗规范化、程序化。而中医治疗偏重个性，量体裁衣，强调个体化辨证治疗。二者应互相取长补短，将西医学诊断疾病的指标作为中医辨证的一部分，但又要牢牢抓住辨证论治的"主线"，不被西医学诊断"牵着鼻子走"。这也是许润三教授常常说的"衷中参西，中主西随，西为中用"。

针对当今复杂多变的社会环境，疾病谱的日趋增多与变化等现状，许润三教授认为《伤寒杂病论》中既辨证又辨病的诊治理念在妇科病中的应用就显得十分重要与必须。所谓辨证要根据患者的发病诱因、具体情况、体质因素、主要证候、舌脉等辨其属实属虚、属热属寒，确定中医证候；所谓辨病就是依据西医的病理生理、相关的检查，搞清其病变的特点。这样不仅可以提高辨证的客观性和准确性，增强药物治疗的针对性，而且还给传统的辨证思维方式以新的思路。在临床实践中，灵活应用"病证结合"，或"无证从病、无病从证"，或"舍证从病、舍病从证"，或"舍脉从证、舍证从脉"等辨证方法。

1. 病证结合

中医所说的证，不单是一个症状或一个综合病证，而是概括了产生疾病的病因、病机，并结合不同体质而表现出各种不同的证。中医的辨证虽是从证候着手，但由于分析了证候的部位、原因、性质，归纳成比症状更接近于疾病本质的证。因此，辨证论治是完全不同于见血止血、见热退热、见风祛风、见痰除痰的对症治疗。中医也有病的名称，如痛经、闭经、不孕症等，但中医认识疾病基本上是由证入手，从"整体"着眼，强调体质因素，注重个体差异。这是中医的辨证特点及优势。当然由于历史条件限制，中医对疾病内在病理变化的认识尚欠深刻，也限制了中医用药的针对性。而西医认识疾病是以解剖学和病理生理学为基础，对每一疾病的研究均深入到器官、组织、细胞及生物分子的形态和生化特征的改变等，其机械唯物论的严密推理和实验科学的雄辩事实，令人信服。但西医却忽视了疾病所发生的对象是活生生的人，忽略个体化治疗，是有碍于西医疗效提高的弊端。由此可见，中医辨证和西医辨病各有所长，但亦各有不足。而将两者有机地结合，即辨证与辨病相结合，可以达到中医或西医单独治疗所不能达到的疗效。

例如中医对盆腔结核的治疗，其结核中毒症状多见午后潮热盗汗、两颧发红、五心烦热、口燥咽干、舌红、少苔、脉细数等，辨证多以阴虚血热为主，采用养阴清热法治疗，能够改善全身的结核中毒症状，而对局部结核病灶作用有限。若借鉴西医的诊断，在辨证用药的基础上，选择一些具有抗结核作用的中药，如蜈蚣、夏枯草等，则有助于提高疗效。

再如中医对子宫肌瘤的治疗，若患者出现经行痛经，或月经过多，或经期延长等，或肌瘤增大，已临界手术指征，而患者拒绝手术。其辨证依据或寒，或瘀，采用温经散寒、消癥止痛，或理气化瘀、消癥止痛等治法，可有效缓解患者的经行腹痛，减少经量，缩短经期；同时，依据西医对子宫肌瘤发病机理的认识，在非经期，在全身辨证的基础上，适当加入具有抑制卵巢功能的药物，既可控制该病的进一步发展，使患者能免除手术，又可更有效地减轻患者的症状。

2. 无证从病，无病从证

（1）无证从病：无证是指通过望、闻、问、切还未能察觉出来，或尚未形成证，但此时实验室指标或妇科的相关检查均已能很明确诊断客观存在着妇科疾病，临床则当从病论治。例如，输卵管因素不孕症的患者往往无自觉症状，仅在子宫输卵管碘油造影时被发现。这时，西医学的检查结果、西医学对该病病理生理学的认识，就成为中医辨证的主要依据；还有些闭经的患者，也无明显的不适症状，也要参照激素测定、妇科检查及盆腔 B 超等客观检查。

（2）无病从证：无病是指患者有临床症状，但经过一系列检查，未能诊断出明确的疾病。例如，不明原因的带下增多，分泌物镜检或病原菌培养、妇科检查等均未发现任何异常，此时就应根据患者带下的性状、色泽、气味及全身证候，辨证属脾气虚弱证，或肾阳不足证，或湿热下注证，从证论治。

3. 舍证从病，舍病从证

（1）舍证从病：例如，临床常可见到月经量多，月经淋沥不净，当中医辨证准确，以血热，迫血妄行，或脾虚，中气下陷，气不摄血，采用清热凉血止血法或益气升提摄血法论治，收效甚微，此时必须考虑是否存在局部的器质性病变。再如，由于子宫内膜过度增生而引起的出血，虽然患者的血瘀证候并不明显，但局部病变确有"瘀滞"，即子宫内膜过度增生、不规则脱落。此时，治疗当应舍证从病，选用活血化瘀通经的药物，促使增生的子宫内膜迅速脱落。只有瘀滞除，新血才能安，便可达到止血目的。

（2）舍病从证：与异病同治相似。例如，妇人腹痛是多种盆腔疾病所导致，临床常见的有子宫内膜异位症、子宫腺肌病、盆腔炎性疾病后遗症、盆腔淤血综合征等。西医的病因病机不尽相同，但中医的病因病机都属于"血瘀"为患，辨证都属于气滞血瘀证，治疗大法均以活血化瘀、消癥止痛为主。此即舍病从证。

4. 舍脉从证，舍证从脉

（1）舍脉从证：例如，因月经过多引发贫血的患者，临床表现为面色萎黄、神疲气短、少气懒言、舌淡、脉滑数无力。许润三教授认为，此时的脉滑数，并非是热象，更不是气血充盛的脉象，而是由于贫血后，机体的代偿反应。其病变的本质是气血虚弱，辨证当以临床证候为主，舍弃脉象，治疗当补气养血。此即舍脉从证。

（2）舍证从脉：例如，月经淋沥不净，伴见心悸气短、食欲不振、大便秘结、脉滑数有力。许润三教授认为，出血患者主要查看脉象。脉滑数有力说明体内还有热邪，热邪不除，出血难止。即便是有心悸气短、食欲不振表现，也应先舍去，待热清血止，再调理善后。此即舍证从脉。

总之，虽然临床病证复杂多变，但是许润三教授常说，辨证论治是中医的精髓，是中医认识疾病和治疗疾病的基本原则。作为中医医生，临证时必须牢牢把握"衷中参西，先中后西，西为中用"。只有这样，才能充分发挥中医药的优势，传承好中医，发展好中医。

六、补肾药的应用

许润三教授对妇科病的治疗非常重视补肾，具体体现在补肾调经、补肾安胎、补肾助孕等方面，在补肾药的选择上也有自己的用药规律和特色，现归纳总结如下。

1. 补肾阳药

（1）淫羊藿、仙茅：淫羊藿味辛、甘，性温；仙茅，味辛，性热。二药均有温肾壮阳的功效，临床常相须为用，治疗因肾阳虚损所致的月经后期、月经过少、闭经、不孕而兼有腰骶冷痛、夜尿频数等。许润三教授认为，仙茅、淫羊藿有促进排卵、提高黄体水平的作用。因此，对于功能失调性子宫出血，在血止后，许润三教授常在辨证的基础上加用仙茅、淫羊藿，以促进卵巢功能恢复，从而建立正常的月经周期。二药相比，淫羊藿温燥助阳之性更强，尤善治疗肾阳虚衰，冲任虚损所致性功能减退。仙茅有小毒，用量不宜过大。另外，现在文献有报道淫羊藿有肝毒性，故使用时间不宜过长。

（2）巴戟天：味辛、甘，性微温，温补肾阳之力虽不及仙茅与淫羊藿，但其性较柔润，温而不燥，长于补肾阳、益精血，适用于治疗下元虚寒且精血不足所致的月经过少、闭经、痛经、宫寒不孕及带下清稀、小腹冷痛等。此外，许润三教授还喜用二仙汤，即巴戟天配仙茅、淫羊藿，加当归、黄柏、知母，治疗更年期综合征，常获满意疗效。

（3）菟丝子：味甘，性温，既补肾阳，又补肾阴，用于肾阳不足，精血亏虚所致的月经过少、闭经、不孕等。菟丝子还长于固冲安胎，临床常配桑寄生、川续断治疗肾虚，胎元不固之胎漏下血、胎动不安及滑胎等。菟丝子还有补血之功，对于肾虚，冲任不固所致的妇科出血证而兼血虚者，既能补肾固冲，又能补血止血。

（4）紫石英：味甘，性温，长于补肾暖宫，常用于治疗肾虚，胞宫虚寒所致的不孕、小腹冷痛、水样带下等。临床应用发现，紫石英有提高黄体功能的作用，常用于治疗黄体功能不足所致的经前淋沥、月经先期、基础体温测定时高温相上升缓慢及持续时间短。

（5）杜仲、川续断：杜仲味甘，性温；川续断味甘、辛、苦，性微温。二药均有补肝肾、调冲任、安胎元之功效。临床二药常同用，是治疗肝肾虚损，冲任不固所致的胎漏下血、胎动不安及滑胎之要药。杜仲益肝肾之力较强，配钩藤、菊花、牡蛎又可治疗肝肾阴虚，肝阳上亢所致的经行头痛、更年期高血压及妊娠高血压综合征等。川续断又能通行血脉，活血而不动血，对于肾虚兼有瘀滞所致的妇科出血证尤为适宜。许润三教授认为，川续断的剂量选择很重要，补肾安胎量宜小；补肾活血量宜大。

（6）补骨脂：味苦、辛，性大温，善于温补脾肾、固涩收敛，是治疗脾肾阳虚，运化失职所致的经行泄泻，带下量多、清稀如水及产后小便频数甚至失禁的要药。现多将补骨脂制成外用药，治疗外阴白色病变、外阴瘙痒有较好的疗效。

（7）鹿角霜：味咸，性温，补肾助阳之力虽不及上述诸药，但兼能化痰散结通络，许润三教授最常用其治疗肾阳不足，痰湿内阻所致的肥胖性闭经、多囊卵巢综合征、甲状腺功能减退症等，此外对急性乳腺炎也有较好的治疗作用。

2. 补肾阴药

（1）鹿角胶、紫河车：二药性味相同，均为血肉有情之品，是补肝肾、益精血之要药，也是许润三教授治疗精血不足的最喜用之品。鹿角胶有良好的补血止血功效，是治疗肝肾不足，精血亏虚所致崩中漏下之首选药；紫河车则长于益气填精，尤善治疗先天禀赋不足，肾之精气亏虚所致的子宫发育不良、月经稀发甚至闭经等。此外，紫河车配熟地黄、阿胶、当归，还可治疗席汉综合征。

（2）山茱萸：味酸、甘，性温，长于补益肝肾、固经止血。因该药既可补阴血，又有助阳之功，滋阴之中又善收敛固涩，常治疗肝肾不足，冲任不固所致的崩中漏下及肝肾虚损，精气失藏所致的带下病，产后自汗、盗汗、乳汁自出等。

（3）枸杞子：味甘，性平，既善补肝肾之阴，又长于养血明目，常用于治疗肝肾不足，阴血亏损所致的月经稀发、闭经等，更是治疗肝肾阴虚，精血不能上承所致的经期及妊娠期头晕目眩、视物模糊的首选药。许润三教授还常配牡蛎、钩藤、珍珠母、夏枯草治疗妊娠高血压病。

（4）女贞子、墨旱莲：女贞子味甘、苦，性凉；墨旱莲味甘、酸，性寒。二药均为清补肝肾之品，临床多相须为用，尤适于治疗肝肾不足，阴虚有热所致的月经先期、月经量多、经期延长、崩漏、外阴瘙痒、外阴白色病变等。女贞子长于滋阴清热，故常用于更年期综合征有烘热汗出或骨蒸潮热者；墨旱莲在滋阴之中又有凉血止血之功，故更适于治疗阴虚火旺，迫血妄行所致的妇科出血证。此外，墨旱莲配黄芩、白茅根可治疗经行吐衄；配茜草炭、蒲黄炭可治疗崩漏下血。

（5）龟甲、鳖甲：龟甲味咸、甘，性寒；鳖甲味咸，性寒。二药同为血肉有情之品，均有滋阴潜阳的功效。临床上二药多联合使用，治疗肝肾不足、肝阳上亢所致的经行头晕、妊娠眩晕等。二药还善退虚热，是治阴虚血燥之经闭不行，兼有骨蒸潮热的要药。龟甲还长于滋阴养血止血，对阴虚血热所致的妇科出血证尤为适宜；鳖甲则善于软坚散结，是治疗子宫内膜异位症、子宫肌瘤、卵巢囊肿、盆腔粘连、陈旧性宫外孕及盆腔包块之要药。

总之，许润三教授运用补肾药物有以下特点：补阳药除了喜用性情刚烈的二仙，还喜用一专多功药，如巴戟天既补肾阳，又益精血；菟丝子既补肾，又止血。补阴药喜用血肉有情之品，如紫河车、鹿角片、龟甲、鳖甲等。

临床经验

一、输卵管性不孕症

许润三教授曾说："我一生最以为豪的，是运用中医药成功治疗输卵管阻塞性不孕症。"他最先运用中医理论系统地论述了输卵管阻塞的病因、病机，并确定了中医病名，提出了对输卵管阻塞性不孕症应采用辨证与辨病有机结合的治疗方案，填补了中医在治疗输卵管阻塞方面论述及治疗的空白。各大媒体多次向国内外报道许润三教授治疗输卵管阻塞的特色疗法，形成了广泛的影响。经许润三教授治愈的不孕症患者数以千计，遍及国内各省市，以及日本、美国、加拿大、新西兰、非洲各国。

输卵管性不孕症主要指输卵管管腔不同部位的阻塞或者输卵管周围组织的粘连所引起的不孕。近年来，环境污染加重、工作生活压力增大、流产次数增多，不孕症的发病率在逐步增高。研究表明，输卵管因素占女性不孕的30%～50%。感染和手术损伤是引起输卵管性不孕症的主要因素。

1. 对"胞脉""瘀血"的认识

许润三教授认为，中医学虽无输卵管阻塞不通的病名，但中医有对"胞脉"详尽的描述，即有广义和狭义之分。《素问·评热病论》云"胞脉者，属心而络于胞中"。许润三教授认为，《素问》中所提及的胞脉属广义的胞脉，是指分布于胞宫上的血脉，相当于西医学的子宫动、静脉；而狭义的胞脉，正如朱丹溪《格致余论》所云："阴阳交媾，胎孕乃凝，所藏之处，名曰子宫，一系在下，上有两歧，一达于左，一达于右。"此两歧即相当于西医解剖学的双侧输卵管。因此，输卵管的概念和功能应包括在中医狭义的胞脉之中。输卵管的病变亦与中医胞脉的异常改变相对应。

"瘀血"是指血液运行不畅，停滞于经脉和脏腑之中，或离经之血积存于体内。瘀血形成后可阻碍正常气血的新生与运行，导致局部组织出现炎症、粘连、组织增生及包块形成等病理改变。

而输卵管性不孕症患者常伴有下腹部胀痛或刺痛、经行不畅、经色暗、有血块等瘀滞内停的证候。综合上述分析，许润三教授认为输卵管阻塞性不孕症的主要病机是瘀血内停于胞脉，以致胞脉闭阻不通，精血难于相搏，胎孕不能，乃至不孕。

2. 对中医病因病机的认识

（1）七情内伤：《济生方·无子论》曰："盖人身血随气行，气一壅滞，则血与气并，或月事不调，心腹作痛，或月事将行，预先作痛……或连腰胁……或为癥瘕……非特不能受孕。"《傅青主女科》曰："妇人有怀抱素恶而不能生子者，人以为天心厌之也，谁知是肝气郁结乎。"百病皆生于气，气行则血行，气滞则血瘀。精神过度紧张、焦虑、忧郁、愤怒等七情内伤，均可以影响肝气的疏达，肝郁气滞，血行受阻，瘀血阻滞胞脉、冲任，导致精卵难于结合，遂成不孕。

（2）感受湿浊或热毒之邪：《诸病源候论》曰："若经血未尽而合阴阳，即令妇人血脉挛急，小腹重急支满，胸胁腰背相引，四肢酸痛，饮食不调……月水不利，令人不产，小腹急，下阴中如刀刺，不得小便，时苦寒热，下赤黄汁，病苦如此，令人无子。"由于经期、产褥期不注意卫生，或行房事，湿浊或热毒之邪乘虚侵及胞宫、胞脉，影响其气血运行，气血失和，血行受阻，湿热与瘀血互结，阻于胞脉，导致不孕。

（3）金刃损伤：人工流产术、刮宫术或宫腔操作等属于金刃损伤，是直接损伤胞宫，使气血失和，聚而不散，在局部形成瘀滞；或因腹部手术损伤血脉，使血溢脉外，形成瘀血，瘀血内停，胞脉受阻，遂成不孕。正如《证治准绳》曰："打仆、金刃损伤，是不因气动而病生于外，外受有形之物所伤，乃血肉筋骨受病，非如六淫、七情之病有在气在血之分也。所以损伤一症，专从血论，但须分其有瘀血停积与亡血过多之证。"

（4）寒邪直中胞中：《景岳全书》曰："瘀血留滞作癥，唯妇人有之。其证则或由经期，或由产后，凡内伤生冷，或外感风寒。"《诸病源候论》曰："子脏冷无子者，由将摄失宜，饮食不节，乘风取冷，或劳伤过度，致风冷之气乘其经血，结于子脏，故使无。"久居寒湿之地，或过食生冷之品，或经期、产后摄生不慎，或寒邪乘虚而直客胞中。寒为阴邪，其性凝滞，主收引，血为寒凝，气血运行不畅，胞脉瘀阻，而致不孕。

3. 对局部辨病和全身辨证相结合分型的认识

临证观察，有一部分输卵管性不孕症患者并无明显的临床证候，往往因婚久不孕行输卵管检查而被发现。这给中医的全身辨证带来困惑，但是输卵管的局部病变确实存在，也正是这些病变造成了不孕症。因此，许润三教授首先明确提出了对输卵管阻塞性不孕症应采用局部辨病与全身辨证相结合的治疗思路，灵活运用"病证结合""舍证从病"等辨证方法。

（1）局部辨病：输卵管是精卵结合的场所，且输卵管的蠕动功能正常，纤毛摆动正常，拾卵功能完善，是保证精子获能、卵子拾捡、精卵结合功能正常，女性自然受孕的基本条件。当盆腔的炎症或局部病变发生，则会影响上述进程，使精卵结合进程受阻，运送受精卵进入宫腔的功能丧失，引发女性不孕。

输卵管的病变，即使微小的病变都可造成不孕。输卵管的病变包括近端病变和远端病变。近端输卵管病变包括碎屑填塞、先天性畸形、输卵管峡部炎症等。输卵管远端病变包括输卵管炎、手术粘连、子宫内膜异位症等。各种病变引起的输卵管阻塞最主要的病理改变是非特异性慢性炎症，表现为输卵管内膜的肿胀、间质充血；可有大量中性粒细胞渗出、弥漫性浸润，黏膜上皮坏死脱落，造成管腔粘连闭塞；或因输卵管伞端粘连，管腔内的渗出物排出障碍，潴留于腔内而形成输卵管积水；或因结核导致输卵管黏膜溃疡、干酪样坏死、瘢痕组织形成等病理改变，最终造成输卵管不通或通而不畅；同时炎症还可以引起输卵管周围病变，如盆腔粘连使输卵管推移、牵拉，改变了输卵管与卵巢的位置关系或造成输卵管的形态扭曲固定，影响卵子与精子的结合而不能受孕。在腹腔镜直视下，输卵管阻塞病理改变表现为输卵管充血、水肿、增粗、变硬、形成瘢痕，甚至扭曲、变形，且间质部梗阻多于其他部位。依据上述输卵管的病变表现及病变程度的不同，辨证与用药也不尽相同。

一般来说，辨病为输卵管炎性阻塞者，辨证属瘀血内阻胞脉；辨病为输卵管充血水肿者，辨证属湿热瘀结；辨病为结核性阻塞，由于局部有钙化灶及瘢痕组织形成，辨证为瘀血阻于胞脉的重症；辨病为输卵管积水，辨证属瘀湿互结；辨病为输卵管周围粘连者，辨证属瘀痰互结；辨病为盆腔子宫内膜异位症所致者，辨证属肾虚血瘀。

（2）全身辨证：在局部辨病的基础上，结合患者的发病诱因、全身证候、舌象及脉象进行辨证分型。

肝郁血瘀证：婚久不孕，精神抑郁，喜叹息，经前少腹及乳房胀痛，心烦易怒，月经周期前后不定，月经量少，色暗，经行不畅，舌质正常或略暗，脉细弦。

瘀血内阻证：多为原发性不孕，或有结核病史。平时下腹疼痛，经期加重，月经量或多或少，色暗，有血块，甚或闭经，舌质暗、有瘀斑，脉沉弦。

湿热瘀阻证：多有流产或宫腔操作史。日久不孕，月经先期，或经期延长，量多、质稠，色鲜红或紫红，夹有血块，平素带下色黄、量多，少腹灼热感，经行尤甚，腰骶酸痛，口苦咽干，小便短赤，大便干结，舌质红，苔薄黄或黄腻，脉弦数或滑数。

瘀湿互结证：婚久不孕，少腹及腰骶坠痛，劳累、性交后加重，白带量多、质稀或稠、有味，大便溏薄，舌质淡暗，体胖，脉弦滑。

痰瘀互结证：婚久不孕，小腹胀痛，矢气后缓解，形体肥胖，晨起喉中有痰，情志不畅，食纳不佳，时有呕恶，大便黏滞不爽，舌质淡暗，苔白腻，脉弦滑。

肾虚血瘀证：婚久不孕，经行腹痛，进行性加重，经色暗、有血块，平素小腹坠痛不适，伴腰骶酸痛，性交后加重，面色晦暗，夜尿频数，大便溏稀，舌质淡，苔薄白，脉沉细。

4. 辨证与辨病用药的认识

（1）辨证用药

肝郁血瘀证：方选四逆散加味。柴胡 10g，枳实 10g，赤芍 10g，生甘草 10g，丹参 30g，穿山甲 10g，路路通 15g，三七粉 3g（冲服）。四逆散首见于《伤寒论·辨少阴病脉证并治》，用于治疗少阴枢机不利，阳气不得宣达的四肢逆冷证。方中取柴胡入肝胆经，升发阳气，疏肝解郁，透邪外出，为君药。赤芍敛阴养血柔肝为臣，与柴胡合用，以补养肝血、条达肝气，可使柴胡升散而无耗伤阴血之弊。佐以枳实理气解郁、泄热破结，与柴胡为伍，一升一降，加强舒畅气机之功，并奏升清降浊之效；与白芍相配，又能理气和血，使气血调和。使以甘草，调和诸药，益脾和中，且生甘草尚可清热解毒。四药合用，有宣达郁滞、健脾和胃、理气活血、缓急止痛之效。在四逆散的基础上加穿山甲，取其走窜行散之性，引药上行入血脉、达病所，又可助上药散瘀滞，通畅胞脉的闭阻；加用路路通，其性大能通行十二经穴，搜逐伏水，增强活络通经之功；加用养血活血的丹参，既可助赤芍活血散瘀，又可防理气活血太过，耗伤阴血，祛瘀而不伤正；加用三七粉化瘀止痛，取其善化瘀血，化瘀血而不伤新血之功。因此，此方可以理气活血、祛瘀生新、化瘀通络，是许润三教授临床治疗输卵管阻塞性不孕症的常用方。

瘀血内阻证：方选下瘀血汤加味。䗪虫10g，桃仁6g，大黄10g，鳖甲15g，皂角刺10g，王不留行15g，生黄芪30g，三七粉3g（冲服）。下瘀血汤出自《金匮要略》，原方主治产妇瘀阻腹痛，以及瘀血阻滞，经水不利、腹中癥块等。许润三教授认为该证属于血瘀重证，用䗪虫破血逐瘀，与桃仁、大黄合用，既增强䗪虫逐瘀之力，又有泻下导滞之功，给瘀血以出路，使之自大便而下，对于因盆腔子宫内膜异位症、卵巢异位囊肿导致的盆腔粘连、输卵管性不孕，以及肠蠕动受限，大便难以排出者，具有很好的疗效。加鳖甲软坚散结消癥；加王不留行行走血分，乃阳明冲任之药，其性行而不住，和血活血，以助君药活血逐瘀。加生黄芪益气扶正，防止破血逐瘀药耗气伤血。加三七粉化瘀止痛。诸药合用，瘀血除，胞脉畅，易有子。

湿热瘀阻证：方选薏苡附子败酱散加味。药用生薏苡仁30g，制附片10g，败酱草15g，赤芍30g，三棱10g，莪术30g，白花蛇舌草30g，泽兰10g。薏苡附子败酱散出自《金匮要略·疮痈肠痈浸淫病脉证并治》，原方治疗肠痈内已成脓，身无热，肌肤甲错，腹皮急，如肿状，按之软，脉数。方中生薏苡仁清热利湿，消肿排脓；败酱草逐瘀消肿，清热解毒；制附片温经除湿，散寒止痛，防止二药过于寒凉。加赤芍凉血活血；三棱、莪术理气活血，逐瘀散结；白花蛇舌草清热解毒，消痈散结，利尿除湿；加泽兰活血利湿。诸药合用，清湿热，散瘀结，通胞脉，助孕育。

瘀湿互结证：方选桂枝茯苓丸加味。药用桂枝15g，赤芍15g，桃仁6g，牡丹皮10g，茯苓30g，三棱10g，莪术30g，威灵仙15g，生牡蛎30g，水蛭10g，生黄芪30g，三七粉3g（冲服）。桂枝茯苓丸出自《金匮要略·妇人妊娠病脉证并治》，其曰："妇人宿有癥病，经断未及三月，而得漏下不止，胎动在脐上者，为癥痼害……所以血不止者，其癥不去故也，当下其癥，桂枝茯苓丸主之。"桂枝茯苓丸是治疗瘀血内阻，湿瘀互结的首选方。方中桂枝温经散寒，活血通脉；茯苓淡渗利水；赤芍养血和营；牡丹皮、桃仁活血散瘀。加三棱、莪术理气活血，逐瘀散结；加威灵仙，增强桂枝温经通络之力；加生牡蛎味咸寒，滋阴潜阳，软化坚块，消除积聚；加水蛭破血逐瘀，通利胞脉；加生黄芪既补气，防止破血药伤正，又利水，以助茯苓利湿之力。诸药合用，湿浊去，血瘀消，畅胞脉，易得子。

痰瘀互结证：方选阳和汤加味。药用鹿角霜15g，熟地黄10g，肉桂10g，姜炭6g，白芥子10g，麻黄3g，生甘草10g，皂角刺15g，䗪虫10g，远志10g，三七粉3g（冲服）。阳和汤出自《外科证治全生集》，原方主治阴疽、乳岩、结核等阴凝证。许润三教授用该方治疗盆腔炎性包块、输卵管粘连所致的不孕症，辨证属于痰瘀互结证，是取其温阳散寒、化痰通滞之功效。熟地黄、鹿角霜补肾填精，扶正以祛邪；肉桂、麻黄温阳通脉；姜炭、白芥子温散寒痰；生甘草清热除湿，调和诸药。加皂角刺辛散温通，能达病所，脓成可排，未成可消；加䗪虫，可增强全方活血破血、通利胞脉的功效；远志祛痰通络；三七粉活血化瘀。全方共奏温阳通络、祛痰散结之功。

肾虚血瘀证：方选许润三教授自拟方。药用鹿角片15g，制何首乌15g，紫石英15g，川续断30g，巴戟天10g，丹参30g，赤芍15g，水蛭10g，䗪虫10g，生甘草10g，三七粉3g（冲服）。方中鹿角片、制何首乌、紫石英、巴戟天温补肾阳；川续断补肾活血；丹参、赤芍凉血活血；水蛭、䗪虫破血逐瘀；生甘草调和诸药，配赤芍酸甘化阴，缓急止痛；三七粉活血化瘀止痛。诸药合用，温补肾阳，化瘀止痛，通畅胞脉。

（2）辨病用药

①盆腔炎亚急性发作，附件增厚、压痛明显者，许润三教授常选用龙葵6g，蒲公英15g，血竭粉1g（冲服），以清热解毒、化瘀止痛。

②妇科检查或B超提示有附件炎性包块者，许润三教授常加用三棱10g，莪术30g。三棱为血中气药，长于破血中之气；莪术专攻气中之血，破气中之血。二药相伍，活血化瘀，行气止痛，化积消癥。

③输卵管碘油造影显示输卵管上举或迂曲者，许润三教授喜用对药桂枝15g，威灵仙15g。二药相配，辛散温通，活血祛风，化痰消积，可有效改善输卵管周围的粘连，恢复输卵管的正常解剖位置。

④输卵管积水者，许润三教授多加用大戟1g，既善治瘀血，又善行脏腑水湿，对湿瘀互结之输卵管积水效果颇佳。

⑤输卵管结核者，许润三教授善加用夏枯草15g，蜈蚣5条，以解毒散结。《本草图解》谓"夏枯草消瘰疬，散结气"。现代药理研究证实，二药对结核杆菌均有抑制作用。

（3）辨兼证用药

①兼气血虚弱证，见精神倦怠、气短懒言、月经量少、色淡质稀、脉沉细无力者，许润三教授常选用党参15g补气生血；当归10g和血养血；鸡血藤25g既补血又能通络。

②兼肾虚证，见腰膝酸软、头晕耳鸣、性欲淡漠者，许润三教授多加用鹿角霜15g，川续断30g，黄精20g，以温肾助阳、强腰脊、通血脉。

③兼肾阳不足证，见月经提前，BBT提示黄体功能不足者，许老善加用鹿角片15g，紫河车10g，淫羊藿10g，以温补肾阳。现代药理研究证实，三药均有健运黄体功能的作用。

④兼脾胃虚弱证，见食欲不振、胃脘胀满、大便不畅者，许润三教授喜用太子参15g，橘叶10g，砂仁3g，以健脾和胃、理气消胀。

由此可见，全身辨证用药是通过对全身脏腑气血功能的调节，纠正或改善其偏盛或偏衰，从而消除或减轻患者的全身症状。同时，人是一个有机的整体，局部的病变往往蕴涵着全身脏腑气血盛衰的整体信息，而通过对全身的调节，还可以消除或减轻因全身脏腑气血功能失调所导致的局部病变。局部辨病用药，则是运用西医学的检查手段，根据局部不同的病变特点，选用相应的药物，可更直接、更有针对性地作用于病变局部，达到治疗目的。总之，在局部辨病与全身辨证相结合指导下的遣方用药，对提高输卵管阻塞性不孕症这一疑难病症的疗效，具有积极的意义。

二、痛经

痛经是指妇女正值经期或行经前后，周期性出现小腹疼痛或痛引腰骶，甚至剧痛而昏厥者，影响正常的工作与生活，也称"经行腹痛"。

痛经是妇科临床的常见病，引起痛经的病因很多，但归纳起来无非虚实两端。病机特点为实者"不通则痛"，虚者"不荣则痛"。因此，临证如何辨其虚实，对于辨证用药关系重大。

1. 辨证重在辨疼痛的性质

一般来讲，经前疼痛，多属实证；经后疼痛，多属虚证。腹痛拒按，属实证；腹痛喜按，属虚证。喜暖，属寒证；恶热，属热证。胀痛为主，多属气滞不通；绞痛、冷痛为主，多属寒重瘀滞；刺痛为主，多属血瘀证。痛及两胁，多兼肝气郁滞；痛及胃脘，多兼胃气不健。

2. 对痛经辨证分型的认识

（1）气滞血瘀证：经前或经期时小腹胀痛难忍，经血量少，或行而不畅，血色紫暗有血块，血块排出则腹痛减轻，精神紧张或恐惧，经前乳房胀痛，或下腹坠胀不适，舌质正常或紫暗，脉沉细或沉涩。

（2）寒湿凝滞证：经前或经行时小腹冷痛或绞痛，喜暖喜按，得热较舒，畏寒肢冷，月经量少，血色不鲜或似黑豆汁，夹有血块，舌苔薄白或白腻，脉沉细或沉涩。

（3）湿热蕴结证：经前小腹灼热疼痛，伴腰骶部酸痛，月经量多，或经期延长，血色紫，质黏稠，舌红，苔薄黄，脉细滑或弦滑。

（4）气血亏虚证：经行或经后小腹绵绵作痛，有下坠感，喜按喜暖，月经量少、色淡，面色苍白或萎黄，神疲乏力，食欲不振，大便稀软，舌质淡，苔薄白，脉细无力。

（5）肝肾虚损证：月经将净时小腹绵绵疼痛，经量少，血色暗淡、质稀，伴腰酸无力、头晕眼花、失眠健忘，舌质淡，苔薄白，脉沉细。

3. 对痛经辨证处方的认识

（1）气滞血瘀证：佛手散合失笑散加减。药用当归15g，川芎10g，生蒲黄10g，生五灵脂10g，枳壳10g，制香附10g，益母草30g。若子宫后倾者，加生艾叶5g；若子宫颈狭小者，加柞木枝15g；若子宫内膜异位症者，加血竭粉3g（分冲），三七粉3g（分冲）；若膜样痛经者，加丹参30g，水蛭10g；若小腹发凉、怕冷者，加肉桂心5g；若体倦乏力者，加党参15g，炙甘草10g。

（2）寒湿凝滞证：润三教授老自拟方。药用肉桂5g，吴茱萸3g，生艾叶3g，当归10g，川芎10g，白芍10g，党参10g，香附10g，甘草3g。若腹痛甚剧者，加三七粉3g（分冲）；若畏寒肢冷严重者，加干姜5g；若便溏者，加炮姜3g。

（3）湿热蕴结证：四逆散加味。药用柴胡10g，枳实15g，赤芍15g，生甘草6g，丹参30g，三七粉3g（分冲），龙葵25g。若便秘者，加芦荟3g；若尿赤者，加黄柏10g；若月经量多者，加阿胶（烊化）10g。

（4）气血亏虚证：八珍汤加味。药用党参20g，白术10g，茯苓10g，当归10g，白芍15g，熟地黄10g，川芎5g，肉桂3g，香附10g，甘草3g。若腰酸明显者，白术加至50g；若体虚畏冷明显者，加鹿茸粉2g（冲服）。

（5）肝肾虚损证：许润三教授自拟方。药用鹿角片15g，巴戟天10g，山茱萸15g，熟地黄10g，当归10g，白芍15g，川芎3g，炙甘草10g，砂仁3g。若腰酸乏力明显者，加杜仲 15g，川续断 10g；若有潮热者，加鳖甲 10g，青蒿 10g；若小腹空坠发凉者，加制附片 10g，肉桂 10g；若属子宫发育不良者，加紫河车 10g。

4. 对痛经辨证的独特见解

（1）经前痛属实，经后痛属虚，其实非也：经前腹痛，系经血排出困难，瘀血未下，不通则痛，待经血排出后，疼痛即减，是为实证。然也有这样的病案，经量虽多，依然腹痛，有时下瘀块痛势略缓，少顷又剧，反复发作，甚至经血愈多，腹痛越甚，从症状看似痛在经血排出以后，但不能作经后痛属虚论。此证系宿瘀内结，随化随下，经血虽畅，瘀仍未清，故经血虽下，疼痛不减，在治法上即使经血量多，仍当活血化瘀，从实论治，药后不但痛势缓解，经量亦可相应减少。如按对症治疗，用止血镇痛剂，则宿瘀未消，非但不能止痛，相反在出血方面也会越止越多，是形似通而实不通也。这是痛在经后属实的特殊情况。

（2）腹痛喜按属虚，拒按属实，也不尽然：一般说来，腹痛而拒按，大都系瘀滞重证。但在临床有不少病例，尽管经血不畅，内有瘀滞，相反腹痛往往喜温喜按，因为温则有助于气血的流通，按则可促使瘀血的排出，通则不痛。因此，辨别虚实也不能一概以喜按、拒按定论，可根据经血排出后，或血块排出后腹痛是否减轻以别虚实。

此外，还有些患者素体虚弱，气虚无力推动经血流出，经行不畅，血滞作痛而拒按，是属夹虚夹实的证候。更有极个别患者，同时出现既喜按又拒按的现象。这种病例可分为两种情况，一种是轻按觉舒，重按即痛，多属夹寒夹瘀，寒轻瘀重；另一种是轻按则痛，重按反舒，多属兼瘀兼虚，瘀少虚甚。

（3）虚实并兼，纯虚者少：许润三教授常说，痛经是妇科临床最常见的疾病，虽然病因病机不复杂，但是辨证并非教材所述的症状典型，容易辨证。在临床上痛经常虚实并兼，纯虚者少。例如，临床常可见到平素体质虚弱的患者，经行期间，因情志不畅，或受风寒，导致气滞寒凝，血行不畅，发生痛经。瘀血未下之前，表现为腹痛较剧。经血排出后，小腹又觉绵绵作痛。此种情况说明剧痛时，属气滞或寒凝血瘀，属于实痛；而隐痛，则属于虚痛。因此，经行时应活血通经，从实论治；待经血畅通之后，需养血益气，按虚证处理。同一例，经前、经后治法迥异。

（4）痛经血瘀证患者未必都见到面色与舌质紫暗：书中皆谓，血瘀证患者主要的证候有面色紫暗、目眶暗黑、舌质紫暗或有瘀点或瘀斑、脉涩。但大多数痛经血瘀证患者并不出现上述证候，则须根据月经的期、色、量、质及腹痛时间、性质，以别是否有瘀。例如，有些患者小腹刺痛，血量少而经色暗，而面色、舌脉并无上述血瘀证的表现，此时当舍脉从证论治，应采用活血化瘀治法方可收效。

（5）痛经血瘀证患者未必都是涩脉：血瘀证痛经，方书记载都离不开涩脉，实际上涩脉并不多见。根据临床观察，经痛较甚时，脉常呈弦象，甚至弦劲有力；在剧痛昏厥时，脉反显细弱，此刻在辨证方面切勿因脉象细弱而误认为是虚证。因为虚痛多是隐痛，不至于产生昏厥。而剧痛是实证，容易引起昏厥。虽然虚证也有腹痛较甚者，多素体怯弱，痛感灵敏，或对痛的忍受力差，但也不至于产生昏厥症状。因此，切脉有时须灵活掌握。

三、闭经

闭经是妇科常见疾病，多见于青春期和育龄期妇女。闭经分为原发性闭经与继发性闭经。原发性闭经表现为女子年逾 16 岁尚无月经来潮；若月经来潮后，又停经 6 个月以上者，称为继发性闭经。

1. 对中医病因病机的认识

（1）肾虚是闭经的根本：肾藏精，主生殖，为经孕之本。正如《素问·上古天真论》曰："女子七岁，肾气盛，齿更发长。二七而天癸至，任脉通，太冲脉盛，月事以时下，故有子……七七，任脉虚，太冲脉衰少，天癸竭，地道不通，故形坏而无子也。"说明月经的初潮、正常行经及月经的闭止均与肾气的盛衰相伴。肾是促使月经产生和维持正常月经的原动力，对天癸的成熟和冲任二脉的通盛起着主导作用。许润三教授认为，闭经的产生，肾虚是根本。其中，肾中所藏之阴精是月经产生的物质基础，肾中所藏之元阳有温煦气血、推动血行的作用。肾精亏虚，无以化生经血，冲任虚损，血海空虚，则致闭经；肾阳虚衰，阳虚生内寒，血为寒凝，冲任瘀滞，也可致闭经。

（2）气血失调是闭经的基础：气血既是脏腑功能活动的产物，又是人体生命活动的重要物质基础。气血在生理上相互资生，相互为用。气为血之帅，即气能生血、行血、摄血；血为气之母，即血能养气、载气。女性有经、带、胎、产、乳的生理功能，均以血为本、以血为用。气血调和，共同维持着月经的正常来潮。病理上气血又可相互影响，气病可及血，血病可及气。气血相辅而行，气行则血行，气滞则血滞。若因大病、久病，气血受损，气血亏虚，冲任失养，血海不能充盈，则致闭经；若因情志变化异常，气血运行不畅，气滞血瘀，冲任受阻，血海不能满盈，亦可导致闭经。

（3）脏腑功能失调是闭经的重要原因：许润三教授认为，月经的主要成分为血，而血的化生、封藏、运行、统摄均在脏腑功能正常的基础上得以实现。肝藏血，肾藏精，肝肾同源，精血互生；肝主疏泄，肾主封藏，一开一阖，共同维持子宫的藏泻功能，使月经按时来潮。肾为先天之本，脾胃为后天之本、气血生化之源，先天、后天相互资生，脾虚则无力运化水谷精微，气血不足，血海空虚，无余可下，导致月经减少，甚至闭经。此外，肝气的条达是脾胃功能得以正常受纳、运化的重要条件。若情志不畅，肝郁气滞，脾升胃降功能失常，也会导致闭经的发生。正如《素问·阴阳别论》所云："二阳之病发心脾，有不得隐曲，女子不月。"许润三教授认为这段条文正是说明女子有隐曲难解之情，思虑过度，肝气不疏，损伤心脾，脾失运化，导致胃不受纳，饮食日少，气血生化乏源，血海不充，不能满盈，导致闭经。所以，脏腑功能失调是引起闭经的重要因素。

2. 对辨证分型的认识

（1）肾虚肝郁证：年满16岁月经尚未来潮，或初潮较迟，经量少、色红，或月经后期，渐成闭经，伴见腰酸腿软、头晕耳鸣、情志抑郁、心烦失眠，舌淡红，苔薄，脉细弦。

（2）脾肾阳虚证：月经量少、后期，渐至经闭，神疲倦怠，腰膝冷痛，四肢不温，性欲淡漠，夜尿频数，大便溏稀，舌质暗淡，体胖，脉沉细无力。

（3）肾虚痰湿证：月经稀发、量少，渐至经闭不行，形体肥胖，晨起喉中有痰，不易咳出，肢体浮肿，腰骶酸软无力，大便黏滞不爽，舌质淡，苔白腻，脉沉细。

3. 对辨证处方的认识

（1）肾虚肝郁证：许润三教授自拟方。药用淫羊藿15g，仙茅6g，紫河车10g，女贞子15g，山茱萸10g，柴胡6g，当归10g，白芍15g，皂角刺6g，制香附10g，川牛膝15g。若腰酸畏寒明显者，加鹿角片15g，菟丝子30g；若失眠甚者，加丹参30g，首乌藤15g；若食欲不振者，加厚朴10g，炒谷芽、麦芽各15g。

（2）脾肾阳虚证：选用许润三教授自拟方"温补脾肾调周方"。药用淫羊藿15g，仙茅6g，补骨脂15g，菟丝子30g，生黄芪30g，生山药20g，当归6g，白芍15g，羌活6g，香附10g，益母草15g。若形寒肢冷明显者，加桂枝15g；若小腹冷痛者，加生艾叶6g，乌药15g；若大便溏泄甚者，加肉豆蔻15g，炒

京城名医馆 名医经验集❷

毕尽余生奋斗篇

084

白术 30g。

（3）肾虚痰湿证：选用许润三教授自拟的"鹿角霜饮"。药用鹿角霜 15g，菟丝子 30g，巴戟天 10g，川续断 30g，当归 6g，赤芍 15g，炒芥子 10g，制南星 6g，丹参 30g，黄连 2g，皂角刺 6g，枳壳 15g，益母草 15g。若肥胖，大便不爽或秘结者，加荷叶 10g，生山楂 15g，生薏苡仁 30g；四肢肿胀明显者，加生黄芪 30g，茯苓 30g，冬瓜皮 15g。

4. 中西结合，病证相参

闭经既是一种病，又是因多种疾病所表现出的一个临床症状。因此，许润三教授主张在治疗闭经前（需要除外妊娠），首先要了解是器质性的病变所致，还是功能性病变，要结合西医诊断及盆腔 B 超情况。其中临床较为常见的以闭经为主要症状的内分泌疾病，如多囊卵巢综合征、高催乳素血症、甲状腺功能减退症等，都会引起闭经，但由于其病理生理及临床表现各有特点，可在辨证的基础上选择有针对性的药物治疗，以提高疗效。

例如，多囊卵巢综合征以月经稀发或闭经、不孕、肥胖、多毛为主症，根据其体胖、卵巢多囊样改变、包膜增厚等特点，辨证应以肾虚痰湿为主，在补肾的基础上，常常配伍半夏、制南星、陈皮、昆布等化痰之品；同时配合丹参、穿山甲活血通络促排卵。此治法与西医学的腹腔镜下对卵巢激光打孔促排卵有异曲同工之妙。

高催乳素血症以月经稀发或闭经、溢乳、不孕为主症，主要病机为肝郁肾虚，冲任失调，气血逆乱。治疗应在补肾基础上疏肝退乳，引血下行。临床可选用柴胡、香橼皮调理冲任之气，炒麦芽退乳，川牛膝引血下行。

甲状腺功能减退症以月经稀发或闭经、不孕、肢体或全身浮肿、性功能减退为主症，主要病机为肾阳虚衰，治疗则温补肾阳，以期提高甲状腺功能。临床上常选用鹿角霜、紫石英、制附片、肉桂等。

子宫发育不良，内膜薄者，在补肾的基础上加鹿茸片、紫河车、龟甲胶等血肉有情之品。

5. 治疗中应注意的问题

（1）临床上，闭经虚证多，实证少，不可一见经闭（首先要除外妊娠）就用大量活血通经之品，以免重伤精血，雪上加霜。正如张景岳所云："欲其不枯，无如养营，欲以通之，无如克之。但使雪消，而春水自来，血盈则经脉自至，源泉混混，又孰有能阻之者？"

（2）闭经时间较长的患者，许润三教授常先让患者进行盆腔 B 超检查，看看子宫内膜的厚度。若子宫内膜偏厚者，先用5～7剂栝楼根散以活血通经，促进月经来潮。组方：桂枝 10g，桃仁 10g，䗪虫 10g，赤芍 10g，白芍 10g，天花粉 15g，制香附 10g，川牛膝 10g。月经干净后再以补肾为主，结合患者的具体证候予以加味。若子宫内膜偏薄者，则以补肾填精为主要治法，再结合患者的体质等适当加减，一般用药 15～20 天，加用少量活血通经之品，如丹参、泽兰、穿山甲等，有助于排卵。若在服药过程中出现白带增多、小腹坠痛、乳房胀痛，往往预示月经快要来潮，则以活血通经药为主、补肾养血药为辅。

（3）许润三教授常说，单纯的气滞、单纯的血瘀和单纯的痰湿是不足以引起闭经的，只有在肾虚的前提下，加之受环境、精神因素、不良的生活习惯等影响，方可形成闭经。因此，理气活血通经法或化痰祛湿通经法，只能作为闭经治疗过程中的佐法，补肾法贯穿于调经的始终。

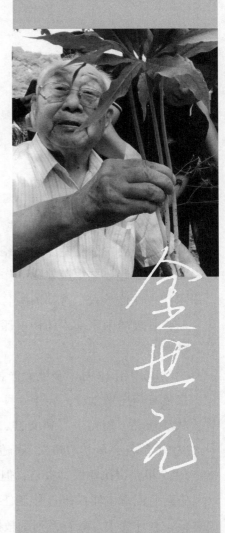

金世元

功专中药学，治学严谨
倡导医药结合，形成合力

医家简介

金世元（1926 年 12 月生），当代著名中医药学家，国医大师，主任中药师，全国老中医药专家学术经验继承工作优秀指导老师，北京中医药薪火传承"3+3"工程名老中医建设工作室专家，国家级非物质文化遗产"中药炮制"技术代表性传承人，首都国医名师，国家秘密技术中医中药审查专家，国家药品监督管理局国家基本药物审评专家，非处方药物遴选专家，享受国务院政府特殊津贴。

1926 年 12 月，金世元教授出生于北京市朝阳区落田洼村；1940 年进入北京复有药庄做学徒，同年 6 月在"北京中药讲习所"学习两年中药学理论，师从汪逢春、赵树屏、瞿文楼、杨叔澄等，后从事中药调剂工作；1954 年参加"中医预备会员学习班"，跟随刘奉五、赵炳南等京都名家学习中医基础理论；1957 年获得执业医师资格，但未从医而继续从事中药事业，任北京市药材公司中药研究室主任；1967 年调任北京卫生学校创建中药学专业；1984 年任学科主任，被评为中专教育系列副教授；1986 年受聘为卫生技术系列中医中药高级职称评审委员；1987 年被评为主任药师，受聘为中专教育系统高级讲师评审委员；2007 年正式退休。

金世元教授从事中药行业 80 余年来始终致力于中药学教学工作，在北京卫校创办中药学专业，注重理论与实践相结合的教学模式，教学 40 余年间共培养中药专业人才 1200 余人；发表学术论文 60 余篇；促成"射麻口服液"成功研发，著名中成药"乌鸡白凤丸"以新工艺成功研制成口服液剂型；主编《中药炮制学》《中成药的合理使用》《金世元中药材传统鉴别经验》《中药饮片炮制与临床应用研究》等，并任《中药炮制规范》（修订版）常务主编，共合编专著 30 余部；担任全国中专统编教材《中药炮制学》及《国家执业药师考试应试指南（中药学综合知识与技能）》的主审，任《中华人民共和国药典（2010 版）·临床用药须知（中药卷）》名誉主任委员，任《中华本草》编委。

此外，金世元教授在继承与发扬中药鉴定、中药炮制、中药调剂、中成药合理使用等方面的关键技术与行业规范方面，以及中医药知识与文化的传播方面具有突出贡献；曾受聘为北京同仁堂等全国各地多家中药生产厂家的技术顾问、《北京中医》等多个杂志的编委与学术顾问；配合《北京市公费医疗和劳保医疗用药服务报销范围》政策的制定，配合国家相关部门整顿中药材市场，被聘中药鉴别专家；多次在中央电视台《中华医药》《走近科学》《养生堂》等节目中讲解中医药知识，传播中医药文化。金世元教授于1985年被评为"北京市自学成才标兵"，1988年被评为"北京市有突出贡献的专家"，2003年被中华中医药学会聘为"终身理事"，并获得终身成就奖，2007年被原文化部、国务院确定为国家非物质文化遗产中药炮制技术代表性传承人，2008年被评为"首都国医名师"，2014年荣获"国医大师"光荣称号，2019年荣获全国"中医药杰出贡献奖"及"岐黄中医药传承发展奖"。

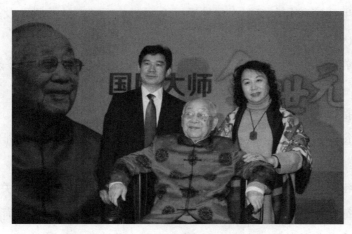

◎ 国医大师金世元（右耿嘉玮，左葛永潮）

学术思想

金世元教授治学严谨，实事求是，一直倡导"医靠药治，药为医用，医药结合，形成合力"的学术思想。在"医药圆融"特色学术思想指导下，金世元教授在中药鉴别、中药炮制、中药调剂、中成药合理使用等领域，多有"医药有机融合"的独到见解，不仅对中药生产加工环节的每一个步骤了如指掌，更能站在临床治疗的角度，分析这些步骤有益于临证使用的实际意义。

一、中药鉴定

中药材历史悠久，品种繁多，炮制复杂，来源广泛，产区分散，分为"道地药材"和"非道地药材"。随着中药材野生资源的匮乏，有些栽培药材在质量方面出现下降情况，也有少数药材相继出现伪冒品种，药材本身的种植缺乏"道地药材"意识，随意引种，不能遵循道地药材生长的规律和特点；而中药从业人员对药材真伪优劣的鉴别技术掌握欠佳。金世元教授强调要想了解"道地药材"的真实情况，并熟悉真、伪、优、劣药材的鉴别特点，就必须深入药材产区进行实地考察。金世元教授走遍了大江南北，先后深入川、粤、桂、云、陕、甘、宁、内蒙古等药材产地进行实地调研，几乎走遍了北京地区的最高山峰，走过全国各地的许多中药材种植基地，基本摸清了北京地区的药材资源品种，掌握了不同植物药材的喜生环境和分布情况，也熟悉了全国各地区"道地药材"及药材市场的情况，为药材和饮片的真、伪、优、劣鉴别积累了宝贵经验。

金世元教授极为重视性状鉴别经验的传承，认为中药材经验鉴别主要通过眼看、手摸、鼻闻、口尝、水试、火试等方法来区分真、伪、优、劣。性状鉴别的内容包括以下方面。

形状：每种药材的形状一般比较固定，均具有特异性的鉴别特征。

大小：药材的大小指长短、粗细、厚薄。

颜色：每种药材有其特有的颜色，色泽变化与药材质量直接相关。

表面特征：指药材表面的纹理，光滑还是粗糙，有无皮孔或毛茸等附属物。

质地：指药材的软硬、坚韧、疏松、致密、黏性或粉性等特征。

断面：指药材折断时断面的形态特征及折断时产生的现象，如易折断或不易折断，折断时有无粉尘散落等。

气：有些药材有特殊的香气或臭气，可作为该药材的鉴别点之一，对香气或臭气不明显的药材，可切碎后或用热水浸泡后再闻。

味：药材实际的口尝滋味，是药材中所含化学成分的直接反应。

水试：是利用药材在水中或遇水发生沉浮、溶解及颜色、透明度、膨胀性、旋转性、黏性、酸碱性变化等特殊现象鉴别药材的方法。此类特征与药材组织构造或所含化学成分有关。

火试：有些药材用火烧之，能产生特殊的气味、颜色、烟雾、闪光和响声等现象，可作为鉴别手段之一。

此方法具有简单、易行、迅速、准确的特点，是中药工作者必须具备的基本功，应当很好地继承和发扬。金世元教授主编的《金世元中药材传统鉴别经验》，凝结了金世元教授多年来进行本草考证和考察全国各地的实践经验。本书共收载常用中药材 344 种（包括附药），每个品种按别名、来源、历史、产地、生产概况、采收加工、性状鉴别、品质、规格等级、贮藏、性味与归经、功能与主治等进行介绍，重点在于中药材的性状鉴别，并保留了传统中药鉴别的专用术语。附注对伪品和类似品，以及北京地区习惯用药的情况详加叙述，以防伪劣药混入或错误使用。金世元教授将继承得到的传统经验鉴别知识结合自身的实践与教学汇总出一套完善的真、伪、优、劣性状鉴别体系，尤其对"道地药材"的性状特征有独到的鉴别技能，对假冒药材进行详细界定，以澄清混乱、正本清源，指导安全用药，并且对老产区与新产区的药材、野生药材和野生变家种的药材在性状特征上加以区别，以防止不同产区同种药材及近缘变种在使用中造成优劣、真伪辨别不清的情况。

二、中药炮制

中药由于成分复杂，常常是一药多效，其药性和作用无不有偏，但中医治病往往不是利用药物的所有作用，而是需根据病情有所选择，只有通过炮制对药物原有的性能予以取舍，权衡损益，使某些作用突出，某些作用减弱，才能有针对性地发挥药物的治疗作用，符合辨证论治的治疗原则，更好地契合实际治疗要求。中药炮制是各种药物入药之前必须经过的程序，对药材进行针对性的炮制可以去粗取精、去伪存真、降低毒性、缓和药性、增强疗效、转变药性、引药归经、便于煎出有效成分，从而提高临床的安全性和有效性。炮制质量的好坏直接影响临床治疗效果。

金世元教授自 14 岁进入北京复有药庄当学徒便开始学习"炒药"，通过学徒期间的学习，金世元教授了解了中药制药的全过程。金世元教授认为，中药炮制是一门实践性很强的学科，学生应深入药厂进行实践，了解中药汤剂和中成药的炮制加工过程。按照目前常用的工艺与辅料相结合的分类方法，中药炮制工艺可分为净制、切制和炮炙。其中净制包括挑拣、筛选、风选、水选法等；切制包括软化、切制等；炮炙包括炒、炙、煅、蒸、煮、燀、制霜、发芽、发酵及复制等，每类制法中又根据所用辅料再细分，如炙法可分为酒炙法、醋炙法、蜜炙法、盐炙法、姜炙法等。

多年来，金世元教授在中药炮制领域主编的专著有《中药饮片炮制研究与临床应用》、中等中医药学校全国统编教材《中药炮制学》，参与编写的著作有

《中药炮制大全》《北京市炮制规范》等。中药炮制正逐渐被淡化，宝贵的传统炮制方法濒于失传，幸有金世元教授心怀中药发展，不辞辛劳培养了许多优秀人才，为中药炮制的传承做出自己的贡献。

三、中药调剂

中药调剂学是中药临床药学的重要组成部分，是在中医药理论指导下，研究临床用药的处方审核、调配、监督、管理、用法等相关知识与技术的一门学科。中药调剂基本操作规程一般可分为审方、计价、调配、复核和给药五个程序。中药调剂是一项复杂而又细致的工作。调剂工作者不仅应对调剂药品的品种是否正确、数量是否准确负责，而且对于药品的质量真伪、清洁卫生和炮制是否得当，以及医师处方是否正确，都有监督和检查的责任。因此，中药调剂人员，既要具有熟练的中药知识，又需具备中医基础理论知识，才能胜任中药调剂工作。

金世元教授强调中药调剂自古以来备受重视，历史上"医药一体""前医馆后作坊"的发展模式强调中药调剂与中医处方同等重要。中药调剂与中医临床紧密联系，是确保用药安全有效的重要环节。中医处方能否发挥预期疗效，与中药临床调剂有着密切的关系。中药调剂是影响中药临床应用的核心技术环节之一，调剂质量直接关系中医临床疗效。

金世元教授认为目前中药从业人员对中药调剂的技能掌握不够，加强中药调剂学科的专业知识和技能培养具有重要的现实意义。继承传统的中药调剂人才培养经验，应该重视实践技能与理论知识的统一，鼓励调剂人员"在实践中学习"，必须注重"鉴定""炮制""给付"等环节锻炼，培养出能够学以致用的高素质中医临床药学人才，从而传承中医药传统的调剂技术，同时不断进行技术革新，全面促进中医药现代化发展。

四、中成药合理使用

中成药是中医药遗产的重要组成部分，历代医药典籍中记载的方剂经过历代医家不断应用、积累、补充筛选和演变发展，形成了今天丰富多彩的中成药。中成药以疗效显著、应用广泛、副作用小而著称，并广泛应用于临床。金世元教授告诫后人应很好地继承和发扬中成药。但中成药品种繁多、配方各异、剂型复杂、疗效不同，若使用得当，可迅速奏效；反之，轻则浪费药品和贻误病情，严重者可危及生命。因此，金世元教授认为所使用的中成药应明确其处方来源、组成、功效、适应证、方解、剂型规格、用法用量、使用注意、临床新用、鉴别用药等内容。其中，药物配伍关系是中成药的基础，而鉴别用药是中成药在临床使用中应特别注意的问题。两种名称相似的中成药，其功效可能截然不同，功效相似的中成药，其临床应用也各有不同侧重。但当前大多数临床医生主要是根据中成药的药品标签或说明书参照使用。这些标签和说明书一般非常简单，甚至有的药味不全，又不清楚各药用量，造成使用者对其性能、适应范围不能全面了解而误用乱用中成药。因此，中成药的合理使用显得尤为重要。

　　基于对中成药使用存在的问题的思考和自身的使命感和责任感，金世元教授编写了一本指导青年中医合理使用中成药的专著——《中成药的合理使用》。该书载药 490 种，分为内、妇、儿、外、五官各科。每种中成药分为处方来源、药物组成、剂型、用法用量、功用、适应证、方解、附注等。该书以方解为重点，根据适应证确定病因，再将所用的药物按君、臣、佐、使配伍原则叙述其疗效特点。该书对每种中成药条分缕析，通俗易懂，利于掌握。

临床经验

　　下面以柴胡、生地黄、人参、鹿茸为例介绍金世元教授在中药鉴定、中药炮制、中药调剂、中成药合理使用等方面的经验。

一、柴胡

（一）基本情况

【来源】为伞形科植物柴胡 *Bupleurum chinense* DC. 或狭叶柴胡 *Bupleurum scorzonerifolium* Willd. 的干燥根。根据二者形状不同，前者习称"北柴胡"（商品名又称"硬柴胡"或"黑柴胡"）；后者习称"南柴胡"（商品名又称"软柴胡"或"红柴胡"）。

【性味归经】辛、苦，微寒。归肝、胆、肺经。

【功能主治】疏散退热，疏肝解郁，升举阳气。用于感冒发热，寒热往来，胸胁胀痛，月经不调，子宫脱垂，脱肛。

（二）金世元教授论道地药材

【历史】本品始载于《神农本草经》，列为上品，原名"茈胡"。至宋代《本草图经》始易其名为"柴胡"。历代本草对柴胡的植物形态多有记述。《本草图经》载:"今关、陕、江湖间,近道皆有之,以银州者为胜。二月生苗,甚香,茎紫,叶似竹叶稍紧……七日开黄花……根淡赤色,似前胡而强。其根似芦头,有赤毛如鼠尾,独窠长者好。二月、八月采根。"书中并附图5幅,加上《本草纲目》的竹叶柴胡图和《植物名实图考》的柴胡图,均为柴胡属植物。根据上述古籍记载的产地、分布及植物形态,主要种类应为柴胡和狭叶柴胡。

【产地】

北柴胡:在我国大部分地区均有分布,以河南、河北、内蒙古、山西、黑龙江、吉林、辽宁、山东、陕西、北京、湖北为主要分布区,但以黑龙江、内蒙古、河北产量较大,过去集中在天津出口,香港市场上统称"津柴胡"。

南柴胡:分布于华东、华中、东北、华北等地,主产于河南洛宁、洛阳、栾川、卢氏、西峡、嵩县、灵宝、桐柏,湖北襄阳、孝感、秭归、宜昌、郧西、房县、随州、保康,陕西宁强、勉县、商洛等地,过去集散于武汉,统称"红胡",主销长江流域。新中国成立前北京地区亦有少量应用。

(三)金世元教授谈性状鉴别

【形色嗅味】

北柴胡:根呈圆锥形,多有分支,根头部膨大,多具残茎基,向下渐细,长6~8cm,直径0.5~1.5cm。表面呈灰黑色或灰棕色,有纵皱纹、支根痕及横向突起的皮孔。质坚硬,不易折断,断面显纤维性,皮部呈浅棕色,木部呈黄白色。气微香,味微苦辛。

栽培的北柴胡与野生品性状有异,栽培品一般较野生品根条粗长,表面呈棕黄色或灰黄色,质硬脆,断面呈黄白色,纤维性强,气、味较淡。

南柴胡:根呈圆锥形,多不分支或下部稍有短分支,长6~15cm,直径0.3~0.8cm。表面呈红棕色或红褐色,有纵皱纹及皮孔,近根头部有许多细而紧密的环纹,顶端通常簇生黑棕色纤维状叶基残留物。质脆,易折断,断面平坦呈淡棕色,不显纤维状,中间有油点。有显著败油气,味微苦、辛。

【优品质量】以身干、条粗长、整齐,无残留茎、叶及须根者为佳。

(四)金世元教授说炮制加工

【历史沿革】唐代有熬法;宋代有焙法;元代有酒拌、酒炒等法;明、清有醋炒、炙制、蜜炙、鳖血制等方法。

【现代炮制】现行柴胡的炮制品有柴胡、醋炙柴胡、鳖血制柴胡。具体炮制加工内容见表1。

表 1　柴胡的炮制加工

炮制品名称	炮制工艺	质量要求	功效
柴胡	取原药材，除去杂质及残茎，洗净，闷润4～6小时，至内外湿度一致，切厚片或中段，干燥，筛去碎屑	不规则厚片，外表黑褐色或浅棕色，有纵皱纹及支根痕，断面粗糙，显纤维性，黄白色，质坚硬，气微香，味微苦	升散作用较强，多用于解表退热
醋炙柴胡	取柴胡片或段，加米醋拌匀，闷润1～2小时，至醋被吸尽，置热锅内，用文火炒干，取出，晾凉。每100kg柴胡片（段），用米醋20kg	表面淡棕黄色，微有醋香气，味微苦	缓和升散之性，增强疏肝止痛作用。适用于肝郁气滞的胸胁胀满、月经不调等
鳖血制柴胡	取柴胡片，加入定量洁净的新鲜鳖血及适量冷开水或者定量黄酒拌匀，闷润至鳖血和水或黄酒被吸尽，置预热的炒制容器内，用文火加热，炒干，取出，晾凉	棕褐色，具血腥气，味微苦	抑制其浮阳之性，增强清肝退热的功效，并能填血滋阴

（五）金世元教授做临床调剂

1. 金世元教授谈柴胡处方审核技术

柴胡作为解表药中的常见中药，对其处方审核技术，要求执业药师收到处方后首先要审核处方的前记、后记等，然后审核处方的用药名称、炮制规格及用药剂量。

在《中国药典》2015版中规定柴胡的用量为3～10g，在处方审核过程中，如有超出范围时，应及时与临床医师进行沟通。处方中，柴胡的常用炮制品有醋炙柴胡，当遇到缺药的情况时，处方审核人员不应随意进行更改或将其划掉，应与临床医师进行沟通，并适当调换。

2. 金世元教授谈柴胡处方应付技术

首先要确保柴胡的书写规范整齐。其次是炮制应付，要注意处方名为"柴胡"时，应给付柴胡；为"炙柴胡"或"醋柴胡"时，应给付醋炙柴胡；为"鳖血制柴胡"时，应给付"鳖血制柴胡"，见表2。

表 2　柴胡处方应付表

处方名	给付
柴胡	柴胡
炙柴胡、醋柴胡	醋炙柴胡
鳖血制柴胡	鳖血制柴胡

3. 金世元教授谈柴胡发药交代技术

（1）柴胡的服药方法：汤剂分两次服，每日1剂。或入丸散。服药时间与次数根据不同的病证选择。

（2）柴胡的使用注意与禁忌：柴胡其性升散，古人有"柴胡劫肝阴"之说，阴虚阳亢、肝风内动、阴虚火旺及气机上逆者忌用或慎用。

4.金世元教授谈柴胡临床煎煮技术

柴胡和醋炙柴胡应煎服。煎药前先加水浸泡半小时，没过药物表面 2cm 为宜。煎煮两次，合并药液，每次煎煮时间为 30 分钟，煎煮后药液 300mL。儿童每剂一般煎至 100 ～ 300mL，成人每剂一般煎至 400 ～ 600mL，每剂等量分装两份，早晚各服 1 次，或遵医嘱。

（六）金世元教授谈合理用药

1. 小柴胡颗粒（片、胶囊）

（1）基本情况

【收载】《中国药典》2015 版·一部。

【组成】柴胡、姜半夏、黄芩、党参、甘草、生姜、大枣。

【功效】解表散热，疏肝和胃。

【适应证】外感风寒化热内传或风热邪气直入少阳。症见寒热往来，胸胁苦满，心烦喜呕，口苦咽干，苔薄黄，脉弦。

【剂型规格】颗粒剂，每袋装 10g。片剂，每片重 0.4g。胶囊剂，每粒装 0.4g。

【用法用量】①颗粒剂：开水冲服，每次 10 ～ 20g，每日 3 次。②片剂：口服，每次 4 ～ 6 片，每日 3 次。③胶囊剂：口服，每次 4 粒，每日 3 次。

（2）古方来源

【处方来源】汉代《伤寒论》之小柴胡汤。

血弱气尽，腠理开，邪气因入，与正气相搏，结于胁下，正邪纷争，往来寒热，休作有时，默默不欲饮食。脏腑相连，其痛必下，邪高痛下，故使呕也。小柴胡汤主之。

柴胡半斤（味苦、微寒），黄芩三两（味苦、寒），人参三两（味甘、温），甘草三两（味甘、平），半夏半升（洗，味辛、温），生姜三两（切，味辛、温），大枣十三枚（掰，味甘、温）。上七味，以水一斗二升，煮取六升，去滓，再煎，取三升，温服一升，日三服。

（3）金世元教授传承

【方解】见表 3。

表 3 小柴胡汤方解

君	柴胡	透半表之邪热
臣	黄芩	清半里之热
佐	半夏、生姜	和胃降逆
	党参、大枣	益气补中，扶正祛邪，防止邪热内传
使	甘草	调和诸药

（4）现代应用

【现代研究】

药理作用：小柴胡颗粒具有抗肝细胞损害、抗炎解热、抑菌、抗病毒和调节机体免疫功能，以及兴奋脑垂体－肾上腺皮质功能、改善造血功能、抗血小板聚集等作用。

临床新用：近年来有临床验证表明，该药还可用于感染或炎症、发热、过敏性皮肤病、围绝经期综合征、妊娠恶阻、原发性痛经、传染性单核细胞增多症、癫痫等疾病。

【注意事项】①忌烟、酒及辛辣、生冷、油腻食物。②不宜在服药期间同时服用滋补性中成药。③高血压、心脏病、肝病、肾病等慢性病严重者，应在医师指导下服用。

（5）相关临床常用中成药的合理鉴别与应用：临床上常用小柴胡颗粒、少阳感冒颗粒、柴黄口服液治疗少阳感冒、往来寒热、胸胁苦满、口苦咽干等症。少阳感冒颗粒药力较强，用于发热较重者；柴黄口服液药力较缓，且无和胃之功。

2. 逍遥丸（水丸、浓缩丸）

（1）基本情况

【收载】《中国药典》2015 版·一部。

【组成】柴胡、当归、白芍、炒白术、茯苓、炙甘草、薄荷。

【功效】疏肝健脾，养血调经。

【适应证】用于肝郁血虚脾弱证。症见两胁作痛，头痛目眩，口燥咽干，神疲食少，或月经不调，乳房胀痛，脉弦而虚者。

【剂型规格】大蜜丸每丸重 9g，小蜜丸每 100 丸重 20g；水丸；浓缩丸每 8 丸相当于饮片 3g。

【用法用量】①丸剂：口服。大蜜丸每次 1 丸，小蜜丸每次 9g，每日 2 次。②水丸：口服，每次 6～9g，每日 1～2 次。③浓缩丸：口服，每次 8 丸，每日3次。

（2）古方来源

【处方来源】宋代《太平惠民和剂局方》之逍遥散。

治血虚劳倦，五心烦热，肢体疼痛，头目昏重，心忪颊赤，口燥咽干，发热盗汗，减食嗜卧，及血热相搏，月水不调，脐腹胀痛，寒热如疟。又疗室女血弱阴虚，荣卫不和，痰嗽潮热，肌体羸瘦，渐成骨蒸。

甘草（微炙赤，半两），当归（去苗，锉，微炒），茯苓（去皮，白者），芍药（白），白术，柴胡。上为粗末，每服二钱，水一大盏，烧生姜一块切破，薄荷少许，同煎至七分，去渣热服，不拘时候。

（3）金世元教授传承

【方解】见表4。

表4 逍遥散方解

君	柴胡	疏肝解郁
臣	白芍	养血敛阴，柔肝缓急
	当归	养血和血
佐	白术、茯苓、甘草	健脾益气，实土抑木，健运气血
	薄荷	疏散郁遏，透达肝经郁热
	生姜	降逆和中，且能辛散达郁
使	柴胡	引药入肝经

（4）现代应用

【注意事项】①忌食寒凉、生冷食物。②孕妇服用时请向医师咨询。③感冒时不宜服用本药。④月经过多者不宜服用本药。⑤平素月经正常，突然出现月经量少，或月经错后，或阴道不规则出血，应去医院就诊。

（5）相关临床常用中成药的合理鉴别与应用：由柴胡组成的临床常用中成药有小柴胡颗粒、逍遥丸、加味逍遥丸。三种药具体鉴别见表5。

表5 小柴胡颗粒、逍遥丸、加味逍遥丸临床合理用药鉴别

常用中成药	组方特点	主要功能	临床主治
小柴胡颗粒（片）	疏清为主，兼以扶正	解表散热，疏肝和胃	外感病邪犯少阳证，症见寒热往来、胸胁苦满、食欲不振、心烦喜呕、口苦咽干
逍遥丸（颗粒）	肝脾并治，补疏共施，气血兼调	疏肝健脾，养血调经	肝郁脾虚所致的郁闷不舒、胸胁胀痛、头晕目眩、食欲减退、月经不调
加味逍遥丸（口服液）	又能清肝热，善治肝郁脾虚有热者	疏肝清热，健脾养血	肝郁血虚，肝脾不和，两胁胀痛，头晕目眩，倦怠食少，月经不调，脐腹胀痛

二、生地黄

（一）基本情况

【来源】为玄参科植物地黄 *Rehmanniaglutinosa*Libosch. 的新鲜或干燥块根，均为栽培。

【性味归经】甘，寒。归心、肝、肾经。

【功能主治】

生地黄：清热凉血，养阴生津，凉血止血。用于热病，舌绛烦渴，阴虚骨蒸劳热，内热消渴，吐血衄血，发斑发疹。

鲜地黄：清热生津，凉血止血。用于热病伤阴，舌绛烦渴，发斑发疹，吐血衄血，咽喉肿痛。

（二）金世元教授论道地药材

【历史】本品始载于《神农本草经》，列为上品，原名干地黄，有"填精髓，长肌肉，久服轻身不老"之功效。明代《本草蒙筌》记载："地黄江浙种者，受南方阳气，质虽光润而力微。怀庆生者秉北方纯阴，皮有疙瘩而力大。"李时珍亦云："今人唯以怀庆地黄为上。"清代《本草从新》云："地黄以怀庆肥大而短、糯体细皮、菊花心者良。"清代《本草问答》说："河南居天下之中，名产地黄，人见地黄色黑，而不知其未经蒸晒。其色本黄，河南地厚水浮，得中央湿土之气而生，内含润泽。"通过上述历代医药学家的论述，再结合当今产品质量实际情况，都证明了河南所产的地黄是名副其实的"道地药材"。由于功效卓著，适应疾病较为广泛，生地黄常于补益类、妇科类、清热类等汤剂配方中和中成药制剂中大量应用。

【产地】主产河南省焦作市所辖的武陟、博爱、温县、孟州、沁阳、修武等；山西省河津、芮城、绛县、平陆、襄汾、翼城；山东省成武、定陶；陕西省大荔、蒲城、渭南等地。此外，河北安国、安平也有少量出产。以河南、山西产量大，以河南质量佳。山西、山东有些县份产品质量也很好。这些产品不仅畅销国内，而且是历史上大宗出口药材。

（三）金世元教授谈性状鉴别

【形色嗅味】

生地黄：多呈不规则的团块状或长圆形，中间膨大，两端稍细。有的细小，呈长条状，稍扁扭曲，长 6～12cm，直径 2～6cm。表面棕黑色或棕灰色，极皱缩，具不规则的横曲纹。体重，质较软而韧，不易折断，断面呈紫黑色或乌黑色,有光泽,具黏性。气微,味微甜。

鲜地黄:呈纺锤形或条状,长 8～24cm,直径 2～9cm。外皮薄,表面浅红黄色,具弯曲的纵皱纹、芽痕、横长皮孔样突起及不规则疤痕。肉质,易断,断面皮部淡黄白色,可见橘红色油点,木部黄白色,导管呈放射状排列。气微,味微甜、微苦。

【优品质量】以块根肥大、体重、断面乌黑色者为佳。小条者为次。

【使用注意】有芦头、生心、焦枯、霉变者均不符合药用要求。

(四)金世元教授说炮制加工

【历史沿革】汉代有蒸制法;南齐有切制;梁代有酒浸法;南北朝刘宋时代有酒蒸法;唐代有熬法、蜜煎等法;宋代有洒酒九蒸九曝法、酒洗、制炭、醋炒、姜制等法;元代有酒炒、酒煮、盐水炒等法;明代有酒炖、盐煨浸炒、蜜制、砂仁酒蒸制、砂仁酒茯苓制、砂仁茯苓煮、砂仁沉香制、砂仁炒、黄连制、煮等炮制方法;清代有炒焦、砂仁酒姜蒸、乳汁制、童便制、蛤粉炒、红花炒、煨制等方法。

【现代炮制】现行生地黄的炮制品为生地黄、鲜地黄、生地黄炭。具体炮制加工内容见表6。

表6　生地黄的炮制加工

炮制品名称	炮制工艺	质量要求	功效
生地黄	取原药材,除去杂质,大小分开,洗净,闷润8～12小时,至内外湿度一致,切厚片,干燥,筛去碎屑	为类圆形或不规则的厚片。表面棕黑色或棕灰色,极皱缩,具不规则的横曲纹。切面呈紫黑色或乌黑色,有光泽,具黏性。气微,味微甜	清热凉血,养阴生津,凉血止血。用于热病,舌绛烦渴,阴虚,骨蒸劳热,内热消渴,吐血衄血,发斑发疹
鲜地黄	取鲜药材,洗净泥土,除去须根,用时切厚片或绞汁	呈纺锤形或条状,长 8～24cm,直径 2～9cm。外皮薄,表面浅红黄色,具弯曲的纵皱纹、芽痕、横长皮孔样突起及不规则疤痕。肉质,易断,断面皮部淡黄白色,可见橘红色油点,木部黄白色,导管呈放射状排列。气微,味微甜、微苦	清热生津,凉血止血。用于热病伤阴,舌绛烦渴,发斑发疹,吐血衄血,咽喉肿痛
生地黄炭	取生地黄片,大小分开,置热锅中,用武火180～220℃炒至鼓起,表面焦黑色,内部黑褐色,喷淋清水少许,熄灭火星,取出,晾干	表面焦黑色,质轻松膨胀,外皮焦脆,中心部呈棕黑色并有蜂窝状裂隙,有焦苦味	凉血,止血。用于咯血,衄血,便血,尿血,崩漏

（五）金世元教授做临床调剂

1. 金世元教授谈生地黄处方审核技术

生地黄作为清热药中的常见中药，对其处方审核技术要求执业药师收到处方后首先要审核处方的前记、后记等，然后审核处方的用药名称、炮制规格及用药剂量。

在《中国药典》2015 版中规定鲜地黄的用量为 12～30g，生地黄的用量为 10～15g。在处方审核过程中，如有超出范围时，应及时与临床医师进行沟通。处方中，应区分生地黄、鲜地黄和生地黄炭，当遇到缺药的情况时，处方审核人员不应随意进行更改或将其划掉，应与临床医师进行沟通，并适当调换。

2. 金世元教授谈生地黄处方应付技术

首先要确保生地黄的书写规范整齐。其次是炮制应付，要注意处方名为"生地黄"时，应给付生地黄；处方名为"鲜地黄"时，应给付鲜地黄；处方名为"地黄炭"时，应给付生地黄炭，见表7。

表 7　生地黄处方应付表

处方名	给付
生地黄	生地黄
鲜地黄	鲜地黄
地黄炭	生地黄炭

3. 金世元教授谈生地黄发药交代技术

（1）生地黄的服药方法：汤剂分两次服，每日 1 剂。或入丸散。服药时间与次数根据不同的病证选择。

（2）生地黄的使用注意与禁忌：脾虚湿滞，腹满便溏者不宜使用。

4. 金世元教授谈生地黄临床煎煮技术

煎药前先加水浸泡半小时，没过药物表面2cm为宜。煎煮两次，合并药液，每次煎煮时间为30分钟。煎煮后药液约300mL。儿童每剂一般煎至100～300mL，成人每剂一般煎至400～600mL，每剂等量分装两份，早晚各服 1 次，或遵医嘱。

（六）金世元教授谈合理用药

1. 六味地黄丸（浓缩丸、胶囊、软胶囊、颗粒）

（1）基本情况

【收载】《中国药典》2015 版·一部。

【组成】熟地黄、酒山茱萸、山药、泽泻、牡丹皮、茯苓。

【功效】滋补肝肾。

【适应证】用于肝肾阴虚。症见身体消瘦、腰酸腿软、头晕目眩、耳鸣、遗精盗汗、舌燥咽痛、口渴等。

【剂型规格】大蜜丸，每丸重 9g。水丸，每袋装 5g。浓缩丸，每 8 丸重 1.44g（每 8 丸相当于饮片 3g）。胶囊剂，每粒装 0.3g，或每粒装 0.5g。软胶囊，每粒装 0.38g。颗粒剂，每袋装 5g。

【用法用量】①蜜丸：口服，水蜜丸每次 6g，小蜜丸每次 9g，大蜜丸每次 1 丸，每日 2 次。②水丸：口服，每次 5g，每日 2 次。③煎膏剂：温开水冲服，每次 10 ~ 15g，每日 2 次。④浓缩丸：口服，每次 8 丸，每日 3 次。⑤胶囊剂：口服，每次 1 粒（每粒装 0.3g），或每次 2 粒（每粒装 0.5g），每日 2 次。⑥软胶囊：口服，每次 3 粒，每日 2 次。⑦颗粒剂：开水冲服，每次 5g，每日 2 次。

（2）古方来源

【处方来源】宋代《小儿药证直诀》之地黄丸。

治肾怯失音，囟开不合，神不足，目中白睛多，面色白等。

熟地黄（八钱），山茱萸、干山药（各四钱），泽泻、牡丹皮、白茯苓（去皮各三钱）。上为末，炼蜜丸，如梧子大，空心，温水化下三丸。

（3）金世元教授传承

【方解】见表8。

表8　六味地黄丸方解

君	熟地黄	滋阴补肾，填精益髓	补中有泻，寓泻于补
臣	山茱萸	温补肝肾，收敛精气	
	山药	健脾益阴，兼能固精	
佐使	泽泻	清泻肾火，防熟地黄滋腻	
	牡丹皮	清泻肝火，并制山茱萸之温涩	
	茯苓	淡渗脾湿，使山药补而不滞	

（4）现代应用

【现代研究】属于肝肾阴虚证的各科疾病。内科疾病如慢性高血压、神经衰弱、病理性室性期前收缩；泌尿生殖系统疾病如慢性肾炎、肾病综合征、乳糜尿、肾结石、输尿管结石、血尿、慢性尿路感染；内分泌疾病如糖尿病、甲状腺功能亢进症；小儿发育不良；五官科疾病如瞳神散大症、耳聋、鼻干燥症、变态反应性鼻炎、口腔病等。

【注意事项】①忌不易消化食物。②感冒发热患者不宜服用。③有高血压、心脏病、肝病、糖尿病、肾病等慢性病症状严重者，应在医师指导下服用。④儿童、孕妇、哺乳期妇女应在医师指导下服用，儿童必须在成人监护下使用。

2. 左归丸

（1）基本情况

【收载】《中华人民共和国卫生部药品标准》中药成方制剂分册。

【组成】熟地黄、枸杞子、怀牛膝、山茱萸、山药、鹿角胶、龟甲胶、菟丝子。

【功效】补肝肾，益精血。

【适应证】用于肝肾虚弱，精血不足。症见形体消瘦、腰膝软、目暗耳鸣、骨蒸盗汗、遗精等。

【剂型规格】大蜜丸，每丸重9g；小蜜丸，每100粒重30g。

【用法用量】口服，大蜜丸每次1丸，小蜜丸每次30粒，每日2次。

（2）古方来源

【处方来源】明代《景岳全书》之左归丸。

治真阴肾水不足，不能滋养营卫，渐至衰弱，或虚热往来，自汗盗汗，或神不守舍，血不归原，或虚损伤阴，或遗淋不禁，或气虚昏运，或眼花耳聋，或口燥舌干，或腰酸腿软，凡精髓内亏，津液枯涸等证，俱速宜壮水之主，以培左肾之元阴，而精血自充矣。宜此方主之。

大怀熟（八两），山药（炒，四两），枸杞子（四两），山茱萸肉（四两），川牛膝（酒洗，蒸熟，三两，精滑者，不用），菟丝子（制，四两），鹿胶（敲碎，炒珠，四两），龟胶（切碎，炒珠，四两，无火者，不必用）。上先将熟地黄蒸烂，杵膏，加炼蜜丸，桐子大。每食前用滚汤或淡盐汤送下百余丸。

（3）金世元教授传承

【方解】见表9。

表9　左归丸方解

君	熟地黄	滋补肝肾	补肝肾、益精血作用较六味地黄丸强
臣	山茱萸、龟甲胶、鹿角胶、枸杞子、山药	滋补肝肾，峻补精血	
佐使	怀牛膝、菟丝子	育阴潜阳，强筋健骨	

（4）现代应用

【注意事项】①孕妇忌服，儿童禁用。②忌油腻食物。③感冒患者不宜服用。

（5）相关临床常用中成药的合理鉴别与应用：六味地黄丸、左归丸、大补阴丸、知柏地黄丸、河车大造丸、麦味地黄丸、玉泉丸、杞菊地黄丸是临床常用的滋阴剂，具体鉴别见表10。

表10　相关临床常用中成药合理用药鉴别

常用中成药	特点		主要功能	临床主治
六味地黄丸（胶囊、颗粒、口服液、片剂、软胶囊）	专于滋阴补肾，治疗肾阴虚证所致头晕耳鸣、腰膝酸软、骨蒸潮热、盗汗遗精、消渴等症	补泻兼顾，补而不腻	滋阴补肾	肾阴亏损，头晕耳鸣，腰膝酸软，骨蒸潮热，盗汗遗精，消渴
左归丸		重在填补，滋补力胜，但稍嫌滋腻		真阴不足，腰酸膝软，盗汗遗精，神疲口燥
大补阴丸		滋阴与清火并行，善治肾阴不足，阴虚火旺者	滋阴降火	阴虚火旺，潮热盗汗，咳嗽咯血，耳鸣遗精
知柏地黄丸				阴虚火旺，潮热盗汗，口干咽痛，耳鸣遗精，小便短赤
河车大造丸	补肺肾之阴，主治肺肾阴虚证	兼能清降虚火，善治肺肾阴虚，虚劳咳嗽	滋阴清热，补肾益肺	肺肾两亏，虚劳咳嗽，骨蒸潮热，盗汗遗精，腰膝酸软
麦味地黄丸（口服液）		兼能润燥敛肺，善治肺肾阴虚，咽干咳嗽	滋肾养肺	肺肾阴亏，潮热盗汗，咽干咳血，眩晕耳鸣，腰膝酸软，消渴
玉泉丸	清热生津，善治津伤口渴、消渴		清热养阴，生津止渴	阴虚内热所致的消渴，症见多饮、多食、多尿；2型糖尿病见上述证候者
杞菊地黄丸（浓缩丸、片剂、口服液、胶囊）	补肾阴兼能养肝明目，善治肝肾阴虚，目涩目昏		滋肾养肝	肝肾阴亏，眩晕耳鸣，羞明畏光，迎风流泪，视物昏花

三、人参

（一）基本情况

【来源】为五加科植物人参 *Panax ginseng* C. A. Mey. 的干燥根和根茎。

【性味归经】甘、微苦，微温。归脾、肺、心、肾经。

【功能主治】大补元气，复脉固脱，补脾益肺，生津养血，安神益智。用于体虚欲脱，肢冷脉微，脾虚食少，肺虚喘咳，津伤口渴，内热消渴，气血亏虚，久病虚羸，惊悸失眠，阳痿宫冷。

（二）金世元教授论道地药材

【历史】本品始载于《神农本草经》，列为上品。《名医别录》云："人参生上党及辽东。"上党，即今天山西省长治地区的壶关、黎城、平顺、潞城一带，辽东即指今辽宁省及以东的东北地区。宋代《本草图经》谓："初生小者三四寸许，一梗五叶，四五年后生两梗五叶，未有花茎，至十年后生三椏，年深者生四椏，各五叶，中心生一茎，俗称百尺杵。三月、四月有花，细小如粟，蕊如丝，紫红色，秋后结子，或七八枚，如大豆，生青熟红自落。"明代《本草纲目》云："上党，今潞州也，民以人参为地方害，不复采取，今所用者皆是辽参。"又云："《本草图经》所绘潞州者，三梗五梗真人参也。"以上所论人参的植物形态与现今使用的五加科人参是相同的。由此可知，古代山西省上党（今长治）地区也产人参，可能后因该地区的森林被砍伐破坏，人参没有生存条件，故已绝迹。

古代所谓的人参是指野生品（野山参）而言。野山参生长年限不等，而以年久者质优。由于其喜生密林之中，分布十分分散，寻找极为困难。加之连年觅采，产量微，致使价格昂贵，实为珍稀罕见商品。因此，人参早已由野生变为栽培。当今药材市场所售的商品人参均系栽培品。

【产地】

野山参：产量稀少，主要分布于东北辽宁、吉林沿长白山脉各县，以及黑龙江的小兴安岭的东南部和张广才岭等。俄罗斯远东地区和朝鲜也产，但俄罗斯产量大，朝鲜产量少。俄罗斯野山参近年来通过贸易大量输入我国和国际市场，朝鲜产品也通过民间贸易进入我国吉林省吉安、临江等市。

林下参、园参：吉林抚松、集安、靖宇、长白山产量最大，尤其抚松素有"人参之乡"之称。其他如吉林的桦甸、汪清、通化、安图、临江、辉南、敦化，辽宁宽甸、新宾、凤城、本溪、清原，黑龙江铁力、伊春、林口、东宁、宁安、穆棱、依兰、尚志、五常等地也产。过去普通人参生长年限短、产量大，以抚松等县产品为主，故称"抚松路"。边条人参生长年限长、产量小，以集安和辽宁新宾、宽甸等县产品为主，故称"集安路"，据传，因始产于吉林集安县境内高句丽基群附近石柱子沟，故称"石柱参"。据说，清代咸丰年间，在辽宁省宽甸县露河乡石柱子沟所产的人参亦称"石柱参"。再者，清代初期，沿辽宁新宾县栽有一行较长的柳树林，当地称"柳边条"，边里边外所种的人参均在营口集散，统称"边条子参"，简称"边条参"（现产参区多有生产）。现有些人参产区认为种植栽培9年以上者为"边条参"，种植12年以上者为"石柱参"。

（三）金世元教授谈性状鉴别

【形色嗅味】

1. 野山参

（1）野山参纯货

1）山参芦（根茎）：因生长年久，茎芦较原参为长，长度可超过主根一二倍，甚至三倍。茎芦常弯曲，如雁脖，俗称"雁脖芦"。芦的生长分为3个阶段：①第一阶段，顶端的一段具新脱落的地上茎痕，边缘棱较平齐，中心凹陷（芦碗）形如马牙齿面，又称"马牙芦"。②第二阶段，沿中段或上段（近10年脱落的茎基）芦碗紧密，左右交错，层叠而生，芦碗边缘有明显的棱脊，呈缝隙状，层层堆叠，堆积如花状，习称"堆花芦"。③第三阶段，下部由于参龄年久，芦碗逐渐消失，形成圆柱形，俗称圆芦。上述3个阶段参芦形状有明显区别，故称"三节芦"。圆芦上面具有紧密环形棱皱及许多小疙瘩，也是野山参特征之一。此外还有线芦、草芦、竹节芦等，但绝不存在单一的圆芦。

2）山参芋：芋是指从"堆花芦"或"马牙芦"上长出的不定根（圆芦不长芋）。野山参长到了四品叶、五品叶时，有长长的芦头。为了牢固支撑地下茎，才在芦头上长出了芋，向左右前后牵拉，起着重要的支撑作用。山参芋有许多种：①毛毛芋：即弯曲细小的不定根，集中长在芦头一侧的毛毛芋好像一撮羊胡子，故习称"羊胡子芋"。若长在芦头两侧，称"蓑衣芋"。②顺长芋：超过主根，经验认为，30年左右的山参会长顺长芋。芋因遇到适宜的土壤、养分，故长得快，有时比主根还大，这种山参质量较差。③蒜瓣芋：连接芦碗一端的芋头钝圆粗大，另一端芋须顺长，形如蒜瓣，故称"蒜瓣芋"。经验认为，具有四五十年参龄的野山参可有此形态。④枣核芋：参芋形状两端细、中间膨大，形如枣核，习称"枣核芋"。它是由蒜瓣芋发展而来的。经验认为，只有五十年以上的野山参才有此特征，极为少见。

3）山参体：即指野山参的主根。其形态是真品的主要特征，也是与园参、趴货的重要区别之一。野山参由于生长环境不同，其主根形状有很大区别，如遇土壤冷硬，主根难以下伸，故形成"横灵体""疙瘩体"或"菱角体"，其支根呈八字形分开，俗称"武形"。如遇土壤略有疏松，主根生长就可下伸，形成"顺直体"和"笨体"，俗称"文形"，多呈纺锤形或圆柱形。无论"文形"还是"武形"，其主根均较粗短，一般长4～6cm，最长不超过10cm，中部直径0.5～2.5cm。肩部下垂，习称"溜肩膀"，是野山参的特征之一。

4）山参皮：野山参的表皮根据生长环境、土壤颜色、参龄长短，其质地颜色也有所差异，一般生晒野山参多为黄白色或浅黄色，紧洁光润，老而不粗，习称"皮细似锦"或"细结皮"。

5）山参纹：在主根上端有紧密环纹，纹深而细，皱纹略显上兜，习称"螺旋纹"和"紧兜纹"；沟纹留有微量的黑色泥土，又称"铁线纹"。其环纹有时延伸至中部，少数延伸至稍下端。

6）山参腿：即为支根，多为两条（少为3条），短粗，上细下粗，分裆处呈八字形，角度较大，宽阔而不并腿，也无拧腿。

7）山参须：系主根下部和支根长出的须根，其须根形状与园参、趴货有本质区别。野山参生长在深山老林中，年深日久全靠须根吸收营养而生存和发育，故稀疏而修长，多为参体的3～4倍或更长，但清晰不乱，似垂柳嫩条，柔韧须直，俗称"皮条须"。须根上生有许多小疙瘩，俗称"珍珠疙瘩"或"珍珠点"。

8）艼变：即野山参在漫长的生长过程中，主根受到病虫伤害或咬食后不能生长，由不定根（艼）主持生命而生长，代替了主根，在形状上必然带有原主根残迹。艼变后的主根体位不正，呈圆锥形或纺锤形，多为顺直体，芦多偏斜，皮黄褐色，许多较嫩，无环状横纹或浮浅稀疏，腿单一，不分支，须长，清晰不乱，珍珠疙瘩不明显。这样的艼变仍属于野山参。

气味：野山参气微，味甘微苦，嚼之有清香气。

为了便于记忆，中药业有经验的前辈将鉴别野山参的形状特征编了一套顺口溜："芦长碗密带圆芦，左右下垂枣核艼，身短丰满横灵体，螺旋环纹深密生，皮紧细洁光而润，腿短分开八字形，须根稀长根瘤密，此为山参特殊形。"

（2）移山参：所谓移山参，是被山农在深山密林中发现野山参幼苗，由于重量小，不能做货出售，故将幼苗带根挖回，栽于自家附近的野林下，便于看守，令其自然生长，一般移栽10年以上。由于新地土肥，加之人工移动，其形态较野山参有很大区别。

1）芦和艼：芦有扭曲转向现象，俗称"转芦"或"回脖芦"，顶端芦碗变大，艼多旁伸，形状下粗上细，毛毛艼增多。

2）体和腿：主根中下部发达，俗称"大屁股参"，腿也出现下粗上细现象，俗称"穿喇叭裤腿"，常有并腿和扭曲状态。

3）皮和纹：有粗皮，质地疏松，横纹断续稀疏，分布于主根中下部，俗称"跑纹"。

4）须：须细嫩，稀疏细长，呈扇形分布，珍珠疙瘩较少。

（3）类山参：是指其基源为栽培人参，其种子或种栽来源于园参，但生长环境是在深山老林中，包括籽海、老栽子上山、小栽子上山、池底参。因其生态环境与纯野山参接近，故形态有别于栽培的人参，与野山参既有差别又稍微近似，故统称"类山参"。

1）籽海：又称"籽货""籽趴"。其基源是栽培人参的种子，就是把栽培人参的种子撒播在深山老林的土壤里，任其自然发育生长，经 10 ～ 20 年采挖做货。目前人工养护的所谓"山参"和"林下参"就属该品，现在占山参市场的大部分。以园参种子播于林下的方法，早在 20 世纪 60 年代就开始了，如辽宁桓仁、吉林抚松等均已成功，但其性状与野山参有很大区别：①芦和艼：芦细长，芦碗稀，为二节芦，无三节芦。多为毛毛艼，顺直而下，较细嫩。②皮和纹：皮嫩，黄白色，有的光滑无纹，俗称"小白胖子"，即使有横纹也是稀疏浮浅。③体和腿：体松泡，横体、疙瘩体、顺直体都有，但较短小，腿单一、分叉均有。④须：须根长而多，无弹性，珍珠点不明显。

2）老栽子上山：又称"趴货"或"园子趴货"。选择圆膀、圆芦等长脖类型 5 ～ 6 年生的栽培人参，把它移植到深山密林里，令其生长，待 10 ～ 20 年采挖加工：①芦和艼：芦长、芦碗稀疏，有二节芦或回脖芦；艼较粗大，旁伸或上翘，毛毛艼多。②皮和纹：皮较粗，横纹浮浅，纵皱纹较多。③体和腿：体粗短，多为顺笨体，俗称"炮竹筒"，腿二至三条，多见拧腿或并腿。④须：须较多而散，整体似扇形，须根有珍珠点，但分布不均匀。

3）小栽子上山：又称"参苗上山"。选择 2 ～ 3 年生、参形较好的小栽子，移植于深山老林中令其生长 10 ～ 20 年采挖，加工做货。其性状特征类似"老栽子上山"而短小，质地较嫩。

4）池底参：又称"撂荒棒槌"。栽培人参的土地切忌连作，栽植一周期采挖后，遗留下的参池不能再栽培人参，被称为"老参地"。在采挖人参时留下来，在参畦中经其生长 10 年后挖出加工做货，称为"池底参"：①芦和艼：芦短粗，芦碗稀疏，俗称"缩脖芦"。艼较粗，多圆锥形，伸展向上翘，俗称"兔耳朵艼""朝天艼"，毛毛艼也多。②皮和纹：皮黄褐色，较松，有粗皮和明显纵皱，横纹粗短，可由主根肩部延伸到下部。③体和腿：顺体多见，腿两条以上，分档角度小，有拧腿和并腿。④须：须多而长，整体如扫帚状，珍珠点细小而少。

2. 园参

园参是指栽培在参园中的人参，过去又称"秧子参"。本品由于栽培方法、生长年限、产地加工和性状特征不同，又分为普通参和边条参两类。普通参又称"大马牙"，边条参又称"二马牙"，均属参农培育品种。

（1）生晒参类

1）生晒参：呈圆柱形或纺锤形，全长 5～15cm，直径 1～3cm，顶端留有短芦，下部支根已除去。表皮呈灰黄色或黄白色，上部有断续环纹，参体有明显纵皱纹。质较硬，断面淡黄白色，显粉性，有明显棕黄色形成层环，皮部有黄棕色点状树脂道及放射状菊花纹。气特异，味微苦、甘。

2）全须生晒参：具有完整的艼、芦、须，多用棉线缠绕，以保持人参形态，其余同生晒参。

3）白直须：本品多系鲜园参掐下的细枝根，刷洗干净，蘸水撮去表皮，晒干，捆把，每把 100g 左右。根条状，有光泽，黄白色，上端直径 3mm，下端渐纤细，长短不一，最长 15cm。

4）皮尾参：根呈长条形，下部不带支根，长 3～6cm，直径 0.5cm。表皮黄白色，有褐色环纹及不规则纵向细沟，质轻泡，断面白色，显菊花纹。气味同生晒参。

（2）生蒸参类

1）红参：根呈圆柱形或纺锤形，全长 5～10cm，直径 1～2.5cm，表面棕红色，半透明，有的上部不透明，显暗黄色斑块。芦头较短，并有数个芦碗，近上端有环纹，参体有纵皱纹，下部有两条短支根（参须已除去）。质硬，断面平坦，角质样，棕红色，形成层环色较浅。气味同生晒参。

2）红参须：红直须呈长条状，粗壮均匀，红棕色，有光泽，半透明，气香，味微苦。红弯须呈条状或弯曲状，粗细不均，橙红色或棕黄色，有光泽，半透明，气味同红直须。

（3）糖参类

1）白人参：是选择形状较好、支大浆足的鲜人参进行整形加工，浸轻糖而成。本品呈纺锤形或圆柱形，全长 15～25cm，有马牙芦，一般无圆芦。少数有艼，艼体细长，斜向旁伸，肩膀圆形下垂，腿 2～5 条，垂直并拢。须根丛生散乱，细脆，小疙瘩瘤不明显，皮显粗糙，环纹显而稀疏。气无，味甜，微苦。

2）糖参：常用低档鲜园参加工，多呈圆柱形，表面白色，较粗壮，常缺芦，短腿，有破皮，常有糖的结晶析出。气无，味很甜。

（4）边条参：呈长圆柱形，全长 13～20cm，中部直径 0.8～2cm；芦长

2.5～4cm，顶端芦碗稍大，凹陷较深，中下端略呈圆形，有节状棱纹；主体红棕色，半透明或上部略带黄色粗皮，习称"黄马褂"。有皮有肉，肩部有不太明显的环纹，全身有不规则的纵皱，腿2～3条，红棕色。质坚实，断面红棕色，角质样，有光泽，显菊花纹。本品的特点是"三长"，即芦长、身长、腿长。气无，味甜、微苦。

（5）朝鲜红参：又称高丽参、别直参，系由韩国进口，朝鲜也产。其植物来源与我国所产的人参为同种。生长时间与国产边条参相似，但由于加工方法有异，其性状特征与国产红参迥然有别。主根呈圆柱形，或模压成方柱状，粗壮而顺直。长7～15cm，直径1～3cm。顶生双芦，由于芦碗平齐，中间凹陷，又称"马蹄芦"，单芦者名"单碗芦"。支根短、多弯曲交叉，有的为单支。表面红棕色，半透明，上部常带黄衣，参体有纵皱纹，余同红参。

近年来，随着我国人参种植的发展，在栽培和加工上进行了系统的科学研究，现已生产出"新开河参""皇封参""康龙参""长白山红参""宝泉山红参"，其质量和形态可与朝鲜红参媲美。

（6）朝鲜白参：为加工朝鲜红参时挑出的次品加工而成。参体较粗糙，有不规则的纵皱纹，色白，质轻泡。

【优品质量】

1. 生晒参类品质以体轻饱满、皮细、无疤痕者为佳。

2. 生蒸参类品质以支头大、质坚实、棕红色或浅棕色，无细腿、黄皮破疤者为佳。

3. 糖参类品质以全须、全芦、表面白色、体充实、不泛糖、无破疤者为佳。

4. 边条参以"三长"为特征，以根条粗壮、无黄色粗皮者为佳。

5. 朝鲜红参以方柱形、根条粗壮、表面红棕色、无黄色粗皮者为佳，均以条粗、质硬、完整者为优。

（四）金世元教授说炮制加工

【历史沿革】隋唐时期有去四边芦头并黑者、细锉、切法；宋代有烧炭、焙、微炒、去芦、煨、黄泥裹煨等方法；元代有蜜炙法；明代有盐炒、湿纸裹煨、人乳拌烘、人乳浸蒸等法；清代已有类似今天生晒参和类似红参的加工方法。

【现代炮制】现行人参的炮制品有生晒参、红参，具体的炮制加工内容见表11。

表 11　人参的炮制加工

炮制品名称	炮制工艺	质量要求	功效
生晒参	取原药材，拣净杂质，润透，切薄片，干燥	本品为圆形或类圆形薄片，表面灰白色，显菊花纹，粉性。体轻，质脆。有特异香气，味微苦、甘	偏于补气生津、复脉固脱、补脾益肺，用于体虚欲脱，肢冷脉微，脾虚食少，肺虚喘咳，气血亏虚，久病虚羸
红参	取原药材，洗净，经蒸制干燥后即为红参。用时蒸软或稍浸后烤软，切薄片，干燥，或用时粉碎、捣碎	本品为圆形或类圆形薄片，表面红棕色或深红色。质硬而脆，角质样。气微香，味甘、微苦	具有大补元气、复脉固脱、益气摄血的功效，用于体虚欲脱，肢冷脉微，气不摄血，崩漏下血

（五）金世元教授做临床调剂

1. 金世元教授谈人参处方审核技术

人参作为常见的补虚中药，对其进行处方审核要求执业药师收到处方后，首先要审核处方的前记、正文、后记等，然后审核处方的用药名称、炮制规格及用药剂量。

在《中国药典》2015 版中规定人参的用量为 3～9g，不能与藜芦、五灵脂同用；炮制品有生晒参、红参。在处方审核过程中，如有超出范围时，应及时与临床医师进行沟通。当遇到缺药的情况时，处方审核人员不应随意进行更改或将其划掉，应与临床医师进行沟通，并适当调换。

2. 金世元教授谈人参处方应付技术

首先要确保人参的书写应规范整齐。其次要注意炮制应付，处方名为"山参""园参""生晒参"时，应给付生晒参；处方名为"红参"时，应给付红参，如表 12 所示。

表 12　人参处方应付表

处方名	给付
山参、园参、生晒参	生晒参
红参	红参

3. 金世元教授谈人参发药交代技术

（1）人参的服药方法：人参为补益类中药，入汤剂宜温服，3～9g，另煎兑服；也可研粉吞服，每次 2g，每日 2 次。或入丸散。服用人参易导致失眠和饱闷，中医认为服用人参最好在早晨空腹服用，稍活动后再进餐，既有利于吸收，又不会滞气。服药时间与次数根据不同的病证选择。

（2）人参的使用注意与禁忌：人参不能和破气的药物、食物同用，如萝卜等，以免影响药力；不宜同时饮茶，因为茶中的鞣酸会影响药物吸收；不宜与藜芦、五灵脂同用。

4. 金世元教授谈人参临床煎煮技术

人参作为贵重中药，为使其有效成分充分煎出及减少有效成分被其他药渣吸附引起的损失，需要另煎兑服，再将药渣并入其他群药合煎，然后将前后不同煎煮的药液混合后分服。同时，人参主含人参皂苷，尚含挥发油，煎煮人参时易沸，导致挥发油散失，一般不采用武火煎煮。

（六）金世元教授谈合理用药

1. 人参保肺丸

（1）基本情况

【收载】《中华人民共和国卫生部药品标准》中药成方制剂分册。

【组成】人参（去芦）、罂粟壳、五味子（醋制）、川贝母、陈皮、砂仁、枳实、麻黄、苦杏仁（去皮炒）、石膏、甘草、玄参（去芦）。

【功效】益气补肺，止嗽定喘。

【适应证】肺气虚弱，虚劳久嗽。症见咳嗽痰稀，气喘，或肺气不足而致气短懒言、身乏无力、说话声音低弱等症。

【剂型规格】蜜丸，每丸重 6g。

【用法用量】口服，每次 2 丸，每日 2～3 次。

（2）古方来源

【处方来源】此方来源于经验方。

（3）金世元教授传承

【方解】见表 13。

表 13　人参保肺丸方解

君	人参	补元气，补脾肺
臣	罂粟壳、五味子	敛肺平喘
	川贝母、苦杏仁、枳实	化痰止嗽定喘
佐	麻黄、甘草、石膏	清泻肺热平喘
	玄参	清热养阴，以防温燥伤阴
使	砂仁、陈皮、枳实	舒畅气机，以防壅滞

【药性发挥】外感表邪不解，咳嗽气喘者忌服，以免留邪。

（4）现代应用

【注意事项】①感冒咳嗽者忌服。②本品含罂粟壳，易成瘾，不宜常服。

2. 参苓白术丸（散）

（1）基本情况

【收载】《中国药典》2015 版·一部，《中华人民共和国卫生部药品标准》中药成方制剂分册。

【组成】人参、茯苓、白术（麸炒）、山药、白扁豆（炒）、莲子、薏苡仁（麸炒）、砂仁、桔梗、甘草。

【功效】补气健脾，调中止泻。

【适应证】由脾胃虚弱引起食欲不振、脘腹胀满、大便溏泄、身体消瘦、四肢无力、精神疲倦等症。

【剂型规格】水丸，每 100 粒重 6g。散剂，每袋装 6g。

【用法用量】口服。水丸，每次 6g，每日 3 次。散剂，每次 6～9g，每日 2～3 次。

（2）古方来源

【处方来源】宋代《太平惠民和剂局方》之参苓白术散。

治脾胃虚弱，饮食不进，多困少力，中满痞噎，心忪气喘，呕吐泄泻及伤寒咳嗽。此药中和不热，久服养气育神，醒脾悦色，顺正辟邪。

莲子肉（去皮），薏苡仁、缩砂仁、桔梗（炒令深黄色，各一斤），白扁豆（姜汁浸，去皮）。上为细末，每服二钱，枣汤调下，小儿量岁数加减服。

（3）金世元教授传承

【方解】见表 14。

表 14　参苓白术丸（散）

君	人参、白术、茯苓	益气健脾渗湿
臣	山药、莲子肉	健脾益气，兼能止泻
	白扁豆、薏苡仁	健脾渗湿
佐	砂仁	芳香醒脾开胃，行气和中消胀
使	桔梗	载药上行
	炙甘草	健脾和中，调和诸药

（4）现代应用

【现代研究】

药理作用：有调节胃肠运动、改善代谢和提高免疫等作用。

临床新用：可用于脾胃气虚夹湿所致的慢性胃炎、慢性肠炎、小儿营养不良、慢性肾炎蛋白尿、小儿消化不良及脾虚腹泻等。

【注意事项】①泄泻兼有大便不通畅、肛门有下坠感者忌服。②服本药时不宜同时服用藜芦、五灵脂、皂荚或其制剂。③不宜喝茶和吃萝卜，以免影响疗效。④不宜和感冒类药同时服用。⑤高血压、心脏病、肾脏病、糖尿病严重患者及孕妇，应在医师指导下服用。⑥本品宜饭前服用或进食同时服用。

（5）相关临床常用中成药的合理鉴别与应用：参苓白术丸、六君子丸、薯蓣丸是临床常用的补气剂，具体鉴别见表 15。

表 15　相关临床常用中成药合理用药鉴别

常用中成药	相同点	特点
参苓白术丸	均能补益脾肺之气	善治脾虚泄泻，兼能益肺气、止咳，治疗气短咳嗽
六君子丸		兼能燥湿化痰，既治脾虚湿盛，又治咳嗽痰多
薯蓣丸		兼能补血养阴、润肺止咳，主治气血两虚、脾肺不足诸症

四、鹿茸

（一）基本情况

【来源】为鹿科动物梅花鹿 *Cervus Nippon* Temminck 或马鹿 *Cervus elaphus* Linnaeus 的雄鹿未骨化密生茸毛的幼角。前者习称"花鹿茸"，后者习称"马鹿茸"。

【性味归经】甘、咸，温。归肾、肝经。

【功能主治】壮肾阳，益精血，强筋骨，调冲任，托疮毒。用于肾阳不足，精血亏虚，阳痿滑精，宫冷不孕，羸瘦，神疲，畏寒，眩晕，耳鸣，耳聋，腰脊冷痛，筋骨痿软，崩漏带下，阴疽不敛。

（二）金世元教授论道地药材

【历史】鹿茸始载于《神农本草经》，列为中品。在历代本草文献中多有记载。李时珍曰："鹿，处处山林中有之。马身羊尾，头侧而长，高脚而行速。牡者有角，夏至则解。大如小马，黄质白斑，俗称马鹿。牝者无角，小而无斑，毛杂黄白色，俗称麂鹿，孕六月而生子。"沈括的《梦溪笔谈》云："北狄有驼鹿，极大而色苍黄，无斑。角大而有文，坚莹如玉。茸亦可用。"可见古代所用鹿茸与今相类同，但非仅有花鹿茸和马鹿茸两种药用。

【产地】梅花鹿野生者很少，主要以家养为主。家养梅花鹿以东北为最多，如吉林双阳、东丰、辉南、通化、靖宇、白山、梅河口，辽宁西丰、清原、铁岭，四川都江堰，北京昌平，河北承德等地。

马鹿野生与家养均有，野生主要分布于新疆、内蒙古、黑龙江、吉林、青海、甘肃等地。家养马鹿主产于新疆尉犁、伊宁、察布查尔、沙雅、巩留、尼勒克、昭苏、阿克苏，黑龙江林口、横道河子、佳木斯、伊春、牡丹江、宁安，吉林双阳、东丰，辽宁抚顺、西丰，内蒙古赤峰、兴安、呼和浩特等地。

（三）金世元教授谈性状鉴别

【形色嗅味】

1. 花鹿茸

花鹿茸有初生茸、二杠、挂角、三岔、二茬茸、花砍茸等规格。

（1）初生茸：初生的雄鹿当年不生茸，第二年开始生茸角。呈圆柱形或圆锥形，不分支，又称"一棵葱""打鼓锤"或"钻天锥"。长15～30cm，直径2～3cm。外皮红棕色或棕色，表面密生黄棕色细茸毛。锯口呈圆形，黄白色，基部外围显骨质化，中部密布细孔。新中国成立前，北京养鹿场都不锯取初生茸，因为有可能影响鹿茸以后的生长。

（2）二杠：系出生两年以上成年雄鹿的幼角、具有一个分支者。全形似拇指与食指，作"八"字分开，主支习称"大挺"，呈圆柱形，长15～18cm，锯口直径3.5～5cm，离锯口约1cm处分出侧支，习称"门桩"或"眉叉"和"护眼锥"。长9～15cm，直径较大挺略细，外皮红棕色或棕色，多光润，密生红黄色或棕黄色细茸毛，上端较密，下端较疏，外围无骨质。体轻，如朽木。气微腥，微咸。大挺超过门桩4.5～6cm，习称"挂角"。

（3）三岔：大挺具有两个分支者，称为"三岔"。其大挺呈弓样弯曲，长23～33cm，直径较二杠细且微扁，顶端略尖（不做弯头），下部多有纵棱筋，习称"起筋"，以及微突起的疙瘩，习称"骨豆"。外皮红黄色，茸毛较稀而粗。锯口外围多见骨化。质较重。

（3）二茬茸：又称"再生茸"，系经锯过头茬茸后再长出的二茬茸。形状与二杠相似，但大挺长而圆，或下粗上细。下部有纵棱筋，皮质黄色，茸毛粗糙，间有细长的针毛，锯口外围多已骨质化，体较重，其他同二杠茸。

（4）花砍茸：为带头骨的梅花鹿茸，茸形与锯茸相同，亦分二杠或三岔（以二杠为多）等规格。二茸相距约四指，习称"档子"，脑骨前端平齐。后端有一对弧形的骨，习称"虎牙"，脑骨前后对称，可放平稳，习称"四平头"。脑骨洁白，外附头皮，皮上密生短毛。气微腥，味微咸。

此外，有的二杠、挂角或三岔在茸挺上另生支叉，俗称"怪角"。此类茸是足壮之故，不影响鹿茸质量。如在茸体下部近花盘处生出支叉则为"脆骨"。

2. 马鹿茸

马鹿茸较花鹿茸粗大，分支较多，侧支一个者习称"单门"，两个者习称"莲花"，三个者习称"三岔"，四个者习称"四岔"或更多。按产地分为"东马鹿茸"（指东北产品，又称"关东青"）和"西马鹿茸"（指西北产品）。

（1）东马鹿茸："单门"大挺长 25～27cm，直径约 3cm。外皮灰黑色，茸毛灰褐色或灰黄色，锯口面外皮较厚，灰黑色，中部密布细孔，质嫩。"莲花"大挺长可达 33cm，下部有棱筋，锯口面蜂窝状小孔较大；"三岔"皮色较深，质较老；"四岔"茸毛粗而稀，大挺下部具棱筋及疙瘩，分支顶端多无毛，习称"捻头"。

（2）西马鹿茸：大挺多不圆，顶端圆扁不一。长 30～100cm，表面有棱，多抽缩干瘪，分支较长而弯曲，茸毛粗长，灰色或黑灰色。锯口颜色较深，常见骨质。气腥臭，味咸。

【优品质量】花鹿茸、马鹿茸均以茸形粗壮、饱满、皮毛完整、质嫩、油润、茸毛细，无骨棱、骨钉者为佳。习惯认为花鹿茸二杠质量优于挂角、三岔；马鹿茸单门、莲花优于三岔、四岔。

（四）金世元教授说炮制加工

【现代炮制】鹿茸的炮制品有鹿茸（鹿茸片）、鹿茸粉，具体的炮制加工内容见表 16。

表 16　鹿茸的炮制加工

炮制品名称	炮制工艺	质量要求	功效
鹿茸（鹿茸片）	取鹿茸，燎去茸毛，刮净，以布带缠绕茸体，自锯口面小孔灌入热白酒，并不断添酒，至润透或灌酒稍蒸，横切薄片，压平，干燥	花鹿茸片呈圆形或近圆形，切面直径 1～5cm。鹿茸外表面密生红黄色或棕色细茸毛，有时可见燎痕或刮痕。外皮红棕色或棕色，多光润。中部黄白色，无骨化，密布细孔。体轻，质软，富弹性，有时可见小而角质样片即蜡片。气微腥，味微咸。马鹿茸片呈长椭圆形或长圆形，表面茸毛灰白色，稀疏、粗而长。外皮灰棕色，角质化较厚。中部白色或红棕色，可见由内向外的骨化圈明显，中间可见蜂窝状孔纹，质硬，无弹性，有时透明。气微味淡	壮肾阳，益精血，强筋骨，调冲任，托疮毒。用于肾阳不足，精血亏虚，阳痿滑精，宫冷不孕，羸瘦，神疲，畏寒，眩晕，耳鸣，耳聋，腰脊冷痛，筋骨痿软，崩漏带下，阴疽不敛
鹿茸粉	取鹿茸，燎去茸毛，刮净，劈成碎块，研成细粉	呈土黄色细粉，气微腥，味微咸	

（五）金世元教授做临床调剂

1. 金世元教授谈鹿茸处方审核技术

鹿茸作为常见的补虚中药，对其进行处方审核要求执业药师收到处方后，首先审核处方的前记、后记等，然后审核处方的用药名称、炮制规格及用药剂量。

在《中国药典》2015 版中规定鹿茸的用量为 1 ～ 2g；炮制品有鹿茸片、鹿茸粉。在处方审核过程中，如有超出范围时，应及时与临床医师进行沟通。处方中，应区分炮制品。当遇到缺药的情况时，处方审核人员不应随意进行更改或将其划掉，应与临床医师进行沟通，并适当调换。

2. 金世元教授谈鹿茸处方应付技术

首先要确保鹿茸的书写应规范整齐。其次要注意处方名为"鹿茸片""鹿茸"时，均应给付鹿茸片；处方名为"鹿茸粉"时，应给付鹿茸粉，见表 17。

表 17　鹿茸处方应付表

处方名	给付
鹿茸、鹿茸片	鹿茸片
鹿茸粉	鹿茸粉

3. 金世元教授谈鹿茸发药交代技术

（1）鹿茸的服药方法：将鹿茸片（鲜片烘干）研末冲服，每次 1 ～ 2g，日服 1 次或鹿茸片含化嚼服。或入丸散。服药时间与次数根据不同的病证选择。

（2）鹿茸的使用注意与禁忌：服用本品宜从小量开始，缓缓增加，不宜骤然大量食用，以免阳升风动，或伤阴动血。阴虚阳盛者忌用。

4. 金世元教授谈鹿茸临床煎煮技术

鹿茸作为贵重药材，一般不作煎煮，多研末冲服，用量为 1 ～ 2g。

（六）金世元教授谈合理用药

参桂鹿茸丸

（1）基本情况

【收载】《中华人民共和国卫生部药品标准》中药成方制剂分册。

【组成】鹿茸（去毛）、阿胶、熟地黄、生地黄、当归、龟甲（砂烫醋淬）、鳖甲（砂烫醋淬）、山茱萸（酒制）、天冬、白芍、人参、白术（麸炒）、茯苓、甘草、川牛膝、怀牛膝、杜仲（炒炭）、续断、秦艽、黄芩、泽泻、艾叶（炒炭）、红花、西红花、鸡冠花、川芎、乳香（醋制）、没药（醋制）、肉桂、酸枣仁（炒）、琥珀、赤石脂（煅）、延胡索（醋制）、香附（醋制）、沉香、砂仁、木香、陈皮。

【功效】益气补血，滋肾调经。

【适应证】用于气血不足，肝肾亏损。症见身体衰弱、消瘦，腰腿软，头晕耳鸣，目暗昏花，午后发热，盗汗失眠，以及妇女血虚腹痛、经期不准等。

【剂型规格】大蜜丸，每丸重9g。

【用法用量】口服，每次1丸，每日2次。

（2）古方来源

【处方来源】此方来源于经验方。

（3）金世元教授传承

【方解】见表18。

表18　参桂鹿茸丸方解

君	鹿茸、阿胶	峻补精血	滋肾填精，益气养血
	熟地黄、白芍、当归、川芎	补血养血调经	
	人参、茯苓、白术、甘草	健脾益气	
臣	龟甲、鳖甲、山茱萸、天冬、生地黄	滋肾柔肝	
	川牛膝、怀牛膝、杜仲炭、续断、沉香	补肾强健腰膝	
	肉桂、艾炭	温经散寒	
	红花、西红花、鸡冠花、乳香、没药	通经活血	
佐	延胡索、香附、木香、砂仁、陈皮	理气止痛	
	秦艽、黄芩、泽泻	清虚热	
	赤石脂	止血	
	酸枣仁、琥珀	安神	

（4）现代应用

【注意事项】①孕妇慎服。②忌生冷、油腻食物，忌气恼。③外感或实热内盛者不宜服用。④服本药时不宜同时服用藜芦、五灵脂、皂荚或其制剂；不宜喝茶和吃萝卜，以免影响药效。⑤本品宜饭前服用。

（5）相关临床常用中成药的合理鉴别与应用：参桂鹿茸丸、参茸卫生丸、人参鹿茸丸、参茸丸均可治疗阴阳俱虚，气血双亏，具体鉴别见表19。

表19　相关临床常用中成药合理用药鉴别

常用中成药	相同点	不同点
参桂鹿茸丸	皆以人参、鹿茸为主要配伍，都能补肾壮阳、益气养血。均可用于治疗阴阳俱虚，气血双亏之体虚畏寒、遗精阳痿、妇女血虚崩漏等	兼能调经，妇女血虚腹痛、月经不调可用
参茸卫生丸		偏于补气助阳
人参鹿茸丸		药性和缓，平补中气、养精血
参茸丸		兼滋阴清热作用，兼阴虚燥热者宜用

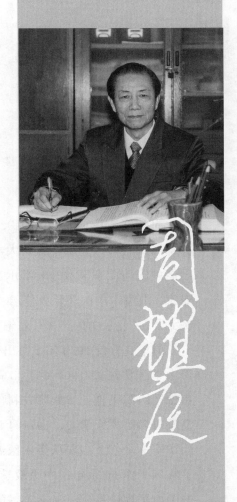

周耀庭

精通温病，结合伤寒，兼融内经
博采众长，专擅儿科，注重脾肺

医家简介

　　周耀庭（1930年1月生），首都医科大学教授，主任医师，博士生导师，首都国医名师，北京中医药大学客座教授，美国世界传统医学科学院院士，全国老中医药专家学术经验继承工作指导老师，全国名老中医药专家传承工作室专家，北京市中医药薪火传承"3+3"工程名老中医工作室专家，北京同仁堂中医大师，《北京中医药》杂志编委。

　　周耀庭教授1930年1月出生于浙江岱山，1954年毕业于山东医学院（原齐鲁大学医学院），1961年于北京市第一届西医学习中医班结业，1963年至北京市中医医院工作，曾跟随儿科的周慕新、杨艺农、祁振华，内科的宗维新、吉良晨等名医大家学习，1971年调到北京卫生职工医学院（现首都医科大学中医药学院）工作，主要从事中医温病学及中医儿科学的教学工作。周耀庭教授从事临床工作60余年，中医教学工作40余年，学贯中西，学验俱丰，既有坚实的中西医理论基础，又有丰富的临床经验。其主持科研课题获北京市科学技术进步三等奖2项，获北京市中医管理局科技成果一等奖1项，获北京市中医管理局科技成果二等奖4项，国际学术奖1次。第一作者公开发表学术论文20余篇，如1982年在《北京中医杂志》上发表了"解毒法与温病"一文，探讨了"毒"在温病中的范围和意义，以及解毒法及方药的应用。主编、参编、主校专著10余部，如《周耀庭临证解惑实录》《周耀庭讲小儿温病》等。

　　1997年，周耀庭教授被原人事部、卫生部和国家中医药管理局联合遴选为第二批全国老中医药专家学术经验继承工作指导老师，2002年被遴选为第三批全国老中医药专家学术经验继承工作指导老师；2007年，周耀庭名老中医工作室成立；2008年被遴选为第四批全国老中医药专家学术经验继承工作导师。2011年4月，其工作站荣获"北京中医药薪火传承贡献奖"，同年成立"周耀庭全国名老中医药专家传承工作室"（国家中医药管理局项目）。2018年，"周耀庭名老中医工作室北京怀柔区中医院分站"建立；2019年，"周耀庭名老中医工作室新街口社区分站"建立。目前，周耀庭教授已培养国家级继承人5名，怀柔区继承人 4 人，工作室传承团队 30 余人。

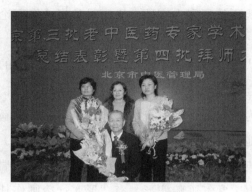

◎ 周耀庭教授与弟子合影

周耀庭教授长期从事中西医结合内科、儿科临床诊疗工作，医德高尚，医术精湛，对内科、儿科多种疑难病有深入的研究，擅长呼吸系统、免疫系统、消化系统、血液系统等疾病的治疗，尤其对长期发热、咳喘、小儿咳喘、过敏性紫癜、紫癜性肾炎、血小板减少性紫癜、多发性肌炎等疾病的治疗有独到之处。

学术思想

一、精通温病，结合《伤寒》，兼融《内经》

周耀庭教授从事 40 余年的温病教学工作，对于温病的理法方药和经典名著谙熟于心，背诵如流，特别是对于叶天士的《外感温热论》和吴鞠通的《温病条辨》深入研究，反复揣摩，形成了自己的学术观点和临床方药。

周耀庭教授在从事多年温病教学和临床工作中，发现小儿传染性疾病不仅种类多，且极为常见，但中医界却很少有人撰写这方面的书籍，于是倾其毕生经验编著了《周耀庭讲小儿温病》一书。

周耀庭教授认为温病学是《伤寒论》的补充和发展，二者有着千丝万缕的联系，故在研究温病学时，时时与《伤寒论》相对比，以便于深入理解和运用。如在讲解温病痞证时，他就很自然地结合《伤寒论》，强调伤寒痞证多半因误下所致，如邪在太阳经，下后邪气内陷，而见胸脘痞满，乃人体正气已虚所致，故仲景几个泻心汤均用干姜、大枣、甘草、人参等温补之品治疗虚痞；而温病痞证则多为有湿有痰所致，多为实证，治疗时常将《伤寒论》泻心汤中的甘温之品去掉，再加入枳实、瓜蒌，以更好地消痞化痰。

周耀庭教授还认为，《内经》《伤寒论》固然为中医学的奠基之作，对临床实践和理论研究会起到至关重要的作用，但由于年代久远，文字古奥，枯燥难学。周耀庭教授认为若以前曾经系统地学习过，不主张重新泛泛地学，而是主张密切结合临床。他巧妙地将临床遇到的问题，在《内经》等经典著作中找答案，如此一来，经典条文就会令人终生难忘。如在总结咳喘病之病机时，周耀庭教授注意到《灵枢·邪气脏腑病形》有"形寒饮冷则伤肺"的论述，而《灵枢·百病始生》则概括为"重寒伤肺"，明确地指出咳喘之成因与外感寒邪及内伤寒凉饮食有密切联系。由此，周耀庭教授认为，哮喘及喘息性支气管炎均以寒邪闭肺为主，在临床上治以散寒法，屡用不爽。

二、师古不泥，斧正创新

在学习和研究古代典籍时，周耀庭教授尊古而不泥古，既有发挥，又有否定。如在解读《外感温热论》"入营犹可透热转气，如犀角、玄参、羚羊角等物"时，周耀庭教授提道：许多人认为"入营犹可透热转气"是用宣透药将营分之热外透到气分来解除，这种理解不确切。应当理解为以清营解毒为前提，选用一些既清营凉血，又具轻灵外透之性之品，以清中有透，而达不使邪气内陷之目的。而犀角、玄参、羚羊角及吴鞠通《温病条辨》清营汤中的金银花、连翘均为清中有透之品，且犀角、玄参等药，其气轻灵，亦为治斑疹之圣药。此观点在周耀庭教授治疗斑疹性疾病时，体现得淋漓尽致。

而对于"入血就恐耗血动血，直须凉血散血，如生地黄、牡丹皮、阿胶、赤芍等物"，周耀庭教授认为，邪入血分最常见的两种表现就是耗灼阴血和迫血妄行，治疗就应清热凉血、化瘀散血，周耀庭教授认为在邪气正盛之际，用阿胶不太合适，因其过于滋腻，不利于邪气的消散。

周耀庭教授在学习古籍时，灵活变通，与时俱进，如在分析古籍记载邪入营血证兼见"烦躁，大便不通，"治疗提出"金汁亦可加入"时，认为此条之病机为上中二焦同病，以粪清（即金汁）凉血解毒通便，但此药在当今社会肯定不会被人们接受，故经反复研究，以人工牛黄代替，每天冲服量以 1 ～ 1.5g 为宜，即达到了同样的功效，一般也不会引起腹泻。

周耀庭教授对于许多古今一直为人们所争议的问题常有独到的见解。如三焦是什么？周耀庭教授归纳和理解为多方面内容：①经络名称：手少阳三焦经。②穴位名称：三焦穴。③水道：具有主管水液代谢的功能，集上焦肺、中焦脾、下焦肾共同代谢水液的功能于一身。④三焦腑：指整个胸腹腔。并强调要根据不同医籍，具体情况具体分析。这种说法不仅令人耳目一新，且切合临床，又全面综合和升华了诸多正确观点，令人不得不佩服周耀庭教授的睿智。

三、多方辨证，善除顽疾

周耀庭教授常说，为什么有的医生开出的方子与患者病情大相径庭？因为他们是书本医生，照书开药，而患者生病非常复杂，感染的往往不是一种邪气，风寒、风热、暑湿、湿热乃至风湿毒热均可混合致病；波及的不止一个脏器，心肺、心肾、肝肾、肝胃、心脾、胃肠、心肝肾等多个脏腑也可同时发病或相互转化；涉及的也不仅一个层面，卫气营血可以顺传、逆传，也可卫气、营血、卫营、气血同病，三焦辨证也是如此，一名优秀的中医医生必须抓住中医辨证论治的灵魂。

如在治疗多发性肌炎时，周耀庭教授认为本病兼具痿证和痹证之双重特点，《素问·痹论》云："风寒湿三气杂至，合而为痹也。"指出了痹证的外因，进而又指出："骨痹不已，复感于邪，内舍于肾……肌痹不已，复感于邪，内舍于脾。"说明痹的病变部位与脾肾关系密切。《素问·痿论》认为"五脏使人痿""肺热叶焦……著则生痿躄"，说明痿的病变部位虽然在四肢，却与五脏密切相关，而五脏之中，尤以肺为关键。因为《素问·经脉别论》云："饮入于胃，游溢精气，上输于脾，脾气散精，上归于肺。"说明脾胃的精气津液全赖肺气的敷布，方能濡养四肢百骸。如果肺热叶焦，精气津液被灼，则会发为痿证。《素问·痿论》又提出"阳明虚，则宗筋纵，带脉不引，故足痿不用"，指出了痿证之发生与阳明虚密切相关。由此看来，多发性肌炎多与脾肾不足关系密切，法当温补。那么，为何大部分患者舌苔淡黄厚腻，表现为一派湿热之象呢？周耀庭教授进一步研究发现，《素问·生气通天论》中有"湿热不攘，大筋软短，小筋弛长。软短为拘，弛长为痿"之湿热致痿的论述。据此，周耀庭教授判断其病机为脾肾两虚，气血不足，风寒湿邪阻滞经络，郁久化热，气血不畅，肌肉经脉失养。治疗时，周耀庭教授采取祛邪扶正的方法，以大秦艽汤、黄芪桂枝五物汤、真武汤加减，方中防风、防己、秦艽、威灵仙散风祛湿止痹痛，苍术、黄柏清热燥湿，川萆薢、生薏苡仁祛除下焦湿热，补骨脂、菟丝子、炮附子、肉桂、巴戟天、杜仲温补肾阳，白术、生黄芪健脾益气，生黄芪与桂枝、白芍还可益气通脉，鸡血藤、川芎、桃仁、赤芍活血通络。全方共奏散风除湿、温补脾肾、益气通络之功。

四、遣方用药，看似平淡，寓意深刻，疗效不凡

周耀庭教授遣方用药从不标新立异，极少用昂贵难寻之品，尽量节省患者的人力和经济负担，体现了一代大医的高尚情操，在看似平淡的方药中，常常体现了深刻的医理，蕴藏了经方的内涵。

如周耀庭教授治疗1例18岁患系统性红斑狼疮的女孩，其面部、双手可见环形红色斑片、斑点，日晒后加重，局部瘙痒，口干，自觉烦热，失眠多梦，舌苔淡黄干，舌边尖红，脉弦细数。周耀庭教授考虑到《金匮要略·痉湿暍病脉证治》中有"阳毒之为病，面赤斑斑如锦纹"之记载与红斑狼疮近似。《诸病源候论·温病发斑候》又有"冬月天时温暖，人感乖戾之气，未即发病。至春又被积寒所折，毒气不得发泄。至夏过热，温毒始发出于肌肤，斑烂瘾疹如锦纹也"。此乃温毒伏邪发为斑疹之较早记载。清代柳宝诒在《温热逢源》中进一步提出"伏温化热，燔灼血络……乃有邪热郁于血络，不得外达……其在于胃，胃主肌肉则为斑"。并继而指出其治法"以清营透邪，疏络化斑为主"。周耀庭教授积多年临床与温病教研经验，将卫气营血辨证和伏邪理论相结合，总结本案之病机为热毒内伏营阴，耗伤阴血而发病，治以青蒿鳖甲汤《温病条辨》（入阴透邪）、清营汤《温病条辨》（清营解毒）、清骨散《证治准绳》（清阴分热）为基础进行加减。青蒿、生鳖甲透达深伏阴分之邪，炒知母、炒黄柏、银柴胡、地骨皮、白薇、功劳叶清阴分之热，生地黄、赤芍、牡丹皮、水牛角、川连清营凉血，玄参、天冬、麦冬、生地黄养阴清热，人工牛黄清心除烦，清热解毒，寒水石清热泻火，大青叶、紫草、茜草根、虎杖解毒消斑。全方清热解毒透邪、养阴凉血消斑并举。经过几个月的调治后，面部皮疹消失，又经一年余的治疗，患者烦热消，睡眠好，面部皮疹未再出现。正是由于周耀庭教授对于中医有着深刻而独特的理解和用药，才会屡起沉疴，令一个个奇迹发生。

五、中西互参，扬长避短

周耀庭教授常讲中西医各有所长，应充分发挥各自的优势，更好地为患者服务。他一方面紧密注意西医学的发展动态，随时将其与中医有机地结合起来，如在治疗癌症患者时，认为应中西医综合治疗，手术、放化疗不可偏废。手术可去除有形病灶，并防止进一步发展和扩散，但手术同时耗伤人体气血，可见

气血两虚之象，周耀庭教授则用生黄芪、太子参、茯苓、白术、当归、白芍等药益气养血。放化疗可以缩小癌症病灶，放疗属中医火热毒邪，壮火食气，火伤津液，患者可表现为气阴两亏之证，周耀庭教授则用西洋参、北沙参、石斛、麦冬、生黄芪、生石膏、知母等药清热养阴、益气生津。此外，周耀庭教授还习惯适当加用半边莲、半枝莲、白花蛇舌草、山慈姑等清热解毒、散结消肿药，也是因为现代药理学研究表明此类药具有一定的抗癌抑瘤作用。中医学是一门与众不同的科学，有着独特的辨证论治体系，特别是在辨证时，周耀庭教授常常完全抛弃西医观点，如在治疗贫血和血小板减少性紫癜时，不是见到血红蛋白和血小板减少，就立刻与中医的"血虚"画等号，一味地壅补。

六、与时俱进，从肝论治

周耀庭教授在多年临床过程中发现，现代社会，人们的生活节奏日益加快，工作学习压力越来越大，情志长期抑郁，肝之疏泄多失于常态，气机升降失司，气血运行失常，不仅本脏易发生病变，常易波及他脏，引起多种病证。朱丹溪云："气血冲和，万病不生，一有怫郁，诸病生焉。故人身诸病，多生于郁。"《医门法律》中亦有"诸病多生于肝"之说。肝郁日久，则易化火生风，故周耀庭教授运用疏肝法治病，涉及内、外、妇、儿各科，联系多个脏腑，思路奇妙，疗效颇佳。

周耀庭教授积多年经验，在柴胡疏肝散、加味逍遥散、旋覆代赭汤等名方的基础上加减变化而成其经验方——疏肝解郁汤，方中以醋柴胡、川楝子、广郁金疏肝解郁，陈皮、枳壳疏肝理气，炒栀子、川连、夏枯草清肝泻火，白蒺藜、旋覆花、代赭石平肝降逆。诸药相配，集疏肝平肝清肝于一身。周耀庭教授在临床时，运用自如，灵活得当，加减变化，层出不穷。其加减用药如下：肝郁日久，肝气上逆，而见胸闷喜太息，加苏梗、瓜蒌；肝郁日久，肝火上炎而见头晕、头痛，加白蒺藜、僵蚕、钩藤、全蝎；妇人肝郁，气滞血瘀而见月经量少、闭经，加当归、赤芍、白芍、桃仁、红花、益母草等；男人亦可因肝郁而见气滞血瘀之证，如真性红细胞增多症，加丹参、赤芍、王不留行、水红花子、䗪虫等；心慌、心悸，加石菖蒲、川连、生龙齿；失眠加合欢皮、远志肉、炒酸枣仁；肝气横逆，肝胃不和而见呃逆、反酸、胃胀，加法半夏、白芍、吴茱萸、海螵蛸；肝郁化火，肝风欲动而见小儿多动症，加珍珠母、僵蚕、钩藤以平肝息风；肝郁化火，肝风内动，夹痰上泛，蒙蔽清窍而见癫痫，加僵蚕、钩藤、珍珠母、法半夏、胆南星。

七、博采众长，专擅儿科，注重脾肺

周耀庭教授作为北京市第一批西学中班的学员，受到北京市卫生局和北京市中医医院的高度重视，当时的北京市中医医院名医荟萃，周耀庭教授曾经跟随周慕新、祁振华等儿科大家学习，认真总结和总结他们的临床经验，揣摩他们的验方、用药。

西城儿科名医祁振华先生擅治咽炎、肺炎，其临床用药、处方组合严谨，药味少而精，用量轻重有别，犹如古方，药少而力专，击中要害，此因其治病时，能探求病源，谨守病机，明辨虚实寒热，故用药精炼。但祁老不善言辞，于是周耀庭教授在学习时，潜心体会和揣摩，发现其治疗咽炎、肺炎时常用麻黄、射干、板蓝根、炒栀子、荆芥穗、薄荷、锦灯笼、山豆根等药，周耀庭教授不是囫囵吞枣地一概照搬，而是细心分析：麻黄、射干宣肺散寒、止咳利咽，切合肺炎、咳喘风寒闭肺之病机，且又源于《金匮要略》之射干麻黄汤，故周耀庭教授常将其扩展应用于气管炎、肺炎、哮喘等咳喘性疾病当中；板蓝根、炒栀子解毒利咽，周耀庭教授加上草河车后，与板蓝根形成对药，不仅药力倍增，而且治疗的病种扩大，治疗急慢性咽炎、化脓性扁桃体炎、急慢性发热，疗效甚佳；荆芥穗、薄荷散风解表发汗，祁老原用于肺炎，周耀庭教授发现其实是肺炎兼有表证发热时应用，于是周耀庭教授在加入柴胡后，将其推广运用于呼吸系统多种兼有表证发热的疾病中，常常效如桴鼓。而锦灯笼、山豆根服后效果虽然很好，但由于味道过苦，小儿往往难以下咽，故周耀庭教授常不随意使用，如果遇到不惧苦味且用常药疗效不佳者，才会偶尔用之。

东城儿科名医周慕新先生以治疗小儿咳喘名扬京城，患者常常半夜排队挂号。其治疗小儿肺炎最主要的两型为表里同病型和里热型，前者经验方源于麻杏甘石汤、泻白散、苏葶丸之加减，后者经验方源于茅根汤、泻白散、苏葶丸之加减。周耀庭教授认为前者可归纳为外寒里热型，后者可归纳为肺热兼痰型，他不仅深刻领悟和掌握了其组方和应用，还取其精华创制了多个代表方剂，如三子四仙汤等。

周耀庭教授经常阅读明代儿科名医万全（号密斋）所著的《幼科发挥》，其调护脾胃的学术思想对周耀庭教授的影响颇深。小儿虚多责脾，实多在胃。脾胃虚弱者，万全所用之参苓白术散、四君子汤、小建中汤等亦为周耀庭教授常用；但对于食滞中焦，吞酸恶食、腹胀腹痛、呕吐泄泻等实证，周耀庭教授认为在当今社会更为常见，故消导或攻下之方更为多用，如以保和丸、木香槟榔丸化裁之方药时时可见。其他诸如肥儿丸、胃苓丸，周耀庭教授常在临床中加减运用。

周耀庭教授在研究小儿斑疹疾病时，常参阅明代名医王肯堂所著《证治准绳·幼科》。此书宗钱乙五脏分证编次法，以脏为纲，分别阐释各类病证，突出儿科疹、痘、惊、疳四大证，对小儿痘疹论述极为详尽。

周耀庭教授认为，清代儿科名医夏鼎（字禹铸）所著的《幼科铁镜》在论述儿科疾病时，尤重视望诊，尤以"审苗窍"为望诊之中的特色，对儿科临床诊断有重要的参考价值。

清代儿科名医陈复正（号飞霞）所著的《幼幼集成》，为中医儿科专著，周耀庭教授认为其在儿科理论、诊断治疗方面，既较全面地汇集了儿科诸家之说，又独具卓见，为其临床中重要的参考书。

小儿具有"脾常不足，肺常虚"的生理特点，也就是说，小儿呼吸系统和消化系统疾病最为常见。周耀庭教授一直从事内科、儿科临床和教学工作，早年又曾跟随多位儿科名医大家学习，对这两方面的疾病研究颇深。

对于婴幼儿，周耀庭教授尤其重视乳食停滞的问题，也就是老百姓俗称的"小孩停食"。这种观点体现于他治疗多种疾病的遣方用药之中。如厌食、腹泻、呕吐、便秘、咳嗽、感冒、发热、夜啼等，他常以其经验方（藿香、枳壳、黄芩、知母、焦四仙、鸡内金、连翘、莱菔子等）为基础，随症加减。如呕吐加陈皮、竹茹、法半夏；便秘加郁李仁、火麻仁、熟大黄、生大黄；夜啼加淡竹叶、钩藤。如此治疗，符合小儿的生理病理特点，常常切中病机，获得意想不到的效果。

周耀庭教授作为一代温病大家，对于呼吸系统疾病极为重视，擅长运用新感温病学理论，适当地结合伤寒，指导小儿呼吸系统疾病的诊断和治疗。周耀庭教授认为，由于大部分呼吸系统感染多属于"温病"范畴，新感温病邪由口鼻而入，首先犯肺，顺传阳明，逆传心包这一传变规律，符合大多数呼吸系统感染临床特点。当然，呼吸系统感染多有咳喘症状，咳喘与外寒关系密切，故诊治时也需适当参考《伤寒论》。

临床经验

一、呼吸系统感染性疾病

1. 感冒

（1）肺胃壅热，兼感外邪：本证型为卫气同病，在临床上极为常见。周耀庭教授总结其一方面表现为发热、微恶寒、脉浮，另一方面可见烦躁、口渴、咽喉肿痛、舌质红、舌苔黄、脉数，治当表里双解。方以银翘散合白虎汤加减。方中薄荷、荆芥穗入肺经，宣透解表；金银花、连翘清肺解毒；牛蒡子、板蓝根利咽透邪；生石膏、黄芩、知母清泄肺胃。

（2）肺热外感：本证型为肺热外感，肺失清肃所致，临床上可见咽喉肿痛，鼻塞流涕，咳嗽痰少，舌质红，舌苔薄，脉浮数。治以清泄肺胃、宣肺止嗽。方以桑叶、杏仁宣肺止咳；金银花、连翘清热解表；牛蒡子、板蓝根、草河车、苦桔梗、生甘草解毒利咽，黄芩、知母清泄肺胃；浙贝母、枇杷叶止咳化痰；辛夷、菊花宣肺利窍。

（3）外感夹滞：本证型俗称"小儿停食着凉"，即素有积滞，外感风邪，临床上在有感冒症状的同时，还可见纳呆、腹胀、颊赤、舌苔腻或厚腻。治以清泄肺胃、散风解表，消食导滞。可于上证方中加焦三仙（或焦四仙）、枳壳行气消食导滞。

（4）暑湿外感：本证型可见发热不退，或身热不扬，汗出不爽，头晕头痛，倦怠呕恶，舌苔白滑或淡黄腻，脉濡滑或滑数。治以藿香正气散加减。藿香、薄荷、佩兰清热解表，化湿畅中；金银花、连翘清透解毒；黄芩清热燥湿；陈皮、半夏、厚朴行气燥湿；茯苓淡渗利湿；滑石清暑利湿。

2. 扁桃体炎

扁桃体炎属于上呼吸道感染范畴，是一种常见的呼吸系统急性感染性疾病，一般是由细菌引起。临床以高热、咽红肿、扁桃体肿大，甚或有脓性分泌物为主要症状。西医对此病主要采取抗生素治疗，目前因耐药菌株不断产生，常使病情难以很快控制。因此，本病以中医或中西医结合治疗为佳。周耀庭教授认为此病属于肺胃热盛夹毒，兼感外邪，治当以清泄肺胃毒热、解表利咽为主。

本病较为严重者可发展为急性化脓性扁桃体炎，表现为突发高热，恶风寒，咽痛较重，烦躁不安，甚则谵语，口渴喜饮，大便干燥，检查咽部可见咽红，乳蛾显著红肿，其上有脓性分泌物，亦可见脓栓，舌苔黄厚，舌质红，脉浮滑数有力。周耀庭教授辨证为肺胃蕴热，兼感风热，热盛毒深，治以清泻肺胃，解毒消肿，散风透邪。方药以普济消毒饮加减。其中荆芥穗、牛蒡子散风透邪；桔梗、生甘草利咽；重用生石膏，配以黄芩、知母、炒栀子增强清泻阳明之力；板蓝根、草河车清热利咽解毒；玄参、天花粉滋阴解毒；马勃清热散结消肿。大便干燥或不通加酒大黄可清热通腑，并有"釜底抽薪"之意。患儿同时可有谵语，是由阳明胃热引起，并非由于热入心包。高热可加紫雪散（冲），目的在于清阳明热、泻火解毒，并非为了开窍。

3. 急性气管炎

（1）肺热外感：本证型为肺胃热盛，兼感外邪，肺失清肃所致，临床上可见咳嗽少痰，黏稠难咯，咽喉肿痛，舌质红，舌苔薄，脉浮数。治以清泄肺胃、宣肺止嗽，方以蝉蜕、桑叶宣肺解表；杏仁宣肺止咳；金银花、连翘清肺解毒；牛蒡子、板蓝根、草河车解毒利咽，玄参、麦冬滋阴润喉；黄芩、知母清泄肺胃；瓜蒌、冬瓜子清热化痰。

（2）食痰外感：本证型乃小儿宿食停滞，兼感外邪，肺失宣肃，食痰上泛所致。临床可见小儿喉中痰鸣，咳嗽痰多，咳甚则呕，呕出食物、痰涎，两颊红赤，手足心热，便干或不化，舌苔厚腻，脉滑略数。治以消食导滞、宣肺化痰。方以周耀庭教授验方三子四仙汤加减。方中莱菔子、焦四仙消食导滞化痰；麻黄、杏仁宣肺止咳；苏子、葶苈子、枇杷叶降气化痰；黄芩、知母清泄肺热；金银花、连翘清上焦热而解毒利咽。诸药合用，共奏消食化痰、宣肺止嗽之功。

（3）外寒里热（喘息性支气管炎）：本证型患者可见咳嗽气喘，吐黄黏痰或白黏痰，发热，烦躁口渴，咽红肿痛，便干溲黄，舌红，苔黄腻，脉弦滑。辨证为肺胃热盛，风寒外束，肺气上逆。治以清泄肺胃，宣肺散寒，降逆平喘。方以麻黄、杏仁宣肺散寒开闭；生石膏、黄芩、知母清泄肺胃、牛蒡子、板蓝根、草河车解毒利咽；麦冬滋阴润肺；金银花、连翘、鱼腥草清热解毒；瓜蒌、冬瓜子清热化痰；枇杷叶、苏子、葶苈子、旋覆花、细辛清肺化痰，降气定喘。本证相当于喘息性支气管炎。

4. 肺炎

肺炎最为常见的就是外寒里热证。由于是肺炎，其症状要比喘息性支气管炎更重，可见高热无汗、喘憋、烦躁不安、鼻唇发青、鼻翼扇动等，以上方

周耀庭

（急性支气管炎外寒里热证用方）去麦冬、旋覆花，加羚羊角粉清热平肝化痰。

二、长期发热

长期发热又称"不明原因长期发热"，是内科、儿科临床上常见的疑难病症。有研究表明，感染性疾病仍占本病的第一位，达56.8%（细菌、病毒性及真菌性感染），其他依次为结核病、结缔组织病（包括still病、系统性红斑狼疮、血管炎等）、肿瘤性疾病及其他疾病等，涵盖西医多个系统和数十种疾病，诊断和治疗均很复杂和困难，其中有许多是西医不治之症。周耀庭教授强调对于此类疑难杂症，可以充分发挥中医学的优势和特色。首先从诊断来讲，中医要容易得多，只要四诊合参外加一个高明的医生即可，省钱又省时；从病因辨证来讲，中医不外乎外感和内伤两种，外感之邪多为风、寒、热、暑、湿为患，内伤除注意饮食起居、情志因素外，还当别气血阴阳是否平衡及脏腑功能是否协调，治疗总则为祛邪扶正。周耀庭教授基于多年内科、儿科及温病的临床和教研经验，形成了一套诊治此病的方药，临床多有效验，今介绍如下。

1. 高热的常见证型

（1）湿阻膜原：本证型以高热有定时、往来寒热、舌苔白厚腻为辨证要点，治以清化湿热、开达膜原。处方以柴胡达原饮加减（柴胡、黄芩、青蒿、槟榔、草果、炒常山、枳壳、厚朴、半夏、茵陈、连翘）。方中柴胡、黄芩和解表里；青蒿、槟榔、草果、炒常山、枳壳、厚朴、半夏燥湿理气破结，开达膜原；茵陈、连翘清热利湿。

周耀庭教授对达原饮颇有研究，在临床上常用《通俗伤寒论》之柴胡达原饮，而不用吴又可的达原饮。他认为，虽然吴又可对温病的发展有重要贡献，但本方成方较早，当时对温病的认识还有局限，故组方尚有不妥之处，方中知母滋阴、芍药敛阴，对化湿不利。

（2）邪恋少阳：本证型以往来寒热、寒热不明显、舌苔黄腻、舌边尖红、心烦喜呕、脉弦滑数为辨证要点，治以清化湿热、分消和解。处方以《通俗伤寒论》蒿芩清胆汤加减。方中柴胡、青蒿同入少阳，与黄芩和解表里并清泄少阳，茵陈、连翘、滑石、青黛清热利湿解毒，槟榔、草果、陈皮、枳壳、厚朴、半夏行气燥湿破结。

周耀庭教授发现，只要在临床中可见邪在半表半里且兼湿热之象，即可用本方，但常需加草果以增强燥湿之力。

2. 低热的常见证型

（1）毒热不尽，邪伏阴分：本证型为周耀庭教授经多年临床和研究所独创之证型，其特征为患者患呼吸系统感染后，经治不当，高热已退，低热未除，检查可见咽红充血，扁桃体肿大，颌下及颈部淋巴结肿大，舌红苔淡黄，脉细滑略数。治以清热解毒、凉血透邪。方以黄芩、知母、板蓝根、草河车清泄肺胃，解毒利咽；玄参配知母养阴清热，牡丹皮清热凉营；金银花、连翘清热解毒，轻宣疏散，可透热转气；柴胡苦辛微寒，有透热外出、驱邪达表之意，《本草正义》云其"治外邪寒热之病，则必寒热往来，邪气已渐入于里，不在肌表，非仅散表诸药所能透达，则以柴胡之气味芳香疏泄者，引而举之以驱邪，仍自表分而解"；青蒿、白薇、地骨皮清透入里之邪热。

（2）小儿滞热：多见于3岁以下小儿，低热不退，午后热重，有明显的乳食停滞症状，如手足心热、两颊红赤、腹胀、纳呆、便干、舌苔厚腻等。治以清热导滞。周耀庭教授验方：青蒿、藿香、黄芩、地骨皮、白薇、焦四仙、鸡内金、连翘、枳壳、熟大黄。周耀庭教授认为，小儿积滞发热往往时日较久，邪热部位较深，已经深入阴分，故以青蒿、地骨皮清透阴分邪热；焦四仙、鸡内金、熟大黄消食导滞；黄芩、连翘清泄滞热；藿香、枳壳理气和胃。

（3）湿热

①中焦脾胃湿热：本证型表现为午后低热，至下半夜减轻，早晨热退，面色㿠白，纳呆乏力，舌苔腻。治以清热化湿。方以甘露消毒丹加减。其中藿香、石菖蒲、白豆蔻芳香化湿，醒脾和胃；茵陈、黄芩、连翘、滑石、木通清热利湿。

②湿阻膜原：本证型虽为低热，但因热有定时，往来寒热，舌苔白厚腻，故周耀庭教授仍辨证为湿阻膜原，治法及方药与高热湿阻膜原证型相同。

（4）阴虚内热：本证型的表现和治疗最早见于吴鞠通《温病条辨》"夜热早凉，热退无汗，热自阴来者，青蒿鳖甲汤主之"。周耀庭教授将症状归纳为长期低热，午后较盛，入夜尤甚，盗汗，舌少苔或无苔，脉细数。治以滋阴清热。方以青蒿鳖甲汤合清骨散加减。鳖甲、知母、生地黄、牡丹皮、白芍、玄参、麦冬、黄柏滋阴清热；青蒿、鳖甲透邪外出；地骨皮、白薇清阴分热。

三、消化系统疾病

1. 痢疾

痢疾最常见的就是细菌性痢疾，西医分为急性和慢性两期。急性期可见普通型和中毒型，前者常见腹痛、腹泻、便次增多、便稀或便带黏液、脓血，可伴恶心、呕吐、发热等症状；后者多见于 2～7 岁小儿，起病急骤，高热不退，且肠道症状轻微或未出现即见惊厥、昏迷，为危重症。慢性痢疾病程超过两个月，常见大便有少量脓血、黏液，食欲减退，精神疲倦。

本病中医古称"肠澼""滞下"，因肠胃中有生冷、湿热、饮食积滞，阻碍大肠气机。周耀庭教授认为本病急性期涉及的脏腑主要在大肠、在腑，病机为外感湿热毒邪与内伤有形积滞相搏结而致大肠气机不利，治疗思路以清热燥湿、解毒止痢为主，理气导滞（通因通用）为辅。周耀庭教授常用方以葛根芩连汤、白头翁汤加减而成，方中黄芩、黄连、秦皮、黄柏清热燥湿；白头翁、马齿苋清热解毒止痢；木香、槟榔理气破结；当归、白芍养血和营。

疫毒痢即中毒型痢疾，可出现高热、神昏、惊厥等心肝症状，是病情由腑及脏之表现，周耀庭教授强调疫毒痢由于病情凶险，变化极快，一定要采取中西医结合治疗，尽早使用抗生素。

久痢是从邪实转为正虚的表现，常为脾肾两虚证。治以健脾补肾，以真人养脏汤、桃花汤加减。周耀庭教授常用药物组成：党参、白术、茯苓、当归、白芍、木香、金银花、秦皮、补骨脂等。

2. 病毒性肝炎

病毒性肝炎是由多种不同肝炎病毒所导致的肝脏传染病。我国是该病的高发区，危害性较广。根据病原学分类，本病可分为甲、乙、丙、丁、戊五型。其中，乙肝流行最广，且常转为慢性，危害较大。各型肝炎根据有无黄疸，可分为黄疸型和无黄疸型两型，又根据病程时间长短，分为急性和慢性两类。甲型肝炎以黄疸型多见，转为慢性者较少，预后较好；乙型肝炎以无黄疸型多见，常迁延不愈而转为慢性，预后较差；丙型肝炎亦易转为慢性，长期不愈。

病毒性肝炎相当于中医学"黄疸""胁痛""癥瘕"等范畴。急性期多为湿热毒内蕴所致，可表现为阳黄、发热、呕恶、胁痛、脘腹胀满等，慢性期表现较为复杂，常见湿热不尽，脾胃功能失调；或气滞血瘀，痰瘀阻滞；或肝肾、脾肾两虚等。治疗根据不同证候，随证治疗。

周耀庭教授诊治经验如下。

（1）阳黄：属于急性黄疸型肝炎早期，湿从热化，湿热交阻于肝胆，蕴积发黄，可见热偏重、湿偏重之不同。

①热重于湿

症状：发热，面目及周身俱黄，色鲜明，口渴乏力，呕吐恶心，胁痛，腹胀，尿黄便秘，舌质红，苔黄腻，脉弦滑。

辨证：脾湿胃热，郁而发黄。

方药：茵陈蒿汤加味。茵陈、炒栀子清热利湿除黄，大黄祛湿解毒泄热，板蓝根、败酱草、黄柏清热解毒，郁金清热利胆。热盛，加金银花、连翘、大青叶；呕逆，加竹茹、橘皮；脘腹胀满，加枳实、木香。

②湿重于热

症状：低热或不发热，黄疸不重，口渴不显，头晕乏力，呕吐恶心，纳呆，胁痛，脘腹胀满，便溏，舌苔白腻，脉濡缓。

辨证：脾湿内盛，郁而发黄。

治法：利湿为主，佐以清热。

方药：茵陈五苓散加减。茵陈清热利湿退黄；茯苓、猪苓、泽泻、滑石、车前草甘淡渗湿，清热利湿；白术、厚朴燥湿健脾。

③湿热并重：兼有以上两证，可用以上两法化裁运用。

（2）阴黄：常见于慢性肝炎，多因阳黄经久不愈，邪从寒化，寒湿阻滞而成。

症状：面色晦暗无华，其色土黄或黄褐，纳少，困倦乏力，呕吐恶心，纳呆，胁痛，腹胀，便溏，舌质淡，苔白腻，脉沉细。

辨证：脾阳不振，寒湿发黄。

治法：温阳祛寒，健脾利湿。

方药：茵陈术附汤加味。茵陈配附子温化寒湿；白术、干姜、炙甘草温中健脾；茯苓、白茅根利湿退黄。若偏阳气虚，加党参、黄芪；偏阴虚，加枸杞子、女贞子。

（3）无黄疸型肝炎

①中焦湿热

症状：恶心，纳呆，乏力，胁痛，腹胀，便溏或便秘，舌质淡红，苔黄腻，脉弦滑。

辨证：湿伤脾胃，运化失司。

方药：甘露消毒丹加减。茵陈、泽兰、连翘清热利湿；黄芩、黄柏清热燥湿；陈皮、茯苓、法半夏健脾燥湿；柴胡、郁金疏肝理气。

②脾虚

症状：面色黄白，食欲不振，乏力，呕吐恶心，腹胀，便溏，舌体胖大，边有齿痕，苔薄白，脉沉缓或沉细。

辨证：脾虚失运，湿困中焦。

治法：健脾化湿。

方药：六君子汤加味。党参、茯苓、炙甘草、白术健脾益胃；黄芪、陈皮补气理气；泽泻、车前子利尿祛湿；草豆蔻辛温化湿。

③肝肾不足

症状：心烦易怒，眠差，口渴喜饮，胁痛，头晕，手足心热，便干，舌质红，苔少或少津，有裂纹，脉细数。

辨证：肾气亏虚，阴虚肝旺。

治法：滋补肝肾。

方药：一贯煎加味。枸杞子、女贞子滋补肝肾之阴，当归、白芍、生地黄、龟甲滋阴养血；牡蛎、鳖甲滋阴潜阳。

四、斑疹

1. 斑疹的概念

疹：色红，高出皮面，琐碎小粒，摸之碍手，压之褪色，如麻疹、风疹、幼儿急疹、湿疹、荨麻疹等。余师愚谓："疹为火之苗，火为疹之根。"疹只有阳证无阴证，涉及卫营两层，部位较浅。

斑：色或红或紫或黑，平铺皮肤表面，抚之不碍手，压之不褪色，如过敏性紫癜、血小板减少性紫癜、脑膜炎、败血症等。斑有阴阳之别。

2. 斑疹的治疗原则

周耀庭教授常说：吴鞠通在《温病条辨》中已明确提出治疗斑疹的法则，即"发斑者，化斑汤主之；发疹者，银翘散去淡豆豉加细生地黄、牡丹皮、大青叶倍玄参主之，禁升麻、柴胡、当归、防风、羌活、白芷、葛根、三春柳"，归纳起来就是"斑宜清化""疹宜透发"，在透疹时，要注意不可用辛温升散太过之品，以免助热生火，同时应用玄参起到凉营解毒、养阴清热之作用。

3. 周耀庭教授在临床上常将斑疹分为四类

（1）疫疹：相当于急性出疹性传染病，发病急，传染快，如猩红热、风疹、水痘、手足口病等。

（2）一般温病：临床出现斑疹的同时具有温病的特点，常伴发热，并常按卫气营血传变，如小儿肺炎合并金葡菌感染发斑疹、败血症、肠伤寒等。

（3）内科杂病：临床出现斑疹，但无外感病的特点，不发热，如过敏性紫癜、色素性紫癜性皮病。

（4）皮外科疾病：皮肤病变虽然局限于皮表，全身症状较少，但仍与脏腑功能失调有关，如湿疹、痤疮等。

4. 常见斑疹

（1）风疹（疹疹）：是由风疹病毒所导致的急性传染病，接触病毒后，30%的患儿发病。本病可终生免疫，多发于冬春季节，多见于1～5岁儿童。孕妇3个月内感染风疹病毒，易导致胎儿畸形。

前驱期：一般为0.5～2天，低热，流涕，咳嗽，喷嚏，咽红，咽痛。

出疹期：常发热1～2天出疹，淡红色斑丘疹，可融合成片，皮疹出现于面部、颈部，发展到躯干、四肢，一天内布满全身，但手掌、足底无疹，2～3天消退，疹退可见脱屑。

主要诊断依据：有流行病学史；临床以轻度发热、咳嗽、全身皮肤出现淡红色细小斑丘疹、耳后及枕部淋巴结（臀核）肿大为特征。实验室检查可见白细胞减少，早期淋巴细胞减少。

周耀庭教授认为，本病为外感风热时邪由口鼻而入，郁于肺卫，致肺卫失和，出现发热、流涕、咳嗽、喷嚏，随即营分伏毒通过血络外发肌表，可见疹点外发、皮肤疹色浅红、分布均匀。偶有因邪毒炽盛所致者，则见高热、口渴、疹色鲜红或暗红融合成片，同时，毒热通过少阳外发，与气血搏结，可见枕后及颈项肿核。

周耀庭教授诊治经验如下。

1）邪郁肺卫

主症：发热恶寒，咳嗽流涕，喷嚏，纳呆，神疲，1～2天疹色淡红，先见头面，继而蔓延于四肢、全身，分布均匀，略隆起，有痒感，2～3天消退，退后无脱屑及色素沉着，耳后及枕部淋巴结肿大，舌苔薄白，舌微红，脉浮数。

辨证：外感风热，伏热初透。

治法：疏风清热，佐以清营解毒透疹。

方药：银翘散加减。薄荷、浮萍疏风解表透疹；金银花、连翘清热解毒；竹叶导热下行；桔梗、牛蒡子宣肺利咽；赤芍、牡丹皮凉血活血。

2）邪热炽盛

主症：高热口渴，烦躁不安，便秘尿赤，疹色鲜红或暗红，融合成片，瘙痒，舌质红，苔黄，脉细数或洪数。

辨证：风邪不尽，热毒郁营。

治法：清热解毒凉血。

方药：桑叶、菊花、薄荷、牛蒡子、蝉蜕辛凉宣透，散风解表透疹；生石膏、黄芩清泄气分之热；赤芍、生地黄凉血活血；连翘、紫草清热解毒。

（2）猩红热（疫疹）：是一种由乙型溶血性链球菌引起的急性传染病。临床特征为发热、咽峡炎、全身弥漫性鲜红色皮疹和恢复期皮肤脱屑。中医学称之为烂喉丹痧、疫喉痧，属"瘟毒"范畴。金葆三《烂喉丹痧辑要》有关于烂喉痧的记载："雍正癸丑年间以来有烂喉痧一证，发于冬春之际，不分老幼，遍相传染。发则壮热烦渴，丹密肌红，宛如锦纹，咽疼痛肿烂，一团火热内炽。"临床表现可见突发高热、恶寒、头痛、恶心或呕吐、倦怠、咽喉红肿痛或腐烂。因营分热毒壅盛，故见全身皮肤潮红，痧疹密布，状如涂丹，遍布于周身，亦可见融合成片，唯独口周皮肤无疹，即所谓环口苍白圈。舌红绛起刺如莓，称为草莓舌，更显营分热炽。中后期伤阴明显，此时大部分患者舌光，小部分患者舌上起刺，色暗如杨梅，西医称为杨梅舌。经治疗 3～5 天，热势下降，咽喉腐烂好转，皮肤开始脱屑，1～2 周脱尽，逐渐恢复健康。

周耀庭教授认为，本病有 3 个特点：病毒善攻头面咽喉；但又与大头瘟不同，以营血分证为突出表现；为传染性皮疹，热毒重。

临床分 3 期：①前驱期：发热或高热，恶寒、头痛，咽喉部鲜红肿痛，甚则腐烂。②出疹期：发热 1 天左右，出现猩红色皮疹，依次分布于颈、胸、背、四肢等处，渐渐密布全身，融合状如涂丹。压之褪色，皮疹最明显之处为腋窝、肘窝、腹股沟，2～3 天遍及全身，面部皮肤仅有红晕，不见疹点，而口唇四周肤色明显苍白。病初舌苔厚，3～4 天舌苔剥脱，呈杨梅舌，出疹期患者大多持续高热，疹出全身后渐退。③脱屑期：多在发热 1 周末出现，先见于面部、颈部，呈细屑状，继而胸、背、上下肢次第脱屑，2～4 周脱完。

周耀庭教授证治经验如下。

1）疫邪初犯（前驱期及出疹早期）

主症：发热恶寒、头痛、咽痛，痧点隐现或初见痧疹，便干尿黄，舌苔薄，色黄白，舌质红，脉浮数。

辨证：热毒犯肺。

治法：辛凉宣透，清热利咽。

方药：银翘马勃汤加减。荆芥穗、蝉蜕、牛蒡子、金银花、连翘、射干、芦根、黄芩、马勃。

方中荆芥穗、蝉蜕解表透疹，金银花、连翘、黄芩清热解毒，牛蒡子、射干、马勃清热利咽消肿，芦根清热生津。

2）热入气营（出疹期）

主症：高热面赤，口渴饮引，烦躁不安，咽喉肿痛起腐，身上丹痧密布，甚或神昏谵语，皮疹紫暗或见瘀点，大便干，小便黄，舌质红或绛有芒刺，舌心有黄苔，脉数有力。

辨证：热毒内传，气营俱热。

治法：清营泄热，解毒透达。

方药：凉营清气汤加减（鲜芦根、鲜茅根、牛蒡子、金银花、连翘、生地黄、牡丹皮、赤芍、竹叶、生石膏、黄芩、知母、板蓝根）。方中鲜茅根、连翘、生地黄、牡丹皮、赤芍、竹叶清营泄热；生石膏、黄芩、知母清气分热以泻火；金银花、板蓝根清热解毒；鲜芦根、牛蒡子清热透达。诸药紧密配合，以收良效。

3）疹后伤阴（脱屑期）

主症：身热渐退，热势下降，丹痧已消，咽喉肿痛逐渐好转，神疲，食少唇干，皮肤干燥脱屑，舌质干，少苔，脉细数。

辨证：余邪不尽，肺胃津伤。

治法：养阴清余热，佐以和中。

方药：沙参麦冬汤加减（鲜芦根、金银花、生地黄、麦冬、天花粉、玄参、白扁豆、连翘）。方中鲜芦根、金银花、连翘、生地黄、麦冬、天花粉、玄参清解余热，滋阴生津；白扁豆甘淡平和以益胃气。

（3）小儿肺炎合并金葡菌感染发斑疹（一般温病）：小儿肺炎的主要病机特点是患儿平素内有积热，感受风寒之邪，肺气郁闭，肺失清肃，如里热壅盛，不得发越，深入营血，则可见斑疹紫赤。本病可见于部分小儿肺炎，尤其是病毒性肺炎、金黄色葡萄球菌性肺炎。周耀庭教授治疗常以清营汤加减清营解毒。

（4）过敏性紫癜（内科杂病）：是一种以毛细血管炎为主要病理的过敏性疾病，儿童、青壮年多见。中医学典籍中并无"过敏性紫癜"的病名记载，但根据其临床特征有与本病相类似的疾病记载，如"紫癜风""葡萄疫""斑疹"等，多数与感染有关。《医宗金鉴·外科心法要诀》对"葡萄疫"进行了较为详细的描述："此证多因婴孩感受瘟疫之气，郁于皮肤，凝结而成，大小青紫斑点，色若葡萄状，发于遍身，唯以腿胫居多。"其主要临床表现为发病前 1～3 周常有低热、咽痛、上呼吸道感染及全身不适等症状，皮肤紫癜多见于下肢及臀部，对称分布，分批出现，较重者累及上肢及躯干。皮肤紫斑多对称分布，大小不等，呈紫红色，高出皮面，可伴有荨麻疹、血管神经性水肿，严重者紫癜融合成大疱伴出血性坏死，腰以下为主，严重时背部、上肢均可见，大部分有痒感，一批批出现，色紫暗，先发红后暗，摸之高出皮面。并发症：肾炎、关节肿疼、消化道出血，亦可见腹痛（时轻时重，可绞痛），便血（柏油样便）。

周耀庭教授对本病进行了长期的临床观察和研究发现，疹只有阳证无阴证，余师愚谓"疹为火之苗，火为疹之根"，说明疹常与火密切相关；斑则有阴阳之别。本病具有发病急、色紫红、高出皮面等特点，性质当属"阳斑"，乃属热属实。阳斑多以血分热毒，迫血外溢肌肤所致，治疗当清热解毒、凉血止血为宜，本应以化斑汤之类显效，但周耀庭教授发现此种治法效果并不理想，原因有以下几点：①此斑不同于平常之"阳斑"：斑通常平铺于皮肤表面，抚之不碍手，压之不褪色；疹通常高出皮面，摸之碍手，压之褪色。②常"斑"无痒感，而此病痒。③部位：明明是阳斑，却在腰以下居多，集中于双腿。④常有腹痛、关节痛。

周耀庭教授经总结分析发现，本病具有以下邪气共同致病的特点：①风邪：斑发突然且快，具有"风者善行数变"之特性；斑发初起有痒感。本病发斑高出皮面，摸之碍手，兼具疹之特性，由于疹多兼风热，故也兼风邪；伴见局部浮肿，乃风水之象。②湿邪：本病患者舌苔多腻，舌质淡红；局部浮肿，为有风水，乃有风也有湿之象；虽为阳斑，其发病部位却集中在身半以下，《内经》云"伤于湿者，下先受之，"也表明与湿有关。③毒热较重：斑色暗红为征，故单一凉血，效果不好。④夹有瘀血：斑色常为紫暗红，为血瘀之证；腹痛是瘀血所致；其关节痛亦为瘀血阻于经络所致。

基于以上分析，周耀庭教授治疗本病以散风利湿、凉血解毒、活血化瘀为法，效果相当明显，尤其是小儿更易病愈。

周耀庭教授常用经验方为大连翘饮、犀角地黄汤、身痛逐瘀汤、失笑散等加减。其中防风、浮萍、秦艽散风；泽兰、泽泻、连翘、车前子、滑石清热利湿；大青叶、紫草、三七粉清热解毒，凉血止血；桃仁、红花、赤芍、牡丹皮、茜草活血化瘀。

并发症治疗：腹痛，加失笑散、延胡索；关节痛，加身痛逐瘀汤；便血，加槐花、地榆、黄柏；尿血，加小蓟、生侧柏、棕榈炭、赤小豆、连翘。

周耀庭教授强调古人虽有血证禁风之训，但既有风邪存在，在凉血解毒的同时，适当加入散风药，则皮疹消除得更快。

（5）色素性紫癜性皮病（内科杂病）：是一组由于毛细血管炎所引起的皮肤色泽性变化的疾病。周耀庭教授对本病有独特的认识，治疗有极好的疗效，因其与过敏性紫癜的中西医病机、治疗均接近。与之相比，其发病部位位于腰以下，呈对称性分布；发病及消退均较慢，老年及中年人多见，并发症少见，偶有关节炎、肾炎；病因病机偏重于湿热及夹瘀；均散风解毒，以周耀庭教授治疗过敏性紫癜之经验方为主，突出燥湿，加苍术、黄柏、苦参；注重化瘀，加乳香、没药。

（6）湿疹（皮肤病）：是一种由多种因素引起的过敏性、炎症性皮肤病，其特点为多形性皮损，有渗出倾向，呈弥漫性分布，常对称发作，瘙痒剧烈，反复发病。

周耀庭教授认为，本病主要是饮食不节，伤及脾胃，脾失健运，湿热内生，复感风湿热邪，搏结于肌肤所致。本病最为常见的证型是湿毒内蕴，外感风邪。治以化湿解毒、散风透邪。方以大连翘饮加减。防风、浮萍、荆芥穗疏散风邪，苍术、黄柏燥湿清热，生薏苡仁、车前子、泽泻、滑石、茵陈清热利湿，白鲜皮祛湿止痒，生地黄、牡丹皮、赤芍凉血清热，皂角刺、大黄炭活血化瘀解毒。平时应忌食海鲜、羊肉、辣椒、冷饮。

（7）湿阻膜原皮疹（内科杂病）：周耀庭教授对膜原有独特的理论，指出膜原有广义与狭义之分。膜原代表一个特殊的层次，即半表半里。这一层次处于脏腑之外、肌肤之内，即外不在表，内不在里，与少阳、三焦密切相关。膜原中多空隙，痰湿容易留聚，膜原证与痰湿、湿热密切相关。

其表现为皮疹常与往来寒热、休作定时、先寒后热、汗出热暂退、次日复作、日日如此伴行。典型皮疹为橘红色斑疹或斑丘疹，有时皮疹形态多变，可呈荨麻疹样皮疹。皮疹主要分布于躯干、四肢，也可见于面部。其辨证为湿热内蕴，阻遏膜原，湿遏热伏，内迫营分。治以清化湿热、开达膜原，凉血祛风。方选柴胡达原饮、蒿芩清胆汤加减化裁（柴胡、黄芩、青蒿、枳壳、草果、槟榔、法半夏、厚朴、茯苓、茵陈、赤芍、牡丹皮）。如湿热明显，加连翘、青黛、滑石；关节痛，加秦艽、防风。

五、血液病

（一）营养性贫血

本病儿童多见，婴幼儿外周血红蛋白低于100g/L，儿童低于120g/L，即为贫血，通常分为缺铁性贫血（又称小细胞贫血）及大细胞贫血。缺铁性贫血多见于婴幼儿，以小细胞低色素性贫血为特点，对铁剂治疗有效，预后好。大细胞贫血是由于缺乏叶酸和维生素B_{12}所致，以大细胞高色素性贫血为特点。

周耀庭教授认为本病之临床特点相当于中医学的"积滞""疳积""血虚"等范畴。《灵枢·决气》说："中焦受气取汁，变化而赤，是谓血。"说明水谷精微通过脾胃的运化，变化而成血，是人体血液的主要来源。另外，"肾藏精""精血同源"，血的生成又与肾有密切关系。

周耀庭教授特别强调对于贫血，既不要局限于血色素的高低，也不要单纯与传统中医学的"血虚"画等号，一味补血，要找到造成贫血的原因去治疗。当今社会，家庭多为独生子女，喂养过度，营养过剩，常为主要致病因素。此型患儿多见舌苔厚腻，两颊红赤，烦急哭闹，常表现为缺铁性贫血，周耀庭教授辨证为中焦热滞，运化失司。治以清热导滞、调理脾胃。方用保和丸加减。方中藿香、枳壳理气调中，连翘、黄芩、知母清泄滞热，炒莱菔子、焦四仙消食导滞，陈皮、茯苓健脾调中。

另外，在久病、久泻或先天不足后出现面色苍白、肌肤松软、食欲不振、舌淡脉弱，周耀庭教授辨证为脾胃虚弱，气血不足，常为大细胞贫血。治以健脾益胃、补气养血。方药常以参苓白术散、当归补血汤加减。方中党参、茯苓、白术、山药、莲子肉健脾益气，炙黄芪、当归、白芍补气养血，砂仁理气悦脾。

周耀庭教授认为本病尤其应重视小儿的饮食喂养，从以下几点做到保护中焦脾胃：食有定时，量应适宜，防止过食伤及脾胃；及时添加辅食，以勿伤脾胃为度；纠正偏食、厌食，保证营养成分的多样性，勿使血液的生成乏源。另外，还要积极治疗可导致慢性失血的原发病，以杜绝贫血之根源。

（二）原发性血小板减少性紫癜

原发性血小板减少性紫癜是与免疫有关的出血性疾病，其临床表现为皮肤、黏膜出现瘀点、瘀斑，鼻衄、齿衄、便血、呕血等症状。西医学认为本病是机体感染病毒后，血液循环中病毒抗原与病毒抗体形成免疫复合物，非特异性地吸附在血小板上，使血小板受损；病毒感染亦可使血小板发生膜结构改变，刺激机体产生血小板抗体，致使血小板破坏过多。免疫复合物附着的血小板被巨核细胞吞噬，故血小板寿命明显缩短，数量减少。血小板破坏的主要场所是脾脏。血小板破坏过多和生成减少致血小板总数减少是导致出血的主要原因。本病分为急性及慢性两类，前者多见于儿童，后者多见于青年女性。

实验室检查特征：血小板减少，急性型可达 $20 \times 10^9/L$ 以下，慢性型可达 $(30 \sim 80) \times 10^9/L$；凝血时间正常，出血时间延长，血块回缩不良；骨髓象中巨核细胞显著增多，形成血小板的巨核细胞减少；血小板表面相关 IgG、IgM、C3 增高等。

周耀庭教授认为，本病属中医学的"血证""发斑"范畴，强调要从发病经过和临床表现辨证论治，具体分为以下几型。

1. 毒热不尽，深入血分，耗伤阴血

临床大部分有反复呼吸系统的感染，可见皮肤瘀斑和出血，慢性咽炎或扁桃体炎，脉细滑略数。治以清热解毒、凉血透邪，滋阴养血。方以蝉蜕、桑叶、牛蒡子、板蓝根宣肺利咽；黄芩、知母清泄肺胃；金银花、连翘清热解毒；大青叶、紫草凉血解毒；土大黄泻火解毒；牡丹皮、玄参、生地黄滋阴凉血；白芍、茜草养血活血；生阿胶滋阴养血。

2. 阴虚血亏

临床可见皮肤瘀斑，鼻衄，齿衄，手足心热，舌红少苔，脉细数。治以滋阴养血、和血止血。方药以加减复脉汤加减化裁。其中，生地黄、麦冬、阿胶、龟甲、白芍滋阴养血；知母、黄柏滋阴清热，牡丹皮、地骨皮凉血清阴分热。

3. 气血两亏

临床特征为面色黄白，神疲乏力，皮肤黏膜反复散发瘀点、瘀斑，斑色淡红，头晕心悸，鼻衄，齿衄，舌红少苔，脉细数。治以益气养血。方药以归脾汤加减。其中生黄芪、茯苓、白术、甘草健脾益气，白芍、生阿胶滋阴养血，玄参、墨旱莲、仙鹤草滋阴凉血止血。

（三）真性红细胞增多症

真性红细胞增多症简称"真红"，是一种原因不明的克隆性、以红细胞异常增生为主要表现的骨髓增殖性肿瘤，临床表现为皮肤黏膜红紫、脾大和血管及神经系统症状。血液学特征为红细胞和全血容量绝对增多，血黏滞度增高，常伴有白细胞和血小板增多。国外报道本病的发病率为 1.9～2.6/10 万。

本病的西医治疗主要采用静脉放血疗法、放射核素^{32}P、骨髓抑制药物、干扰素等，但价钱昂贵、副作用多、用药不便。本病的中医治疗报道较少。

对于这样罕见而又难治的疾病，周耀庭教授在临床上曾巧治 1 例，收到明显疗效，兹介绍如下。

敖某，男，59 岁，2007 年 9 月 26 日初诊。患者 2005 年发现患真性红细胞增多症，同时伴有高血压、冠心病，2006 年底行心脏支架手术，现自觉心烦急躁，头晕失眠，胸胁胀闷疼痛，每日服用多种中西药。初诊时面色红赤，目眶下青紫，口唇青紫，口气较重，声音洪亮，舌质青紫，苔黄厚腻，脉弦细。血常规检查示红细胞 $5.8×10^{12}$/L，血红蛋白 180g/L。

辨证：肝郁气滞，气滞血瘀，湿热内蕴。

治法：疏肝解郁，活血化瘀，清热化湿。

方药：柴胡疏肝散、菖蒲郁金汤、膈下逐瘀汤加减。

醋柴胡 10g，川楝子 10g，广郁金 10g，青皮 10g，陈皮 10g，白蔻仁 10g，淡豆豉 10g，䗪虫 10g，枳壳 10g，白蒺藜 10g，夏枯草 10g，苏梗 10g，瓜蒌 20g，旋覆花 10g，代赭石 20g，炒栀子 10g，黄芩 10g，法半夏 10g，丹参 15g，赤芍 10g，制山甲 6g，石菖蒲 10g，川郁金 10g，藿香 10g，水红花子 10g，桃仁 10g，红花 10g，王不留行 10g。

治疗过程中加减：目眶下青紫加茺蔚子 10g，凌霄花 10g；恶心加竹茹 10g，佩兰 10g；咳嗽流涕加蝉蜕 6g，桑叶 10g，牛蒡子 10g，板蓝根 10g，连翘 15g，草河车 15g。

经过 1 年余的调理，患者所有不适症状大减。2008 年 12 月底血常规检查示红细胞 4.73×10^{12}/L，血红蛋白 155g/L。患者一直坚持服药，2011 年多次查血红蛋白均在 150g/L 左右，红细胞在 5.5×10^{12}/L 左右，面色、唇色已如常人，舌质稍淡紫，诸不适症状皆消失，患者生活质量得到彻底改善。

分析：周耀庭教授认为本例患者的治疗重点有三：一者患者可见心烦急躁、胸胁胀闷疼痛、头晕失眠、面色红赤之症，乃肝气郁滞，肝郁化火之象；二者口唇、舌质青紫乃血瘀之象；三者舌苔黄厚腻为湿热内蕴之象，故此患者乃肝气郁滞，郁久化热，阻滞气机，湿浊内阻，血行不利，而成血瘀；血瘀又可加重气滞和湿阻。方中以醋柴胡、川楝子、广郁金、青皮、陈皮、枳壳疏肝理气解郁，白蒺藜、夏枯草、旋覆花、代赭石降逆平肝，丹参、赤芍、王不留行、水红花子、桃仁、红花、制山甲、䗪虫活血化瘀，炒栀子、黄芩清热燥湿，藿香、白蔻仁、淡豆豉、石菖蒲、川郁金芳香化湿，苏梗、瓜蒌宽胸解郁。

本病进展缓慢，如无严重并发症可生存 10～15 年，不治疗者平均生存时间仅 18 个月，死亡原因主要为血栓、栓塞及出血，部分患者可转变为白血病或发生骨髓纤维化、骨髓衰竭。本案患者经周耀庭教授断续调理 10 余年，依然健在。

（四）蚕豆病

蚕豆病是葡萄糖 -6- 磷酸脱氢酶（G-6-PD）缺乏者进食蚕豆后发生的急性溶血性贫血。本病在我国西南、华南、华东和华北各地均有发现，而以广东、四川、广西、湖南、江西最多。3 岁以下患者占 70%，男性患者占 90%。成人患者比较少见，但也有少数患者至中年或老年才首次发病。由于 G-6-PD 缺乏属遗传性，故 40% 以上的病例有家族史。

本病常发生于初夏蚕豆成熟季节。绝大多数患者因进食新鲜蚕豆而发病。本病因南北各地气候不同而发病有迟有早。G-6-PD有保护正常红细胞免遭氧化破坏的作用，新鲜蚕豆是很强的氧化剂，当G-6-PD缺乏时，则红细胞被破坏而致病。患者大多为男性，男女之比约为7：1，在生吃蚕豆后数小时至数日（1～3天）内突然发热、头晕、烦躁、恶心，尿呈酱油样或葡萄酒色，一般发作2～6天能自行恢复，但重者若不及时抢救，会因循环衰竭危及生命。本病可通过病史和高铁血红蛋白还原试验（还原率大于75%），特别是荧光点试验诊断。一旦确诊，应立即停吃生蚕豆，输血、输液、碱化尿液，防止急性肾功能衰竭。在医生指导下用药，不宜服用氧化性药物，如伯氨喹啉、磺胺类、呋喃类、维生素 K_3、维生素 K_4、非那西丁、氨基比林、砜类等，以及中药珍珠末、蜡梅花、川连等。

蚕豆病发病情况颇为繁杂，如只发生于G-6-PD缺乏者，但并非所有的G-6-PD缺乏者吃蚕豆后都发生溶血；曾经发生蚕豆病者每年吃蚕豆，但不一定每年都发病；发病者溶血和贫血的程度与所食蚕豆量的多少并无平行关系；成年人的发病率显著低于小儿。由此可以推测，除了红细胞缺乏G-6-PD以外，必然还有其他因素与本病的发病有关。可见，蚕豆病发生溶血的机理比G-6-PD缺乏所致的药物性溶血性贫血复杂，尚有待进一步探讨。

周耀庭教授认为，本病初起多因新生儿黄疸所致，属中医学的"阳黄"范畴。周耀庭教授在多年前就已研制出治疗本病的清解退黄汤，疗效较目前常使用的茵栀黄颗粒佳。周耀庭教授的经验方组成：茵陈、炒栀子、黄柏、人工牛黄、大青叶、茜草、泽兰、金银花、连翘等。其中茵陈清热利湿退黄，炒栀子、黄柏清热燥湿，茜草、泽兰活血化瘀，人工牛黄、大青叶、金银花、连翘清热解毒凉血。

周耀庭教授曾治疗一位来自广东深圳的蚕豆病患儿，可以了解其对蚕豆病的诊疗思路。

胡某，男，11岁，2010年8月7日初诊。患儿患蚕豆病8年。患儿出生后3天患黄疸，后未再复发，于3岁时确诊为蚕豆病，现晨起喷嚏、流清涕，腹时痛，大便干，面色不华，形体消瘦，舌苔淡黄腻，舌尖红，咽微红。

西医诊断：蚕豆病。

中医辨证：宿食停滞，湿热内蕴。

方药：藿香10g，枳壳6g，茵陈15g，连翘15g，炒栀子6g，焦四仙各20g，泽兰10g，泽泻10g，黄芩6g，茜草10g，砂仁6g，荷叶6g，茯苓10g，法半夏 6g。7 剂，水煎服。

　　分析：周耀庭教授认为本例患儿虽已长大，但舌苔淡黄腻，属仍有湿热，故用清解退黄汤加减清热利湿；因患儿兼有脾胃不和之证，故又加藿香、砂仁、荷叶醒脾和胃化湿，茯苓、枳壳、法半夏健脾行气化湿，焦四仙消食导滞。

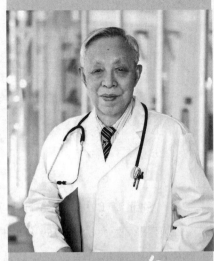

危北海

中西结合，临床与实验研究成果颇丰
重视培补脾胃，擅治消化系统疾病

医家简介

　　危北海（1931 年 6 月生），江西省南城县人，1955 年毕业于中国人民解放军第三军医大学，1959 年响应党和政府的号召，参加北京第一届西医离职学习中医班，3 年后结业，先后从事中西医结合医疗和科研工作近 50 年，主要进行病毒性肝炎和消化系统疾病的中西医结合治疗，以及中医脾胃学说的理论研究工作，曾参加和承担"七五""八五"和"九五"等攻关项目，以及北京市和国家自然科学基金课题，先后获得国家级、市级、局级科技成果奖 24 项，代表性专著有《中医脾胃学说应用研究》《中西医结合消化病学》等，曾担任北京中医医院副院长、北京市中医研究所所长等职务，曾任中国中西医结合学会副会长、中西医结合学会消化疾病专业委员会主任委员、中国中西医结合学会北京学会会长、《中国中西医结合消化杂志》主编、《北京中医药》杂志副主编，国家级名老中医学术继承人，享受国务院政府特殊津贴，曾被授予国家有突出贡献专家称号、北京市及全国群英会特邀代表、北京市劳模等。

　　新中国成立后，危北海教授先后在华中医学院、第六军医大学学习，1955年毕业后分配到部队医院工作。1959 年，危北海教授响应党的号召，参加了第一届西学中班，走上了中西医结合工作的道路。1960 年，危北海教授作为北京市和全国群英会的特邀代表，参加了在人民大会堂举行的英模会议。从"西学中班"结业后，他服从组织决定，到北京中医医院工作，先从中医临床实践开始，跟随当时北京市名老中医学习，临诊抄方，逐步掌握辨证论治的能力，学习理法方药的运用，经过一年多的锤炼后，开始在著名老中医关幼波的亲自指导下，采用中医辨证、西医辨病的方法，总结中医药治疗病毒性肝炎和慢性肝病的疗效，首次在中医杂志上发表了中医药治疗病毒性肝炎的论文，有力地推动了全国广泛开展中西医结合治疗肝病的研究工作。1979 年以后，全国掀起了中西医结合基础理论研究和重大疾病的临床疗效研究的热潮，在北京市政府相关部门的亲切指导和关怀下，北京中医医院和北京市中医研究所另辟蹊径，选择脾气虚证作为研究重点，组织全市中西医科技人员协同攻关，自 1982 年开始，20 多年来一直作为北京市中医药领域的重点课题，得到了极大的支持和关怀，并列入国家"七五""八五"到"九五"的攻关课题，开展了较为深入而系统的理论和临床研究，内容如下。

1. 文献理论研究

采用计算机技术，对自秦汉至明清的历代著名医籍 36 部中有关脾胃学说的理论阐述、临床证治方药进行了全面系统的整理归纳和分析研究，深入阐述了脾胃学说的学术渊源、形成和发展的演变过程，提出了新的观点，系统制订了脾胃疾病的辨证论治纲要，创建"脾胃理论知识库"和"脾胃方药知识库"，是对中医文献中脾胃理论和诊治经验的一次深入系统的研究工作。

2. 脾气虚发病机理的病理生理学研究

在建立脾气虚证发病理论的假说指引下，应用现代科学方法（包括西医学方法）进行临床和动物实验，观察指标包括反映胃肠道的消化吸收、运动和分泌功能、胃肠激素神经介质及细胞因子等 16 个方面，在全国率先复制成功大黄和利血平两种类脾气虚证的动物模型。从临床观察和动物实验研究结果说明，脾气虚证是在胃肠道有消化吸收、分泌和运动等功能的低下或紊乱表现为主的基础上，伴发或继发全身性适应调节紊乱和营养代谢失调及免疫能力下降等所致的一种疾病反应状态，包括功能、代谢和组织形态的综合概念，也是一个中医诊治的临床体系。

同时，本研究率先在国内验证反映脾气虚证、具有相对特异性和敏感性的木糖吸收试验，迄今在临床上已得到广泛应用，被公认为一个脾气虚证的辅助参考指标。

3. 四君子汤及其加味方药的药物化学及药物效学研究

（1）四君子汤的药物化学分析，包括对其水煎液中糖和黄酮化合物的薄层分析鉴定和高效液相色谱法测定，以及微量元素和氨基酸含量测定等。

（2）四君子汤加味的异病同治研究。对 Hp 相关性慢性胃病、慢性萎缩性胃炎及胃癌前病变、慢性阻塞性肺疾病、呼吸睡眠暂停低通气综合征、功能性消化不良等运用健脾益气、升清降浊、祛痰化湿法，以四君子汤为基础方加减治疗，不仅使临床证候明显缓解，而且观察指标也有同步改善，取得了良好的疗效，从而验证了脾气虚证的中医异病同治的理论。

学术思想

一、提出"脾虚综合征"一种新的病证诊断学概念

1."脾虚综合征"的概念

脾虚综合征是具有脾气（阳）虚证证候特点的一种综合征，包括了功能、形态和临床诊治的综合概念，应用健脾益气治法可以获得良好的疗效。

2.理论来源

危北海教授认为，人以水谷为本。脾主运化，为水谷之海、气血生化之源，同时又是人体气机升降的枢纽。"四季脾旺不受邪"，脾脏属土，土寄旺于四季之末的十八天，且土居中央，以灌溉四旁，四季脾旺则五脏得其荫护，卫外有力，不易遭受邪气的侵袭。因此，保持或辅助脾气健旺，是养生与治病的重要方法。若饮食失调、寒热不节、劳累过度及情志不遂等，引起脾胃虚弱，则健运失司，脾气不足，若病从口入或寒邪直中，引起脾阳亦虚，可以形成脾气（阳）虚损之证。

危北海教授及其研究小组根据几十年来的临床实践，通过观察多项指标，对脾虚证的实质进行了深入的研究探讨：①脾虚综合征是以消化系统的吸收、分泌和运动功能紊乱为主，并伴有全身适应调节和营养代谢失调的一种病理状态，常常表现为功能、代谢和形态变化等的异常，是一个中西医结合的综合性概念。②木糖吸收试验、唾液淀粉酶活性测定、血清胃泌素含量测定和水负荷尿淀粉酶活性测定、消化道 I^{131} 运动功能试验等，可以作为诊断脾虚证的客观检查指标，对阐明"脾主运化"的实质具有比较重要的意义。其中尤以木糖吸收试验最具代表性，得到多数学者公认。③脾虚的产生机制是机体在致病因素作用下全身的抗病能力开始走向衰退，主要表现为垂体-肾上腺皮质系统和交感神经系统的反应能力低下；胃肠胰激素分泌减弱或紊乱，迷走神经系统的兴奋性则相对增强。④健脾益气方药可以使脾虚证患者的呼吸道疾病发病率减少，可以提高机体的免疫功能，说明中医理论"培土生金"和"脾旺不受邪"是有临床依据的。

由此得出结论，脾虚综合征表现为胃肠道的分泌、消化、吸收和运动功能

降低，以及神经体液、免疫调节紊乱和营养代谢低下的一种病理状态。其病理表现可以是由于胃肠道本身存在组织形态学变化，如慢性炎症和组织变性等引起，也可以由于胃肠道的功能性低下或失调所致，或者是由于全身疾病引起的胃肠道功能或器质性病变所致。其临床表现也是多系统的，并不局限于消化系统疾病。

3."脾虚综合征"的诊断标准

危北海教授及其研究小组通过多年的临床实践经验研究，确立脾虚综合征的诊断指标如下：①面色淡白无华；②全身易于疲乏；③四肢无力酸软；④食欲不振，进食减少；⑤脘腹经常胀满；⑥大便溏薄或失调。

凡具备以上六项中的4项，而舌象具有舌质淡红，舌体胖肿，舌苔薄白，或有齿痕，或有细裂纹，脉象沉缓或细软者，即可诊断为脾虚综合征，其中舌象为必备条件。参考诊断指标，可以加上木糖吸收试验和唾液淀粉酶活性测定。

4.确立"脾虚综合征"的临床意义

脾虚综合征可以视为慢性疾病，特别是慢性脾胃病的重要基本病机。消化系统疾病如慢性胃炎、溃疡病、慢性结肠炎、胃下垂和胃黏膜脱垂症等，脾虚证是其主要证型，如消化道溃疡病中，有60%～70%表现为脾胃虚弱或脾胃虚寒证型；慢性胃炎中则约有70%表现为脾虚证型，其中浅表性胃炎多为脾气虚证，萎缩性胃炎多为脾胃虚寒证；胃下垂和胃黏膜脱垂症则80%以上出现脾气虚证。

脾虚综合征既是一个中医辨证论治中的证型，同时又是一个综合征（症候群），与西医学疾病谱和实验室检查有着较为密切的关系，是中西医结合、辨病和辨证结合、宏观与微观结合所产生的一个新的诊断学概念，对于全面而精准地诊断治疗疾病，引领中医学创新发展，起到了重要的作用。

二、建立"胃肠复元法"作为临床重要治疗法则

危北海教授依据李东垣的《脾胃论》中"胃肠内伤，百病乃生"及"脾虚综合征"概念的提出，总结出"胃肠复元法"。

"胃肠复元法"是危北海教授根据李东垣《脾胃论》中的观点"脾胃内伤，百病乃生"，针对"脾虚综合征"提出的治疗原则，意在以调补脾胃为原则治疗各种疾病，使患者的胃肠功能得以恢复，免疫力得以增强，从而有利于全身疾病的康复。

"胃肠复元法"从狭义上讲，是指用健脾益气法治疗脾胃病；广义上讲，凡

是能恢复脾胃功能、提高机体抗病能力的方法，都可以称之为"胃肠复元法"，包括疏肝健脾、化痰祛湿、清热化湿、滋养胃阴、振奋脾阳、活血化瘀、理气止痛等。危北海教授认为，脾虚是很多疾病的核心病机，"胃肠复元"就是治病之本，故要培补脾胃，消除脾胃内伤的根本病因。"胃肠复元"主要是指培补脾胃，也就是历代医家所谓振作胃气，使已衰退的胃气恢复。

临床经验

一、脾升胃降法治疗脾胃病

危北海教授提出"脾虚综合征"理论和"胃肠复元法"，主要体现在"脾升清""胃降浊"两个方面。脾主升清，胃主和降，小肠主顺达，大肠主传导，脾气升清亦有赖于胃气得降，使上逆之胃气平复；胃降浊有利于脾气升清，使脾气得以恢复。二者犹如"天行健、地势坤"，维持人体升降气机的平衡，使消化吸收功能得以正常运行，人体气血充足，生命力才能旺盛持久。

脾胃、小肠、大肠是人体消化食物水谷精微的主要脏器，其中肝的疏泄和转枢起重要的调控作用，共同完成食物的消化、吸收，化生为人体所需的水谷精微和气血津液，以充养五脏六腑、四肢百骸。脾胃病久，多为本虚标实、寒热错杂，其病位在脾胃及大小肠，病机多涉及肝脏，由气及血，病性由实而虚。脾运胃纳、脾升胃降，两者相互为用，胃纳为脾运的基础，若胃气不降，则传化无由，津液不生，壅滞成病，不仅食糜不能顺利下行，而且消化之水谷精微亦不能转输全身，导致整个消化运动功能紊乱，机体营养不良，而产生一系列疾病。危北海教授认为参苓白术散是健脾补气、培补元气的主要处方。全方以人参、白术、炙甘草甘温补脾益气；山药、扁豆、莲子甘平之品，缓补脾胃，一可益脾气，二可滋脾阴，又能厚肠止泻、和胃醒脾，诸多甘药相须为用，其补脾益气之力弥彰。另一方面以茯苓、薏苡仁甘淡渗湿健脾，与燥湿之白术共奏祛湿止泻之功。脾胃喜通而恶滞，脾胃气虚则运化和受纳之力不足，而补气之品易于碍胃，故佐以芳香之砂仁理气化湿，和胃止呕，寓行气于补益之中，则可保甘温缓中之品补而不滞。以桔梗为使药开宣肺气，亦可载药上行，借肺之布津而濡养全身。全方用药，多属甘淡和甘温之品，正如《太平惠民和剂局方》所云："其药中和不热，久服养气育神，醒脾悦色，顺正辟邪。"危北海教授认为此方能"补脾胃之虚，调脾胃之气，行脾胃之滞，除脾胃之湿"，故常用之。

依据"六腑以通为顺"的原则，危北海教授善用旋覆花、代赭石、吴茱萸、黄连组合，以降胃清肝。该组合源自《伤寒论》旋覆代赭汤和左金丸。旋覆代赭汤出自《伤寒论·辨太阳病脉证并治》，其曰："伤寒发汗，若吐若下，解后心下痞硬，噫气不除者，旋覆代赭汤主之。"此方具有降逆化痰、益气和胃的功效。其中旋覆花性温能下气消痰，降逆止噫，本草方书认为"诸花皆升，旋覆独降"；代赭石质重而沉降，善镇冲逆，二者一花一石，一君一臣，相互为用而又相互制约，性皆下行，以顺胃气之性。黄连、吴茱萸伍用，出自《丹溪心法》左金丸。黄连味苦，性寒，入心、肝、胃、大肠经，功能清热燥湿、泻火解毒，尤以清泻心胃之火为主。吴茱萸味辛、苦，性大热，入肝、脾、胃、肾经，辛散苦降，性热燥烈，能温中散寒，降逆止呕。二药伍用，有辛开苦降，反佐之妙用。以黄连之苦寒，泻肝经横逆之火，达到和胃降逆目的。佐以吴茱萸之辛热，从类相求，引热下行，以防邪火格拒之反应。全方共奏清肝和胃制酸之效，以治寒热错杂等。四药伍用，兼顾脾、胃、肝、心诸脏，达到气机升降有序、舒畅条达的目的，从而使脾胃功能得以恢复。

危北海教授认为，黄连、吴茱萸配伍，寒热并用，辛开苦降，巧妙地协调了脾胃之间的寒与热、升与降的关系。因此，二药的性味归经功效特点就为其广泛治疗脾胃病奠定了基础。黄连、吴茱萸治疗脾胃病，不仅注重脾胃之间的关系，还调整了肝与脾的关系。在五行中，肝属木，脾属土，木能克土。《金匮要略》中就有"见肝之病，知肝传脾"的记载。如果肝气郁结，肝气则易横逆克犯脾土；或者在脾虚时，更易招致肝木乘犯脾土。肝喜条达而恶抑郁，吴茱萸味辛入肝，可疏肝解郁，行气散结，防止或减轻肝木克伐脾土的发生，有"未病先防、既病防变"之意。肝胆有热，横逆克犯胃腑，胃气不能通降，滞于中则作痛，上逆而为呕恶反酸。黄连、吴茱萸合用则苦降辛通、泻肝火而降逆。黄连佐以辛热之吴茱萸，异类相求，引热下行，并防邪火格拒，共奏清肝和胃制酸之效，所谓"泻肝安胃"正是指本法而言。左金丸的功效众多，但是基本功用可以落实到两点：一为清泻郁火，主治肝经郁火；一为平降诸逆，主要针对胃气上逆。左金丸虽然只有两味药，但提示了一个治肝火的重要方法，即间接泻肝火法。利用五行的木火关系，即肝属木，心属火，肝（木）生心（火），方中苦寒之黄连直接泻心火，通过泻心火而达到间接泻肝火的目的，即"实则泻其子"，于是直接泻肝火法与间接泻肝火法结合在一起，加强了清泻肝火的作用。现代药理研究发现，吴茱萸具有止呕、镇痛等作用；而黄连清热解毒，具有抗幽门螺旋杆菌作用。

综上所述，危北海教授使用一花一石直降胃气，以左金丸协调肝胃，使胃气安抚，和降而顺。

二、培土生金法治疗慢性阻塞性肺疾病

近年来，慢性阻塞性肺疾病的发病越来越多。有文献报道，慢性阻塞性肺疾病在急性发作或病情加重时，常会伴有消化道继发性损害而出现纳差、腹胀的症候，也容易发生消化性溃疡，其发病率高达24%，是非慢性支气管炎的3倍，可见消化系统疾病和肺部疾患有非常密切的关系。现代医学研究发现，慢性阻塞性肺疾病的治疗不能只局限于急性加重期的抢救成功，而应进行康复治疗以尽可能地恢复受损的心肺功能、防止或减缓心肺功能的继续衰退，从而达到减轻病情、减少症状、减少住院次数、提高生活和生命质量、延长寿命、降低死亡率的目的。过去一贯认为呼吸系统代偿能力很强，而一旦出现呼吸衰竭就意味着代偿能力的彻底耗竭，肺功能已无恢复可能。这种认识使肺康复成为医疗难题，导致该领域一直处于停滞状态。

危北海教授曾对慢性阻塞性肺疾病进行研究，经深入的观察发现，慢性阻塞性肺疾病患者均有反复发作、渐进加重的病程，每到秋冬季就离不开医院。经过了数十年的漫长病程，肺泡壁渐薄，肺泡弹性回缩力减弱，无效腔渐增，机体为了维持基本的生命过程，增加呼吸力量，就需要消耗更多的热量。而由于长期患病，很多患者出现胃肠功能障碍、消化吸收不良，不能提供充足的营养物质以补充能量的消耗，从而形成恶性循环，使半数以上患者出现营养不良、呼吸肌萎缩疲劳、呼吸能力减弱，不能有效地吸入氧气、呼出二氧化碳，也不能有效地排痰。危北海教授提出本病的本质为病久气虚，子病及母、肺病及脾，进而发展到胃肠功能衰弱，故认为调理脾胃是治疗咳痰喘的主要方法之一。无论是咳痰、喘证的早期轻证，还是病情严重的晚期，或在缓解的康复期，治疗均离不开调理脾胃，这也是治本之法。危北海教授确立"培土生金"法则治疗慢性阻塞性肺疾病，通过补益脾气、健益脾土使脏腑强盛，营养来源健旺，从而改善患者因久病肺气虚弱而产生的气流阻塞的病理情况，改善肺功能，增强排痰力量，提高机体防御功能；同时纠正营养不良，进而提高生存率，并改善症状，提高生活质量；另外也达到预防疾病发生、延长缓解期的目的。通过治

愈消化道疾病、强健胃肠道功能，为治疗肺部疾患提供了有效的保障。

危北海教授应用培土生金法，在培土方面主要应用黄芪、太子参、白术、茯苓、灵芝、黄精、山药、北沙参、大枣、干姜、甘草等，以健脾益气。若见脾肾两虚，则可加蛤蚧、百合、枸杞子、麦冬、五味子、山茱萸、熟地黄等，以补肾填精。另一方面，应用桑白皮、全瓜蒌、杏仁、贝母、清半夏、陈皮、桔梗、牛蒡子、葶苈子、竹沥水、紫菀、款冬花等，以泻肺化痰、止咳定喘。如肺热痰盛较重，则可加黄芩、夏枯草、蒲公英、石膏、野菊花、鱼腥草、虎杖等。

三、活血通络法治疗慢性脾胃病

中医学有"久病入络""不通则痛"理论，危北海教授通过临床治疗实践，发现在不少消化系统疾病病情发展的全部阶段或某一阶段可出现血瘀证的表现，如溃疡病、慢性萎缩性胃炎、幽门不全梗阻、粘连性肠梗阻、溃疡性结肠炎、慢性痢疾、肠息肉、慢性胰腺炎、慢性肝炎、肝硬化、慢性胆囊炎、原因不明腹痛、上消化道出血、腹腔慢性炎症包块、腹部肿痞、肝脾肿大及某些急腹症等，均可以出现瘀血阻络现象。《普济方》在"诸血门"中论及"凡病经多日，疗治不瘥，须当为之调血"。危北海教授认为，凡病初发，病机多不及血，但病缠多日，则势必影响血，或血虚而滋润濡养功能减退，或血瘀而运行不畅，或血不循常道而外溢。因此，对慢性消化系统疾病及其他慢性疾病，危北海教授多应用活血化瘀法以兼顾血分，并取得了事半功倍的效果。

【验案举隅】

案1 高某，女，27岁，2013年10月26日初诊。因"黏液脓血便4年，加重1周"就诊。4年前，患者因学习紧张及饮食不规律，以零食代替主食，出现大便次数增多，每日四五次，便中有黏液，里急后重，伴鲜红色血，间断口服中西药治疗，未见明显好转，于2011年经东直门医院肠镜检查诊断为溃疡性结肠炎，给予美沙拉嗪口服，以及美沙拉嗪栓纳肛，并口服中药治疗6个月以后，大便每日二三次，便中黏液和鲜血明显减少，里急后重感仍在，偶因饮食不慎出现腹痛及便中带有黏液和鲜血。1周前，因事务繁忙饮食不规律出现大便黏液及鲜血症状增多，每日大便二三次，里急后重，经口服美沙拉嗪肠溶片4粒及外用美沙拉嗪栓1枚后，大便每日一两次，便中带血丝并伴里急后重，无腹痛，紧张后腹泻，现饮食不慎后每日脓血便，手足凉，纳眠可，月经规律，无痛经，眼周色黑，面萎黄，舌苔白厚、质红，脉沉细。

中医诊断：肠澼。

西医诊断：溃疡性结肠炎。

辨证：脾胃虚弱，大肠湿郁。

治则：祛除肠道湿郁，调和肠道气血，补脾益气，活血化瘀。

方药：苍术 15g，茯苓 30g，苦参 15g，黄柏 15g，清半夏 9g，干姜 9g，萆薢 9g，白芍 20g，白及 15g，诃子肉 20g，赤石脂 20g，五倍子 20g，石榴皮 20g，生黄芪 15g，青黛 6g，仙鹤草 15g，小蓟 15g，甘草 9g，三七粉 3g（冲服），香附 30g。日 1 剂，水煎分 3 次服。

二诊：2013 年 11 月 9 日。服上方 14 剂后，大便每日一两次，已无血，有少量黏液，里急后重感减轻，困倦，手足凉，时头颠顶及太阳穴疼痛，月经规律，现停用美莎拉嗪栓，每日口服美莎拉嗪 2 粒，舌苔黄厚、质暗，边有齿痕，脉弦细。拟上方改苍术 20g，诃子肉 25g，赤石脂 25g，五倍子 25g，加仙鹤草 15g，桂枝 6g，藁本 15g，白芷 15g。

三诊：2013 年 11 月 23 日。大便每日 1 次，便黏，偶有黏液，无里急后重感，有便不净感，困倦感大减，头痛好转，手足仍凉，舌苔黄、质暗红，脉弦细。上方改仙鹤草 30g，小蓟 20g，石榴皮 25g，生黄芪 20g。

四诊：2013 年 12 月 7 日。现美莎拉嗪每日 1 粒，大便每日 1 次，偶有 1 周 2 次，便带细小血丝，无黏液，无腹痛，偶有便不净感，饮食不慎后便不成形，眼周黑变淡，面色微黄，纳眠可，月经规律，无头痛，舌苔黄、质暗，边有齿痕，脉弦细，拟上方改苍术 25g，小蓟 30g，白及 20g，去藁本、白芷、青黛。

五诊：2013 年 12 月 21 日。已停美莎拉嗪 2 周，大便每日 1 次时不成形，近 2 周有 1 次大便带细小血丝、色暗红，天凉大便次数多，近日额头起小痤疮，舌苔白、质暗，边有齿痕，脉弦细。拟上方改白及 25g，加夏枯草 15g，蒲公英 15g。

六诊：2014 年 1 月 18 日。已停美莎拉嗪一个半月，大便每日 1 次，时不成形，大便已无血丝，眼周黑大减，面色红黄有光泽，舌苔薄黄、质暗，脉弦。予参苓白术散化裁巩固。

方药：党参 20g，茯苓 25g，炒白术 20g，陈皮 15g，莲子肉 15g，山药 20g，炒薏苡仁 30g，生甘草 9g，三七粉 3g（冲服）。

按语：本例患者患溃疡性结肠炎病程长，由湿热之邪壅塞肠道，肠道传导失司，脂络受损，气血凝滞，腐败化为脓血，故便黏液脓血；气机阻滞，腑气不通，故里急后重。病迁延日久，本虚标实，本虚为脾胃虚弱，标实为肠道湿郁阻络。患者因长期饮食不规律，脾胃内伤，脾胃虚弱，不能运化水谷，清浊不分，便次增多，病后失于调理，饮食不洁，湿热内生，损伤肠道血络，故便鲜血色红；病程日久，脾胃阳气被伤，表现为手足怕冷；脾土虚，肝木旺，则紧张易腹泻；舌苔白厚为脾虚湿盛的表现。因此，本案辨证为脾胃虚弱，大肠湿郁。

　　本案的治疗原则先以祛邪为主，祛除肠道湿郁，调和肠道气血，兼顾补脾益气，配以活血化瘀。李东垣《活法机要》之泄痢证云"后重则宜下，腹痛则宜和，身重者除湿，脉弦者祛风"。方中苍术、茯苓、甘草健脾；干姜、清半夏、荜茇温阳祛寒；白及、诃子肉、赤石脂、五倍子、石榴皮涩肠止泻；仙鹤草、小蓟止血；青黛、苦参、黄柏祛除肠道残留湿热，燥湿止泻；香附理气疏肝；三七粉活血止血。治疗时先以标实为主，涩肠固脱兼以驱肠道湿郁之邪。患者本虚之象也已显，酌加健脾之药。在停用西药时要逐渐减量，加强涩肠止血药之用量，标实渐去，配以活血化瘀药的同时，加大健脾补气药，以恢复脾胃健运，气血和调，其病自愈。

　　案 2　李某，男，43 岁，2013 年 12 月 21 日初诊。因"胃胀隐痛，反复发作 1 年，加重 2 周"就诊。患者两年前因饮食不规律偶有胃痛、胃胀，自行口服中成药治疗有所缓解。近 1 年胃胀隐痛反复发作，口服中西药效果不明显。2013 年 11 月底行胃镜检查示慢性萎缩性胃炎，病理检查示胃窦呈轻中度肠化，幽门螺旋杆菌阳性，在外院给予中西医结合治疗，并抗幽门螺旋杆菌四联用药半个月，仍胃胀痛。现患者胃胀隐痛，打嗝，反酸，胃灼热，大便每日二三次，不成形，体倦乏力，两肋时有胀痛，失眠多梦，入睡难，口干苦，舌暗红，苔黄厚，脉弦滑数。

　　中医诊断：胃痞（肝胃不和）；失眠不寐（心脾两虚）。

　　西医诊断：慢性萎缩性胃炎；神经衰弱。

　　辨证：肝胃不和，心脾两虚。

　　治则：疏肝和胃，止痛健脾，养心安神。

　　方药：旋覆花 30g（包），煅代赭石 20g，煅瓦楞子 30g，吴茱萸 4g，黄连 12g，蒲公英 20g，夏枯草 20g，延胡索 20g，生黄芪 15g，太子参 15g，炒白术 15g，钩藤 30g（后下），炒酸枣仁 20g，石菖蒲 20g，远志 20g，首乌藤 30g，当归 30g，川芎 15g，丹参 20g，半枝莲 15g，白英 15g，苍术 15g，补骨脂 20g，五倍子 20g，石榴皮 20g，生甘草 9g，三七粉 3g。

　　二诊：2013 年 12 月 28 日。服药后胃胀隐痛稍有好转，两肋胀痛明显缓解，

危北海

155

仍有打嗝，反酸、胃灼热减轻，大便每日一两次，体倦乏力减轻，口干苦，舌暗红，苔黄厚，脉弦滑数。拟上方加赤芍 15g，蒲公英 30g，夏枯草 30g，石斛 15g，丹参 25g。

三诊：2014 年 1 月 11 日。服上方 14 剂后，胃胀隐痛减轻，打嗝减轻，无反酸、胃灼热，大便每日一两次、不成形，时有肠鸣，偶因饮食不慎或食生冷后大便溏泄，睡眠较前好转，舌质暗，苔黄，脉弦滑。拟上方去煅瓦楞子，减黄连为 9g，加干姜 9g，清半夏 9g，改补骨脂 25g，五倍子 25g，石榴皮 25g。生黄芪改为 20g，炒白术 20g。

四诊：2014 年 2 月 15 日。服上方 15 剂，春节期间停药 10 天，胃胀隐痛较前明显，打嗝加重，大便每日一两次、不成形，肠鸣，睡眠浅，易醒，夜尿 1 ~ 3 次，舌质暗，苔黄，脉弦。拟上方改煅代赭石 30g，黄连 12g，加香附 30g，金樱子 15g，覆盆子 15g。

五诊：2014 年 3 月 1 日。服上方后无胃胀痛，打嗝明显减轻，无反酸、胃灼热，大便每日 1 次、成形，眠安，夜尿一两次，体倦乏力大减，舌暗，苔白，脉弦。拟上方改生黄芪 15g，去钩藤、酸枣仁、石榴皮、补骨脂、五倍子。

六诊：2014 年 4 月 5 日。劳累后体倦乏力，偶有打嗝，无胃胀痛，大便每日 1 次，舌苔白厚、质暗红，脉弦细。上方改太子参 20g，去金樱子、覆盆子。14 剂，一剂药分两天服，每日早晚饭后半小时服。

七诊：2014 年 6 月 7 日。无体倦乏力，偶因食牛羊肉及凉啤酒胃胀痛，饭后偶有打嗝，平素无明显胃部不适，大便每日 1 次，时黏滞，舌苔白厚、质暗红，脉弦略滑。予六君子汤合小建中汤方加减，后改用中成药香砂养胃丸和温胃舒服用。

八诊：2014 年 12 月 6 日。2014 年 11 月 28 日于北京中医医院做胃镜示慢性浅表性胃炎，病理检查示胃窦黏膜呈慢性炎症改变，未见肠化，胃部症状基本好转，纳眠可，二便调，舌红，苔薄黄，脉弦。嘱患者注意饮食，避免生冷、油炸食物。

按语：本案患者因长期饮食不规律，损伤脾胃，影响脾胃的运化功能，胃失和降，胃气上逆而出现打嗝、胃胀；脾虚则肝旺，土虚木乘，则两肋胀痛、口干苦；气运失和，影响血运，瘀阻胃络，则胃隐痛；肝胃不和，则反酸、胃灼热；脾虚，则大便次数增多、不成形；脾虚心神失养，则失眠多梦、入睡难。《难经》云："无实实虚虚，损不足而益有余。"唯当以甘温之剂补其中、升其阳，甘寒以泻其火，则愈。药用生黄芪、太子参、炒白术、苍术甘温之药补脾升阳，以达健脾和胃之效；旋覆代赭汤补脾健胃降逆；左金丸疏肝和胃；延胡索、当归、川芎、丹参理气活血止痛；钩藤、炒酸枣仁、石菖蒲、首乌藤、远志健脾养心安神；半枝莲、白英清热解毒；苍术、补骨脂、五倍子、石榴皮涩肠止泻；三七粉活血化瘀。本例患者由慢性萎缩性胃炎经治疗转变为慢性浅表性胃炎，连续用药近5个月，以疏肝和胃止痛、健脾养心安神为总则，根据病情加减辨证用药，疗效明显。

案3 姜某，女，28岁，2013年12月14日初诊。因"胃胀隐痛2年反复发作，加重3周"就诊。患者自小挑食体瘦，曾间断服中西药治疗，高中时因功课紧张胃胀痛发作频繁，于当地医院胃镜检查示慢性糜烂性胃炎，服中药3个月缓解。大学期间饮食不规律，常吃冷饮，胃痛反复。2年前在首都医科大学宣武医院胃镜检查示慢性萎缩性胃炎，病理检查示胃窦黏膜轻度慢性萎缩性改变，急性活动性炎中度，腺体增生轻度，间质淋巴组织增生。现胃胀隐痛，打嗝，反酸，晨起胃灼热，空腹及食凉后症状加重，纳呆少，眠时因胃部胀痛易醒，大便1～2天1次、时干，偶有食凉生冷后腹泻，月经不规律、错后5～7天、量少，时经行第一二天腹痛，乏力，体瘦，面色萎黄，手足冷，舌苔白厚、质暗红，脉沉细。

中医诊断：胃痛；月经后期；便秘。

西医诊断：慢性萎缩性胃炎；月经失调；便秘。

辨证：脾胃阳虚，瘀血阻络。

治则：补气温阳健脾，活血化瘀止痛。

方药：醋柴胡9g，延胡索15g，吴茱萸4g，黄连9g，清半夏8g，旋覆花20g（包），煅代赭石20g，煅瓦楞子30g，生黄芪15g，太子参15g，茯神30g，当归30g，川芎15g，白芍20g，干姜9g，荜茇9g，桂枝6g，全瓜蒌30g，大腹皮20g，厚朴20g，钩藤20g（后下），炒酸枣仁30g，首乌藤30g，砂仁9g（后下），生甘草9g，三七粉3g（冲服）。14剂，日1剂，水煎分3次服。

二诊：2013年12月21日。服上方后胃胀隐痛减轻，打嗝减轻，反酸、胃灼热略减，眠浅易醒，乏力减轻，手足凉，时口干，舌苔白厚、质暗，脉沉细。拟上方加柿蒂15g，生地黄15g，石斛15g，沙参15g。

三诊：2014年1月11日。元旦期间停药，又因饮食不慎，胃胀隐痛发作较前频繁，晨起胃灼热，打嗝，大便每日1次、偏干，乏力、手足凉减轻，口苦，舌苔黄、质暗，脉沉细。上方改延胡索20g，旋覆花30g，生黄芪20g，大腹皮30g，厚朴30g，加焦槟榔30g，夏枯草20g，蒲公英20g，瓜蒌30g，莱菔

危北海

子 30g。

四诊：2014 年 1 月 25 日。服药后胃胀隐痛减轻，偶有打嗝，饮食不慎后偶有反酸胃灼热，大便每日 1 次、黏滞，乏力大减，无口苦，舌苔白厚，质暗红，脉沉细。上方去延胡索、醋柴胡、蒲公英、夏枯草，加海螵蛸 30g。

五诊：2014 年 2 月 15 日。因春节饮食过多肥甘，胃胀隐痛晨起明显，偶有反酸、胃灼热，大便每日 1 次、黏滞，月经规律，经前腹痛，舌苔白厚稍黄，舌质暗红，脉弦细。上方加连翘 15g，炒山楂 30g，炒神曲 30g，炒麦芽 30g，枳壳 15g。

六诊：2014 年 3 月 1 日。晨起胃胀减轻，隐痛仍有，食肉及甜食后反酸、胃灼热，大便日 1 次、时黏，7～10 天至经期，舌苔白厚、质暗红。上方加红花 4g，醋柴胡 9g，延胡索 15g。

七诊：2014 年 3 月 15 日。胃胀隐痛减轻，反酸、胃灼热不明显，食欲增，经前腹痛减轻，大便每日 1 次、时不成形，眠浅易醒，手足不凉，舌苔白厚、质暗红，脉弦细。上方去红花、桂枝，加煅龙骨 30g。

八诊：2014 年 3 月 29 日。无胃胀痛，无反酸、胃灼热，纳可，多梦，大便每日 1 次、时黏，舌苔白、质暗，边有齿痕，脉弦细。上方去醋柴胡、延胡索，药减量服，一剂药服两天。调节饮食，禁食生冷、煎炸及辛辣，饮食有规律。

九诊：2014 年 5 月 17 日。胃胀隐痛减轻，打嗝减轻，偶有反酸、胃灼热，眠浅易醒，多梦减少，大便每日 1 次、偏干，舌苔白厚、质暗红，边有齿痕，脉弦细。上方去煅代赭石、钩藤、炒酸枣仁，加莱菔子 30g。

十诊：2014 年 6 月 21 日。服上方 14 剂后诸症减轻，现偶因食多胃隐痛，晨起胃灼热，眠浅，大便每日 1 次、不干，时口干，舌苔白厚、质暗红，脉弦细。上方加白及 15g，麦冬 15g。一剂药服两天。

十一诊：2014 年 7 月 19 日。近 1 个月胃隐痛，晨起胃灼热发作两次，眠浅，大便每日一两次、时不成形，月经有块，行经第 1 天腹痛，舌苔白、厚滑，脉沉细。上方去莱菔子，加远志 15g，益母草 9g，红花 4g。

十二诊：2014 年 9 月 13 日。无明显胃隐痛，偶有晚饭过饱，第二天晨起胃灼热，纳可，眠安，月经无血块，行经第 1 天小腹稍有不适，舌苔白、质淡暗，脉沉细。上方去红花、益母草、煅瓦楞子、吴茱萸、黄连，一剂药分两天服。

十三诊：2014 年 12 月 13 日。首都医科大学宣武医院复查胃镜示慢性浅表性胃炎伴糜烂；病理检查示胃窦黏膜慢性浅表炎，轻度。

按语：患者自幼体瘦挑食，脾胃虚弱，加之长期饮食不规律，脾胃损伤更重。胃络受损失荣，不通则痛，故出现胃隐痛，紧张劳累加重；手足凉，为阳气虚不能温煦四末所致；脾胃虚弱，气血乏源，则体倦乏力，面色萎黄；气虚血瘀，则月经错后、痛经均见。

李东垣《内外伤辨惑论》云："胃气岂可不养，复明养胃之理，故经曰：安谷则昌，绝谷则亡，水去则荣散，谷消则卫亡，荣散卫亡，神无所据。仲景云：水入于经，其血乃成，谷入于胃，脉道乃行。故血不可不养，胃不可不温。"药用生黄芪、太子参、茯神、干姜、荜茇、桂枝、砂仁补气温阳健脾；当归、川芎、白芍、三七粉活血通络止痛；醋柴胡、延胡索、吴茱萸、黄连辛开苦降，理气止痛；瓜蒌、厚朴、大腹皮理气宽肠通便；钩藤、炒酸枣仁、首乌藤安神。

案4 攀某，女，45岁，2014年5月3日初诊。因"大便秘结5年余"就诊。5年前患者因节食减肥出现大便秘结，大便2～3天1次，便干，自行口服芦荟胶囊通便后，大便每日1次、有不净感，腹胀，肠镜检查示直肠炎。现口干口苦，手足心热，面部小丘疹、色红，月经量多、深红、有块，经行前1天和月经当天腹痛，腹部B超检查诊断为子宫肌瘤，大者0.8cm，纳可，眠安，舌苔黄、质暗，脉弦滑细。

中医诊断：便秘；痛经。

西医诊断：直肠炎；子宫肌瘤。

辨证：脾虚肠燥，湿热内蕴。

治则：健脾润肠，利湿清热。

方药：茵陈30g，郁金30g，夏枯草30g，蒲公英30g，莪术15g，生薏苡仁30g，紫草9g，茜草9g，地肤子30g，白鲜皮30g，赤芍30g，生黄芪15g，党参15g，生白术25g，沙参30g，瓜蒌30g，火麻仁30g，郁李仁30g，大腹皮20g，厚朴20g，土茯苓25g，泽泻20g，生甘草9g，三七粉3g（冲服）。

二诊：2014年5月17日。大便每日1次，腹胀及便不净感大减，近2周服用3次芦荟胶囊，月经量少，痛经较前减轻，面部痤疮时起，手足心热，下午困倦感重，舌苔黄腻、质暗，脉弦。上方加车前子30g。

三诊：2014年5月31日。大便每日1次、通畅，无腹胀及便不净感，未服芦荟胶囊，面部丘疹时起，脓头易破，时感乏力，舌苔黄、质红，脉弦。拟上方去莪术、生薏苡仁、党参，加地骨皮20g，白蒺藜9g，太子参15g，连翘15g。

四诊：2014年6月14日。服药后手足心热大减，无乏力，面部丘疹消退，大便每日1次，月经前小腹酸胀，舌苔薄黄、质红，脉沉而有力。拟上方去大腹皮、紫草、茜草，加益母草9g。

五诊：2014年6月28日。服药14天后，近1个月大便每日1次，无手足心热，偶因劳累体倦，纳可，眠安，舌苔薄黄、质红，脉缓滑。拟上方去连翘，加莪术15g，生薏苡仁30g。

六诊：2014年7月12日。大便每日1次、通畅，月经规律、量可、色红，无痛经表现，余无明显不适。

按语：本例患者因长时间饮食失节，影响脾的运化、肠道的分清泌浊。脾虚运化失司，推动无力，则大便秘结；气虚影响气的运行，则气滞腹胀；脾虚湿盛，久湿蕴而化热，出现口干苦、手足心热；湿热阻碍下焦气血运行，则月经量多、色红、痛经；湿热上蒸，则面部丘疹时发、色红；舌苔黄、质暗，为湿热之象；湿热内蕴而脉弦滑，脉细为气虚气滞之象。

方用四君子汤健脾补气，茵陈五苓散去桂枝（以免助湿生热）、猪苓以清利湿热，加夏枯草、蒲公英清热，沙参、火麻仁、郁李仁、瓜蒌润肠通便，大腹皮、厚朴通腹气、宽肠通便，紫草、茜草、赤芍清热凉血。病久必瘀，加三七粉活血化瘀，止血止痛。全方共奏健脾润肠、清热利湿，兼化瘀止痛之功。

案5 王某，女，65岁。因"胃胀、反酸、胃灼热5年，加重6个月"就诊。10年前患者因患更年期综合征服用中西药治疗2年余，后出现胃胀、打嗝、胃怕凉，口服温胃舒颗粒和气滞胃痛颗粒后缓解。近5年反复出现反酸、胃灼热、胃部不适，间断用药治疗。6个月前出现胃怕冷、反酸、胃灼热、口酸、口苦，经北京朝阳医院胃镜检查诊断为反流性食管炎、浅表性胃炎。现胃胀，反酸胃灼热，口干，舌痛，口腔黏膜痛，怕热，手足心热，急躁易怒，纳可，入睡困难，多梦，血压右臂150/80mmHg、左臂140/80mmHg，大便每日1次，舌暗苔薄黄，脉弦。

中医诊断：嘈杂；不寐。

西医诊断：反流性食管炎；浅表性胃炎；失眠。

辨证：肝胃不和，肝胃郁热，心神不宁。

治则：疏肝和胃，清肝和胃，宁心安神。

方药：旋覆花20g，煅代赭石20g，藿香6g，柿蒂15g，吴茱萸4g，黄连15g，地骨皮30g，白蒺藜9g，葛根30g，地龙15g，僵蚕15g，蝉蜕9g，钩藤30g（后下），炒酸枣仁40g，石菖蒲20g，首乌藤30g，煅龙骨30g，煅牡蛎30g，浮小麦30g，莲子心20g，远志15g，天麻20g，生地黄20g，石斛15g，干姜 6g，百合 30g，甘草 6g。

二诊：胃胀大减，反酸、胃灼热稍减轻，口酸，口苦，入睡困难，多梦，纳可，手足心烦热，大便每日 1 次，血压 160/80mmHg，舌暗红苔黄，脉弦滑。拟上方去藿香、柿蒂、浮小麦，加赤芍 20g，珍珠母 30g，三七粉 3g（冲服）。

三诊：服药 3 周后无胃胀，偶因饮食不慎出现反酸、胃灼热，无口酸苦，胃怕凉减轻，较易入睡，仍多梦，纳可，手足心热减轻，大便每日 1 次，舌苔黄、质暗红，脉弦滑。上方加赤芍 20g，丹参 20g，川芎 15g，合欢皮 20g。

服药 1 个月复诊，无胃胀，无反酸、胃灼热，眠可，偶有多梦，余症均减。

按语：患者先因药物损伤脾胃，后又失于调护，脾土虚弱，土虚肝木相乘，加之患者已 65 岁，肝肾之阴不足，阴不敛阳，肝气旺，故急躁易怒；气有余便是火，肝胃郁热，胃气上逆，则胃胀、反酸、胃灼热、反酸、口苦；肝阳上亢，则血压上升；肝胃不和，心神被扰，则入睡难、多梦。

方用旋覆代赭汤疏肝和胃，兼清郁热；左金丸清肝降逆；藿香、柿蒂降胃气，化湿和胃；钩藤、炒酸枣仁、石菖蒲、首乌藤清肝养心安神；煅龙骨、煅牡蛎、天麻平肝潜阳安神；地龙、僵蚕、葛根、蝉蜕清肝息风而降压；莲子心、远志交通心肾安神；干姜温胃；胃体阴而用阳，喜润恶燥，药用生地黄、石斛、百合养胃阴，壮水之主以制阳光。在胃病的治疗中，要兼顾脾胃的生理特点，用药不可太温燥，更不能太过滋腻。

案 6 徐某，男，21 岁，2013 年 9 月 28 日初诊。因"恶心呕吐反复发作 2 周"就诊。1 个月前，患者到北京求学，因军训劳累、紧张，出现恶心、呕吐，纳呆，两胁闷痛不舒，喜食温热，喜食粥等流食，面色萎黄，大便 1～2 天 1 次、不成形，舌苔白体胖、质暗红，边有齿痕，脉弦细。

中医诊断：呕吐。

西医诊断：神经性呕吐。

辨证：肝气犯胃，脾胃阳虚。

治则：疏肝和胃，降逆止呕，温胃健脾。

方药：旋覆花 30g（包），煅代赭石 20g，清半夏 9g，干姜 9g，荜茇 9g，竹茹 9g，砂仁 9g（后下），鸡内金 30g，生山楂 15g，吴茱萸 4g，黄连 9g，香附 20g，生黄芪 30g，党参 15g，炒白术 15g，甘草 9g。

二诊：2013 年 10 月 6 日。恶心呕吐减轻，能吃面食，纳呆少，面色萎黄，大便每日 1～2 次、不成形，睡眠欠佳，易醒，舌苔黄、质暗，边有齿痕，脉弦细。拟上方加钩藤 30g，首乌藤 30g，葛根 30g，茯神 30g。

危北海

三诊：2013 年 10 月 19 日。晨起偶有恶心，食后减轻，无呕吐，手足出冷汗，怕凉，便前腹痛，大便每日 1 次、不成形，足时有抽筋，舌苔黄、质红，边有齿痕，脉弦细。拟上方加桂枝 8g，浮小麦 40g，五倍子 15g，苍术 15g。

患者服 14 剂后，无恶心呕吐，纳可，眠安，大便每日 1 次，余无不适。

按语：叶天士《临证指南医案·吐泻》云："以致吐则伤胃，泻则伤脾，土衰则不生金，中虚木必乘克，是皆肝脾肺胃之病。"本案患者出现恶心、呕吐、两胁闷痛、纳少，为肝失条达，横逆犯胃，胃气上逆，胃失和降所致。《圣济总录·呕吐》云："呕吐者，胃气上而不下也。"脾胃阳虚，则喜温食、面色萎黄、舌苔白、体胖、边有齿痕。《临证指南医案·呕吐》云："（华岫云按）今观先生之治法，以泄肝安胃为纲领……如胃阳衰者，稍减苦寒，用苦辛酸热。"药用旋覆花、煅代赭石、清半夏、竹茹降逆止呕；急则治其标，左金丸疏肝和胃，苦辛并用；干姜、荜茇、砂仁温胃止呕；党参、炒白术健脾；香附理气；鸡内金、生山楂健胃消食。

案 7 张某，女，62 岁，2013 年 12 月 13 日初诊。因"患者便秘 10 年余"就诊。大便干结、3～4 天 1 次，曾长期服用通便药。肠镜检查示直肠黏膜黑色素沉着。咽部至胃憋闷，偶有打嗝，下腹部冷，全身怕冷，双目胀，反复口腔溃疡，眠可，舌苔白厚、质暗红，脉弦滑。

中医诊断：便秘。

西医诊断：大肠黑变病；口腔溃疡。

辨证：气虚津亏，阳虚寒凝。

治则：补气温阳，润肠通便。

方药：旋覆花 20g（包），煅代赭石 30g，北沙参 30g，瓜蒌 30g，生地黄 30g，石斛 30g，生黄芪 30g，生白术 30g，制何首乌 30g，黑芝麻 30g，大腹皮 30g，焦槟榔 30g，厚朴 30g，火麻仁 30g，郁李仁 30g，柏子仁 30g，丹参 30g，川芎 15g，当归 30g，赤芍 30g，肉苁蓉 30g，莱菔子 30g，生甘草 9g，三七粉 3g（冲服），莪术 20g。

二诊：2013 年 12 月 20 日。服药后大便 3 天 1 次，便干，口腔溃疡愈合，全身怕冷，咽部至胃憋闷减轻，下腹冷减轻，双目胀减轻，无打嗝，纳可，眠安，舌苔白、质暗，脉弦细。拟上方去何首乌，加肉桂 6g。

14 剂后复诊，大便 1～2 天 1 次，咽部至胃无憋闷，余无不适。嘱其养成定时排便的习惯，多食黑芝麻、胡桃肉、松子仁，多饮水，以及腹部顺时针按摩，以利排便。

按语：李东垣《兰室秘藏·大便结燥门》云："夫肾主五液，津液润则大便如常……"津液亏少，故大便结燥。便秘病机为大肠传导失常。本例患者年过六旬，津液干结，气虚推动无力，故大便秘结；下腹冷，全身怕冷，为阳虚不能温煦的表现；《素问·阴阳应象大论》云："清气在下，则生飧泄，浊气在上，则生䐜胀。"大肠浊气上犯，故咽部憋闷、打嗝、双目胀。方中肉苁蓉温阳通便，瓜蒌、制何首乌、黑芝麻、火麻仁、郁李仁润肠通便，大腹皮、焦槟榔、厚朴、莱菔子理气宽肠通便，当归、川芎、丹参养血通便，生黄芪、生白术健脾补气通便，故取得较好疗效。

案 8　王某，女，42 岁，2014 年 3 月 8 日初诊。因"空腹胃脘隐痛，反复发作 6 年"就诊。患者因工作长期饮食不规律，出现空腹胃脘隐痛，饭后打嗝，食甜及辛辣反酸、胃灼热，间断服用西药治疗。5 年前因家事生气后出现入睡困难、急躁易怒，时头晕耳鸣，月经量少。两个月前胃镜检查示反流性食管炎、慢性萎缩性胃炎伴糜烂隆起。现症见空腹胃脘隐痛，饭后打嗝，偶因饮食不慎反酸、胃灼热，体倦乏力，失眠，入睡困难，时头晕，血压 150 /110mmHg，大便 1～3 天 1 次，肝区隐痛不适，口干苦，舌苔黄厚、质暗，边有瘀点，脉弦细。既往乙肝（"小三阳"）、高血压；B 超检查肝脏回声增强。

中医诊断：胃痛；胁痛；眩晕。

西医诊断：反流性食管炎；慢性萎缩性胃炎；慢性肝病；高血压。

辨证：肝胃郁热，脾虚胃弱，心神不宁。

治则：清热平肝，健脾和胃，养心安神。

方药：茵陈 30g，郁金 30g，醋柴胡 9g，延胡索 15g，旋覆花 30g（包）、煅代赭石 30g，太子参 15g，生白术 25g，茯神 30g，煅瓦楞子 30g，夏枯草 30g，蒲公英 30g，僵蚕 15g，蝉蜕 9g，钩藤 30g（后下），炒酸枣仁 30g，天麻 20g，怀牛膝 15g，莱菔子 30g，丹参 30g，川芎 15g，当归 20g，赤芍 20g，甘草 9g，三七粉 3g（冲服）。

二诊：2014 年 3 月 22 日。空腹胃脘隐痛减轻，偶有打嗝，自服药以来因食蛋糕和火锅后出现两次反酸、胃灼热，失眠易醒，多梦，无头晕头疼，月经量少，乏力减轻，大便 1～2 天 1 次，偶有肝区不适，血压 140/90mmHg，有颠顶不适感，舌苔薄黄，脉弦细。上方去僵蚕，加白花蛇舌草 30g，土茯苓 25g，石菖蒲 20g，首乌藤 30g，葛根 30g。

三诊：2014 年 4 月 19 日。无胃脘隐痛，无打嗝，无反酸、胃灼热，失眠减轻，时有头晕，左耳鸣，月经量少，纳可，舌苔白、质暗，脉弦细。拟上方去旋覆花、煅代赭石，加益母草 9g，鸡血藤 30g，改当归 30g。

四诊：2014 年 5 月 10 日。饭后胃胀，未出现胃脘隐痛、反酸、打嗝，眠浅易醒，入睡可，偶有耳鸣，余无不适。上方去醋柴胡、延胡索、煅瓦楞子、益母草、葛根，加鸡内金 20g，砂仁 8g（后下）。续服 14 剂。

按语：本案患者因长期饮食不规律，损伤脾胃，出现空腹胃脘隐痛、体倦乏力。李东垣《内外伤辨惑论·饮食劳倦论》云："苟饮食失节，寒温不适，则脾胃乃伤；喜怒忧恐，劳役过度，而损耗元气。"患者又因情志郁怒，肝失条达，出现急躁易怒。《素问·六元正纪大论》云："木郁之发……故民病胃脘当心而痛。"肝木乘脾土，故胃脘隐痛、反酸、打嗝、头晕、耳鸣；肝郁日久，郁热内生，故肝区隐痛、口干苦；脾胃元气不足，而心火独盛，心神不宁，则失眠、入睡困难。治疗以清热平肝、健脾和胃、养心安神为原则。方用茵陈、郁金、醋柴胡、延胡索清肝热疏肝，和胃止痛；旋覆花、煅代赭石降胃气、止呃逆；煅瓦楞子制酸，以治其标急；太子参、生白术、茯神健脾胃、补元气，治其本；钩藤、炒酸枣仁、鸡血藤、丹参、当归清肝养心安神；夏枯草、蒲公英、土茯苓、白花蛇舌草清热解毒；赤芍、川芎、三七粉活血化瘀；莱菔子、怀牛膝、天麻降气平肝，治头晕；蝉蜕、僵蚕治耳鸣；鸡内金、砂仁健胃消食，治疗胃胀纳少。同时嘱患者饮食有规律、清淡易消化，禁食辛辣，少油腻，以巩固疗效。

案 9 王某，女，43 岁。患者于 1 年前因情志抑郁不畅出现食物下咽困难，伴进食后食管阻塞感及胃脘部胀满疼痛，嗳气，反酸，口干口苦，纳差，经常于夜间出现噎塞，甚或呕吐，呕吐物为胃酸及胃内不消化食物，大便每日 2～3 次、黏腻不成形。曾做上消化道钡餐造影，诊断为食管贲门失弛缓症、慢性浅表性胃炎。经口服西药对症治疗，效果不佳，而欲服中药治疗。舌质暗红，苔黄厚，脉弦细。

中医诊断：噎膈。

西医诊断：食管贲门失弛缓症；慢性浅表性胃炎。

辨证：肝胃郁热，痰浊中阻。

治法：清热和胃，疏肝理气。

方药：旋覆花 20g，代赭石 30g，吴茱萸 4g，黄连 15g，清半夏 9g，枳实 15g，丁香 6g，柿蒂 15g，丹参 15g，川芎 15g，北沙参 30g，石斛 15g，当归 20g，太子参 15g，鸡内金 20g，谷芽、麦芽各 15g，神曲 30g，山楂 30g，全瓜蒌 30g，厚朴 15g，白及 15g，甘草 9g，三七粉 3g（冲服）。水煎日 3 次服，饭后服用。

二诊：共服用 14 剂，食物吞咽困难明显好转，未出现恶心呕吐，舌质红，苔白，脉弦。继以上方去丁香、柿蒂，当归改 15g，加养血柔肝之白芍 15g。

服用 10 剂，症状缓解，后复查上消化道钡餐造影，钡剂通过顺利。

按语：本病从中医学角度来看，当属"噎膈"之类，多由气郁引起，宜从"气"方面考虑，称为"气噎膈"。其特征为因噎气结，常见精神抑郁，心情不舒，胸胁痞闷，有时因噎反涎，食浊上涌，有时则嗳气频作，难以下咽，整个病情时发时息。

本案患者素体脾胃虚弱，复因情志不遂，肝郁气滞，肝气犯胃，痰气中阻，胃气不降而发生食物下咽困难，进食后出现食管阻塞感及胃脘部胀满疼痛；胃气上逆，则嗳气、呕吐；舌脉均为痰热内郁，气机阻滞之象。方用旋覆代赭汤以降逆消痰，益气和胃；吴茱萸、黄连、丁香、柿蒂疏肝清热，和胃降逆；鸡内金、谷芽、麦芽、神曲、山楂健脾消食导滞；北沙参、全瓜蒌、石斛清热和胃，化痰利嗝；丹参、川芎、当归、白及、三七粉活血理气；枳实、厚朴下气消胀。全方共奏清热和胃、疏肝理气之功，而使病情缓解。

案 10 赵某，男，47 岁。患者呃逆反复发作 2 年余，复发半月，曾多次在不同医院就医，经上消化道造影、超声波检查均诊为膈肌痉挛。既往曾用解痉剂及针灸治疗，经治疗症状可缓解，后因饮食不慎或者情志不遂，导致呃逆反复发作。此次发作，复经西药及针灸治疗效果不显，遂来本院就诊。现症见呃逆频频，呃声较高，声长而响亮，不分昼夜，甚至影响睡眠，纳少，食欲不振，口苦，头晕，精神萎靡，脘腹痞闷不适，大便二三日一行、干结难下，舌质暗红，苔黄，脉弦滑。患者高血压病史 5 年，一直口服缬沙坦胶囊及硝苯地平缓释片，血压相对比较稳定，血压 150/95mmHg。

中医诊断：呃逆。

西医诊断：膈肌痉挛。

辨证：肝胃郁热，胃气上逆。

治法：清热疏肝，和胃降逆。

方药：旋覆花 20g，代赭石 30g，吴茱萸 4g，黄连 15g，丁香 6g，柿蒂 15g，清半夏 9g，醋柴胡 9g，干姜 6g，砂仁 9g，葛根 30g，香附 30g，钩藤 30g，酒大黄 6g，石菖蒲 20g，酸枣仁 40g，远志 12g，煅龙骨、煅牡蛎各 20g，首乌藤 30g，合欢皮 12g，丹参 30g，川芎 15g，夏枯草 30g，牛膝 15g，茯神 20g，天麻 15g，泽泻 15g，黄柏 15g，甘草 9g，三七粉 3g（冲服）。

上方连服 1 周，呃逆止，余症亦减，舌脉如前，血压平稳。嘱患者续服 1 周以巩固疗效。

按语：呃逆俗称"打嗝"，古称"哕"或"哕逆"，中医学认为本病的病因虽多，但其发病总离不开胃气上逆，扰膈而频动，发生呃逆。在临床上遇到呃逆患者首先必须探求病因，鉴别是器质性还是功能性呃逆，若是后者在辨证上则要掌握虚实和寒热。张景岳曾说过"呃逆"之变，三者而已："一曰寒呃，二曰热呃，三曰虚脱之呃。"但是呃逆之治疗主要抓住"和胃降逆"这一关键，在此基础上再根据辨证之寒热虚实而加减用药。

本案患者素体肝阳偏亢，故经常头晕；肝气犯胃，肝胃郁热，胃气上逆，则呃逆频频，声高而长，口苦，大便干结，脘腹痞闷；舌暗红、苔黄、脉弦滑均为肝胃郁热之象。方用旋覆花、代赭石、丁香、柿蒂、清半夏、砂仁和胃降逆止呃；黄柏、黄连、吴茱萸清肝和胃利湿；酒大黄、香附、醋柴胡、丹参、川芎、三七粉、牛膝凉血活血，理气和胃；天麻、煅龙骨、煅牡蛎、钩藤、夏枯草平肝潜阳安神；首乌藤、合欢皮、酸枣仁、石菖蒲、远志、茯神养心安神；泽泻、葛根清热降压。如此，不仅呃逆止，而且血压亦有所下降，睡眠好转，病情趋于稳定。

案 11　吴某，女，42 岁。患者胃脘部隐痛近 3 年，伴嗳气、反酸、胃灼热，进食或生气后胃痛加重，脘腹胀满，纳少，食欲不振，大便干、3～4 天 1 行，偶左侧腹痛，矢气少。经胃镜检查诊断为慢性萎缩性胃炎，病理检查示慢性萎缩性胃炎伴肠上皮化生。经口服中成药和西药治疗，病情无明显好转。舌质红，苔白厚，脉弦细。

中医诊断：胃脘痛。

西医诊断：慢性萎缩性胃炎伴肠化、增生。

辨证：肝胃不和，气逆津伤。

治法：疏肝理气，养阴和胃。

方药：旋覆花 20g，代赭石 30g，吴茱萸 4g，黄连 15g，枳实 10g，大腹皮 15g，鸡内金 30g，神曲 20g，生山楂 30g，谷芽、麦芽各 15g，清半夏 9g，焦槟榔 15g，丁香 6g，柿蒂 15g，生地黄 30g，玄参 30g，知母 30g，火麻仁 30g，北沙参 30g，全瓜蒌 30g，钩藤 30g，石菖蒲 20g，酸枣仁 40g，莪术 15g，醋柴胡 9g，延胡索 20g，白及 15g，天麻 15g，远志 15g，甘草 9g，三七粉 3g（冲服）。每日 1 剂，水煎日 3 次，饭后半小时服用。

患者服 14 剂后，胃痛、腹胀及嗳气均减，大便略干、2～3 天 1 行，舌脉大致如前。嘱续服 14 剂后复诊，唯感胃部轻微不适，以进食后明显，舌质嫩红，苔薄白，脉弦细。病情缓解，以养胃和中之剂善后。

方药：太子参 15g，白术 12g，茯苓 15g，石菖蒲 20g，北沙参 15g，黄连 12g，吴茱萸 4g，鸡内金 20g，神曲 20g，生山楂 20g，焦槟榔 15g，全瓜蒌 20g，陈皮 10g，枳实 10g，清半夏 9g，谷芽、麦芽各 15g。

治疗 3 个月后，复查胃镜示胃黏膜明显好转，病理检查示轻度慢性萎缩性胃炎。

按语：慢性萎缩性胃炎属中医学"胃脘痛""痞证""痞满""虚痞""腹胀"等范畴。早在《内经》中就有"否满""否塞""否膈"等病名。中华中医药学会脾胃病分会将其称作"胃痞"。对于慢性萎缩性胃炎伴肠化或非典型增生，多数学者归之于"胃脘痛"范畴，以胃脘部痞闷胀满不舒、触之无形、按之柔软为主要临床表现，可兼有嘈杂、呕吐、嗳气、纳呆等症状。

本案患者由于情志不遂日久，肝气郁结，横逆犯胃，胃失和降，而出现胃痛、胃胀、嗳气等；肝胃郁热伤津，肠失濡润，故便干；舌质红、苔白、脉弦细均为肝胃不和，气滞津伤之象。方中旋覆花、代赭石、丁香、柿蒂疏肝和胃降逆；醋柴胡、枳实、大腹皮、焦槟榔行气宽中消胀；生地黄、玄参、北沙参养阴和胃；火麻仁、全瓜蒌、知母清热理气，润肠通便；谷芽、麦芽、神曲、生山楂、鸡内金健胃消食；延胡索、钩藤、莪术、天麻、白及、三七粉疏肝活血止痛；石菖蒲、清半夏清心和胃；远志、酸枣仁安神敛阴。本案根据胃的体阴用阳、喜润恶燥的特性，在常用疏肝和胃剂中，重用甘润清热之品以使肝气条达、胃肠濡润、胃气和降而病除。

案 12 孙某，男，75 岁。患者便秘已有 30 余年，需经常服通便药或外用开塞露排便，曾行下消化道造影及肠镜检查，均未见异常，自行服用通便灵、麻仁润肠丸、复方芦荟胶囊和果导片等中西药治疗，效果均不佳。现症见便秘，大便 5～6 天 1 行，无便意，排便费力，便后有不尽感，腹胀，倦怠乏力，纳食不佳，口干，口腔异味，精神不振，舌淡红，苔白厚，脉弦细滑。

中医诊断：便秘。

西医诊断：功能性便秘。

辨证：气虚便秘。

治法：益气润肠通便。

方药：生黄芪 30g，太子参 30g，北沙参 30g，全瓜蒌 30g，白术 30g，茯苓 30g，枸杞子 15g，生地黄 20g，石斛 15g，玄参 15g，枳实 15g，大腹皮

15g，厚朴 15g，焦槟榔 15g，鸡内金 30g，生山楂 15g，焦三仙各 30g，首乌藤 30g，火麻仁 30g，郁李仁 30g，柏子仁 30g，丹参 30g，川芎 15g，当归 30g，肉苁蓉 30g，甘草 9g，三七粉 3g。

服用 7 天，便秘好转，大便 1～2 天 1 行，较前顺畅，腹胀、倦怠乏力亦好转，纳食转佳，舌质红，苔白。宗原方再服 20 剂，大便正常，余症皆除。嘱其调节饮食，多食蔬菜、水果，少食油腻、辛辣食物，加强体育锻炼。

按语： 便秘是临床的常见病证之一，发病率很高，既可见于多种疾病过程中，又可独立发生。在中医文献中，《内经》称便秘为"大便难""后不利"，张仲景《伤寒论》中有"阳结""阴结""脾约"的记载，其他如《兰室秘藏》《丹溪心法》《名医类案》等分别有"大便结燥""大便燥结"的阐述，清代沈金鳌《杂病源流犀烛》才出现"便秘"称谓。中医学认为，六腑泻而不藏，腑气以通为顺，故各种便秘，不论病因为何，若是出现便秘，皆可谓"腑气不通"，治疗则可以采用"通腑法"。

本案非火结之便秘，乃气虚津少，传导失司而致。气机郁滞则腹胀，气虚血少则神疲乏力。方中以生黄芪、太子参、白术、茯苓、甘草健脾益气；沙参、生地黄、玄参、石斛增液以通便；大腹皮、焦槟榔行气导滞消胀，促进大肠传导，并能预防补益之品呆滞碍脾；火麻仁、郁李仁、柏子仁润肠通便；肉苁蓉补肾助阳，润肠通便，促进肠蠕动；焦三仙、鸡内金开胃消食；久病入络，丹参、川芎、当归活血养血，使血行而不滞。对于此类便秘，中医治疗一般效果明显，可获得近期临床痊愈，但对于远期巩固则需要较长期的康复治疗。临床上对属于此证型便秘患者，应注意不宜采用峻下或猛攻之法，要掌握患者个体的差异，合理选择用药，不可滥施泻药。可运用"润下法"，包括健脾益气润下、滋阴补肾润下、宣肺肃降润下等。

案 13 王某，男，36 岁。患者腹泻伴脓血便 2 年，加重半个月，伴左侧腹痛，曾多次做肠镜检查，均诊为溃疡性结肠炎，间断服用中西药及保留灌肠治疗，症状时轻时重。近半个月来，腹泻伴脓血便加重，腹泻每日 6～8 次，大便带脓血，左侧腹痛，消瘦乏力。复查肠镜示慢性溃疡性结肠炎；化验大便为黏液血便，大量脓球及红、白细胞。口服多种抗生素及中药效果不满意。舌质暗红，苔白腻，脉弦细滑。

中医诊断：腹泻。

西医诊断：慢性溃疡性结肠炎。

辨证：脾胃虚弱，下焦湿热。

治法：健脾化湿，凉血止痢。

方药：生黄芪30g，太子参15g，苍术、白术各15g，茯苓30g，地榆炭15g，仙鹤草30g，马齿苋30g，芡实30g，诃子肉15g，赤石脂30g，丹参20g，川芎15g，当归15g，赤芍、白芍各15g，延胡索20g，乌药9g，乳香6g，没药6g，甘草6g，三七粉3g。日1剂，水煎，分3次饭后服用。

二诊：药后脓血便止，大便溏，每日2～4次，便前轻微腹痛，食欲渐增、乏力、消瘦均好转。化验大便常规示黏液稀便，少许白细胞。舌淡，苔白，脉弦细。继以健脾益气之剂调理。

方药：苍术、白术各30g，茯苓30g，生薏苡仁30g，白扁豆15g，当归15g，香附20g，黄芪30g，神曲20g，赤芍、白芍各12g，乌药9g，谷芽、麦芽各20g，鸡内金30g，葛根20g，甘草8g。

连服用两周，症状缓解。

按语：本案患者腹泻日久，脾肾虚弱，健运失司，湿浊蕴结下焦而腹泻不止并加重；湿郁化热，血络损伤，则便带脓血；气机壅滞，则腹痛下坠；舌暗红、苔白腻为气滞血行不畅之象。方中生黄芪、太子参、苍术、白术、茯苓、芡实、甘草健脾止泻；仙鹤草、地榆炭、赤石脂、诃子肉固肠止泻，生肌止血；丹参、川芎、当归、赤芍、白芍、三七粉养血活血止血；延胡索、没药、乳香、乌药行气活血止痛。二诊考虑湿浊去之大半，故方以健脾益胃为主，扶助正气，使脾胃健运，湿浊消除而腹泻止。本病初起多以湿热之邪壅滞胃肠为主；中期病情发展，损伤脾胃，可见脾虚与湿热并存，或以中气下陷、脾阳不振为主要证候；后期因久病不愈，脾病及肾，则脾肾双亏，亦有寒热夹杂，虚实并见，气滞血瘀，甚或阴阳俱虚等证候类型。张景岳云："泄泻之本，无不由于脾胃。"本病例的治疗，以健脾渗湿为本，兼以固涩，佐以行气活血之品。一般而言，急性溃疡性结肠炎或慢性溃疡性结肠炎急性发作，临床多见下焦湿热之证，治疗上当重用清热利湿、解毒化浊之药。而慢性溃疡性结肠炎慢性发作期，临床上常常虚实兼见，寒热并存，故治疗要扶正与祛邪兼顾，一方面要补脾培土，但不同于一般健脾和胃之法，应健脾燥湿，重用生黄芪、太子参、苍术、白术、茯苓等。另一方面要综合运用其他疗法，如大便检查只见高倍镜下5个以下的白细胞或脓细胞，没有黏液或偶见少量黏液，则可用五倍子、石榴皮、乌梅、五味子等酸涩之品，或诃子肉、赤石脂、莲子肉、补骨脂等收敛之品，亦可佐用清热燥湿药，如苦参、黄柏、黄连、秦皮等。若伴有腹痛或便前腹痛，可加镇痛解痉之品，如白芍、延胡索、乌药、川楝子等；若伴有食欲不振、嗳气打嗝，可酌加砂仁、干姜、肉豆蔻、小茴香等。总之，只有针对患者的具体病情，采用个体化治疗，方能取得明显疗效。

案 14 张某，男，52 岁，2014 年 10 月 31 日初诊。患者后背痛反复发作10 余年，加重 1 年，以冬季后背疼痛明显，晨起恶心呕吐，吐涎沫、面红、身热、易汗出，汗出如水淋漓，纳呆食少，眠差、易醒，头颈及双上肢轻微不自主震颤，大便每日四五次、不成形，无黏液脓血，舌红苔黄厚腻，舌边尖有瘀斑，脉弦细。饮酒 30 余年，每日数次，量大如饮水。血压 180/110mmHg，建议监测血压，视情况予降压药。

中医诊断：呕吐；泄泻；胃痞。

西医诊断：高血压 3 级（极高危）；功能性消化不良；酒精性震颤。

辨证：脾虚湿热，瘀血阻络。

治法：祛湿清热，理气止痛。

方药：茵陈 30g，郁金 30g，醋柴胡 9g，延胡索 15g，清半夏 9g，干姜9g，竹茹 9g，苍术 30g，茯苓 30g，五倍子 25g，石榴皮 25g，诃子 25g，赤石脂 25g，煅龙骨 30g，煅牡蛎 30g，浮小麦 30g，夏枯草 30g，蒲公英 30g，天麻 20g，钩藤 30g，炒酸枣仁 30g，石菖蒲 20g，首乌藤 30g，莲子心 15g，远志20g，丹参 30g，川芎 15g，生甘草 9g。日 1 剂，日 3 次，水煎饭后服。

中成药乐脉颗粒、心神宁片口服。

二诊：2014 年 11 月 14 日。诉后背疼痛明显减轻，恶心呕吐消失，纳可，眠安，大便每日 4 次、不成形，无黏液脓血，汗出略好转，肢体震颤不明显，血压 160/90mmHg，嗜酒如前，舌象明显好转，由初诊舌红苔黄厚腻，舌边尖有瘀斑，转为舌红苔黄厚，脉弦细。拟去竹茹、莲子心、远志，茵陈、郁金减量至 20g，五倍子、石榴皮、诃子、赤石脂加量至 30g，加血余炭 30g，防风20g，补骨脂 25g。服法如前。

继服中成药乐脉颗粒、心神宁片。病情稳定，嘱继续服药数月。

按语：本案患者为中老年男性，素嗜饮酒，湿热蕴结于内，湿热蒸迫，故见身热、面红、汗出如水淋漓、舌红苔黄；湿困脾胃，脾运失健，日久脾气虚弱，则纳呆食少、便溏、吐涎沫、舌苔厚腻；胃气失于通降，则见恶心呕吐；湿热蕴结，阻滞脉络，病久而成瘀，瘀阻脉络，故见舌边尖有瘀斑；经气不行，气血不通，不通则痛，故见后背疼痛反复发作；汗出过多，耗伤津液，脾虚不化，营血不充，另有湿热瘀血蕴结，故见脉弦细；阴虚内热，阳亢于上，肝风内动，而见肢摇震颤，不能自主。

案 15 李某，男，49 岁。患者腹泻、腹痛伴脓血便 1 年，加重半个月，伴左下腹痛，曾多次做肠镜检查，均诊为溃疡性结肠炎，间断服用中西药及保留灌肠治疗，症状时轻时重。近 1 个月来，腹泻伴脓血便加重，腹泻每日 8 ～ 10 次，便带脓血及黏液，左下腹痛，消瘦乏力，纳少，精神不振，时有低热。复查肠镜示慢性溃疡性结肠炎；化验大便为黏液血便，大量脓球及红、白细胞。口服艾迪莎及中成药效果不满意。舌质暗红，苔白略黄厚，脉沉弦。

中医诊断：腹泻。

西医诊断：慢性溃疡性结肠炎。

辨证：脾胃虚弱，下焦湿热。

治法：健脾化湿，凉血止血。

方药：苍术、白术各 15g，茯苓 30g，地榆 15g，生薏苡仁 30g，马齿苋 30g，芡实 15g，诃子肉 15g，赤石脂 15g，丹参 15g，川芎 12g，当归 15g，赤芍、白芍各 15g，延胡索 20g，川楝子 6g，乌药 12g，乳香 6g，五倍子 15g，石榴皮 15g，苦参 15g，黄柏 15g，甘草 9g，三七粉 3g。

服用 24 剂，脓血便止，大便偏溏、每日 2 ～ 4 次，便前轻微腹痛，食欲渐增，乏力好转，化验大便常规示黏液稀便，少许白细胞，舌淡，苔白，脉沉。以健脾益气之剂调理。

方药：苍术、白术各 30g，茯苓 30g，生薏苡仁 30g，白扁豆 15g，当归 15g，香附 20g，黄芪 30g，延胡索 15g，赤芍、白芍各 12g，乌药 12g，谷芽、麦芽各 15g，鸡内金 30g，葛根 20g，甘草 8g。

连续服用 3 周，症状缓解。

按语：溃疡性结肠炎是临床上的常见多发病，以腹泻腹痛、脓血便为主要表现。本例患者腹泻日久，脾肾虚弱，健运失司，湿浊蕴结下焦而腹泻反复，并日渐加重；湿郁化热，血络损伤，则便带脓血；气机壅滞则腹痛下坠；舌暗红、苔白为气滞血行不畅之象。方中用苍术、白术、茯苓、芡实、薏苡仁、甘草健脾止泻；五倍子、石榴皮、赤石脂、诃子肉固肠止泻，生肌止血；丹参、川芎、当归、赤芍、白芍、三七粉养血，活血止血；延胡索、川楝子、乳香、乌药行气活血止痛；苦参、黄柏清热化湿。二诊考虑湿浊去之大半，故方以健脾益胃为主，辅助正气，利湿止泻，使脾胃健运，湿浊消除而腹泻止。

案 16 萧某，女，53 岁。患者腹泻间断发作 6 年，近 1 年来腹泻时作，为不成形便，无脓血，每日 4 ～ 5 次，甚或 6 ～ 7 次，每因饮食不洁或者情志不畅而病情加重，纳少，食欲不振，身体消瘦，腹胀，精神抑郁，每因服食辛辣油腻食物则腹泻加重。曾经肠镜、便常规等检查，未见明显异常，考虑为肠易激综合征，虽经中西医多方治疗，病情无明显好转。现症见大便溏泄、每日4～5次，偶便带黏液，便前腹痛，便后痛止，食欲不振，脘腹胀满，睡眠欠安，舌质红，苔白厚，脉弦滑。

中医诊断：腹泻。

西医诊断：肠易激综合征（腹泻型）。

辨证：肝脾不调，湿热蕴结。

治法：调和肝脾，清热化湿止泻。

方药：茵陈 20g，郁金 20g，醋柴胡 9g，延胡索 20g，苍术、白术各 15g，茯苓 30g，香附 20g，地榆 15g，生薏苡仁 30g，鸡内金 20g，黄柏 15g，乌药 9g，川楝子 6g，甘草 9g，谷芽、麦芽各 15g，神曲 30g，赤芍、白芍各 15g，苦参 15g，防风 15g，诃子肉 15g，五倍子 15g，石榴皮 15g，赤石脂 20g，生黄芪 30g，三七粉 3g（冲服）。

服药 2 周，大便每日 1 次，尚不成形，便前无腹痛，食欲增，舌略红苔白，脉弦。效果佳，宗原方再服 1 周，诸症均除。

按语：本例患者素体肝肾亏虚，肝阳偏旺，复因情绪紧张而致肝郁化热。湿热内蕴困脾，运化失司，故腹泻；湿阻气机，"不通则痛"，故便前腹痛、便后痛止；舌脉均为肝经郁热之象。方中茵陈、郁金、香附、醋柴胡清热疏肝解郁，延胡索、川楝子、赤芍、白芍、乌药、三七粉疏肝解郁，理气止痛；生黄芪、苍术、白术、茯苓、甘草健脾益气渗湿；谷芽、麦芽、神曲、鸡内金、生薏苡仁消食开胃；诃子肉、石榴皮、五倍子、赤石脂收涩止泻；地榆、黄柏、苦参清热燥湿止泻，使热清湿除而病愈。需要特别指出的是，茵陈一般常用于治疗黄疸，依据辨证，危北海教授善用茵陈治疗肝经郁热的各种消化系统疾病，每获良效。

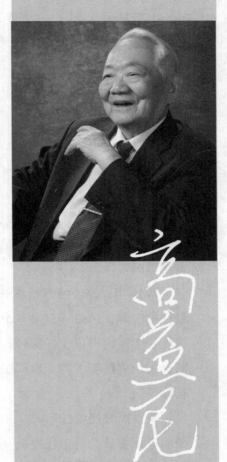

高益民

博采名家临证所长，继承发扬创新

重视从气血辨治疾病，重视毒邪致病

医家简介

高益民（1932 年 3 月生），中共党员，首都医科大学教授，主任医师，博士研究生导师。第三批、第五批全国老中医药专家学术经验继承工作指导老师，首都国医名师。

1955 年，高益民教授毕业于山东医学院临床医学专业，任北京邮电医院外科住院医师；1962 年结业于北京市第一届西医离职学习中医班，调至北京中医医院任中医内科副主任医师；此后，相继担任北京卫生职工学院中医部、北京联合大学中医药学院、首都医科大学中医药学院教授，北京市卫生局中医处处长等。

高益民教授曾任第一、二、三届药品审评委员会委员，北京市第二、三届药品审评委员会副主任委员及委员，第七届药典委员会委员，中国中医研究院中药研究所顾问，中国中医药学会养生保健学会第一届常务理事，中国癌症研究基金会鲜药学术委员会委员等，为《中药新药与临床药理》杂志、《首都医药》杂志编委。

高益民教授于 1983 年被北京市教委评为北京市教育系统先进工作者，2004年被评为"北京市先进科普工作者"，2011 年被北京同仁堂聘为"北京同仁堂中医大师"，2015 年获国家科学技术进步一等奖，2017 年获第三届"首都国医名师"荣誉称号。

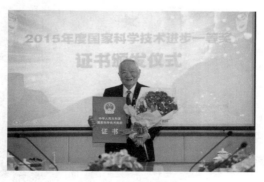

◎　高益民教授获奖

1959 年，高益民教授参加了北京市第一届西医离职学习中医班，由此开启了师从诸多名老中医专家、传承各家临床精粹的重要人生篇章。

高益民教授常说他的中医启蒙老师是伤寒大家王大经。王老毕业于华北国医学院，师从四大名医之一施今墨，临床擅长运用经方治疗内科杂病、神经系统疾病、结缔组织病等。其处方经典简练，讲究实效。其将伤寒论体系概括为小柴胡汤与桂枝汤两大证系。王老总结的辨证要点与具体方药，临床实用价值很大。高益民教授在临床实习期间曾跟随王老学习，从而对伤寒论经方的灵活应用有了深刻的体会。高益民教授临床喜用小柴胡汤调理气机，善用桂枝汤调和营卫，均受到王老的重要影响。

高益民教授的第二位老师是自学成才的名家卢冶忱。卢老治学严谨，对三焦辨证有独到的见解。高益民教授跟随卢老实习期间，主要训练了中医四诊的综合运用、辨证论治分析及临床病案的书写。这些临床技能为他后来开展中医诊疗打下了坚实的基础。

高益民教授的第三位老师是中医名家姚正平。姚老师从刘芷菁、张友松等名医，擅长治疗内科杂病，对心、肾病证均有一定造诣，同时还熟练掌握温病辨治法则，对于外感高热持续不退疗效显著。在跟诊实习期间，姚老的时方与经方相结合的独特经验，特别是运用黄连解毒汤与白虎汤合方加味治疗外科术后感染引发高热的神奇疗效，给高益民教授留下了深刻印象。于是他细心搜集了 140 例中医药治疗疑难发热的病案，经过认真分析并撰写论文，对各类高热的中医药治疗有了深刻体会。高益民教授临床擅长治疗各种不明原因高热，很大程度上是得益于姚老的经验。

1962 年，高益民教授从"西学中班"结业后留在北京中医医院，从事中医临床、教学及科研工作。他被分配到中医肝病组，师从北京著名中医肝病专家关幼波，成为最早被北京市卫生局批准的西学中徒弟之一。关老师承家学，临床擅长治疗肝病及疑难杂症。在跟随关老出门诊、外出会诊、抢救急危重症的过程中，高益民教授均详细记录，认真总结。他发现，关老十分重视气血辨证。例如，关老认为黄疸有隐性黄疸和显性黄疸之分，隐性黄疸为湿或湿热在气分，显性黄疸为湿或湿热在血分，故提出"治黄必治血，血行黄易却"的观点。关老治疗发热也常从气血辨治，提出"无内热不外感"，外感发热病在表，而内有伏热多病在气分或血分，故治疗发热当气血两清，表里同治，喜在解表及清热药中加牡丹皮、赤芍、生地黄等清热凉血之品，不但不会引邪入里，还可阻断病邪的进一步发展，大大提高了临床疗效。关老治疗咳喘，亦喜用解表、宣肺、肃降、清热、养阴、活血、化痰、利咽等治法。关老重视气血的学术思想，以及辨治黄疸、发热、咳喘等病证的临床经验对高益民教授产生了深刻的影响。此外，高益民教授在跟随关老会诊疑难病的过程中，对关老抓主症的方法也有深刻的体会，为他日后诊治各类疑难重症提供了清晰的思路。

20世纪六七十年代，高益民教授作为助手一直陪同北京中医医院的老中医外出会诊，深得多位老中医辨治疑难重症之奥秘。尤其是郗霈龄老中医采用分清利浊法治愈伪膜性肠炎，用纯中药将患者从死亡的边缘抢救过来的案例给他留下了深刻印象。郗老精通中医理论，擅长治疗内科杂病、温热病等。高益民教授见证了郗老救治多例伪膜性肠炎危重患者，后来通过认真总结分析郗老对该病的诊治经过，整理成文，并在《中医杂志》发表。

20世纪70年代，受北京中医医院院长嘱托，高益民教授潜心十年总结整理名老专家的临床经验。通过与赵炳南、刘奉五、王乐亭等老专家深入接触、临床跟诊、案例分析，高益民教授系统学习并梳理了老专家的学术经验，先后出版了《赵炳南临床经验集》（1975）、《刘奉五妇科经验》（1977）、《关幼波临床经验选》（1979）、《金针王乐亭》（1984）等著作。书中所载内容丰富翔实、贴近临床，既有理论阐述，又有典型医案分析，还有效用方、药、穴的总结，深受广大读者的欢迎，多次再版。其中《赵炳南临床经验集》《刘奉五妇科经验》荣获1978年全国科学大会奖。

在此过程中，高益民教授对名老中医学术经验的潜心专研，对其后来临床实践与学术特色的形成，产生了深远的影响。

赵炳南老中医是北京中医皮外科大家，擅长治疗各类皮外科疾病。高益民教授在整理其临床经验的过程中，发现临床上"托法"虽应用较广，但理论阐述却较为简略。高益民教授通过对100个托法古方中的药物与761例外科临床病例所选药物情况进行统计分析，对托药的种类及托法的分类有了明确的认识。高益民教授通过分析赵老的病案，并与其沟通交流，对赵老"皮肤瘙痒的主要原因有风、湿、热、虫、虚"，"湿疹主要分热盛型和湿盛型两大类"，"红斑丘疹类皮肤病多与血分蕴毒有关"等观点有了深刻的理解，从而丰富了自身诊治皮肤病的经验。此外，赵老治疗系统性红斑狼疮缓解期的"秦艽丸"，赵老创制的具有除湿解毒功效的方剂"土槐饮"等，都是高益民教授临床常用的方剂。

刘奉五老中医早年曾师从韩一斋，擅长治疗妇科病。高益民教授在整理刘老经验的过程中，深刻领会了其对于"热入血室"的认识，在临床上对于频繁感冒的女性，十分注重询问是否有经期感冒史，以判断是否存在"热入血室"

的情况。若存在，则要用小柴胡汤加减，使内陷血室的余邪透发而散，这样机体营卫调和，才不会反复感冒。高益民教授通过与刘老沟通交流，认识到中医冲任二脉的功能主要与肝、脾、肾三脏的功能密切相关，故调治冲任失调类妇科病时，常从调理肝脾肾入手。瓜石汤是刘奉五老中医的经验方，用于治疗阴虚胃燥型的月经稀发、后错、闭经类病证。高益民教授临床治疗上述证型的妇科病，常采用瓜石汤加减。高益民教授谨记刘老曾对他说的话："瓜石汤我摸索了近20年才定下来，现在我几分钟就告诉了你。"从中，高益民教授深刻体会到名老中医的临床经验都是经过长期反复临床验证才形成的，应虚心学习，潜心继承。

20世纪80年代，高益民教授在系统研究"北京四大名医"学术思想与临床经验过程中，重点学习了施今墨先生的学术思想与临床经验。施老治咳善用宣、降、润、收四法的经验，被高益民教授应用到慢性咳嗽的治疗中，取得了很好的疗效。此外，施老治疗外感热病喜"按比例清解表里"，常根据表里关系选择清热药与解表药的药味比例，具体有七清三解、六清四解、五清五解等方法，清热常用生石膏、知母、黄芩、炒栀子、金银花、连翘等，解表常用麻黄、豆豉、荆芥穗、薄荷等。高益民教授擅长治疗各类不明原因的发热，亦深受施老的学术思想影响。

多年来，高益民教授一直致力于近现代北京中医发展史研究，1990年参与主持"北京市中医科技发展研究"，并获得北京市科技进步三等奖；2002年，作为首席科学家主持了北京市中医管理局项目"20世纪北京中医药发展史略研究"。该课题汇聚北京地区医史文献、临床、科研、管理等各方专家学者，在全面系统地研究了北京地区的地域、人文和20世纪中医发展历史后，由李经纬、鲁兆麟、高益民教授在项目研究成果——《百年北京中医》中共同提出"燕京医学"为北京地域性学术流派概念，指出"宫廷医学派、师承家传派、学院派"是构成燕京医学的基本框架，并总结"燕京医学"的八大特点。"燕京医学"这一开创性的提法，为今后深入研究燕京医学奠定了基础。

2002年前后，高益民教授被聘为北京中医药大学、中国中医科学院博士研究生合作导师，先后联合培养中医医史文献博士生3名。

作为全国老中医药专家学术经验继承工作指导老师，高益民教授培养学术经验继承人3名，此外还为北京各级医疗单位培养学术传承弟子8名。他还积极接收各类进修人员跟师临诊。高益民教授常教导学生要把中医当作孜孜以求的事业，而不仅仅是一种谋生的手段和职业。他带徒不仅教医术，更教做人，教导学生要以岐黄济世，要以仁爱救人；治学做事要品端学正，不为名利所惑；对同行要虚心求教、不耻下问、博采众长。

在繁忙的诊疗之余，高益民教授还致力于中医药科普宣传事业，先后撰写、整理出版了《人体的火》《健康与亚健康新说》《中药非处方药安全使用完全手册》《安全使用中药非处方药》《老中医解读中国居民膳食指南》等科普著作，广受欢迎。他还在杂志上发表了大量科普文章，为推广传播中医药知识做出了贡献。2004年，高益民教授被评为北京市先进科普工作者。

高益民教授从事中医临床、教学、科研工作60多年，共执笔、主编著作20余部，发表期刊论文80余篇，获得科研奖励4项。

总之，高益民教授在中医实践的道路上，努力博采众多名家的临证精髓，潜心继承，特别是将他们对疑难杂症的辨治经验，通过再实践转化为自身的直接经验并有所发挥。临床上，高益民教授擅长疑难杂病和危急重症的中西结合治疗，对肿瘤类疾病、呼吸系统疾病、免疫性疾病、代谢综合征、急慢性皮肤病、内分泌系统疾病、不孕不育症、亚健康等的诊治，均有独特的心得。

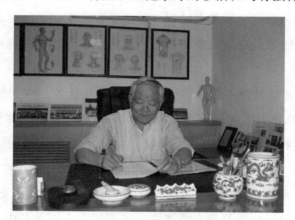

◎　工作中的高益民教授

学术思想

高益民教授始终把"潜心继承，勇于创新"作为座右铭，认为要想在学术上有所成就，必须广开思路，集思广益。在临床治疗上，高益民教授融汇多位多学科中医名家经验，通过再实践，转化为自己的经验并有所发挥，形成了独特的临床辨证思维方法和学术思想，主要体现在以下几方面。

一、和谐健康说

"和谐健康说"，即天人、寒温、情志、气血、脏腑、经络和谐顺畅，就能保持健康，减少疾病，提高生命活力。否则，机体失去和谐，防御功能下降，适应能力下降，精神情志失控，气血脏腑经络失于协调，则诸多病证发生，甚至"阴阳离决，精气乃绝"而死亡。该观点是高益民教授在研读《内经》时，综合书中对人与天地关系、阴阳关系、脏腑经络关系的论述而提出来的。《素问·咳论》载"人与天地相参，故五脏各以治时感于寒则受病，微则为咳，甚者为泄为痛。乘秋则肺先受邪，乘春则肝先受之，乘夏则心先受之，乘至阴则脾先受之，乘冬则肾先受之"。指出了天人相应，天人合一。《素问·生气通天论》载"凡阴阳之要，阳密乃固。两者不和，若春无秋，若冬无夏。因而和之，是谓圣度。故阳强不能密，阴气乃绝；阴平阳秘，精神乃治；阴阳离决，精气乃绝"。指出阴平阳秘是健康的表现。《素问·五运行大论》载"上下相遘，寒暑相临，气相得则和，不相得则病"。指出脏腑经络协调平衡的重要作用。

（一）"和谐健康说"的具体内容

1.天人和谐

中医学以"气"为中介，将人与自然界联系起来，《素问·宝命全形论》提出"天地合气，命之曰人"，说明天、地、人统一于气，有着共同的来源和属性。自然界有春生、夏长、秋收、冬藏的生化规律，人是自然界万物之一，人的生命现象必然受上述规律的影响。《素问·金匮真言论》提出"五脏应四时，各有收受"，即"人与天地相参"。人置身于自然和社会环境之中，人与环境构成相互依存、相互影响的对立统一体，即"天人合一"的整体观念。一方面强调人体是一个完整的有机整体，同时又强调人与自然、社会环境和谐统一。因此，"对内和谐，对外适应"是人体维系和保持健康的根本保证。

2.寒温和谐

季节气候、昼夜晨昏、地域等环境因素对人体的疾病与健康有着重要的影响。人对于自然环境的适应性良好，就能防御六淫之邪（风、寒、暑、湿、燥、火外来致病因素）的入侵。因此，根据季节气候、风雨寒热等的变化适当增减衣被，做到"寒温和谐"，就能有效预防疾病发生。此即《灵枢·本脏》所说："寒温和，则六腑化谷，风痹不作，经脉通利，肢节得安矣。"

3. 情志和谐

人既具有自然属性，又具有社会属性。人从出生到成人的成长过程，就是由生物人变成社会人的过程。人生活在社会环境之中，社会地位、经济状况、人际关系、职业变换，以及社会制度、劳动环境等的变动，不仅会影响人身心功能的稳定性，还会导致疾病谱发生相应变化。从中医情志致病说来看，要预防精神类疾病的发生，人必须保持正常、舒畅、和谐的情志心态，此即"情志和谐"。正如《灵枢·本脏》所说："志意和，则精神专直，魂魄不散，悔怒不起，五脏不受邪矣"。

4. 气血和谐

人体正常生理活动的发挥，需依赖脏腑气血的协调配合。气血是构成和维持人体生命活动的基本物质，气血之间具有相互依存、滋生、制约的关系，气能生血，血能载气，气为血之帅，血为气之母。气血运行于经脉之中，布散于全身脏腑、组织、器官、皮肤肌肉、四肢百骸，可以营养全身，维持生命的活力。《灵枢·本脏》云："人之血气精神者，所以奉生而周于性命者也……是故血和，则经脉流行，营复阴阳，筋骨劲强，关节清利矣。卫气和，则分肉解利，皮肤调柔，腠理致密矣。"指出人体的气血精神和谐，就能保持正常的生理功能和旺盛的生命活力，血和则血脉流行，周而复始，营养全身，关节筋骨滑利强劲，卫气充和则体温正常，皮肤毛孔密固，能够抵御外邪入侵。由于气属阳，血为阴，故气血和谐也可以称为阴阳和谐。《丹溪心法》云"气血冲和，万病不生，一有怫郁，诸病生焉"，"血气不和，百病乃变化而生"，均指出阴阳气血和谐是健康的体现，人体发生疾病的本质就是阴阳气血不和。

5. 脏腑经络和谐

中医学认为，人体是一个以五脏为中心的有机整体，通过经络把五脏、六腑、形体、官窍联系成为一体。《灵枢·本脏》云："五脏者，所以藏精神、血气、魂魄者也。六腑者，所以化水谷而行津液者也。"脏腑经络功能协调，人体生理功能发挥正常，就能保持健康状态。若脏腑经络功能失调，生理功能紊乱，人体就会发生疾病。

（二）"和谐健康说"在临床诊疗中的指导作用

1. 明确肿瘤发病机制

"阳化气，阴成形"。高益民教授认为，阴阳和谐则化气、成形有节有序，而肿瘤患者因各种原因造成机体阴阳失和，阳不能化气，则瘀血、痰浊等阴邪易凝聚成形而形成癌肿。

2. 明确慢性疲劳综合征发病机制

高益民教授认为，慢性疲劳综合征多因生活方式不良所致，饮食不节、酗酒、吸烟可引发脏腑功能失调，晚睡晚起可造成人体阴阳失衡，而精神压力大容易引起情志失和。要改善慢性疲劳状态，应首先戒烟限酒，规律饮食及作息，调畅精神、情志，从改变生活方式入手。

3. 确立疑难杂症的治疗原则

高益民教授认为，阴阳气血调和，百病不生，一旦阴阳气血失调，则会百病丛生。因此，注重从整体上调整阴阳、调理气血是高益民教授治疗疑难杂症的基本原则。

二、亚健康"欲病"说

目前，健康与疾病之间的过渡状态，通常称为亚健康状态。许多中医学家对亚健康状态以《内经》"治未病"为理论依据，提出"未病"说。高益民教授认为这个说法并不贴切，而采用唐代孙思邈的"欲病"说，更符合临床实际。

孙思邈《备急千金要方·论诊候》云："古人善为医者，上医医未病之病，中医医欲病之病，下医医已病之病。"明确指出在健康与疾病过程中有"未病""欲病""已病"三个阶段。对于"欲病"状态，孙思邈指出"凡人有不少苦似不如平常，即须早道"，提醒人们要及早予以重视。他还提出要"消未起之患，治未病之疾，医之于无事之前"，即通过及时调理，避免疾病发生。对于"欲病"阶段的病理机制，孙思邈也进行了分析，认为这个阶段是各种因素所造成的"阴气未动，阳气未散，气血未乱"，属于人体轻度的阴阳气血失调。若进一步发展到气血阴阳失衡、脏腑功能紊乱，即达到阴气已动、阳气已散、气血已乱的程度，就是"已病"或病情严重的阶段。对于"欲病"，孙思邈进一步指出"五脏未虚，六腑未竭，精神未散，服药必活"，即当五脏六腑、气血阴阳及心理状态还没有发展到已病之前，用药调理完全可以康复，突出了"欲病"可以逆转的观点。

高益民教授认为，唐代孙思邈已明确地将人的健康与疾病过程划分为"未病、欲病、已病"三个阶段，与现代所说的"健康、亚健康、疾病"三个阶段十分相似。在"未病"阶段要天人和谐，积极防病；到"欲病"阶段，要及早干预，恢复健康，防止向"已病"阶段发展。人体的亚健康状态，即相当于"欲病"阶段，既可以发展为疾病，也可以通过调理恢复健康。因此，高益民教授在临床中十分关注亚健康状态的调理，认为及时纠正患者的亚健康状态，就可以有效预防疾病的发生。

三、重视从气血辨治疾病

气血辨证是中医辨证方法之一，临床运用比较广泛。施今墨先生曾提出"十纲辨证"新说，认为八纲辨证并不完善，气血为人身之物质基础，外感或内伤病证无不侵及气血，应将气血辨证补充到八纲中，即以阴阳为总纲，表、里、虚、实、寒、热、气、血为八纲。关幼波先生在临床上也突出强调气血辨证，倡导"十纲辨证"说，认为疾病发生的根本原因在于气血，提出"审证必求因，当在气血寻"；在疾病发生发展演变过程中，邪正盛衰消长、阴阳失衡、升降出入失常的基本病机均离不开气血失调；八纲辨证必须结合气血辨证，才能全面概括分析病位之表里、病势之邪正盛衰、病性之寒热虚实；临床辨证应以八纲合气血辨证为总原则，并结合脏腑辨证才完整。高益民教授在跟随关幼波先生学习，以及研习施今墨先生学术经验过程中，吸收了二位中医前辈重视气血的学术观点，认为"气血不和百病丛生"，从气血辨治疾病是临床的重要方法。

（一）从气血辨治的疾病

1. 血液病

高益民教授曾诊治过一位真性红细胞增多症患者，除了血液检测指标异常外，患者仅表现为面红、舌红，并无其他不适症状，要进行脏腑定位比较困难。高益民教授采用气血辨证，辨明该患者病位在血分，病性为热为实，遂以凉血活血立法处方，取得了非常好的疗效。

2. 皮肤病

皮肤病多以局部症状和体征为主，可出现红斑、丘疹、鳞屑、渗液、出血、溃疡、肿块，或伴有瘙痒、疼痛等。虽然人体不同部位的皮肤组织与脏腑存在着某些对应关系（如面部五脏分区），皮、毛、筋、脉、肉、骨也与五脏有着特定配属关系（肺合皮毛、肝合筋、心合脉、脾合肉、肾合骨），但是要辨别皮肤病的脏腑病位仍然比较困难。高益民教授认为采用气血辨证，从气分和血分辨治皮肤病，常常可起到化繁为简的作用。凡皮疹凸起、色红或不红，伴有渗液或瘙痒或疼痛者，多病在气分，应从湿或湿热角度进行治疗；凡皮疹凸起、色暗红者，多气血同病，应气血同治；凡皮肤出现红斑，压之不褪色者，多为出血所致，压之褪色者，多为充血所致，多病在血分，应从清血热、凉血止血进行治疗。

3. 肿瘤

肿瘤属中医学"癥瘕"范畴，高益民教授认为其形成多因机体正气虚弱，气滞、血瘀、痰凝积聚所致，属本虚标实、气血同病，治疗当从调理气血入手，一方面扶助正气、滋养阴血，另一方面要清热解毒、活血散结，达到恢复正气、抑制邪气、"人瘤共存"的目的。不同的肿瘤，高益民教授还结合脏腑辨证，加入作用于病位归经的药物，以引药直达病所。

4. 慢性病、疑难病

高益民教授认为，慢性病、疑难病患者的临床症状颇多，病变涉及的脏腑较广。气血是维持脏腑生理功能的物质基础，运行全身上下内外，与脏腑密切相关。治疗慢性病、疑难病，若从调理气血入手，从整体进行调节，往往可以同时兼顾相关病变脏腑。因此，高益民教授治疗慢性病、疑难病时，喜用小柴胡汤为基础方调理全身气机，恢复脏腑之间的升降协调，同时再根据患者气虚、气滞、气逆、血虚、血瘀、出血等不同情况加减用药，往往可以收到较好的疗效。

5. 黄疸

高益民教授吸取关幼波先生辨治黄疸的经验，认为黄疸在气分者多无明显发黄，治疗当清热利湿或温化寒湿为主，通过发汗、利小便、通大便等方法给湿邪以出路；黄疸在血分者多明显发黄，治疗时在清热利湿或温阳利湿的同时佐以活血化瘀之法。

（二）治则治法

1. 气以行为补，血以活为补

气和血是构成和维持人体生命活动的基本物质。气具有推动调控、温煦、防御、固摄、气化、中介等功能；血具有濡养全身和化神的功能。人体之气只有流行全身，内至五脏六腑，外达筋骨皮毛，才能不断发挥其生理功能，推动和激发各种生理活动，从而维持人体的生命活动。血生成后要循脉流布于全身，才能发挥营养人体周身的作用。因此，气血要正常发挥各自的生理功能，一方面其本身的含量要充足，另一方面其运行要正常。若任何一方面出现异常，都将影响气血生理功能的正常发挥。高益民教授认为，当气血的量不足时，在补气补血的同时稍佐行气活血药，可大大提高补气补血药的功效。此为高益民教授提出"气以行为补，血以活为补"的用意之一。此外，高益民教授还发现临床上常见某些患者整体气血并无明显量的不足，但却表现出某些局部气血功能比较弱的症状。他认为此乃局部气血运行不畅，不能到达病所发挥功能所致，故而表现为局部气血不足。治疗应以行气活血为主，让瘀滞在局部的气血流动起来，才能有效发挥气血的功能，改善局部气血不足的状态。此即为高益民教授提出"气以行为补，血以活为补"治则的用意之二。

2. 升中寓补

高益民教授在临床上治疗气虚证，喜欢在党参、太子参、黄芪、白术、茯苓、甘草等补气药的基础上加葛根、升麻等，认为"脾宜升则健"，若脾虚中气下陷、清阳不升，则可出现头晕、倦怠乏力、纳少、便溏、小腹坠胀等症状，治疗时在补气基础上酌加具有升举阳气、升提清阳作用的中药，可大大提高补气的效果。此即"升中寓补"，是高益民教授对补气法的发挥。高益民教授"升中寓补"思想主要来源于补中益气汤的用药启示。补中益气汤采用少量升麻、柴胡为使药，取其升浮发表之性，目的是引人参、黄芪、白术、甘草等补气药上升，起到益气升陷的作用。对此，《古今名医方论》云（补中益气汤）"补中之剂，得发表之品而中自安，益气之剂赖清气之品而气益增，此用药有相须之妙也"。可见，升提药与补气药具有协同作用，可使清气充足而上升，适用于中气不足、清阳不升、中气下陷等。临床上具有升举阳气、升提清阳作用的药物主要有柴胡、葛根、升麻等。柴胡性微寒，味苦、辛，归心包络、肝、三焦、胆经，有和解退热、疏肝解郁、升举阳气的作用。升麻性微寒，味甘、辛，归脾、胃、肺、大肠经，有发表透疹、清热解毒、升阳举陷之功，张元素曾提到"升麻，气平，味微苦，足阳明胃、足太阴脾引经药。若补气脾胃，非此为引不能补"。葛根性凉，味甘、辛，归脾、胃经，有发表解肌、升阳透疹、解热生津之功效。

四、重视毒邪致病

中医的病因主要包括六淫、疫气、饮食、劳倦、七情、外伤、先天因素、瘀血、痰饮、结石等。近年来，随着中医病因学说的不断发展，毒邪已成为其重要组成部分。毒邪主要指生物因素或物理化学因素及内源性代谢产物作用于机体，使机体出现病理变化，脏腑功能失调，阴阳气血功能紊乱而导致疾病发生发展的致病因素。其中，生物性毒邪指各种微生物，如细菌、病毒等；物理化学性毒邪指广泛存在于自然界中的各种物质，如紫外线、黄曲霉毒素、农药、各种药物、放射性元素、各种毒气等；内源性毒邪指在疾病发生发展过程中所产生的病理产物，如热毒、痰湿、瘀血、寒毒、肿块等。

虽然人们对毒邪的认识是在近现代逐步深入的，但实际上我国古代医家对其多有论述，综合对毒邪成因及来源的认识，主要有六淫之毒、疫疠之毒、内生之毒等。高益民教授在治疗肿瘤、皮肤病、免疫性疾病的过程中，也非常重视毒邪在疾病发生发展中的作用。他认为肿瘤的发生乃至阴之毒凝聚而成。正常情况下，"阳化气，阴成形"，若机体正气亏虚、阴阳失调，则气滞、血瘀、痰凝等阴邪就会凝聚成形而成为至阴之毒。治疗肿瘤应在扶正固本的基础上调节阴阳，并予以解毒、化毒、排毒等治法。对于湿疹、痤疮、银屑病、神经性皮炎、下肢丹毒等皮外科疾病，高益民教授认为均可由湿热之邪久蕴成毒，蕴于肌肤而发，治疗应以化湿、清热、凉血、解毒为法。对于系统性红斑狼疮、硬皮病、过敏性皮炎等免疫性疾病，高益民教授认为主要病因为热毒蕴结于血分所致，治疗应以清热凉血解毒为法。

临床经验

一、慢性萎缩性胃炎

慢性萎缩性胃炎是以胃黏膜固有腺体萎缩为主要表现的慢性炎症。患者大多数可出现上腹部胀满、疼痛，尤以食后为甚，食欲不振，恶心，嗳气，便秘或腹泻等症状，严重者可有消瘦、贫血、脆甲、舌炎或舌乳头萎缩，少数胃黏膜糜烂者可伴有上消化道出血。目前对其病因尚不十分清楚，可能与幽门螺杆菌感染、饮食和环境因素、自身免疫及其他因素等有关。其发病机制一般认为是在致病因素的影响下，引起胃黏膜慢性炎症，使胃黏膜表面反复受损，久之因胃分泌腺体萎缩，胃酸分泌减少，消化功能减弱，胃蠕动功能失调而发病。因慢性萎缩性胃炎伴肠上皮化生和异型增生的癌变率为 2% ~ 8%，故应积极治疗，以阻止其向胃癌发展。目前西医治疗多对症处理，药物多为吗丁啉、维酶素等，或针对幽门螺杆菌采用多种抗生素联合治疗。

慢性萎缩性胃炎属中医学"胃脘痛""胃痞""痞满""腹胀""嘈杂""嗳气"等范畴。根据其临床表现，病位虽在胃，但也涉及肝和脾。高益民教授认为治疗该病，在中医辨治的基础上，结合西医学对该病的认识加减用药，疗效会更好。具体来说，在用药上，高益民教授主要考虑以下六方面。

1. 扶正气以固本

扶正气主要针对该病病程日久，正气偏虚的基础病机，通过扶助正气以调节机体免疫功能。高益民教授喜用玉屏风散为基本方。方中黄芪、白术健脾益气、利水，防风祛风、疏肝。该方既补气固表，又有疏肝健脾之效，西医学证实其具有调节人体免疫功能的作用，常用于治疗免疫功能异常的疾病。若脾虚明显者，高益民教授还酌加茯苓、太子参、甘草、葛根、升麻以加强健脾补气之效；若偏血虚者，加当归，与黄芪配伍补气生血；若阴虚者，加石斛、北沙参、生地黄、麦冬等以养阴清热。

2. 调肝胃助升降

调肝胃主要针对该病肝胃不和的病机。通过调和肝胃可解除患者痞胀、呕恶、嗳气等症状。高益民教授常用小柴胡汤合左金丸加减。小柴胡汤为调理气机第一方，方中的柴胡、黄芩、半夏为高益民教授必用之药。左金丸中吴茱萸、黄连辛开苦降，具有清泻肝火、降逆止呕的作用。对于偏胃寒者，高益民教授使用吴茱萸的量要倍于黄连；若偏胃热者，则黄连用量要倍于吴茱萸；若寒热不明显者，则黄连、吴茱萸等量。因幽门螺杆菌是萎缩性胃炎、肠上皮化生的重要病因和促进因素，故对于幽门螺杆菌阳性者，高益民教授还重用黄连、黄芩等以清热燥湿。现代药理研究证实，两药具有明显抗菌作用，可杀灭幽门螺杆菌。此外，肝郁明显者，高益民教授常加香附、厚朴以疏肝理气；偏胃气上逆者，加陈皮、竹茹、枳实或枳壳以降逆和胃；若食纳减退者，加鸡内金、焦三仙以健胃消食；若胃灼热明显者，加乌贼骨、瓦楞子以制酸止痛；若湿浊明显者，加藿香、佩兰、白蔻仁、泽泻以化湿。

3. 活血化瘀通络

中医学认为"久病多瘀""久病入络"。慢性萎缩性胃炎多病程较久，临床常表现为胃脘部胀痛或刺痛，痛有定处，说明有瘀血存在。并且该病在胃镜下表现为黏膜灰白而薄、皱襞变平，说明胃黏膜固有腺体萎缩与局部血液循环供应不良有密切关系。因此，高益民教授常加活血化瘀通络药如丹参、三七、莪术、鸡血藤、桂枝、牡丹皮等，以促进血循环，增加局部血液供应，改善胃黏膜及其固有腺体的萎缩。

4. 适当缓急止痛

缓急止痛主要针对患者胃部隐痛这一常见症状，通过缓解胃部挛急而起到止痛作用。高益民教授喜用芍药甘草汤组方，并常配木瓜以甘酸缓急止痛；配金铃子散（延胡索、川楝子）、莪术以理气止痛；配生姜、砂仁、檀香、香橼皮以温中行气止痛。对于疼痛较重者，高益民教授还喜用白屈菜镇痛。

5. 佐以生肌敛疮

该法主要针对部分患者伴有的胃黏膜糜烂状态。高益民教授常用珍珠粉、白及等药收敛生肌止血，以保护胃黏膜，促进糜烂处尽早愈合。

6. 辅以解毒散结

因肠上皮化生、不典型增生属于癌前病变，高益民教授常按照治疗肿瘤的原则用药，即在扶正的基础上加解毒散结药，如白屈菜、草河车、白花蛇舌草、浙贝母等。现代药理研究证实，这些药均具有一定的抗肿瘤活性。

此外，对于慢性萎缩性胃炎高益民教授主张长期用药，一般至少服药 3 ～ 6 个月方能显效。此外，患者应戒烟、戒酒，饮食忌辛辣刺激，精神勿过于焦虑紧张，有利于病情改善。

二、慢性肾脏病

慢性肾脏病是绝大多数肾脏疾病（如肾小球肾炎、隐匿性肾炎、肾盂肾炎、过敏性紫癜肾炎、红斑狼疮肾炎、痛风肾、IgA 肾病、肾病综合征、膜性肾病、糖尿病肾病、高血压肾病、多囊肾）的临床统称，除急性肾炎和急性尿路感染（肾脏急性炎症性疾病）外，都可以归属慢性肾脏病的范畴。其诊断标准：肾损害（病理检查、血常规、尿常规、影像学检查异常）≥ 3 个月；肾小球滤过率（GFR）<60mL/（min·1.73m^2），持续时间≥ 3 个月。具有以上两条的任何一条者即可诊断。慢性肾脏病的临床表现繁多，主要有蛋白尿、血尿、水肿、高血压、贫血等。

中医学对本病的论述可见于"水肿""尿浊""腰痛""眩晕""血尿""虚劳""癃闭""关格"等。中医学认为其发病多因先天不足，后天失养或烦劳过度，损伤正气，或久病失治、误治，致内外邪毒瘀阻肾络，肾体受损，肾用失司而成。其基本病机为肺脾肾亏虚，致湿热、痰浊、水毒、瘀血内停。

高益民教授治疗慢性肾脏病的用药思路如下。

1. 补肾精，益肾气

中医学认为，"肾藏精，主蛰，为封藏之本"，肾精化生肾气，肾为元气之根。慢性肾脏病患者肾脏元气亏虚，失于封藏，而出现腰痛、夜尿频、全身乏力、蛋白尿等症状，治应补肾益气固精为法。高益民教授常用五子衍宗丸为基础方。该方源于唐代，记载于《悬解录》中，由枸杞子、菟丝子、覆盆子、车前子、五味子组成，其中枸杞子、菟丝子补肾，覆盆子、五味子敛肾固精，车前子利尿固精，共奏补肾益精之功效。若偏肾阴虚者，可加女贞子、墨旱莲、生地黄、熟地黄、山茱萸等；偏肾阳虚者，可加补骨脂、肉苁蓉、淫羊藿等。

2. 泻肾浊，以泻为补

肾主水，主持调控全身水液代谢。慢性肾脏病患者肾气亏虚，气不布津，主水功能失司，导致水液运行、输布、排泄障碍，水湿停蓄三焦而出现水肿、尿少、肾功能异常等表现。水湿内停日久则化为浊毒，可进一步损伤机体正气，加重肾气亏虚的程度，故在补肾气的基础上，还应利湿泻浊，通过通泻水湿浊毒达到"以泻代补"的目的。高益民教授常用茯苓、猪苓、泽泻、瞿麦等利水渗湿，对于偏湿热者则加车前草、赤小豆、黄柏、土茯苓、槐花等。

3. 肺肾金水同调

肾属水，肺属金，金能生水；肾主水，肺通调水道而为水之上源。因肺肾两脏功能密切相关，故高益民教授主张治疗慢性肾脏病应肺肾同调。他常在补肾的同时并用黄芪、山药调补肺气；用桔梗配伍车前草，桔梗入肺而宣通肺气，车前草入肾而清利水湿，二者相配，可起到上开下利之作用。此外，高益民教授认为水湿浊邪停留体内，必须利湿以使邪有出路，因肺与大肠相表里，故常用大黄通腑泻浊，使水湿之邪从大肠排出。

4. 先后天脾肾双补

肾所藏之精，既包括先天之精，又包括后天之精，而后天之精的化生与脾有密切关系，而脾又具有运化水湿之功，故高益民教授治疗慢性肾脏病还注重同时培补先后天，即在补肾药的基础上采用黄芪、白术、茯苓、薏苡仁、山药等以健脾益气利湿。

5. 散瘀血，通肾络

慢性肾脏病病程日久，中医有"久病入络""久病多瘀"之说。同时，该病病因主要为内外毒邪瘀阻肾络，致肾失所养，故高益民教授在治疗时还酌情加用大黄、红花、牛膝、益母草、莪术、三七、山楂、穿山甲等活血化瘀通络药，以及当归、川芎、赤芍、白芍、鸡血藤、丹参等养血活血药，以使肾络瘀血得散，气血流通，肾得所养。

三、疑难发热

发热是临床常见症状，中医一般将其分外感发热、内伤发热两大类。外感发热多由于机体感受六淫或疫气所致，发病较急、病程较短，初起病位在表，可见发热、恶寒、脉浮等症，日久病邪可化热入里而见高热、汗出、口渴、脉洪大等症；内伤发热多由于饮食不节、劳倦失度、情志不遂等导致相关脏腑功能失常，发病多缓、病程较长，多为低热，临床上兼见相应脏腑功能失调的表现。中医治疗发热，一般根据发热类别的不同，分别采用外感病因辨证和内伤脏腑辨证等方法施治。

高益民教授在跟随多位名老中医临证过程中，对中医药治疗疑难发热深有体会。如姚正平老中医常采用黄连解毒汤与白虎汤合方治疗大叶性肺炎、败血症、外科术后感染所引起的高热不退；刘奉五老中医常采用小柴胡汤加减治疗妇女产后感染性发热；吉良辰曾采用一捻金通大便而退小儿长期高热；关幼波治疗外感发热常按气血辨证，对于病程超过 7 日者，多于方中加牡丹皮、赤芍、生地黄等凉血活血之品以防病邪入血。高益民教授细心揣摩各位老中医治疗疑难发热的临床经验，经反复摸索、临床总结，形成了疑难发热的诊疗思路。

1. 内外合邪而发热者

高益民教授认为很多疑难发热均有内因存在，体内有伏热则易招致外邪侵袭而引发高热不退。此为表里同病或太阳阳明同病，治疗当表里同治，解表清里。伏热之体若感受寒湿之邪，表现为外寒内热者，可用葛根芩连汤或防风通圣散治之；伏热之体若感受风、暑、燥、热、火等阳邪，内外两阳相合，"阳盛则热"而表现为表里俱热者，治疗当外辛凉解表，内清解里热，可用生石膏 30g，知母 10g，甘草 5g，柴胡 10g，黄芩 10g，金银花 15g，连翘 10g，作为基础方。此为银翘散、小柴胡汤、白虎汤合方加减而成，其中金银花、连翘清解透达在表之热邪，柴胡、黄芩疏解半表半里之邪，石膏、知母清解肌表及气分之热邪。全方共奏清气透热解毒之功。

若发热日久或经过治疗，表证已除而里热犹盛者，可用黄连解毒汤与白虎汤合方加白术、陈皮为基础方，其中黄芩、黄连、黄柏、栀子清热解毒而解三焦之热；石膏、知母清气分热；白术、陈皮、甘草健脾和胃，以防寒凉伤胃。若毒热明显者，还可加金银花、连翘、板蓝根、大青叶、贯众以加强清热解毒作用；若高热不退且 3 日无大便者，应加生大黄，以通腑泄热；若高热不退且病程超过 7 日者，应加赤芍、牡丹皮、生地黄等，既可截断邪热入血之路，又可清血分之热。

2. 湿热流连而发热者

湿为黏腻重浊之邪，易阻滞气机；热为阳盛之邪，易耗气伤津。湿热邪气相合，"如油入面"，湿阻而热难清，热蒸而湿气弥漫，二者胶着难解而导致病情缠绵难愈。因此，湿热互结之发热，常表现为热势不退，下午热甚，身重，神疲懒言，神志昏沉，胸脘痞闷，恶心，纳呆，腹胀，便溏，或发黄疸，小便不利或黄赤，舌苔黄腻等湿热流连的症状。高益民教授认为，热易清而湿难化，治疗当化湿为主，可结合湿邪所在部位，配合使用轻宣（用药如桔梗、杏仁、枳壳等）、芳化（用药如藿香、佩兰、白蔻仁等）、燥湿（用药如白术、苍术、陈皮、半夏、厚朴等）、淡渗（用药如茯苓、泽泻、薏苡仁等）等方法，使湿邪通过上、中、下三焦而解。湿去则热无所依，同时再配合清热透邪（用药如薄荷、桑叶、菊花、柴胡、黄芩等）之法，才能彻底治愈发热。

3. 表虚兼少阳证发热者

外感发热日久，若表虚不能有效抗邪，邪气未罢而传入半表半里，则出现太少合病的情况。此种发热多具有往来寒热的特点，可兼见胸胁苦满、口苦咽干、心烦喜呕等症状。高益民教授认为表虚而兼少阳证的发热临床上容易被忽视，常误用汗法或清法而致正气受损，发热日久不愈。临床上对于此类发热，应细心辨别，采用太少同治之法，可用小柴胡汤与桂枝汤合方治之，桂枝汤调和营卫以解在表之邪，小柴胡汤疏解半表半里之邪。

4. 热入血室频繁感冒发热者

对于女性频繁感冒发热者，高益民教授总是耐心地询问患者是否在月经期间患感冒或感冒期间恰逢月经来潮。他认为，反复感冒一般存在两类情况，一类是正虚之人反复感冒，另一类是外邪不解，内陷少阳而反复感冒。前种情况会出现气血阴阳不足的相应症状，较易辨识；而后种情况则不常见到，属于"热入血室"。"热入血室"在《伤寒论》《金匮要略》中均提到过，指妇人经期感邪内陷而导致的病变，治疗上有刺期门法、有用小柴胡汤等。《刘奉五妇科经验》一书有专篇论述"热入血室"，指出其原因是女子经期或产后，胞宫空虚，热郁于内，邪热与经血相搏，正邪交争，不得外解而出现瘀阻胞宫的异常现象。治疗多以小柴胡汤为基本方。方中柴胡可疏解肝气，提举陷入血室之外邪，使之透达而出；黄芩苦寒清热，使半里之热邪得以内清；人参、姜、枣调和营卫，旨在扶正以鼓邪外出。高益民教授传承刘奉五老中医对"热入血室"的认识，对于凡是每月频繁出现感冒发热症状的女性，总是仔细询问是否有经期感冒史，以判断是否存在"热入血室"的情况。若存在，则多用小柴胡汤加减治疗，常用方药：柴胡 10g，黄芩 10g，青蒿 10g，桃仁 10g，红花 10g，益母草 10g，牡丹皮 10g，赤芍 10g，生甘草 6g，目的是使内陷血室的热邪透发而散，使气血和调。

5. 痰湿阻于膜原而发热者

对于长期发热表现为烘热与发冷交作出现，伴头晕、胸闷痞塞、苔白腻者，高益民教授认为多为痰湿内阻于膜原所致。膜原在病位上属半表半里，其外通肌腠，内近肠胃，为三焦之门户。若外感湿邪内踞于膜原，则表里不和，影响三焦气机，导致湿郁热伏于里。治疗应和解半表半里，宣湿化浊，透达伏于膜原之邪，可用柴胡达原饮治之。柴胡达原饮出自《重订通俗伤寒论》，由柴胡、黄芩、桔梗、枳壳、厚朴、草果、青皮、槟榔、荷梗、炙甘草组成，具有宣畅气机、燥湿化痰、透达膜原之功效。方中柴胡、黄芩为君，清热透邪；桔梗、枳壳开发上焦之气，厚朴、草果燥湿而畅中焦之气，青皮、槟榔下气破结而疏利下焦之气，诸药共为臣佐之药；荷梗轻清上升而通气宽胸，甘草益气和中，调和诸药，二者共为使药。

6. 气阴虚兼里热燔灼而发热者

高益民教授认为，气虚、阴虚之体易感受外邪。而感受外邪之后，邪气又易损伤正气，耗伤阴津。气虚则不能鼓正气抗邪，而阴虚则不能做汗达邪，故高益民教授认为，对于气阴虚兼里热内盛之发热者，应正邪兼顾，一方面补气固表、养阴生津，一方面内清在里之邪热，才能奏效。常用玉屏风散或增液汤配合清气分热之品。

四、上呼吸道感染后久咳

上呼吸道感染后久咳指各种病原体（如细菌、病毒、支原体、衣原体等）所致的上呼吸道感染以后继发的咳嗽，感染虽得到控制，但咳嗽症状长期不能缓解。此类咳嗽具有以下特点：近期有急性呼吸道感染史，感冒或急性感染指标基本消失，持续咳嗽超过 3 周以上；清晨或夜间咳嗽较剧烈；遇冷空气、灰尘、油烟、异味等易诱发或加重咳嗽；血常规检查血象增高或基本正常；X 线胸片正常或肺部急性炎症阴影基本消失，有慢性支气管炎或肺癌病史者则病灶存在；可伴有气道高反应。该病症状较顽固，常迁延不愈，若治疗不及时往往转为慢性持续性咳嗽。

上呼吸道感染后久咳可归属于中医学"顽咳""久咳"等范畴。高益民教授采用中药治疗该病积累了丰富的临床经验，疗效非常好。他认为久咳的主要病机为"余邪未尽，燥热伤肺，痰热蕴肺，气阴两伤"，治疗时应谨守病机，详辨风、热、燥、虚的程度而辨证用药，具体思路如下：

1. 疏风散邪为先

久咳多继发于外感病，外感虽愈但咳嗽日久不瘥，一遇风或受凉则症状加重，高益民教授认为此乃外感后余邪未清所致。患者常咽喉不利、咽痒而咳或阵咳，为风气偏盛，影响肺气肃降所致；患者常表现为恶风或受风后咳嗽加重、汗出等，乃"风性开泄"使皮肤腠理疏松所致。治疗当首先疏风散邪。因风邪为阳邪，最易化热或兼夹热邪，故高益民教授常用甘寒之桑叶轻清凉散在表之风热、清疏肺经之风热，同时配前胡宣散郁肺之风热，牛蒡子散风热而利咽。若风热偏盛者，可加金银花、连翘、菊花、薄荷以加强疏散风热的作用；若风邪偏盛或偏风寒者，可酌加辛而不烈、微温而不燥、质柔润、性缓和之荆芥、防风以疏风散邪。若呛咳或痉挛性阵咳者，可加防风、白芍以祛风解痉缓急。

2. 清热化痰为主

外感未尽之风邪最易郁而化热，影响肺气清肃及肺津输布，炼液成痰，故患者多咳嗽较重，咳痰色黄。高益民教授认为此时当以清肺热、宣降肺气、化痰止咳为主。清肺热常用酒黄芩专清肺经火热，桑白皮既泄肺热又消肺中痰水，地骨皮既清泄肺热又退虚热；宣降肺气、化痰止咳则以桔梗开宣肺气而祛痰，杏仁、前胡、炙枇杷叶、紫菀肃降肺气而祛痰止咳，橘红理气化痰。此外，若肺热重、咳黄痰者，可加金荞麦、鱼腥草以加强清肺化痰之功；热伤肺津，口干心烦者，加生石膏以生津除烦；便秘者，加瓜蒌、枳壳以理气通便；气喘者，加苏子以降气平喘；咽痛明显者，加射干以祛痰利咽；湿盛舌苔厚腻者，加藿香、佩兰芳香化湿。

3. 润燥止咳为辅

热邪郁肺最易灼伤肺津，故患者可见干咳无痰或痰少而黏、咽干口燥、便秘、舌红少苔等肺燥症状。因肺络最喜清润，故高益民教授常选用兼有润肺功效的药物，如桑叶、枇杷叶蜜炙后均可润肺燥，甘草可润肺止咳。此外，若痰黏难咳者，高益民教授还加海浮石以化燥痰；咽干口渴明显者，加生地黄、麦冬、玄参以增液生津；热伤肺络或阴虚肺燥而痰中带血者，加牡丹皮、赤芍、槐花、阿胶珠以清热凉血止血；表证已解而久咳不止者，加五味子、白果以敛肺止咳。

4. 益气养阴防复

久咳患者多病程日久，造成肺气肺阴耗伤，故咳嗽迁延不愈，伴疲倦无力、纳差、眠差等症。治疗当益气养阴、扶正固本，以防病情反复。若偏气虚纳少者，加生黄芪、太子参、炒白术、茯苓以健脾益气、培土生金；若偏阴虚者，加沙参、麦冬、石斛以养阴清热。

总之，高益民教授治疗上呼吸道感染后久咳常根据该病病因病机，在疏散余邪的基础上，综合运用宣肺、降肺、清肺、泻肺、润肺、补肺、敛肺七法，来除燥热、复宣降、化痰止咳。

五、常用方剂

1. 玉屏风散

高益民教授认为玉屏风散为玄府御风关键方，无汗能发，有汗能止。方中黄芪为君药，益气固表；臣以白术健脾益气，以助黄芪加强益气固表之功；防风为佐使药，走表祛风并御风邪，且黄芪得防风固表而不留邪，防风得黄芪祛邪而不伤正，有补中寓疏、散中寓补之意。玉屏风散组方精妙，对表虚不固者，黄芪、白术健脾益气，防风祛风，该方能益气固表；对体内有湿者，黄芪利水，白术燥湿，防风祛风胜湿，该方又能祛湿；此外，防风具有疏肝作用，黄芪补肺脾之气，白术健脾气，该方肺脾肝同调，故适用范围较广。临床上对免疫功能低下性疾病、过敏性疾病、自身免疫性疾病等，高益民教授均喜用此方作为底方加减用药。

2. 当归补血汤

高益民教授治疗气血两虚类疾病，常用当归补血汤作为底方。方中生黄芪补肺脾之气，以益生血之源；当归养血和营兼活血。二者配合，气旺则血生，血行则气畅，可谓一举两得。若偏气虚者，可配合四君子汤；偏血虚者，可配合四物汤、丹参、鸡血藤等。

3. 增液汤

对于阴液亏虚者，高益民教授常用增液汤为底方。方中玄参咸寒润下，麦冬甘寒滋润，生地黄滋阴壮水。全方具有滋阴清热润燥之功。若阴津亏乏明显者，还可配合石斛、沙参等。

4. 生脉饮

对于心气阴两虚者，高益民教授常用生脉饮作为底方。方中人参大补心肺之气，麦冬养阴生津、清热除烦，五味子敛肺止汗而宁心。临床应用本方时，根据具体情况加减。若气虚较甚者，高益民教授多用红参；若气虚不甚者，则改用太子参；若偏脾气虚者则用党参；偏阴虚者则改用北沙参。

5. 左金丸

对于嗳气、呃逆、胃部灼热或怕凉、反酸等胃病症状，高益民教授喜欢在辨证处方中加用左金丸。高益民教授认为该方能调和肝胃，其中黄连苦寒泻火，可清胃热；吴茱萸辛热可散胃寒，且入肝降逆止呕，亦可制约黄连之寒。临床应用时，可根据证候的寒热性质来调整两药的配伍比例。若偏寒，吴茱萸量倍黄连；若偏热，黄连量倍吴茱萸；若寒热不显，可二者等量应用。

6. 小柴胡汤

小柴胡汤是高益民教授常用的基本方，多用于治疗全身气机失调所致的各种病证，如胆囊炎、慢性乙型肝炎、胆汁反流性胃炎、胃肠神经功能紊乱等消化系统疾病，此外还有呼吸系统、神经系统、泌尿系统、循环系统等疾病。高益民教授临床处方时，常采用柴胡、黄芩、半夏三味主要药物，认为柴胡疏肝透邪，黄芩清胆泄热，半夏燥湿降逆。黄芩与柴胡配合，可制约柴胡之燥；半夏与柴胡配合，可制约柴胡之升散。

7. 芍药甘草汤

对于筋脉、肌肉、经络、气管、食管、胃肠、胞宫、尿道等收缩拘挛而引发疼痛者，高益民教授常用芍药甘草汤以缓急止痛。方中芍药养血敛阴、柔肝止痛，甘草甘温益气、缓急止痛，二者配伍，酸甘化阴、调和肝脾、柔筋止痛。若拘急偏下肢，高益民教授还常配以木瓜、牛膝以舒筋活络、引药下行；若气血不通者，酌加当归、川芎、丹参、鸡血藤等养血活血通络。

8. 茵陈蒿汤

茵陈蒿汤是高益民教授治疗脂肪肝、胆红素升高、肝功能异常、肝癌、胆囊癌肝转移等病的基础方，具有清热、利湿、退黄之效。方中茵陈清热利湿，疏利肝胆退黄，为君；栀子清泄三焦湿热，并可退黄，为臣；大黄降瘀泄热，通利大便，导热下行，为佐。三药相配，可使湿热之邪从二便排泄。若伴肝阴虚者，加用白芍、女贞子、墨旱莲、枸杞子；水湿内停者，加茯苓、泽泻、车前草、猪苓利水渗湿；气滞者，加川楝子、陈皮、瓜蒌、枳壳、莱菔子理气；食滞纳呆者，加荷叶、焦山楂、鸡内金消食和胃；脾虚者，加白术、葛根、升麻健脾升阳。

9. 瓜石汤

瓜石汤为妇科专家刘奉五老中医的经验方。方中黄连清胃热，瓜蒌清热润肠、利气宽胸，石斛、玄参、麦冬、生地黄益胃生津、滋阴养血润燥，瞿麦、车前子、益母草、牛膝活血通经。诸药共奏清热宽胸、养阴生津、活血通经之功。高益民教授临床治疗阴虚胃热所致月经稀发、后错、闭经者，常采用瓜石汤加减，常用方药：瓜蒌30g，石斛15g，玄参10g，麦冬10g，益母草10g，牛膝 10g，丹参 10g，柴胡 10g，白芍 10g，郁金 10g。若伴肝肾阴虚者，加女贞子、墨旱莲补肾益精、养阴清热；伴血虚者，加黄芪、当归补血生血；伴热盛者，加黄芩、生地黄清热凉血。

10. 土槐饮

土槐饮为皮外科专家赵炳南老中医的经验方，具有清热解毒祛湿之功。方中土茯苓清热解毒除湿，能入络搜剔湿热之毒；槐花清热凉血解毒，能清肺与大肠之热，清疏皮肤风热毒邪；甘草清热解毒，调和二药。高益民教授治疗湿热内蕴所致各类皮肤病，常用此方为基础方，并配合防风祛风胜湿，白术、茯苓、泽泻健脾渗湿，黄芩、苦参清热燥湿，苍术、黄柏、车前子清利下焦湿热，白鲜皮、地肤子清热祛湿止痒。

11. 秦艽丸

秦艽丸出自宋代《太平圣惠方》，由秦艽、黄芪、漏芦、乌蛇、防风、黄连、苦参、大黄组成，具有祛风除湿、清热解毒等功效。北京著名皮外科专家赵炳南老中医常用该方加减治疗慢性湿疹、神经性皮炎、皮肤瘙痒症、寻常性痤疮、盘状红斑狼疮等疾病。高益民教授传承赵炳南先生治疗皮肤病的临床经验，认为秦艽丸祛风兼具清热、解毒、燥湿、化瘀之功，尤其适合以"风""湿""热""毒"为主要病因的皮肤病的治疗，常以该方加减治疗静止期银屑病、系统性红斑狼疮缓解期、神经性皮炎、荨麻疹、慢性湿疹、皮肤瘙痒症等。对瘙痒明显者，常加白鲜皮、地肤子、蛇床子祛湿止痒；皮疹色红或红斑明显者，加凌霄花、牡丹皮、赤芍、槐花清热凉血；热毒重者，加黄芩、金银花、连翘清热解毒；湿盛者，加白术、茯苓、泽泻、车前子或车前草祛湿；湿热盛者，加土槐饮、金银花炭搜剔血分湿热；皮损呈斑块状增厚者，加桃仁、红花、三棱、莪术活血化瘀、软坚散结；皮肤粗糙者，加当归、白芍、鸡血藤、丹参养血润燥。

六、常用对药

1. 白术、陈皮

高益民教授认为白术与陈皮，一个补气健脾，一个理气和胃，"脾宜升则健，胃宜降则和"，二者相伍，可使脾升胃降，气机升降协调，有调理脾胃之功。凡脾胃不和或脾胃虚弱，食欲不振、纳少、便溏者均可配伍应用。

2. 葛根、升麻

葛根与升麻，均能升发清阳，二者配伍有协同作用，常用于脾胃虚弱，中气不足或下陷之证，可加强补气药的功效，起到"升中寓补"的作用。

3. 鸡血藤、丝瓜络

鸡血藤与丝瓜络均能通经络，鸡血藤偏于疏通大的经脉，丝瓜络《本草纲目》记载"能通人脉络"，偏于疏通小的络脉。二者配伍，人体大小经络均能通达。凡经络不畅或不通，而见肢体麻木、疼痛诸症均可配伍应用。

4. 木瓜、牛膝

木瓜与牛膝配伍经验源于房芝萱老中医的临床经验。房老认为木瓜可扩充下肢血管，牛膝能引血下行。二药配伍，可引药达于下肢，适用于风寒湿邪痹阻于下肢血脉而见肢体发凉、麻木、疼痛等。

5. 熟地黄、细辛

熟地黄与细辛的配伍经验源自施今墨老中医的临床经验。熟地黄滋阴养血、生精补髓，守而不走，易滋腻害胃；细辛发散祛风止痛，走而不守，易轻浮辛散。两者相伍，滋而不腻，走而不散，相反相成，温经补血，四通八达，适用于血虚清窍失养之头痛，可起到补血行血止痛的作用。

6. 白屈菜、草河车

现代药理研究表明，白屈菜、草河车均具有抗肿瘤作用。高益民教授治疗肿瘤时喜将二药与扶正药同用，认为二药不但清热解毒、散结，而且对肿瘤引起的疼痛还具有止痛作用。

7. 石菖蒲、郁金

石菖蒲与郁金配伍，可通过行气、活血、化痰、清心而起到开窍醒神的作用，适用于痰瘀互结所致之神志昏乱、嗜睡、头昏等。

8. 石菖蒲、远志

石菖蒲与远志配伍，可协同起到宁心安神的作用，适用于心神不安、失眠多梦等。

9. 藿香、佩兰

藿香偏于解表发散，可外透湿邪；佩兰偏于化中焦湿浊而开胃。二者配伍，可芳香化湿、开胃和胃，适用于中焦湿浊停留所致舌苔白腻、脘腹胀满、食欲不振等。

10. 桂枝、白芍

桂枝能温阳，然性偏温燥；白芍和营敛阴，然性偏于寒。二者配伍，白芍可制约桂枝之温燥，桂枝可制约白芍之寒，起到既温阳又养阴的作用，从而能够调和机体的营卫气血，协调全身之阴阳。

11. 黄芩、白鲜皮

黄芩与白鲜皮配伍，为高益民教授治疗痤疮的常用对药。因"肺在体合皮"，而痤疮的形成多与肺经湿热有关，故用黄芩入肺而清热燥湿；白鲜皮能助黄芩清热除湿，同时作为引经药能引诸药达于皮肤。此外，对于湿热所致其他皮肤病伴有瘙痒者亦可配伍应用。

12. 桑叶、杜仲

桑叶与杜仲配伍，为高益民教授治疗高血压常用对药。现代药理研究表明，二者均具有一定的降压作用。二药配伍，既清肝热，又补肝肾，达到标本同治之功效，适用于肝肾阴虚，肝阳上亢而见头痛、头晕、面红、目赤诸症。

13. 阿胶珠、血余炭

阿胶珠与血余炭配伍，既补血又止血、化瘀。

七、自创经验方

高益民教授吸收众医家的经验，经过不断实践，内化为自身经验，自拟 20 余个经验方，下面择其要者介绍如下。

1. 益气扶正解毒抑瘤方

高益民教授认为，在癌症的非手术治疗中，中医药有其独特之处。特别是对于肿瘤转移或年老体弱的患者，在已不适用手术或放化疗的情况下，高益民教授推荐"人瘤共存"终身伴随治疗的方案。在治疗中要把握"体虚"与"邪实"两方面，始终贯彻"扶正祛邪"的治疗法则。益气解毒抑瘤方体现了"攻补兼施""辨病与辨证相结合"的原则，临床应用时可根据不同癌症、不同症状加减运用。

【组方】黄芪 30g，炒白术 10g，当归 10g，茯苓 10g，薏苡仁 10g，草河车 10g，白屈菜 10g，白花蛇舌草 15g，仙鹤草 30g，甘草 6g。

【功能】益气健脾，解毒抑瘤。

【主治】脾虚气弱，毒热积聚证，见倦怠乏力、食纳不佳、气短、心悸、烦躁、口干、失眠等，或各类肿瘤见上述症状者。

【方解】方中黄芪为君，补益脾肺之气。炒白术、草河车为臣，其中炒白术苦温燥湿，甘能健脾补中，以助黄芪补益脾肺之气；草河车功能清热解毒，消肿定痛。当归、茯苓、薏苡仁为佐，其中茯苓既能健脾又能利湿；薏苡仁甘淡利湿，微寒能清热，因其入肺经，故能用于治疗肺痈。白屈菜、白花蛇舌草也同为佐药，其中白屈菜味苦辛、性微温，为罂粟科植物，有明显的止咳、利尿、解毒、抗肿瘤、止痛作用，而无成瘾性；白花蛇舌草味苦甘、性寒，清热利湿，消肿解毒，现代药理研究表明其为抗癌常用之药。仙鹤草为使，有补虚强壮之功，可以消除疲劳，用于过力劳伤、贫血虚弱、精神萎靡等。全方配合，共奏健脾益气养血、清热解毒之功。

【辨证加减】对于肺癌若见阴虚津亏者，加沙参、麦冬、生地黄、玄参；痰热较重者，加鱼腥草、金荞麦；咳嗽重者，加紫菀、川贝母、桔梗、甘草；癌症若见血瘀所致肿块者，加桃仁、红花、三棱、莪术、乳香、没药；湿毒者加土茯苓、槐花、泽泻、车前子。

2. 清肺止咳方

本方主要治疗感染后咳嗽。感染后咳嗽是指各种病原体如细菌、病毒、支原体、衣原体等所致的呼吸道感染继发的咳嗽，感染得到控制而咳嗽症状长期不缓解者。高益民教授认为该病病机在于余邪未尽，燥热伤肺，痰热蕴肺，气阴两伤，以致咳嗽迁延不愈，若不及时治疗往往转为慢性持续性咳嗽。高益民教授在学习施今墨先生临证经验和跟随关幼波先生临证过程中，吸取了二位名医的治咳经验，用古方止嗽散、桑杏汤、泻白散合方加减，并注意药物的升降、沉浮、补泻、宣收，以及在气分、在血分的特点，摸索创制了"清肺止咳方"。临床应用表明，该方具有降低呼吸道敏感度，降低气道和膈肌痉挛，减少呼吸道黏膜分泌物和抗过敏的作用。

【组方】桑叶10g，桑白皮10g，地骨皮10g，杏仁10g，橘红10g，紫菀10g，炙枇杷叶10g，酒黄芩10g，前胡10g，牛蒡子10g，桔梗10g，甘草6g。

【功能】清热肃肺，祛痰止咳。

【主治】上呼吸道感染后久咳不愈，症见阵发性、痉挛性咳嗽，干咳无痰，或痰少色黄而黏，咽喉痒，常因冷空气、异味刺激而发。

【方解】本方以桑叶为君，轻清疏散，善祛风热之邪，甘寒清润，又能清肺平肝，用于燥热伤肺，咳嗽口渴、头晕目眩者。桑白皮、地骨皮为臣，其中桑白皮甘寒入肺，能行肺中痰水而利小便，并清肺中之火，为泻肺行水之品，凡肺热咳嗽、咯血及肺气壅实，小便不利均可使用；地骨皮甘寒，归肺、肾经，功能清热凉血、降肺火退虚热，用治肺热咳嗽、烦热、消渴，有清肺止咳、除烦解渴之功，二者配伍，加甘草为泻白散，功能泻肺清热、平喘止咳。酒黄芩、炙枇杷叶为佐，其中炙枇杷叶苦凉，既能泄降肺热以化痰止咳，又能清降胃热以止呕除烦，为清肃肺胃之品；黄芩苦能燥湿，寒能清热，善清肺脾肠胃之湿热，尤长于清泄肺与大肠之火，酒炒则宜清上部之热；方中杏仁、橘红下气止咳润燥、和胃理气健脾；紫菀、前胡润肺下气、消痰止咳、降气祛痰、疏风清热；牛蒡子、桔梗宣肺祛痰利咽，疏散清热，均为佐药。甘草清热和中，调和诸药。诸药共奏清热肃肺、祛痰止咳之效。

【辨证加减】咽干口渴者，加沙参、麦冬、生地黄、玄参；痰黏不利，难以咳出者，加海浮石；肺热重，痰黄者，加金荞麦、鱼腥草；热盛伤津，口干心烦者，加生石膏、生地黄；气阴两虚者，加太子参、南沙参、北沙参；大便秘结者，加瓜蒌、枳壳；气喘者，加苏梗、苏子；热伤肺络或阴虚肺燥者，加牡丹皮、赤芍，或槐花、阿胶珠；咽痛明显者，加射干；纳差者，加白术、茯苓；表证已解，久咳不止者，加五味子或白果；湿盛舌苔厚腻者，加藿香、佩兰；呛咳或痉挛性咳者，加白芍。

3. 清热调经方

本方主要治疗女性继发性闭经，是高益民教授传承已故妇科名家刘奉五先生的经验方瓜石汤，在此基础上加减化裁而成。继发性闭经是指妇女曾有规律月经来潮，但以后因某种病理性原因而月经停止 6 个月以上者。常见原因有子宫内膜损伤或粘连、结核性内膜炎、卵巢功能早衰及多囊卵巢、卵巢功能性肿瘤、环境改变、精神创伤、营养不良、注射长效避孕针或口服避孕药、闭经泌乳综合征、席汉综合征等。此类患者病程日久，持续多年，初起多因情志不遂，气机郁滞不畅，气滞则血瘀，致冲任失调而闭经。气郁日久，可化热耗伤阴血，血瘀日久，致新血不生，血海不充，则冲任虚损而不通。高益民教授根据患者的临床表现，认为该病为本虚标实证，以阴血亏虚为本，血瘀经闭为标，治疗上强调标本兼治，以养阴养血、润燥清热、疏肝活血为法。

【组方】瓜蒌 30g，石斛 15g，丹参 10g，玄参 10g，麦冬 10g，柴胡 10g，白芍 10g，郁金 10g，益母草 10g，牛膝 10g。

【功能】养阴润燥，清热调经。

【主治】阴血亏虚致月经稀发、后错或经闭者。

【方解】方中瓜蒌、石斛为君药，其中瓜蒌甘寒润燥，宽胸理气；石斛甘淡微寒，益胃生津，滋阴除热，二药合用，甘润养阴，理气和胃。丹参、玄参、麦冬为臣药，血热瘀滞者更为相宜，玄参、麦冬滋阴清热，三药合用，养血活血，凉血润燥。柴胡、白芍、郁金、益母草均为佐药，柴胡、白芍疏肝解郁，和营敛阴，郁金、益母草疏郁活血通经。牛膝活血祛瘀，引血下行，为使药。全方配合，共奏养阴润燥、清热调经之效。

【辨证加减】肝肾阴虚者，加女贞子、墨旱莲；血虚者，加当归、黄芪；脾虚者，加茯苓、白术；热重者，加金银花、连翘、板蓝根、薄荷；湿热并重者，加黄连、木通、龙胆草、生石膏；血热明显者，加赤芍、牡丹皮、紫草、茜草；大便秘结者，加大黄、枳壳。

4. 清热除湿消斑方

本方主要治疗各类急慢性皮肤病。高益民教授认为皮肤是五脏的镜子，皮肤病的产生与五脏六腑关系密切，"形于外而发于内"。皮肤病虽然表现在皮肤表面，但与脏腑功能失调息息相关。现代人群多素体蕴湿，若郁于肌肤，复感外界毒邪，常致湿毒凝聚，经络阻滞，气血不和而发为各类斑疹性皮肤病。治疗应以清热解毒、利湿活血为法。

【组方】苍术 10g，黄柏 10g，土茯苓 12g，槐花 10g，黄芩 10g，苦参 10g，防风 10g，白术 10g，车前子 10g，白鲜皮 20g，凌霄花 10g，甘草 5g。

【功能】清热，除湿，解毒。

【主治】急性湿疹、亚急性湿疹、植物日光性皮炎、脂溢性皮炎等，症见湿毒热邪发于肌肤者，表现为皮肤潮红或灼热，粟疹成片，水疱密集，渗液流津，瘙痒明显，伴有口渴、便秘者。

【方解】本方由二妙丸合土槐饮加味而成。苍术、黄柏为君，苍术燥湿健脾，黄柏清热燥湿。土茯苓、槐花为臣，土茯苓清热除湿解毒，槐花解毒凉血。土茯苓配槐花（甘草）为已故中医外科名家赵炳南先生的经验方土槐饮，功能清热解毒除湿，赵老认为土茯苓功能清热解毒祛湿，多用于湿热疮毒，能入络搜剔湿热之蕴毒；槐花泄热凉血解毒，其凉血之功独在大肠，而肺与大肠相表里，肺主皮毛，各显其能，故能清疏皮肤风热毒邪。方中黄芩、苦参为臣，二者配伍，辅佐君药清热燥湿，泻火解毒。防风、白术、车前子为佐药，祛风胜湿，健脾燥湿，淡渗利湿，从多方面祛除湿邪。凌霄花、白鲜皮、甘草为使，凌霄花凉血解毒，白鲜皮既有祛风燥湿、清热解毒功能，主治皮肤风热疮毒疥癣等，又能以皮达皮，作为引经药。甘草调和诸药，又能清热解毒。诸药配合，共奏清热除湿解毒之功。

【辨证加减】湿重者，加泽泻；渗液多者，加茵陈，重用茯苓、白术；热重者，加金银花、连翘、板蓝根、薄荷；湿热并重者，加黄连、木通、龙胆草、生石膏；血热明显者，加赤芍、牡丹皮、紫草、茜草；瘙痒明显者，加蛇床子、地肤子；大便秘结者，加大黄、枳壳；病在上肢加桑枝，在下肢加牛膝。

5. 益气利水消肿方

本方主要治疗慢性肾病水肿。高益民教授认为，水肿病因不外乎风邪外袭、湿毒浸淫、水湿浸渍、湿热内盛、饮食劳倦、肾气虚衰，上述各种病因，有单一致病者，亦有兼杂而致病者，从而使病情趋于复杂。凡外邪、疮毒、湿热所致的水肿，病位多在肺脾；因内伤所致的水肿，病位多在脾肾。肺失宣降通调，脾失转输，肾失开阖，膀胱气化失常，导致体内水液潴留，泛滥肌肤。此外，瘀血阻滞、三焦水道不利，往往使水肿顽固难愈。因此，治疗水肿，中医一般以宣肺、健脾、温肾为基本原则。高益民教授认为，慢性肾病水肿多病情长久，久病必虚，气虚则水停、水气不化，遂致水肿迁延难愈。临床治疗应以补气利水消肿为法，经多年临床实践，高益民教授创制"益气利水消肿方"。

【组方】黄芪50g，茯苓30g，炒白术10g，防风10g，泽泻10g，车前草30g，生薏苡仁30g，升麻10g，仙鹤草30g，连翘10g，甘草6g。

【功能】益气固表，利水消肿。

【主治】慢性肾病水肿气虚水停证，症见恶寒恶风，神疲肢冷，身重倦怠，面部、四肢及全身浮肿，小便不利，肢体关节酸痛者。

【方解】方中黄芪重用为君，益气固表，补益脾肺之气，利水消肿。炒白术、茯苓、防风为臣，其中炒白术苦温燥湿，健脾补中，以助黄芪补益脾肺之气；茯苓既能健脾又能利湿；防风祛风胜湿。泽泻、车前草、生薏苡仁为佐药，三药味甘淡性微寒，从多方面祛除湿邪。升麻、仙鹤草为使，其中升麻清热解毒、升举阳气，能发散阳明风邪，升胃中清气，又引甘温之药上升，以补卫气之散而实其表，故元气不足者，用此于阴中升阳；仙鹤草有补虚强壮之功，可消除疲劳，用于过力劳伤、贫血虚弱、精神萎靡之症。连翘清热解毒，散结消肿，疏散风热，有"疮家圣药"之称，在此为引经药，疏散消肿。甘草调和诸药，为使。全方配合，共奏益气利水、除湿消肿之功。

【辨证加减】湿毒者，加土茯苓、槐花；湿重者，重用泽泻；渗液多者，重用茯苓、白术；热重者，加金银花、板蓝根、薄荷；湿热并重者，加黄连、木通、龙胆草、生石膏；血热明显者，加赤芍、牡丹皮、紫草、茜草。

6.养血调经助孕汤

本方主要治疗女性不孕症，是高益民教授在传承妇科名家刘奉五先生的经验方"四二五合剂"基础上，灵活运用，自拟而成。不孕症是指以育龄期女子婚后或末次妊娠后，夫妇同居2年以上，男方生殖功能正常，未避孕而不受孕为主要表现的疾病。其发病可能与晚婚晚育、人工流产、性传播疾病、环境污染等相关。一般将女子结婚后夫妇同居2年以上，配偶生殖功能正常，未避孕而不受孕者，称原发性不孕；如曾生育或流产后，无避孕而又2年以上不再受孕者，称继发性不孕。高益民教授认为，现代人工作紧张、压力较大，高龄女性不孕患者通常都怀有许多复杂的心理特点，有较重的心理压力。长期折磨易造成气血不足，肝郁气滞，冲任失调，恶性循环导致不孕者居多，遂自拟"养血调经助孕汤"，临床上疗效确切。

【组方】黄芪 30g，当归 10g，柴胡 10g，白芍 10g，菟丝子 10g，女贞子 10g，枸杞子 10g，白术 10g，鸡血藤 10g，丹参 10g，赤芍 10g，蒲黄 10g，益母草 10g，甘草 6g。

【功能】养血和血，调经化瘀，调理冲任。

【主治】不孕症之气血不足，肝郁气滞证，以经血不调、经期不准、月经过少、月经稀发、黄体功能欠佳、不排卵、久不孕育为主要表现者。

【方解】方中以黄芪、当归为君药，益气养血。臣以菟丝子、女贞子、枸杞子补益肝肾，固精安胎，养心安神。佐以柴胡、白术疏肝健脾，疏肝解郁，和营敛阴；白芍、赤芍养血活血；丹参、鸡血藤、蒲黄、益母草、甘草共为使药。其中丹参、鸡血藤活血通络；益母草味辛苦、凉，活血、祛瘀、调经、消水，治疗妇女月经不调，《本草汇言》认为益母草"行血养血，行血而不伤新血，养血而不滞瘀血，诚为血家之圣药也"。甘草调和诸药。诸药配合，共奏益气健脾、调理冲任、养血调经之功。

【辨证加减】肝肾阴虚者，重用女贞子，加墨旱莲；血虚者，重用当归、黄芪；脾虚者，重用茯苓、白术；热重者，加连翘、板蓝根、薄荷；湿热并重者，加黄连、黄芩；血热者，加赤芍、牡丹皮、紫草、茜草；大便秘结者，加枳壳。

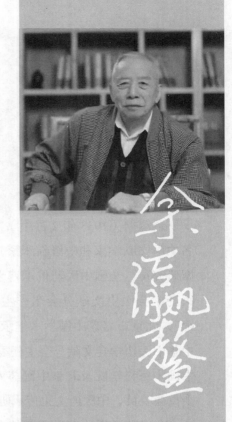

余瀛鳌

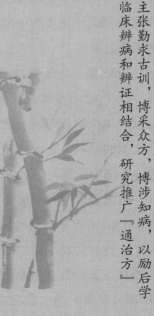

主张勤求古训，博采众方，博涉知病，以励后学

临床辨病和辨证相结合，研究推广「通治方」

医家简介

　　余瀛鳌（1933 年 2 月生），字荣成，号未病，江苏阜宁人，中共党员。著名中医文献学家和中医临床家，中国中医科学院首届学术委员会委员、荣誉首席研究员，全国中医药传承博士后合作导师，全国古籍领导小组成员，中华中医药学会医史文献分会名誉主任委员。首届"全国名中医"及"首都国医名师"，北京市名老中医学术继承工作指导老师。曾任中国医师文献研究所所长、中华中医药学会文献分会主任委员及名誉主任委员、当代中医药科技中心顾问、中国中医科学院及北京中医药大学研究生院客座教授、全国优秀科技图书评审委员会委员、中医药文化传承研究中心顾问等职。

　　余瀛鳌教授为五世业医的中医名家，其父为近现代著名伤寒学家余无言先生，祖父余奉仙与兴化赵海仙、淮安张子平共称"晚清苏北三大名医"。近代中医学史上赫赫有名之医家丁福保、谢观、陈无咎、叶橘泉、陆渊雷、陈邦贤、秦伯未、章次公、程门雪、严苍山、石筱山、时逸人、张赞臣、刘民权、陈慎吾、姜春华等多是其家中常客，经常与余无言先生进行学术交流或诗词唱和，在这种家庭环境熏陶中成长起来的余瀛鳌对中医的认识和情怀是一般学习中医者所不具备的。

　　1955 年，余瀛鳌教授毕业于上海同德医学院（现上海交通大学医学院）本科，同年 12 月参加原卫生部全国第一届西医学习中医研究班，1958 年 5 月结业后留中国中医研究院（现中国中医科学院）工作至今，从事中医内科及中医临床文献的研究工作。1956 年，由其父余无言先生介绍，余瀛鳌教授正式拜时任原卫生部中医顾问的秦伯未先生为师。

　　余瀛鳌教授在中医文献、中医临床方面均有精深造诣和丰硕的成果，著述颇丰。50 余年来，其以编纂中医临床医学丛书、多种中医辞书、现代医药著作为主，具有代表性的如《中国传统医学大系》《历代中医名著精华丛书》《中医古籍新点新校新参考系列》《中医古籍临床新用丛书》《中医通治方精选丛书》《中医大辞典》等，发表学术论文 300 余篇。

余瀛鳌教授在60余年的临床实践中，十分重视汲取古籍临床经验精华，传承先人宝贵的学术经验。在诊疗方面，余瀛鳌教授对肾病、肝病、脑血管病、糖尿病、癫痫、情志病、病毒性肺炎等内科疑难杂病及妇科、儿科、男科等诸多病症，均有独到的见解。他在诊疗上重视辨证与辨病论治相结合，并加强古今"通治方"的征集研究，为多种病证拟定了通治效方。在教学方面，余瀛鳌教授主办过多期中医文献进修班、提高班，并从1978年起为国家培养硕士、博士研究生和博士后近30名。

余瀛鳌教授始终坚持临床文献研究与诊疗齐头并进的道路，有学者将其中西医学背景及在古籍文献的整理与临床实践方面所取得的若干成就，概括为"双峰并峙，二水争流"，高度评价了他的治学历程与学术成就。余瀛鳌教授在耄耋之年仍在中国中医科学院中医文献所笔耕不辍地进行高强度的中医临床文献研究，并施诊于中国中医科学院门诊部和北京市鼓楼中医医院京城名医馆。

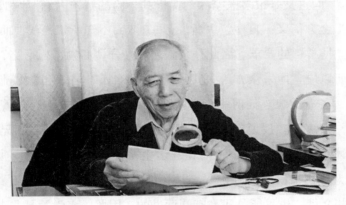

◎　工作中的余瀛鳌教授

学术思想

一、勤求古训，博采众方，博涉知病

余瀛鳌教授认为医生要增长学术经验，从历代名医著述中获得启示与借鉴是重要手段之一。历代名医有关这方面的教示数不胜数，最精要的莫过于医圣张仲景要求业医人员应"勤求古训，博采众方"；还有南北朝时期名医褚澄在

《褚氏遗书》中所提的"博涉知病"。这12个字的教示，给后世医者殊多启迪。

1. 增长学验必当勤求博取

不断增长中医药学术经验是广大中医毕生的追求。余瀛鳌教授常常回忆在20世纪50年代，恩师秦伯未先生让他多读并加深理解医圣张仲景的《伤寒杂病论》原序，要对其中所提到的"勤求古训，博采众方"八个字多多探索、理解。余瀛鳌教授认为这是张仲景对后世医者所提示的学验要求，明确反映了仲圣的思路与方法。

"勤求古训"是历代医家传承的重点，"博采众方"能丰富医者治病的手段，提高疗效和诊疗水平，也是医者所广泛追求的。在仲圣之前，专事研究百家学说的汉代大儒王充就强调过治学应"多闻博识"，王充在《论衡·别通》中指出："人含百家之言，犹海怀百川之流。"之所以强调"博学"，清代名医赵晴初《存存斋医话》说："医非博不能通，非通不能精，非精不能专，必精而专，始能由博返约。"而这又是很多医家深刻探析其学验的精粹内涵。诚如清初医学大师张璐在《千金方衍义·自序》中所说，"务博而不知所宗，浅涉而未探窔奥"，就难以达到"博学"的要求。因此，余瀛鳌教授强调必须博极研精，深造自得。

医者之所以应"博采众方"，是因为重要的名医、名著和学术流派的学术经验各具特色，各有优势。任何一个学术流派，都或多或少地存在着局限性或片面性。因此，余瀛鳌教授说："治学当重视历代名家、父师辈、师兄弟辈和其他道友们的学术经验。在同道（包括我的学生辈甚至再传弟子们）所写的论文、著述中，因为他们探讨的专题，未必是我都熟悉或曾下过功夫的，他们著述中所引证的某些文献，也可能是我没有阅读过的。因此，多学习是非常必要的"。

至于在诊疗中的"博采众方"，同样也是包括多个层次的。余瀛鳌教授对"博学"的看法是，力求有重点地学，又主张不分撰述人的身份、长幼，选择性地予以参阅。

2. 业医者的知病与治病

余瀛鳌教授认为，知病与治病需要通过细致地查脉、辨析因证。张仲景阐论诸病，重点强调的就是"脉证并治"。《素问·脉要精微论》提到脉学在"知病"辨析方面的重要性，不仅要知病之在内、在外，还应该"知病之所在"和"知病之所变"，其中的规范、法度必当遵循。但医者所经治的病证，往往是复杂多变的。正如清代伤寒名家钱潢在《伤寒溯源集》中所说："圣贤立训之规格有限，病情变幻之伎俩无穷。"

关于"治病"，过去主要分经方派、时方派，或是经方、时方择善而从，反映了在方治上不同的学术流派。余瀛鳌教授对于各科病证，不赞同分型过于繁复，因为这未必反映临床实况，更倾向于徐灵胎在《兰台轨范》中提出的"一病必有主方，一方必有主药"的见解。

至于治病的"博采众方"，余瀛鳌教授强调宜对古今名方择要而有重点地学习。早在宋代，方书名家严用和在《济生方》中告诫医门学子应该古今并重。他说："若概执古方以疗今病，往往枘凿之不相入者……"余瀛鳌教授认为我们在诊疗时也有类似的体会。联系到褚澄所说的"博涉知病"，可知诊治患者的基本条件是"知病"，如不通过广泛参阅文献资料，就难以达到理想的"知病"目的。所以，余瀛鳌教授告诫中医学子，"学好中医一定要打好学术临床基础，又应该博涉相关的医学科学知识，否则就谈不上是真正的'博涉知病'，也不符合新时代的科学发展观"。

3. 中医药继承创新是时代需要

余瀛鳌教授多次指出，中医药学的继承与创新是当前中医界共同奋斗的目标。国家中医药管理部门不断推出新举措，有利于整体工作的开展、落实；而其中重要的举措之一，就是古今名家学术流派的深度广度研究，应该以历代具有代表性的名医、名著为重点，如明、清医家多以"四大家"（张仲景、刘元素、李东垣、朱丹溪）作为临床学术流派的代表。

对此，当然也存在不同的见解，如明代医学名家虞天民。据《四库全书提要》载述："其学以朱震亨为宗，而参以张机、孙思邈、李杲诸家之说，各选其方之精粹者，次于'丹溪要语'之后……"就是说，虞氏的诊疗是以张仲景、孙思邈、李东垣、朱丹溪四大家为主。对这个问题，余瀛鳌教授认为医家有不同的看法也很正常。

以孙思邈在历史上的医名盛大，而为什么多数医家未将其列为具有代表性的临床医家呢？清初徐灵胎先生在《医学源流论》中认为张仲景治病"所用之方，皆古圣相传之经方……其分量轻重，皆有法度；其药悉本于《神农本草（经）》，无一味游移假借之处，精微深妙，不可思议。药味不过五六品，而功用无不周……《千金方》则不然，其所论病，未尝不依《内经》，而不无杂有后世臆度之说，其所用方，亦采择古方，不无兼取后世偏杂之法……"由此，孙思邈最终未能被公认纳入"四大家"。

二、"辨病"和"辨证"相结合,研究推广"通治方"

1. 辨病论治

余瀛鳌教授指出,从医学发展的观点分析,"辨病论治"当早于"辨证论治",因为医者对疾病的认识是逐步深入的,深入到一定阶段,又希望能得到删繁就简的证治规律,从治疗学的观点,就是寻求更切合病证、便于在辨病论治中广泛应用的"通治方"。如《素问·腹中论》治疗鼓胀用"鸡矢醴"方,属于辨病论治;后世有将鼓胀分为数种证型予以分别施治,重在辨证论治。《内经》除"臌胀病"外,以生铁落饮治狂病、四乌鲗骨一藘茹丸治"血枯"病等,均具有辨病论治的特点。早于《内经》成书的《五十二病方》载述了"蛊者,燔'扁辐'(蝙蝠)以荆薪,即以食邪者";《内经》以后的《武威汉代医简》载有"治诸(即'癃')……皆同治之"。汉晋以前,癃、淋不分,此处"诸"系指诸种淋证,包括石淋、血淋、膏淋、泔淋等,说明那时对于这些病证在诊治方面贯穿了辨病论治的原则。

汉代张仲景《伤寒杂病论》中也有不少辨病论治的阐述,特别是《金匮要略》在这方面有鲜明的特色。如乌头汤治历节;黄芪桂枝五物汤治血痹;肾气丸治消渴;茵陈五苓散治黄疸;甘草粉蜜汤治蛔虫病;桂枝茯苓丸治妇人癥病;胶艾汤治胞阻;甘麦大枣汤治脏躁等。

晋代葛洪《肘后备急方》介绍了有关辨病论治的内容,如对卒心痛、伤寒、痢疾、天行疫疠、温疫、疟病、黄疸、沙虱、乳痈等,基本上不以分型论治的形式铺叙,便于读者在仓促之间按病索方。

《备急千金要方》《外台秘要》《太平圣惠方》等多种唐、宋方书,由于方治搜罗广博,则有更多属于辨病论治的方药。宋、元以后,值得着重提出的是明代孙志宏的《简明医彀》。该书对200余种病证,均列"主方"一项,不同的病证只列一个主方,多附有较详细的加减法,便于读者查阅选用。这部著作体现了孙氏对于辨病论治的深入探索,是临床"辨病论治"的重要参考文献。

2. 通治方

余瀛鳌教授认为,现今市售多种中成药方,大致具有辨病论治的特色。这些成药的主治病证较为明确,较易据方议治,属于所述主治病证的通治方。古代的通治方,是经过发展逐步得到充实的。前面提到《内经》《五十二病方》《武威汉代医简》等所记述的辨病论治与通治方,从一个侧面反映了我国汉代以前的诊疗概况。张仲景在论述黄疸时,有"诸黄,腹痛而呕者,宜柴胡汤";

"诸黄，猪膏发煎主之"，即对"诸黄"（多种黄疸）拟订了通治方。更明显的是，张仲景谓"妇人六十二种风，腹中血气刺痛者，红蓝花酒主之"，点出此方广泛的通治范围。《金匮要略》甚至在保健方面也有通治方的介绍，如"妇人妊娠，宜常服当归散主之"，"妊娠养胎，白术散主之"，是我国产前保健方的较早记述。《肘后备急方》在搜集通治方方面着力尤深，如葛洪认为"伤寒有数种，人不能别，令一药尽治之……"提出用葱豉汤为主加减施治。他又以黄连、黄柏、当归、龙骨四药煎煮入蜜，治疗痢疾，明示"天行诸痢悉主之"通治方的性质。其他如"辟温疫药干散""辟天行疫疠方""辟温病散方""治疟病方""治一切疟乌梅丸方（与仲景乌梅丸方的方药及主治不同）""治黄疸方""治一切恶毒肿方""乳痈方""诸疽疮膏方""疗犬咬人方""疗沙虱毒方""神黄膏疗诸恶疮、头疮、百杂疮方"等，均为葛氏所收编的通治方。

前面提到的《简明医彀》，在综合性医著中不仅宣扬并突出辨病论治，更是提供各科病证通治方的重要文献。该书所列 200 余首"主方"，立方精审，配伍谨严，易学易用，虽无方名，但"通治方"的特色昭著，试以该书"自汗"为例。

主方：人参、黄芪（蜜炒）、白术、茯苓、当归、黄连、白芍、酸枣仁（炒、研）、牡蛎（煅）各一钱，桂枝七分，甘草（炙）五分。加浮小麦一撮、乌梅一个、枣二枚，水煎服。

不止加五味子、肉桂、麻黄根，煎成调龙骨末；虚人加山茱萸、肉苁蓉；湿胜者，泽泻、茯苓、防风、白芷；阳虚加制附子；火盛倍黄连；热极者，另煎凉膈散；甚不止，浮小麦半升，煎汁去麦，用汁煎药；兼痰盛气滞等，随证加减。

上方是自汗的通治方，详述了加减用法，在此方后，又分别介绍了不同因、证的"自汗"治疗，如用黄芪建中汤治虚劳自汗，大补敛汗汤治气虚自汗，玉屏风散治表虚自汗等。末附若干"简便方"亦具通治性质。

在中医各类方书及综合性医书中，类似的通治方多不胜数，是各科临床家多年的医疗实践或广泛采辑所得的宝贵内涵，应在临证中加以筛选整理、对比观察，检测其治效，使其中较为成熟的治法和方药得到肯定和推广。

3. 辨病论治的实践性

古今很多医家，在其医疗实践中往往自觉或不自觉地在重视辨证论治的同时，寻求辨病论治，注重方药与病证的合拍，这在绝大部分中医临床文献中都能得到反映。余瀛鳌教授的前辈在诊疗中已经体现了辨病论治的特色。余瀛鳌教授祖父奉仙公治"常疟"凡属太阴证者，用自订"新六和汤"（草果、知母、厚朴、杏仁、半夏、生姜）加减施治取效。又如治葡萄疫（患者以少年及学龄儿童居多，症见皮肤"锦纹点点，大小不齐，大者如青钱、指甲，小者如粟米、豆瓣；色青而紫，或如胭脂。察其脉象多芤，大小不一，有缓有数；其神志亦不甚为苦，纵热不炽，虽渴不烦"），由于此病多预后不良，其先祖父"经数十年悉心研究"，指出此病缘于"幼年血气未定，正元不充，或当病后，或体素薄，或食冷物，逼其隐伏之热，使恶疠之气直犯血脉"所致，后以自拟"新订消斑活命饮"（大黄酒炒、黄芩酒炒、连翘、甘草、山栀炒黑、苏荷、板蓝根、青黛、西洋参隔汤炖、当归酒洗、大生地黄炒、广郁金、紫背浮萍、紫菊花或根）等方施治，获得良效。

余瀛鳌教授的父亲余无言先生于 1935 年在上海曾治疗了一位仁济医院张姓职工，其患水臌，病情重笃，须经常抽腹水以求缓解。余无言先生鉴于过去治臌，采用张子和、危亦林、张景岳、孙一奎等治法，均不够理想，诊后夜读《傅青主男科》，见书中有"决流汤"（黑丑、制甘遂、上肉桂、车前子）治水臌，是方亦见于陈士铎《石室秘录》，遂以此方加味治之，消水颇见捷效，并无不良反应。于是细绎其配伍、组成，认为决流汤"大有经方之遗意，以丑、遂行水治其标，以肉桂温阳培其本，药味少而效力专"（见《翼经经验录》），后以此方施治多人，于水臌消肿堪称良方。但在消水后必继以香砂六君子汤调中以善其后。1960 年，余瀛鳌教授诊治了多例急慢性肾炎患者，认为急性肾炎与中医所说的"风水"相近，遂确立用"发表祛风利水法"施治，拟订了"风水第一方"（麻黄、苏叶、防风、防己、陈皮、炙桑白皮、大腹皮、牡丹皮、猪苓、茯苓、泽泻、木通、车前子）主治急性肾炎遍体水肿、头痛、血尿等症，有较好的疗效（见秦伯未原编、余瀛鳌重订的《内经类证》）。又如对于病毒性肺炎，西医缺乏捷效药物，余瀛鳌教授根据临床所见，研制"麻杏石甘加味方"（麻黄、杏仁、生石膏、生甘草、黄芩、生地黄、板蓝根、忍冬藤）应用于临床，便结者加大黄、瓜蒌仁；口渴甚者，加天花粉、麦冬；痰多，去生地黄，加川贝母、黛蛤散；咽痛，加玄参、桔梗；胸痛，加枳壳、橘络；等等。如发热超过 39℃，一天宜服 2 剂。临床证明，此方具有实效，且便于掌握应用。

余瀛鳌教授强调辨病论治是临床医学发展比较重要的组成部分，通治方的应用，需根据病情而予以变通，使理论治法、立方遣药更为契合。这又是"辨病论治"中贯穿"辨证论治"的思路与方法。

4. 简化辨证，开展中医"通治方"研究

余瀛鳌教授认为目前《中医内科学》教材，存在分型偏于繁杂，不太切于临床实用的缺陷。他一贯主张对于常见多发病宜在可能范围内简化辨证。根据中医临床文献所反映的实际情况，对各科病证宜从辨病论治与辨证论治相结合。《内经》中生铁落饮治疗狂证，四乌鲗骨一蘆茹丸治疗经闭，均具有"通治方"的性质。奠定我国临床医学基础的《伤寒杂病论》也有较多通治方，如"黄疸病，茵陈五苓散主之"；"妇人妊娠，宜常服当归散主之"；"妇人六十二种风及腹中血气刺痛，红蓝花酒主之"。晋代葛洪《肘后备急方》认为："伤寒有数种，人不能别，令一药尽治之……"葛氏并提出以葱豉汤加减施治，对于疟、痢、温病、温疫等病，也主张选用通治方治疗。

后世医学著作，基本上亦反映了"辨病"和"辨证"相结合的特色，而明代孙志宏所撰《简明医彀》（以内科杂病为主，兼列其他各科病证）对每一病证均列主方（通治方），并附加减法；同时也结合辨证论治及单验方治疗，使读者较易掌握。清初张璐《张氏医通》之三痹汤（治风寒湿痹）、《倪涵初疟痢三方》都是突出辨病论治之方剂（均为通治方）。现代医家总结个人临床经验，亦颇多辨病论治之效方，有利于继承发扬，推广应用。

三、倡治未病理念，重膏滋方传承

"膏"，是一个多义字，在我国传统医学所论"膏滋方"中的"膏"字，有膏泽、滋濡之义。秦伯未先生在《秦伯未膏方集》中提出："膏方者，博雅润泽也。"这在一定程度上也反映出多数膏滋方的所选药味会多于一般的汤剂，故秦伯未先生认为："……膏方之集合多种药物，面面俱到，一齐着力，故天下唯混合物最合于身体营养。"余瀛鳌教授认为，中医在治疗八法中颇多应用的"补"法，对于某些病证选用膏滋方能起到重要作用，这种作用不只是防病、治病，对于"治未病"和人体保健、增强体质等，尤宜加以重视。

对于膏滋方的临床应用，早在《灵枢·痈疽》篇即有用"豕膏"冷食治疗"猛疽"（"痈发于嗌中"）的载述，但从秦、汉迄唐，传留于世的膏滋方很少，到了宋、元时期迄今，膏滋方的防病、治病不断丰富、充实，其中如琼玉膏、十全大补膏、紫菀膏、益母膏及《古今医统大全》中的地黄膏等，秦伯未先生经常用以加减临证治病。1929 年，秦伯未先生曾著《膏方大全》，阐述膏滋方的临床效能、药用剂量和配制法、煎服法。他用膏滋方经常主治的病证包括咳嗽、痰饮、咯血、头痛、眩晕、耳鸣、痞满、瘕聚、痿证、痹证、失眠、便秘、遗

精等；妇科则如经、带、产后及不孕症等；在保健和"治未病"方面，对调补气血、肝肾（特别是肝肾亏虚、肝脾失调等）尤为擅长。

余瀛鳌教授说，20世纪50年代后期，秦伯未先生让他学习第一首膏滋方就是"琼玉膏"。秦先生认为，此膏从主治、药物配伍、剂量到膏滋方的制法等较为完备，为近现代的膏滋方提供了示范。琼玉膏为宋代洪遵《洪氏集验方》引述申铁瓮的治疗方剂。

方药：高丽参24两，生地黄16斤（捣汁），茯苓49斤，白蜜10斤。先以地黄汁同蜜煎沸，人参、茯苓（各为末）和匀成膏。每服一二匙，早晨温酒或开水化服。

此方功能养阴润肺，治虚劳干咳、咽燥咯血，迄于清代张璐《张氏医通》，将此方另加沉香、琥珀二味研末，方名不变，主治虚劳干咳，喉中血腥，胸中隐痛。当年秦先生常用此方加味辅助治疗肺结核，疗效显著。

临床经验

一、肝病

余瀛鳌教授十分赞赏清代陆定圃有关肝病立方遣药的见解，"盖此证初起即宜用高鼓峰滋水清肝饮（地黄、山茱萸、山药、牡丹皮、泽泻、茯苓、当归、白芍、柴胡、栀子、炒麦仁）、魏玉璜一贯煎（北沙参、麦冬、干地黄、当归、枸杞子、川楝子）之类稍加疏肝之味，如鳖血炒柴胡、四制香附之类，俾肾水涵濡，肝木肝气得疏，肝火渐熄而痛自平。若专用疏泄则肝阴愈耗，病安得痊"？反对遇肝炎胁痛动辄使用疏肝利气之品，当精确辨证，据证加减施治。余瀛鳌教授认为肝炎患者，右胁肋下疼痛较甚者，还可选用清代林佩琴《类证治裁》所载述之二方。因于肝郁者，用清肝汤（白芍、当归、川芎、柴胡、牡丹皮、栀子）；怒伤肝而胁痛加重者，用香附汤（香附、当归、川芎、柴胡、青皮）加减。如属肝燥胁痛，不宜浪用青皮、枳壳、香附、豆蔻等药，亦不宜用大剂龙胆草苦寒泻肝之品。慢性肝炎有明显肝脾肿大者，可用滋水清肝饮加减施治，主法当以软坚、滋阴、疏肝相结合。

【验案举隅】

案1 顾某，男，39岁。两年前患者患无黄疸型乙型肝炎，经某医院西医检查示肝大，胁下25cm（右叶），脾大3cm，久治乏效。近1个月来，肝区经常疼痛，形体消瘦，食谷欠馨，时有噫气上逆，大便先硬后溏，1～2日一解。肝功能检查示麝浊16单位，谷丙转氨酶174单位。面色黄褐，舌质紫暗，舌面少津，脉偏于弦细。从问诊中获知患者久服香燥利气之品，肝阴耗损，肝气郁结，久则瘀滞于肝脾，渐成肿大，食谷欠馨，噫气不除，胃气上逆；大便先硬后溏，系兼有脾虚之征。治以疏肝软坚、育阴化瘀、和中健脾。

方药：滋水清肝饮加减。鳖甲20g（先煎），柴胡10g，丹参15g，干地黄30g，赤芍、白芍各10g，红花6g，香附10g，青皮、陈皮各5g，莪术、白术各10g，太子参12g，云苓10g，淮山18g，代赭石12g（先煎）。

用此方加减治疗4月余，诸症悉缓，肝功能趋于正常，肝脾大小基本恢复正常。

按语： 方用鳖甲、莪术软坚消肿；柴胡、香附、青皮、陈皮、赤芍、白芍、丹参、红花疏肝化瘀；大剂地黄滋阴；太子参、山药、白术、云苓、代赭石健脾、调中、降逆。

案2 李某，男，46岁。10年前患者患乙型肝炎，未予认真治疗，后由急性转为慢性。近1年来，时有右胁胀痛，神疲肢倦，消瘦（四肢更显著）色苍，腹渐膨隆，脐部突出，腹筋（指腹壁静脉）曲张，上气微喘，纳减厌油，溺少便结。近数月曾有两次便血，并抽过一次腹水（1100mL）。肝功能示麝絮＋＋，麝浊10单位，谷丙转氨酶320单位。现有轻度贫血，面色苍白，腹部膨隆，有肝掌及颈膺部蜘蛛痣，舌质及唇部呈紫绛色，脉沉弦。此属肝气夹瘀久郁，形成癥结，脾胃失于和降，食饮不能通调水道、下输膀胱，气化不利，肠津外溢，水湿渗入于腹，积久形成单腹胀。治以泻水、消癥为大法。

方药：傅氏（傅青主）决流汤加味。黑丑10g，甘遂8g，车前子30g（包煎），上肉桂2g（另炖冲），丹参15g，桂枝8g。

服药后排尿甚多（第一日达3500mL），大便泄泻（以水泻为主）数次，腹胀减，腹围渐小，喘气亦觉明显缓解。

后以和中养胃、疏肝养正活络之调理方（太子参、云苓、炒白术、炙甘草、木香、砂仁、青皮、陈皮、香附、丹参等）与傅氏决流汤加减方间隔服用：先服傅氏决流汤加减方2剂，接服调理方2～3剂，又服傅氏决流汤加减方，再服调理方，如此往复，俟腹水基本消减后，再连服逍遥散合香砂六君子汤加减方，或结合当时见症予以灵活用方。

此例经上述治法 5 月余，诸症悉除，腹水亦消，肝功能逐渐好转，肝大肋下 15cm。

按语： 余瀛鳌教授的父亲余无言先生曾用傅青主决流汤（黑丑二钱，甘遂二钱，肉桂三分，车前子一两）加减治疗肝硬化腹水（中医称"鼓胀""单腹胀"），取得良好效果。傅氏决流汤仍以消水迅捷、效验明显著称，但具体临床应用，须在"祛邪"与"扶正"治法上协调。消腹水须根据腹水多少和体质状况予以酌定方药及其用量，"祛邪"（通利水邪）以后，则应扶正调中以善其后。本案用方以黑丑、甘遂、车前子泻水消臌、通利二便，肉桂温中通络，桂枝温经利湿，丹参调肝活瘀。

案 3 患者，男，46 岁。患者于两年前确诊为乙型肝炎，久治不愈，演变为肝硬化，现已肝功能损害而出现腹水，腹胀如鼓，面浮气短，腿肿尿少，食谷不馨，大便稀溏。查谷丙转氨酶（ALT）156U/L；血压 146/80mmHg。诊断为肝硬化腹水并有肝脾肿大，遂住院治疗。先后抽取腹水两次，每次约 800mL。现患者食少，神疲乏力，尿少，脉势沉弦，舌苔腻，舌边齿痕明显。病属鼓胀，证属肝经血脉瘀滞，脾虚水湿泛溢。治以调肝软坚、利水消胀，兼健脾通络。

方药： 调肝软坚汤加减。柴胡 10g，制香附 10g，川楝子 10g，炙鳖甲 15g（先煎），生黄芪 30g，防风 10g，防己 10g，三棱 10g，莪术 10g，苍术 10g，茯苓 20g，山药 20g，车前子 15g，车前草 15g，牵牛子 5g，鸡内金 15g，鸡血藤 18g。10 剂，水煎服，每日 1 剂。

二诊： 药后尿量增多，腹胀缓解，乏力症状较前减轻，腿肿依然，下肢畏寒症状明显，上方去茯苓、山药，加生白术 15g，肉桂 3g，继服 14 剂。

三诊： 药后腹水基本消除，腿肿消退大半，精神、体力较好，大便成形，舌红苔薄，脉沉细无力。二诊方去牵牛子，加砂仁 4g。20 剂，水煎服。

其后，根据患者病情，主以上方加减，服药近百剂，腹水、腿肿完全消退，面浮亦除，饮食增进，体力明显好转。查谷丙转氨酶 38U/L。后以香砂六君子汤加山药、鸡内金、丹参，配成水丸继续服用。随访两年，病情稳定。

按语： 调肝软坚汤为余瀛鳌教授经验方，可调肝软坚、利水消胀、健脾通络，主治慢性迁延性肝炎、肝硬化，症见乏力，胁肋胀满，食纳减少，口干口苦、乏味，夜寐不安，或伴五心烦热，急躁易怒，眩晕耳鸣，小便不畅，大便黏滞，舌质红或瘀暗，苔腻，脉弦涩或弦数。该方用柴胡、香附疏肝理气，生黄芪补气；在疏肝理气的同时重视养肝柔肝，故佐以当归、炒白芍、生地黄、熟地黄以滋水涵木、养肝和肝；鳖甲、三棱、莪术软坚散结，活血消癥。慢性肝病加"三鸡"（鸡内金、鸡血藤、鸡骨草），对于改善患者临床症状和化验指标具有较可靠的疗效。其中鸡内金有补脾胃、消食滞、消癥痕作用，鸡血藤养血活血，鸡骨草是民间草药，具有利湿退黄、清热解毒、疏肝止痛功效，可起到改善肝功能、增强人体免疫力的作用。诸药合用，可调肝软坚、利水消胀、健脾通络。

本方可作为慢性迁延性肝炎、肝硬化治疗的基础方加减应用。

余瀛鳌教授认为，慢性肝病在发生、发展、转化过程中，病邪和体质的变化影响肝生理功能的发挥，并可影响其他脏腑。肝体阴而用阳，临证时，需疏肝与滋阴并进，以补肝体而助肝用。舌质瘀暗，肝掌、蜘蛛痣明显，瘀血较重者，可加桃仁、红花、赤芍等；胁痛胀闷，时欲叹息，选加青皮、陈皮、佛手、大腹皮、厚朴等；兼有腹水者，多加车前子、车前草、牵牛子、石见穿等；肾虚精亏，头晕耳鸣、记忆力下降者，加入补骨脂、五味子、菟丝子。

二、癫痫

杨某，男，18岁。1998年5月由河北沧州来到北京市鼓楼中医院京城名医馆就诊。患者有多年癫痫病史，初发于四五岁，无明显家族史及外伤史，10年前经天津医科大学附属医院神经系统检查，确诊为痫证，发作时意识障碍、轻度昏迷、肢体抽搐、咽中咯出痰涎颇多；或有惊呼啼叫，每次发作三四分钟，嗣后逐步恢复常态。现每月发作2～3次，兼有大便燥结、头晕肢乏、烦躁不宁，舌苔淡黄，苔中度腻，脉偏于滑数。专程来北京求治。其证属肝失潜镇，痰气郁结，上行冲脑，络脉不和。治以潜镇止痫、化痰活络、通窍润腑。

方药：生牡蛎30g（先煎），生龙齿24g（先煎），白矾2.5g（先煎），郁金10g，赤芍、白芍各12g，龙胆草10g，僵蚕6g，竹茹10g，胆南星6g，陈皮6g，川芎15g，丹参15g，麻仁20g。

据上方辨证加减，疗程1年余，病情逐步减轻；2000年后，已无明显发作。

按语：本案中的组方与古代某些治痫名方有密切的关系。方中所用之白矾、郁金，古方名之为"白金丸"（又名矾郁丸、白玉化痰丸），见于清代王洪绪《外科证治全生集·新增马氏试验秘方》，主治痰阻心窍诱发之癫痫发狂。癫、痫二字，古义相通，《诸病源候论》明确提出："十岁以上为癫，十岁以下为痫。"近现代已将癫痫称为"痫病"。余瀛鳌教授治痫病的处方是在前人所创方剂的基础上有所变通，立法较为全面，经治多例，疗效颇著。

三、肾炎、肾病

肾脏是维护人体健康的重要脏器，欲保持其正常的功能，必须依靠肾小体、肾小球、肾小管发挥正常功能。中医学所说的肾病包含较广，如西医学的泌尿生殖系统疾病，包括性腺、前列腺等多种病证。

肾炎、肾病的主症是水肿，中国第一部临床专著《伤寒杂病论》中的《金匮要略》，即有专篇论述肾炎和肾病的主症，并将之命名为"水气病"（后世临床中医专著则多见于"水肿""浮肿""肿胀"等专篇），并将不同的病因、证候加以分述，张仲景所说的"风水"，其所述症状则与急性肾炎近似。张仲景所提示的治法，也比较类同于急性肾炎。早在20世纪60年代，余瀛鳌教授作为原卫生部医疗队成员，在内蒙古自治区包头市包钢职工医院出诊并管理病房，治疗了一些急性肾炎的住院患者，取得了满意疗效。

（一）急性肾炎

治疗方法

急性肾炎多见颜面及眼胞水肿、腰腿水肿等症。张仲景在《金匮要略》中提示"面肿大有热，名曰风水"。又说"视人之目窠上微拥，如蚕新卧起状，其颈脉动，时时咳，按之手足上陷而不起者……"则可确诊为风水，往往还可能有骨节疼痛等症。余瀛鳌教授对急性肾炎，拟订了3个处方。

（1）风水第一方：主治急性肾炎，可见遍身水肿、头痛微咳、小便异常（或偏于短赤）等症。

方药组成：麻黄6g（先煎），苏叶10g（后下），防风10g，陈皮8g，炙桑白皮12g，大腹皮10g，牡丹皮12g，茯苓20g，猪苓10g，泽泻10g，车前子12g（包煎）。

（2）风水第二方：主治急性肾炎，可见面水肿，兼有咳逆、上气等呼吸道症状者。

方药组成：麻黄6g（先煎），杏仁10g，苏叶10g（后下），防风10g，陈皮8g，炙桑白皮12g，白前10g，茯苓15g，牡丹皮12g，猪苓10g，车前子15g（包煎）。

（3）风水第三方：主治急性肾炎，诸症悉减，水肿消退而尿常规或血常规检测仍有病理变化者（如尿中仍有少量尿蛋白、潜血、非蛋白氮及红、白细胞等）。

方药组成：党参10g，炙黄芪15g，生地黄15g，熟地黄15g，茯苓15g，牡丹皮 12g，山茱萸 10g，制附子 5g（先煎），白茅根 24g。

【验案举隅】

患者，男，58 岁，1959 年 9 月在广安门医院就诊。患者两周前觉眼睑水肿，腰腿痛逐步加重，腰腿部水肿十分明显。1 周前，胸腹腰部已有压痕，微热体乏，厌食腰楚，尿量渐少，尿现红褐色，血压 148/80mmHg，尿液检测蛋白及潜血均为 +++，并有少量颗粒管型，确诊为急性肾炎。脉偏浮数，苔微腻，舌色微红。

患者见症以水肿为主，根据肿的情况和肿势特点，与古代所说的"风水"相近，多由脾肾气虚，肺气失宣，水湿壅滞所致。《医宗金鉴·肿胀总括》说："上肿曰风，下肿曰水。故风水之证，面与颈、足同肿也。"又说："从上肿者，多外感风邪，故宜乎汗；从下肿者，多内生湿邪，故宜利水。"此例患者除上述证候外，其脉浮濡、尺弱，苔白腻。治宜祛风宣肺，益肾利水，兼以渗湿。

方药：麻黄 6g（先煎），紫苏叶 10g（后下），防风、防己各 10g，生地黄、熟地黄各 15g，炙桑白皮 10g，大腹皮 12g，泽泻 12g，茯苓 20g，牡丹皮、车前子各 12g，小蓟 15g，冬葵子 15g。

后以上方据证加减，经治 20 余日，患者肿势明显消减，体力增强，尿蛋白 +，潜血 +。当以益肾补气、健脾和中为主。

方药：生黄芪 24g，熟地黄 24g，陈皮 6g，山药 15g，牡丹皮 12g，茯苓 15g，小蓟 15g，桑寄生 12g，制附子 4g（先煎），白茅根 30g。

上方服 3 周后，肿势全消，腰部症状消除，尿检正常。再嘱患者服六味地黄丸 1 个月以巩固疗效。

（二）慢性肾病

至于慢性肾炎和慢性肾病，目前就诊的患者较多。对此顽固重症，余瀛鳌教授比较重视"通治方"的研究，重视辨病与辨证相结合，冀以取得良效。不论是慢性肾炎还是肾病，余瀛鳌教授的通治方主要是六味地黄丸加减，再以辨病、辨证相结合以取效。

治法方药

慢性肾炎的发病率远远高于急性肾炎，其临床特点往往是面目水肿不甚，而腰腿等部的肿势较明显，也比较顽固难消。不少患者可以在身体其他部位，如腰腹部亦见微肿，并有乏力、腰酸楚和脾胃失和，以及食欲减退等症。尿检亦以蛋白尿或尿潜血增加为主，或可伴有高血压或见头目昏花，水肿逐渐加重，甚则肾功能衰竭，渐次产生氮质血症。治疗的难度不可轻视。

至于肾病综合征，临床表现与慢性肾炎颇类似，又较易产生瘀毒、湿邪。其症亦多见水肿、蛋白尿和潜血。

关于 IgA 肾病，本属原发性肾小球病（肾内有 IgA 沉积），在临床上最重要的特点往往是肉眼所见之血尿，其发病率几乎占肾病的 1/3，尿潜血较多而又不易消除。至于水肿或轻或重，其并发症亦多见高血压。此病的治疗难度较高，很重要的方面就是消减血尿的治疗。

对于慢性肾炎、肾病综合征和 IgA 肾病，余瀛鳌教授基本上用六味地黄丸加减为主方，因为这些病的具体症状有所不同，故又需融入辨病与辨证相结合的方法以取效。

上述病证以六味地黄丸加减作为主要方药是因为都有脾肾虚的表现，但综合所诊治患者的病情，多有不同之处，甚至六味地黄丸的具体用法亦有所不同。如患者尿潜血不明显，在选用地黄时，往往是生地黄与熟地黄并用；如尿潜血很多，就只是用生地黄。在六味地黄丸中，原方有泽泻，余瀛鳌教授经常不用，而茯苓的用量则可加大。泽泻主要作用是利水，对于调补脾肾作用不显著，而茯苓的用量则可加大，常用的剂量是 20g。该药在利水中兼有健脾作用，可以说是"集药、食于一身"的良药。

【验案举隅】

（1）慢性肾炎：患者，男，54 岁，1998 年就诊于北京鼓楼中医院京城名医馆。患者主诉患慢性肾炎已两年余，经治数家医院疗效不明显。现症见颈腿部中度水肿，腰、腹部亦觉微肿，头觉昏晕，体力困乏，食谷欠馨，较前消瘦约6kg，面色苍黄，大便偏稀软、每日 1～2 次，血压曾一度偏高，吃西医降压效果尚好。尿蛋白 +++、潜血 +。脉微沉虚、尺弱，苔微腻。治以益肾脾、补气和中、促消化为主。

方药：生地黄、熟地黄各 15g，山茱萸 10g，山药 20g，牡丹皮 12g，茯苓20g，车前草 15g，生黄芪 36g，白茅根 30g，芡实 10g，土茯苓 10g，炒白术12g，陈皮 6g，炒谷芽 12g，鸡内金 15g。

此方连服 20 余日，诸症悉缓，水肿有消减。后以此方稍做加减，经治 9 个多月，症状消除，体力增加，尿检已恢复正常。

必须予以说明的是，该患者尿蛋白高，余瀛鳌教授经常选用生黄芪、白茅根、芡实、土茯苓进行配伍，对消减尿蛋白较为有利。

（2）肾病综合征：患者，男，47 岁，2002 年 3 月在北京炎黄国医馆就诊。患者诉半年前在中日友好医院已确诊为肾病综合征。其主症仍以水肿为主，颈腿部有中度压痕，并有腰腹部微肿，腰楚肢乏，头目昏晕，血压稍高（150/78mmHg），多汗，尿液浑浊。尿蛋白+++、潜血+。脉沉、微有弦数，舌色暗滞，苔偏浊腻。治以益肾脾、平肝通络、渗湿、祛瘀毒为主。

方药：生地黄 20g，牡丹皮 15g，山茱萸 10g，山药 20g，茯苓 20g，夏枯草 12g，车前草 12g，川续断 15g，丹参 15g，鸡血藤 15g，薏苡仁 20g，萆薢 12g，石韦 12g，水蛭 2g（研末分冲）。

服上方 1 月余，诸症悉减，但尿常规检查变化不大，嘱其坚持服用，并又稍作加减。服方近 1 年，症除而尿常规检查恢复正常。

治疗肾病综合征，祛除泌尿系统瘀毒、积湿很重要。余瀛鳌教授的经验用药是，除六味地黄丸之生地黄、牡丹皮清伏热外，经常加用水蛭、石韦、萆薢，以清除内陷于肾的湿毒、瘀滞。

（3）IgA 肾：作为原发性肾小球病症，其主症亦与慢性肾炎、肾病颇多类似，今亦举一案例如下。

患者，女，37 岁，2011 年就诊于中国中医科学院门诊部。患者 3 年前在某西医院已确诊为 IgA 肾病，多方治疗乏效。现症见水肿、颈肿、身体衰惫，体重亦较前减轻约 10kg，腰酸楚，腹微胀，尿色显浅暗红色，体虚乏力，性情急躁易怒，眠则欠宁，尿潜血+++，尿蛋白+。脉势沉虚微数、尺虚，舌质红，苔白腻。治以益肾脾、清肝、理气、通络、宁神为大法。

方药：生地黄 20g，牡丹皮 12g，山茱萸 10g，山药 20g，茯苓 15g，桑椹 12g，白茅根 30g，川厚朴 6g，丹参 15g，黄柏 12g，冬葵子 15g，龙胆草 10g，炒酸枣仁 20g，生甘草 6g。

服上方 1 月余，复诊时症状稍减轻，尿潜血+++。又在前方中加瞿麦 15g，小蓟 20g。

此方稍做加减，连服近 1 年，症除，尿潜血转阴。IgA 肾病最顽固的就是尿潜血，古代医籍甚至称之为"血淋"。余瀛鳌教授治疗潜血常用生地黄、牡丹皮、冬葵子、黄柏等，或加用瞿麦、小蓟等，一般可以加强疗效，而处方中的"扶正"，此处亦不可忽视。

四、通治方应用举例

1. 消渴

消渴作为病名最早见于《素问·奇病论》，但《内经》在多数情况下称之为"消瘅"。所谓"消瘅"，是指内热、饮食不充肌肉，揭示了主要病理和症状。

《内经》已分为上消（膈消、肺消）、中消（消中）和下消（《灵枢·邪气脏腑病形》指出有肾脉或肝脉微小之消瘅，即下消）。以消渴病作为专篇论述并介绍治法者，则觅于张仲景《金匮要略》，但仲景著述中所论之消渴，并非都能与西医学之糖尿病或尿崩症相联系，如《伤寒论》"厥阴病，消渴，气上撞心，心中疼热，饥而不欲食，食则吐蛔，下之利不止"（伤寒注家舒驰远谓：这是厥阴病"阴阳错杂之证"，与内科杂病之消渴，病因、病机不同）。又如《金匮要略》"脉浮，小便不利，微热消渴者，宜利小便、发汗，五苓散主之"。如此脉证，也非糖尿病或尿崩证。但是，"男子消渴，小便反多，以饮一斗、小便一斗，肾气丸主之"。今人多以此条与糖尿病相联系。

需要指出的是，《素问·通评虚实论》即认为"消瘅"多见于"肥贵人"（所谓"肥贵人则膏粱之疾也"）。《素问·阴阳别论》说："二阳结，谓之消。"二阳指阳明，结则津血不足，结而不行，皆燥之为病。《素问·气厥论》谓："肺消者，饮一溲二，死不治。"描述了肺消的主症，交代了预后与难治的临床现实。该篇还指出肺消为"心移寒于肺"，而膈消则是"心移热于肺"。由此可见，消渴不一定都属于"内热"之病理。

当然，前面提到之三消，是指消渴病表现各种不同证候的发展阶段而言。唐代孙思邈《备急千金要方》和王焘《外台秘要》又认识到消渴每有小便甜、易生痈疽等情况，预防生痈疽，孙思邈提出"长服栝蒌汁以除热"（或瓜蒌、豉汁）。其后，金代刘完素则有专著《三消论》（见张子和《儒门事亲》）传世。《活法机要》（撰人不详）在描述三消症状、病理方面较为详备，书中谓："消渴之疾，三焦受病也（说明其发病与很多脏腑有关），有上消，有消中，有消肾。上消者，肺也，多饮水而少食，大便如常，小便清利，知其燥在上焦也……消中者，胃也，渴而饮食多，小便赤黄，热能消谷，知其热在中热也……消肾者，初发为膏淋，谓淋下如膏油之状，至病成，面目黧黑，形瘦而耳然，小便浊而有脂液。"后世所论消渴，主要指内伤杂病，吴鞠通《温病条辨》谓"治内伤如相"，意指复其所固有，即所谓"缓则治其本"。消渴在多数情况下是以缓图、治本为前提的。追溯消渴治法，金元以前虽有不少治疗方剂，临床效验不太理想，有些属于治标的消渴治法，不适宜于施治内科杂病之消渴（如张仲景治内热、渴饮、津伤所用的白虎加人参汤）。明清时期对消渴的治疗有较明显的发展，但明代有相当一批医学家喜用肾气丸（以六味滋肾，加桂、附以引火归原），薛己治消渴（包括合并痈疽）常用肾气丸，赵养葵等医家亦宗此法，但效验亦不太理想，故其他不少医家对消渴之治疗方药予以探索，今介绍相关处方及适应证如下。

（1）玉泉丸（《仁术便览》）

主治：消渴，小便频数。

方药：麦冬（去心）、人参、茯苓、黄芪（半生、半蜜炙）、乌梅（去核）、甘草各一两，栝楼根、干葛各一两半。上为末，炼蜜丸弹子大。每服1丸，温汤嚼服。

按：龚信《古今医鉴》（稍晚于《仁术便览》）有"玉泉散"方，由葛根、天花粉、麦冬、生地黄、五味子、甘草、糯米共七味组成。余瀛鳌教授在临床上常用此二方加减治疗糖尿病，较为平正可取。明代张景岳对玉泉散方亦颇欣赏，常用之治中消。

（2）茯菟丸（《仁术便览》）

主治：消渴（"三消"通治方）。

方药：菟丝子（酒浸）十四两，北五味七两，茯苓五两，石莲肉三两。上为末，用山药六两为末，作糊为丸梧子大，每服50丸，米饮下。

（3）合治汤（《石室秘录》）

主治：消渴。

方药：熟地黄三两，山茱萸、麦冬各二两，车前子五钱，玄参一两。

按：这是陈士铎用治消渴的通治方。他认为三消均有"肾虚以致渴"的病理特点，故消渴之内热缘于肾虚而不宜直折、不宜寒消，"治法必须补肾中之水，水足而火自消。然而此火，非实火也……虚火必须火引，又须补肾之火，火温于命门，下热而上热自除矣"。根据这个理论，陈士铎又拟订"引火升阴汤"，组成为玄参二两，肉桂、北五味各二钱（上肉桂则用六分），山茱萸四两，熟地黄、麦冬各一两，巴戟天五钱。余瀛鳌教授曾以此方加减治疗4例糖尿病，有3例获得较满意的效果，症状控制，血糖、尿糖降至正常范畴。

（4）六味地黄丸加减方

主治：消渴。

方药：淮山、山茱萸、牡丹皮、泽泻、茯苓、鱼鳔胶、潼沙苑。

按：此方见于张璐《张氏医通》。书中原无方名，为张氏之经验效方。全方即六味地黄丸去地黄，加鱼鳔胶（即鱼肚，药用多采用大黄鱼或鲜鱼之鱼肚）、潼沙苑，鱼鳔胶多用以治梦遗、精滑，合潼沙苑名"聚情丸"，故张氏方治消渴，意在补肾益精为主。余瀛鳌教授曾用此方不去地黄，另加天花粉、桑椹子、杭芍、乌梅，施治于糖尿病，确有良效。青壮年患者颇多兼有遗精、滑精，宜用该方治疗。

现代医家治糖尿病，以施今墨、祝谌予师生较为著名。据祝老所撰文章，两人治消渴常用药为生黄芪、太子参、山药、苍术、石斛、生地黄、熟地黄、知母、黄柏、芡实、乌梅、天冬、麦冬、玄参、枸杞子、五味子、肉桂等，实际上是增液汤、生脉散合生黄芪、山药、苍术、玄参等合方，特点是脾肾兼顾，大法以滋阴、清热、生津、调中为主，较为平稳有效。

2. 病毒性肺炎

本病为西医病名，联系中医临床，其临床表现与温病学之风温或春温比较相近。西医治疗本病缺乏速效疗法，余瀛鳌教授根据临床所见，研制麻杏石甘汤加味方，用以治疗病毒性肺炎，获得相当满意的疗效。

方药：麻黄 6g（先煎，去沫），杏仁 12g（去皮尖），生石膏 45g（先煎），生甘草 6g，黄芩 12g，生地黄 24g，板蓝根 15g，忍冬藤 12g。

加减：痰多，去生地黄，加川贝母、黛蛤散；大便结燥，原方加大黄、瓜蒌仁，咽痛，加玄参、桔梗；胸痛，加枳壳、橘络。

患者若发热超过 39℃，本方宜每天服两剂。此方临床应用较有实效，亦便于掌握。

3. 慢性痢疾

慢性痢疾中医名曰"久痢"，大多由于急性痢疾迁延失治所致，治疗较为棘手。余瀛鳌教授较多用的是驻车丸（《备急千金要方》），原方方药组成为黄连（酒炒）六两，阿胶（蛤粉炒成珠）、当归（酒洗）、干姜（炒）各三两。上为细末，醋煮米糊为丸如梧子大，每服 50 丸，渐加重 70 丸，空心、米饮下。

此方所治之下痢，前人认为"无问新久赤白"均可，明示此方属通治方。余瀛鳌教授主要用治久痢，但另加石榴皮三两，较有效。

余瀛鳌教授陆续治若干久痢患者，并泛览了不少临床医籍，自拟"久痢方"。

方药：乌梅肉 12g，石榴皮 15g，黄柏 12g（酒炒），栀子炭 10g（包煎），广木香 6g。

应用该方时应注意久痢是偏于寒还是偏于热。偏于寒，加干姜；偏于热，加川连、地榆。余瀛鳌教授经临床验证此自拟方较驻车丸方疗效更显著。但久痢治疗的日期较长，余瀛鳌教授主张 1 个月作为 1 个疗程，一般须两个疗程可以基本治愈。

对于"血痢"的治疗，余瀛鳌教授应用魏祖清《村居急救方》中的一个验方，并予以变化运用于临床。方用干姜烧黑存性、研末，每服 5g；以马齿苋 20g，秦皮 12g，煎汤送服，较有效。

4. 盗汗

盗汗《内经》名之为"寝汗"（《素问·六元正纪大论》）、"寝汗出"（《素问·脏气法时论》《素问·气交变大论》），是常见的汗证。在一般情况下，自汗属阳虚，盗汗属阴虚。从发病的角度，病态出汗总由内热或虚火烦扰所致。阴虚或阳虚出汗，须结合整体的临床表现予以判定。临床证明，阴虚多汗患者，常伴有微热，或入夜升火，烦热汗出。虚劳、劳瘵往往在日晡时面颊潮红，故《素问·阴阳别论》说："阳加于阴，谓之汗。"明代马莳《素问注证发微》认为："此处之阳和阴指尺寸而言也。寸主动，尺主静，尺部而见阳脉，乃阳加于阴，则阴虚火盛，其汗自泄。"《素问·评热病论》谓："阴虚者，阳必凑之。"这里所说的"阳"，当指内热、虚火，可以说是"阴虚盗汗"的又一发病因素。

所谓盗汗，有"睡而汗出、觉而止"的特点。从中医临床文献的载述分析，除虚劳、劳瘵之盗汗外，成无己将之分为"伤寒盗汗"与"杂病盗汗"（《伤寒明理论》），明清以后多不采用这种分类法。关于阴虚（或血虚）盗汗，汉唐时期专方较少，迄李杲立当归六黄汤（《兰室秘藏·自汗门》），是为古方治盗汗之名方。此方主治阴虚有火而致盗汗、发热、面赤口干、心烦唇燥、便难溺赤、舌红、脉数。方药组成为当归、生地黄、熟地黄、黄芩、黄连、黄柏各等分，黄芪加一倍。共为粗末，每服五钱，水煎，食前服。

余瀛鳌教授经临床应用此方，确系效方，但强调须注意严格掌握主治、适应证，阴虚火盛者宜。余瀛鳌教授用此方的经验是加酸枣仁，可增强疗效。《丹溪心法》承认当归六黄汤是盗汗良方，"但药性寒，人虚者，只用黄芪六一汤；盗汗发热因阴虚，用四物加黄柏，兼气虚，加人参、黄芪、白术"。朱丹溪还认为伤寒盗汗由于"心虚所致，宜敛心气、益肾水，使阴阳调和，其汗自止"。

对于盗汗阴虚而火不盛者，余瀛鳌教授常用玉屏风散（《丹溪心法》：黄芪、防风、白术）加生地黄、熟地黄、生牡蛎、浮小麦施治。这种治法也是从丹溪学术见解中得到启发。

明代张景岳治疗汗证，认为不论自汗、盗汗均可随宜择用麻黄根、浮小麦、乌梅、北五味、小黑豆、龙骨、牡蛎之属作为止汗收汗之剂（见《景岳全书·杂证谟》）。清代罗国纲《罗氏会约医镜》对此也有相同的看法。张景岳还特别提出："黄芪得防风而力愈大。"余瀛鳌教授认为张景岳对汗证的选药和配伍，于临证颇有借鉴、参考价值。

需要指出的是，盗汗可因于肝胆之火而发病。清代沈源在《奇证汇》中提到吴篁池治秦状元案，患者"三年盗汗，每寤衣被俱湿，饮食起居如常，经数十医不效"，吴诊其脉，"六脉如丝，却悠扬无病（六阴脉），唯肝脉中取弦实"。诊为"肝胆有火……用小柴胡汤加当归、生地黄、牡丹皮、霜桑叶，不数剂而愈"。

余瀛鳌教授认为此案有两点值得注意。一是汗出明显大于阴虚盗汗；二是脉象不同（阴虚盗汗以细数脉居多）。由此可见，盗汗未必一定是阴虚所致，但肝胆之火则属一种较少见之病因、病理。作为一名医生，学术经验水平要"更上一层楼"，需"知常识变"，辨证治疗掌握圆机活法。

盗汗的外治法，余瀛鳌教授比较欣赏明代龚信《古今医鉴》中所介绍的简便方，"五倍子末，津调填满脐中，以绢帛缚定，一宿即止；或加枯矾末尤妙"。余瀛鳌教授的经验是，五倍子用量倍于枯矾末较为适宜，常用此方治疗汗证，不论盗汗、自汗均有效。

值得一提的是，阴部多汗临床上实不少见，有些异性患者羞于主诉，故医生须据所见"湿热"病证，主动问询患者。因为阴汗大多由于下焦湿热不行所致，症状为阴部（或阴囊）汗出，治以渗湿、利小便为大法，方用滑石12g，龙胆草、猪苓、泽泻、云苓、白术各6～9g，肉桂1.5g，灯心20支，水煎服（此方见于明代孙志宏《简明医彀》）；或斟酌配合外治（扑粉）法，方以煅蛤粉、煅牡蛎各等分，研极细，绢袋盛扑。也有例外的情况，即患者有阴汗而湿热不明显，但有肾虚证。前人有用青娥丸（《太平惠民和剂局方》：补骨脂、胡桃肉、杜仲、大蒜）施治者，而外治法则与湿热阴汗无异。

5. 尿血

明代孙志宏认为"诸失血多属君相二火，诸经之热，煎逼其血而出诸窍也。色紫赤为热极……"尿血较多之原因为心移热于膀胱，或因肝火盛所致。余瀛鳌教授强调在治疗中有一点尤需注意，即不可轻用止涩之剂。余瀛鳌教授治疗尿血，常酌用以下方剂。

（1）生干地黄散（《妇人大全良方》）

主治：此方原治妇人尿血不止。

方药：生地黄二两，柏叶、黄芩各半两，阿胶（炒成珠）一两。共为粗末，混匀，每服三至五钱，煎药时加姜三片，去滓温服。

余瀛鳌教授用此方，另加蒲黄末六钱，不分男女，悉可用治。但此方主要用于尿血之轻证，往往服药后一星期左右见效。

（2）阿胶散（《医学心悟》）

主治：心移热于膀胱，频频尿血。

方药：阿胶三钱（炖烊冲服），牡丹皮、生地黄各四钱，黑山栀、丹参、血余、寸冬、当归各三钱。

（3）丹栀逍遥散（《校注妇人良方》）

主治：此方主治肝火偏盛，延及膀胱所致之尿血。

方药：当归、芍药、茯苓、白术、柴胡、甘草、牡丹皮、栀子。

（4）生地黄连栀汤（自拟方）

主治：此方凉血、通淋、清热。

方药：生地黄 30g，黄连 9g，栀子 9g（炒黑），赤芍 9g，牡丹皮 9g，瞿麦 12g，滑石 9g，木通 9g，地骨皮 9g。

五、膏方验案

1. 老年慢性支气管炎

刘某，男，67 岁。慢性咳嗽 10 余年，医院诊为老年慢性支气管炎，经治乏效。其咳嗽一般在夜间加重，兼有少量黏痰，经常觉咽干、胸闷，大便亦欠润畅。其脉沉、微数而滑，苔浮腻，舌面少津。治宜养肺阴、止咳、化痰、降气，兼调便。

方药：北沙参 120g，天冬、麦冬各 90g，紫菀 120g，款冬花 90g，杏仁 90g，川贝母 80g，百部 80g，海蛤壳 80g，姜半夏 60g，桑白皮 60g，前胡 100g，黄芩 80g，紫苏子 100g，枳壳 50g，木香 50g，大黄 40g。

上药共煎浓汁，用大鸭梨汁 1kg，白蜜 200g，阿胶 120g，徐徐收膏。每服 1～2 匙（12～15mL），加开水适量调服，每日 2 次。

2. 阳痿、遗泄

某亲友方君之子，年近四十，主诉多年来体质衰惫，形体怯冷，易感风寒，卧则多汗，每年外感多次，有腰楚，势勃（指阴茎勃起）为时甚暂，入房每易早泄，右侧足后跟痛，阴囊、睾丸部颇有凉感，大便亦欠润畅。其脉沉濡、右尺虚伏，苔白、微腻。患者恶服苦味汤药，遂以膏滋方缓图。治宜补肾益精、温阳固卫，兼以润腑。

方药：熟地黄 120g，陈皮 40g，山茱萸 60g，牡丹皮 50g，山药 80g，肉桂 30g，制附子 60g，枸杞子 80g，菟丝子 80g，当归 80g，鹿角胶 80g，蛇床子 60g，沙苑子 80g，金樱子 80g，补骨脂 80g，阳起石 80g，淫羊藿 80g，火麻仁

120g，生黄芪 100g，防风 60g，白术 80g（炒），桑寄生 80g。

上药浓煎两次，滤汁去渣，再加阿胶 150g，蜂蜜 120g，冰糖 250g，文火收膏。每服 12 ～ 15mL，开水挑化温服（或淡盐汤送服）。

上述两例，一例为老年慢性支气管炎，在一般的溯因、辨证、辨病、立方遣药的基础上，比较重视滋养肺阴，特别是老年慢性支气管炎患者，肺阴的匮乏十分多见。例二的膏滋方，实际上是金匮肾气丸、右归丸和玉屏风散的加减方，患者在长期服用后体力增强，病情亦见明显减轻。

吕仁和

古为今用，洋为中用，展国医大师风范

创新糖尿病诊治思路，倡「六对论治」

医家简介

吕仁和（1934年9月生），教授，主任医师，博士生导师。国家中医药管理局重点学科建设单位中医内分泌学科和国家中医肾病重点专科学术带头人，世界中医药学会联合会糖尿病专业委员会名誉会长，中华中医药学会糖尿病分会名誉主任委员、肾病专业委员会顾问，原卫生部新药审评委员。1934年9月，吕仁和教授出生于山西原平，1962年毕业于北京中医学院（现北京中医药大学），为新中国首届中医大学生。其师从著名中医施今墨、秦伯未、祝谌予，并曾随西医名家张乃峥教授临床学习。其历任北京中医学院东直门医院（现北京中医药大学东直门医院）内科副主任、副院长等职，现任北京中医药大学东直门医院首席教授、肾病内分泌科主任医师、博士生导师、中医传承博士后指导老师，为中央保健专家，享受国务院政府特殊津贴。

吕仁和教授治学主张"古为今用，洋为中用"，强调对糖尿病及糖尿病肾病、糖尿病足等多种神经血管并发症与肾脏病进行分期辨证、综合治疗，提出了糖尿病及其并发症防治"二、五、八"方案、临床辨证用药"六对论治"和糖尿病患者"三自如意表"；针对肾脏病治疗主张"从风论治"。其曾任国家"七五""九五""十五"科技攻关计划项目负责人，国家中医药管理局、教育部博士学科点、科学技术部生命科学技术发展中心等多项课题负责人。其研究成果"慢性肾炎辨治规范和肾炎防衰液治疗的临床和实验研究"获北京中医药大学科技进步一等奖、北京市科技进步二等奖、国家中医药管理局科技进步三等奖；"止消通脉饮治疗糖尿病微血管病变的临床和实验研究"获北京中医药大学科技进步二等奖、北京市科技进步二等奖。"止消通脉宁治疗糖尿病肾病的研究"获北京中医药大学科技进步一等奖、教育部2001年度中国高校科学技术二等奖，"糖尿病肾病肾功能不全防治优化方案研究"获中华中医药学会科技进步二等奖。吕仁和教授主编《糖尿病及其并发症中西医诊治学》《中医药治疗糖尿病新进展》等著作8部，发表或指导学生发表论文300余篇，其中《糖尿病及其并发症中西医诊治学》获中华中医药学会2001年度"康莱特杯"科技著作一等奖。吕仁和教授指导博士后 1 人、传承博士后 2 人、博士生 16 人、硕士生 18 人，曾多次应邀到德国、日本、韩国等国进行讲学和医疗。1989 年，他应邀出访阿联酋，圆满完成为其国家元首诊病的任务。2017 年，吕仁和教授荣获"国医大师"称号。

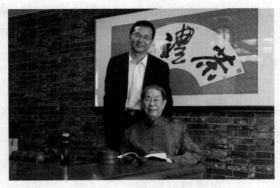

◎ 吕仁和教授与学生赵进喜合影

学术思想

一、糖尿病及其并发症防治"二五八"方案

吕仁和教授在长期糖尿病临床实践中，遵循"与时俱进、开拓创新"的原则，为患者总结了一套防治糖尿病及其并发症的综合方案——"二五八方案"。此方案与单纯的应用一方一药不同，着眼于患者的长远利益，重视整体认识疾病和评价疗效，综合治疗，得到了广大患者的充分认可。

"二"即两个治疗目标——健康、长寿。"五"，即 5 项观察指标，分别为血糖、血脂、血压、体重、症状。血糖方面，应分差、良、优 3 种阶段，尽量将空腹血糖分别控制在 7mmol/L、6mmol/L、5mmol/L 以下，餐后血糖分别控制在 10mmol/L、9mmol/L、8mmol/L 以下，糖化血红蛋白分别在 8%、7%、6% 以下。血压方面，应该控制在 140/90mmHg 以下。体重方面，应该符合标准体重。症状方面，既要整体考虑，又要抓住重点；既要积极又要稳妥，特别是对糖尿病急性并发症的处理应予以足够的重视。"八"，即八项治疗措施，包括 3 种基本措施，即辨证施膳、辨证施动、辨证施教；5 项选择措施，即口服西药、应用胰岛素、口服中药、针灸按摩、气功。

基本措施的膳食方面，首先根据患者实际体重和标准体重的差距及活动量确定一日所需的总热量；其次根据患者的生活条件和习惯，安排餐点的分量和时间；另外，在平衡膳食的基础上，根据患者体质的寒热虚实选择相应的食物，即中医特色的辨证用膳。运动方面，首先应根据患者的基础活动量、喜欢的活动方式，而选用适合自己的运动方式和运动量，循序渐进；其次通过适当传统功法疏通经络、调气和血、强筋壮骨，如吕仁和教授独创的"十八段锦"，张弛有度，动静结合，是糖尿病患者良好的健身功法。施教方面，一旦患者进入脾瘅期，医生就应该与患者和家属充分沟通，使其了解糖尿病的自然病程及其各种并发症的发生概率，提高他们的重视程度；鼓励患者正确认识疾病，修身养性，调畅气机，使五脏六腑生克制化的关系趋于正常。

口服中药方面，吕仁和教授常运用"六对论治"的中医辨证思路，"病、证、症"三位一体结合诊疗。针灸按摩方面，吕仁和教授推崇肩井、膻中、至阳三穴。膻中为气会、"宗气"之发源，至阳也为宗气所在地，宗气是后天水谷之气和天源之气交会所生，是人体赖以生存之气，按摩此二穴有益于气流于血脉，灌注全身。肩井为手少阳三焦经、足少阳胆经、阳维经三经之交会，可疏通少阳，强壮正气。

二、"六对论治"临床思维

"六对论治"是吕仁和教授在长期诊治疾病的实践中逐渐形成的常用的六种方法，是对中医学"整体观念"和"辨证论治"思想的灵活融合：①对症论治。②对症辨证论治。③对症辨病与辨证论治相结合。④对病论治。⑤对病辨证论治。⑥对病分期辨证论治。这六种方法简称为"六对论治"。在对糖尿病及其并发症、慢性肾脏病及其他杂病的长期诊治中，吕仁和教授"六对论治"的辨证思路常有提纲挈领的作用。

对症论治，即对症状临床加减，如糖尿病患者出现口干渴，可用葛根、天花粉，血脂高可用泽泻、茵陈。对症选药，常可在原方思路中旁及诸症，调理全身。

对症辨证论治，即对不易解除的复杂症状精细化地辨证用药，如糖尿病患者出现咳嗽，当分外伤内感，外感重疏风宣肺、清肺化痰，内伤重养阴益气、润燥止咳。糖尿病患者出现腹泻，又需分清湿热中阻、肝脾不和、脾虚湿盛和脾肾阳虚，随证治之。糖尿病患者出现便秘，辨清胃肠实热、肺脾气虚或血虚阴亏，重用清热润肠、补气健脾或润肠通便。

对症辨病与辨证论治相结合，即将某个症状放置于疾病和证候进展的视角下看待，将辨病与辨证相结合进行治疗。以血尿为例，从疾病来看，糖尿病合并泌尿系感染、泌尿系结核、肾囊肿、肾炎等均可以导致血尿，每种疾病也各有其演化规律和常见证候，故治法也应从辨病和辨证综合入手，用药必然有所差别。如糖尿病合并泌尿系感染，常见湿热伤络、肾虚火旺灼络、气郁化热伤络及湿热下注伤络，用药有清热止血、滋阴降火、疏郁清热及化湿清热之别，绝非一味凉血止血，但同时，不论是哪一种证候类型，均可加入金钱草、生地黄榆、连翘、泽兰活血凉血之辈，以提高临床疗效。并且在治疗血尿的同时，当找准病因，控制泌尿系感染，兼顾合病，常规治疗糖尿病，才能取得远期效果。

对病论治，即针对疾病较为明确的病因或病机，直击病所，选用具有良好疗效的药物。如 2 型糖尿病基本病理生理改变在于胰岛素绝对或相对分泌不足、作用减弱，则可选用具有明确促进胰岛素分泌，或改善胰岛素利用，或减轻胰岛素拮抗的药物。现代中药药理研究提示，玉竹甲醇提取物和番石榴叶中的黄酮苷可通过提高胰岛素敏感性而起到降血糖作用，可借鉴用于现代中医临床。

对病辨证论治，即对疾病进行辨证分型、分证候，按照不同证型和证候论治。如针对糖尿病神经病变并发症，当分清气血亏虚证、气滞血瘀证及肝肾亏虚证，灵活选用调补气血、活血通络、补肝益肾等药物。

对病分期辨证论治，即借鉴现代理化检查指标，将慢性、复杂性疾病划分明确阶段，在各阶段基础上采用中医传统的四诊合参的方法进行辨证论治。

三、糖尿病微血管病变"微型癥瘕"形成理论

糖尿病微血管并发症是糖尿病最常见最典型的慢性血管神经并发症，也是糖尿病患者致死、致残、致盲的常见原因。吕仁和教授在长期临床实践中，总结提出了糖尿病微血管并发症"微型癥瘕"形成理论与散结消聚治法。

"微型癥瘕"学说远承《内经》。《灵枢·五变》云"血脉不行，转而为热，热则消肌肤，故为消瘅"，提出瘀血可致消瘅。唐容川《血证论》进一步论述"瘀血在里则渴，所以然者，血与气本不相离，内有瘀血，故气不得通，不能载水津上升，是以为渴"，论血瘀致渴之理。周学海论云"血如象舟，津如象水，水津充沛，舟始能行，若津液为火所灼竭，则血液为之瘀滞"，论津亏血瘀之理。新中国成立以后，祝谌予先生最早提出糖尿病血瘀病机，认为血瘀是气阴

两虚所致。其后，更多学者针对糖尿病患者进行血液动力学、血液流变学、甲皱微循环相关研究，发现糖尿病患者舌质暗，舌下静脉青紫、怒张，微观状态下存在高血黏、高凝、高聚状态和微循环障碍，提示糖尿病血瘀证存在一定的物质基础，糖尿病微血管并发症与瘀血有极大的关联性。

吕仁和教授指出，糖尿病微血管并发症形成的机制不是简单的血瘀证，而是络脉之瘀，不在于单纯瘀血状态，而在于消渴病日久，治不得法，热伤气阴，久病入络，在气阴两虚或阴阳俱虚基础上的内热、痰湿、气滞、血瘀互相胶结的复杂状态。络脉遍布周身，内络五脏六腑，外络四体百骸，络脉瘀结，可导致心、脑、肾、眼底和足多种并发症，而发生胸痹心痛、中风痴呆、水肿关格、肢体麻木疼痛、视瞻昏渺等。这种复杂的病理产物、病变部位和病变过程，即"微型癥瘕"。

络脉"微型癥瘕"的形成，既有气虚、阴虚、阳虚的因素，也有内热、气滞、痰湿、血瘀多方面因素的参与，故糖尿病微血管病变的治疗也不是仅活血化瘀所能解决的，往往还需要在益气养阴、滋阴助阳的基础上，清热、行气、化痰、活血诸法同用，以化瘀软坚、散结消聚。

糖尿病初期，脏腑损害较轻，血脉不行，转而为热形成的癥瘕积聚，为"微型癥瘕积聚"，损伤脉络甚轻，一般临床症状很少，甚至可以没有明显的症状。此时，应除陈气，解怒气，大法为清热活血通络，或兼以行气消聚，或兼以化痰散结，则新癥不成，已癥可消。

糖尿病中期，脏腑损害较重，陈气不除，怒气不解，久损不复。蓄积之怒气、逆留之血气，形成微小癥结，损伤血脉，表现相应的临床症状。此时癥结已成，不易消散，需加强通经活络、行气活血、消癥化结，保护已经受到损伤的脏器功能。此时应告知患者疾病的严重性，用药守方如一，否则预后不容乐观。

糖尿病晚期，脏腑损害已经相当严重，陈气不除，怒气不解，癥结不化，积聚丛生，久劳不复，则转而为衰。受损脏器终归衰败，危及患者生命。此时应优选中西医各种疗法，综合救治，以改善临床症状，提高生存质量，延长寿命，争取带病延年。

临床经验

一、糖尿病

糖尿病是现代难治病，作为一种慢性疾病，其自然病程会经历糖尿病前期、糖尿病期和糖尿病并发症等阶段。吕仁和教授主张糖尿病在中医学病名体系中，定位为"消渴病"。吕仁和教授根据《内经》"脾瘅""消渴""消瘅"相关论述，遵照糖尿病的发生、发展和演变规律，主张临床上将其分为脾瘅、消渴、消瘅三期，分别进行分型辨证论治。

1. 糖尿病前期（脾瘅期）

吕仁和教授认为，脾瘅即脾热。脾瘅由于"津液在脾"，因而"五气之溢"，出现"口甘"。脾运受伤，脾转输五谷之气能力下降，津液停滞在脾，促使脾热转输加快，胃纳增加，食欲增加，导致肥胖不断加重。脾胃有热，转输纳入加快，从而出现易饥多食、肥胖的恶性循环。这种现象类似高胰岛素血症出现的肥胖。肥胖又加重高胰岛素血症的恶性循环状态，即糖尿病前期的表现。

脾瘅的病因和病机与糖尿病前期及代谢综合征基本吻合，故吕仁和教授将"脾瘅期"归为糖尿病前期，其症状包括除去血糖异常以外的构成代谢综合征的其他异常代谢表现，如腰围增加、血脂紊乱等。

吕仁和教授将脾瘅期的临床治疗主要分为 3 型。

（1）阴虚肝旺型：化裁养阴柔肝汤（验方）治疗。此证型乃胃热导致阴伤，阴虚更易气郁，气郁化热所致，故临证大便常干者，吕仁和教授常配合通便止消丸或加熟大黄等。

（2）阴虚阳亢型：使用滋阴潜阳汤（验方）加减。此类患者多素体阳盛阴虚，阴虚不能制阳，多见血压高。

（3）气阴两虚型：患者多素体气阴两虚，治疗常需清泄热结，可加用大黄。

2. 临床期糖尿病（消渴期）

吕仁和教授认为，消渴发病是二阳（足阳明胃、手阳明大肠）有结滞，结则化热，胃热则消谷善饥，大肠热则大便干。胃、大肠结热，则必然出现消谷善饥、尿多、饮多、大便秘结，进而疲乏消瘦。明确诊断的糖尿病患者，血糖

吕仁和

升高，常常出现消谷善饥、形体消瘦、大便秘结、小便频数等症状，正是"二阳结热"的主要表现。"二阳结热"的病因是发于心脾之热。脾瘅期因脾热，"数食甘美而多肥"。"脾瘅"是因为脾经有热，食物转输加快，加上胃结化热，故出现能食、能化、能运的食多善饥状态，损伤脾胃。脾运受伤，脾转输五谷之气能力下降，津液停滞在脾，复加精神高度紧张或抑郁，使心神疲累，调控无力，从而胃肠出现结滞发病，即谓"二阳之病发心脾"。

治疗上，吕仁和教授将消渴期主要分为以下几型。

（1）阴虚燥热型：使用滋阴润燥汤（验方）加味。此型常见大便干结者，吕仁和教授主张使用生大黄 10g（后下），玄明粉 3g（分冲）。

（2）肝郁化热型：舒肝清热汤（验方）化裁。此型一般不可过用滋腻之药。

（3）肺胃实热型：肃降肺胃汤（验方）加减。

（4）湿热困脾型：主要使用清化湿热汤（验方）或四妙清利汤化裁（苍术 10g，黄柏 10g，薏苡仁 10g，牛膝 20g，葛根 10g）。

（5）肺热化毒型：用清宣肺气汤（验方）化裁。

（6）气阴虚损，经脉失养型：可用益气养阴通活汤（验方）化裁。

3. 糖尿病并发症期（消瘅期）

《类经》云："消瘅者，三消之总称。"以"瘅"为"病"理解，即"消瘅"为"消之病"。从病机角度分析，"瘅"为"热"，此时五脏之精气皆虚，转而化热，热则耗津液、消肌肉，故为"消瘅"。糖尿病发展至并发症阶段，可出现心、脑、肾、眼底、足等多种血管神经并发症，吕仁和教授认为，脾瘅为"肥美之所发"，进一步可"转为消渴"，可见消瘅与脾瘅、消渴一脉相承，脾瘅、消渴渐进发展，最终导致消瘅。临床当根据具体情况，进一步进行分期分型辨证治疗。

二、糖尿病肾脏病

糖尿病肾脏病是糖尿病继发的肾脏损害，可表现为微量白蛋白排泄增加与肾小球滤过率降低，是糖尿病主要微血管并发症之一，在世界范围内已成为导致终末期肾衰的首要原因。糖尿病肾脏病属于中医学"消渴病"继发的"水肿""胀满""肾劳""关格"等范畴，临床表现与中医古籍文献记载的"肾消""消肾"密切相关。吕仁和教授认为本病是消渴病日久，失治误治，病情发展的结果当属于"消渴病"之"消瘅期"，即糖尿病并发症阶段。其发病原因与体质因素（禀赋不足，素体肾虚），饮食失节（过食肥甘厚味、醇酒辛辣之品，或偏食豆制品，或嗜咸味），情志失调（郁怒不解，思虑过度）等密切相关。

吕仁和教授提出了糖尿病肾脏病"微型癥瘕"病理学说，认为消渴病日久，体质因素加情志不畅、饮食失调等，在内热或伤阴，或耗气，或气阴两伤，或阴损及阳，久病致虚基础上，久病入络，气虚血瘀，痰郁热瘀互相胶结，则可在肾之络脉形成微型癥瘕，使肾体受损，肾用失司。"聚者，聚也，聚散而无常也"，"瘕者，假也，假物以成形也"，"积者，积也，积久而成形也"，"癥者，征也，有形而可征也"。

本病的临床诊治，吕仁和教授主张在明确临床分期的基础上，综合治疗。

1. 早中期辨证

早中期主要分为气阴虚血瘀证、阳虚血瘀证、阴阳俱虚血瘀证，其中气阴虚血瘀证最为多见。兼夹证可见气滞、痰湿、热结、郁热、湿热证等。

（1）气阴虚血瘀证（气虚、阴虚、血瘀证并见）：方用止消通脉宁（吕仁和教授经验方）。方药组成为黄芪、葛根、玄参、生地黄、夏枯草、山楂、枳实、丹参、桃仁、大黄。

（2）阳虚血瘀证（气虚、阳虚、血瘀证并见）：方用止消温肾宁（吕仁和教授经验方）。方药组成为黄芪、当归、川芎、淫羊藿、鬼箭羽、瓦楞子、熟大黄。治疗当在重视益气温阳的基础上，重视化瘀散结，以保护肾功能为要务，故以黄芪益气扶正，当归、川芎活血化瘀，淫羊藿温补肾阳，鬼箭羽、瓦楞子祛瘀、化痰、散结，大黄活血消癥，推陈致新。临床上也可用黄芪汤、参苓白术散、水陆二仙丹、补阳还五汤等方化裁。

（3）阴阳俱虚血瘀证（气虚、阴虚、阳虚、血瘀证并见）：止消保肾宁（吕仁和教授经验方）。方药组成为黄芪、当归、川芎、山茱萸、鬼箭羽、姜黄、熟大黄。

吕仁和教授认为，糖尿病肾脏病乃消渴病治不得法，日久伤阴耗气、阴损及阳，故阴阳俱虚证比较多见。中期分型与早期类似，但除了早中期普遍存在的血瘀证及兼夹证气滞、痰湿、结热、郁热、湿热证外，还可见水湿证、停饮证。

2. 晚期辨证

晚期包括气阴虚型（气阴虚血瘀湿浊证）、阳虚型（阳虚血瘀湿浊证）、阴阳俱虚型（气血阴阳俱虚血瘀湿浊证）3 型。

（1）阴虚型（气阴虚血瘀湿浊证，气虚、血虚、阴虚、血瘀、湿浊证并见）：方用止消通脉宁（吕仁和教授经验方）配合当归补血汤、八珍汤、六味地黄汤、麦味地黄汤、归芍地黄汤等方化裁。

（2）阳虚型（阳虚血瘀湿浊证，气虚、血虚、阳虚、血瘀、湿浊证并见）：方用止消温肾宁（吕仁和教授经验方）配合当归补血汤、十全大补汤、济生肾气丸、人参汤、温脾汤、大黄附子汤等方化裁。

（3）阴阳俱虚型（气血阴阳俱虚血瘀湿浊证，气虚、血虚、阴虚、阳虚、血瘀、湿浊证同见）：方用止消保肾宁（吕仁和教授经验方）配合当归补血汤、人参养荣汤、金匮肾气丸、右归丸、大补元煎等方化裁。

三、糖尿病视网膜病变

糖尿病视网膜病变属于糖尿病眼病范畴，是以眼底出血、脂质渗出、新生血管形成和结缔组织增生病变为主要特征的血管病变，是糖尿病患者致盲的主要原因。其发病是消渴病久病不已，气阴两虚，因虚致瘀，目络阻滞所致。《河间六书》云："夫消渴者，多变聋盲目疾。"在中医眼部辨证中，多把出血、微血管瘤归为瘀血所致；渗出、水肿、棉絮斑归为痰湿所致；新生血管、纤维增殖为痰瘀互结，认为"血积既久，亦能化为痰水"。痰湿停滞加重血液瘀滞，导致痰瘀互结。从整体辨证分析，糖尿病的发病过程是先由阴虚到气阴两虚，最终是阴阳两虚，故而证候特点为本虚标实、虚实夹杂。

对糖尿病视网膜病变的中医药治疗，吕仁和教授强调应全身辨证与局部辨证相结合。肝肾阴虚，瘀阻目络，多见于非增殖期糖尿病视网膜病变，治当滋补肝肾，活血通络，方可用杞菊地黄丸、犀角地黄汤等方化裁；气阴两虚，瘀阻目络，多见于非增殖期糖尿病视网膜病变，治当益气养阴、活血通络，方用参芪地黄丸加减；阴阳两虚、瘀阻目络，多见于增殖期糖尿病视网膜病变，治当滋阴温阳、活血散结，方用归脾汤合金匮肾气丸或右归饮加减。糖尿病视网膜病变晚期，阴阳俱虚血瘀者非常多见，治当养阴助阳、活血通络、软坚散结。

消渴病是一种慢性疾病，其病程长、变化多，病久不仅夹瘀且多气郁。肝开窍于目，肝主气。吕仁和教授治疗此类患者常用四逆散加减，习用醋柴胡，因醋炒可加速入肝；赤芍、白芍同用，既可柔肝，又可凉血活血；枳壳、枳实同用，使郁滞之气从上而降，以免单用枳实下气破结而中、上焦气不能下降，形成下虚上实。常用组方：醋柴胡 $6 \sim 10g$，赤芍、白芍各 $15 \sim 30g$，枳壳、枳实各 $3 \sim 10g$，炙甘草 $3 \sim 6g$。体弱便溏者用较小量，体壮便干者用较大量。

四、糖尿病周围神经病变

糖尿病周围神经病变是糖尿病神经病变最常见的类型，表现为肢体麻木、疼痛，并可伴有四肢冷凉、皮肤蚁行感，晚期患者肢体肌肉可发生萎缩，导致功能废用。根据其典型表现，吕仁和教授习惯称之为"消渴病痹痿"，表明本病由消渴病而起，病机为消渴期上溢之甘气（血糖）不能解除，久之转为陈气。陈气不除，复加"怒气上逆"，胸中蓄积，血气逆留，血脉不行，络脉瘀阻，"不通则痛"。消瘅期病性为虚实夹杂，根据"以虚定型，以实定候"之法，肝肾阴虚则应益肾、柔肝以治本虚，瘀血阻络则应破血消癥以去标实。

治疗上，吕仁和教授主张将此病分为早中晚三期，在明确分期的基础上辨证论治。

1. 早期患者，治疗以益气养阴、活血通络为重点，药用以太子参 15g，麦冬 10g，五味子 10g，丹参 30g，赤芍 30g 为主加减。

2. 中期治疗以补益肝肾、破血逐瘀为重点，药用以桑寄生 10g，狗脊 15g，川续断 10g，川芎 15g，䗪虫 3g，蜈蚣 6g 为主加减。

3. 晚期治疗以温补脾肾、化痰消癥通络为主，药用以生黄芪 20g，肉桂 3g，附子 6g，地黄 20g，牛膝 30g，蜈蚣 6g，䗪虫 3g 为主加减。

基于对本病分型辨证论治思路，本病则可分为三证，并随病情轻重及证候加减用药。气阴两虚，风湿痹阻证，治当益气养阴、祛风除湿，方用生脉散加味；肝肾阴虚，血脉瘀阻证，治当补益肝肾、破血逐瘀、搜剔经络，方用脊瓜汤加味；脾肾阳虚，痰瘀阻络证，治当温补脾肾、化痰消癥通络，方用肾气丸加益气活血通络之药。另外，配合中药外治溻渍法及针灸治疗等，也有一定疗效。

五、糖尿病足

糖尿病足是导致糖尿病患者致残、致死的严重慢性并发症之一。糖尿病患者由于合并神经病变及各种不同程度末梢血管病变而导致下肢感染、溃疡形成和（或）深部组织的破坏。糖尿病足属中医学"消渴病"继发的"血痹""脱疽""筋疽"等范畴。

本病病机复杂，在气虚、阴虚、气阴两虚甚至阴阳俱虚基础上，常伴随脉络瘀结、热毒壅郁，或湿热邪毒壅滞，发为肢端坏疽。糖尿病足既可以发生在糖尿病阴虚燥热的阶段，又可以发生于气阴两虚、痰浊瘀血痹阻脉络的阶段，还可以发生在阴阳俱虚阶段。这与糖尿病其他慢性并发症多发生在气阴两虚、痰浊瘀血痹阻脉络之后有很大的差别。因此，必须在掌握糖尿病一般发病原因和病机转变规律的基础上，了解糖尿病足发生的内在原因，特别是应根据所受外邪性质及轻重不同进行研究。总之，糖尿病足是本虚标实之证，本虚为气、血、阴、阳虚损，标实为瘀血、湿热、热毒、寒湿等病理产物，其中瘀血具有重要作用。且糖尿病患者素体禀赋不足，五脏柔弱，故临证辨治要注意整体辨证与局部辨证相结合。

吕仁和教授治疗糖尿病足，重视在分期基础上辨证论治。

1. 早期

气阴两虚，脉络不和，治宜益气养血、活血通络；阳虚血瘀，治当温经通阳、活血化瘀；热毒炽盛，治当清热解毒、消肿。

2. 中期

气血亏虚，湿毒内蕴，治当益气养血、清化湿毒；热毒炽盛，胃肠结热，治当清热解毒、通腑泄热；阳气亏虚，脉络闭阻，治当温通阳气、化瘀通脉。

3. 晚期

肝肾阴虚，痰瘀互阻，治当调补肝肾、活血化瘀祛痰；脾肾阳虚，经脉不通，治当调补脾肾、活血通脉；气血阴阳俱虚，痰瘀湿毒互阻，治当补益气血阴阳、化痰祛瘀、解毒祛湿。

其他治疗包括外敷法、箍围法、溻渍法、熏洗法等中药外治疗法，以及局部清创等外治技术，也需重视。

六、糖尿病性心脏病

糖尿病性心脏病临床表现为心胸憋闷疼痛、心悸、水肿，吕仁和教授称为"消渴病心病"。西医学的糖尿病性冠心病、糖尿病性心肌病、糖尿病心脏周围神经病变可以参考本病进行诊治。

本病是人体气血阴阳失调，导致心阳虚衰，气滞、血瘀、寒凝、痰浊等痹阻心脉的疾病，病机特点为虚、热、瘀相兼，证候以气阴两虚，痰瘀互结，心脉痹阻证最为多见，病位在心，与肝、肾、脾、胃相关。

吕仁和教授临床上常用"六对论治"的方法，进行"病、证、症"三位辨治。治疗本病一般分为两期、四型、七候辨治。早期可见阴虚、气阴两虚的本虚证，晚期可见阳虚或阴阳俱虚的本虚证。早期标实证可见气滞、血瘀、热毒、湿热等；晚期标实证可见气滞、血瘀、热毒、湿热、水饮内停、痰浊中阻、阴寒凝滞等。主张在分期辨证的基础上，以本虚定证型，以标实定证候，进行分期辨证论治。

1. 早期

本病早期见患者口舌干燥，烦渴多饮，消谷善饥，便结尿赤，偶有心悸，五心烦热，失眠多梦，舌质红，苔薄黄而干，脉细数。辨证为阴虚燥热，治法以滋阴清热、养心安神为主。药用生地黄 12g，玄参 10g，麦冬 10g，葛根 10g，天花粉 30g，黄连 10g，炙远志 10g，牡丹皮 10g，当归 10g，丹参 30g，柏子仁 20g，珍珠母 15g。若见患者口干乏力，心悸或胸闷，气短，五心烦热，失眠健忘，面色少华，视物模糊，双目干涩，大便秘结，尿浊，舌质暗，苔薄白，脉细数或结代。辨证为心气阴虚，治法以益气养阴为主。药用太子参 30g，麦冬 15g，五味子 15g，细生地黄 15g，何首乌 15g，黄精 30g，丹参 30g，葛根 15g，天花粉 20g，酸枣仁 15g，川芎 15g。

本病早期常见的兼夹证候有肝郁气滞、血脉瘀阻、湿热内停和热毒侵袭。如见患者伴有口苦咽干，胸胁苦满，纳食不香，舌暗苔黄，脉弦。辨证为肝郁气滞，治以疏肝解郁法为主，选四逆散为主方，药用柴胡 10g，赤芍 20g，白芍 20g，枳壳 10g，枳实 10g，炙草 6g，牡丹皮 10g，栀子 10g，当归 10g，白术 10g，茯苓 20g，厚朴 6g。若患者表现为胸部刺痛，肢体麻木疼痛，口唇、舌质暗，舌下脉络曲张，脉细涩。辨证为血脉瘀阻，治法当以活血化瘀为主，方用丹参饮。血瘀夹热者可选用生蒲黄、五灵脂、地龙等加减；血瘀夹寒者可选用桃仁、红花、川芎、山楂等。如果表现为脘腹胀满，纳食不香，时有恶心，身倦头胀，四肢沉重，大便偏干，舌胖嫩红，舌苔黄腻，脉弦滑。辨证为湿热内停，治以清化湿热，方用平胃散合茵陈蒿汤加减。药用苍术 10g，陈皮 10g，厚朴 10g，生甘草 6g，茵陈 30g，栀子 10g，大黄 10g。若症见大便秘结，腰腿沉重，小便不爽，舌胖嫩红，苔黄白厚腻，脉弦滑数。辨证为湿热下注，治当化湿清利，可选用二妙散或四妙散加味。药用黄柏 10g，苍术 10g，牛膝 30g，生薏苡仁 30g，狗脊 15g，续断 10g，木瓜 30g，生大黄 10g。若热毒侵袭，表现为咽喉肿痛，发热恶寒，大便偏干，小便尿黄，或下肢出现溃疡、破损，舌红苔黄，脉数。治当清热解毒，方用银翘解毒散加减。药用金银花 20g，连翘 20g，菊花 10g，桑叶 10g，黄芩 10g，紫花地丁 20g，黄连 10g，生大黄 8g。

2. 晚期

本病晚期可见心气阴虚、心气阳虚和心阴阳两虚 3 种证型，其中心气阴虚证辨证治疗与早期相同。心气阳虚证主要表现为神疲乏力，心悸胸闷，或有胸

吕仁和

痛，畏寒肢冷，视物模糊，肤色苍黄，肢体麻木，下肢浮肿，大便溏，舌淡胖，边有齿痕，苔薄白，脉弦滑或结代，治法以补气助阳为主，药用生黄芪30g，当归12g，太子参30g，葛根12g，五味子10g，麦冬10g，丹参30g，桂枝6g，全瓜蒌20g，茯苓30g，半夏12g，陈皮10g。心阴阳两虚证，常表现为气短乏力，心悸怔忡，时有心痛，全身浮肿，咳逆倚息不能平卧，纳食不香，畏寒肢冷，腰膝酸软，泄泻，舌暗，舌体胖大，苔白滑，脉沉迟或细数；更有甚者，四肢厥冷，冷汗淋漓，胸痛彻背，朝发夕死。治法以益气滋阴温阳为主。药用人参10g，黄芪30g，麦冬10g，五味子10g，金樱子10g，芡实10g，女贞子10g，墨旱莲10g，丹参30g，川芎10g，郁金10g，桑白皮30g。若见大汗淋漓、肢厥、脉微欲绝的虚阳欲脱证，则选用参附汤或四逆加人参汤以回阳救逆。

本病晚期常兼夹痰浊、水饮、寒凝证候。水饮内停者，表现为心悸怔忡，咳逆喘息不得平卧，咳吐白色泡沫痰涎，下肢浮肿，泄泻，舌淡暗体胖大，边有齿痕，苔白滑，脉弦数滑。治当通阳化饮，以葶苈大枣泻肺汤为主方。药用葶苈子30g，大枣5枚，桑白皮15g，全瓜蒌30g，葛根15g，防己6g，车前子30g（包），茯苓30g。若见患者心胸突发剧痛，得温痛减，四肢厥冷，苔白，脉沉迟或沉紧。辨证为阴寒凝结，治法以温阳散寒为主，以四逆汤为主方。药用附子10g，干姜12g，桂枝10g，赤石脂12g，杜仲15g，续断15g，牛膝12g。

本病早期要加强对患者的心理教育，使患者及家属重视早期的诊疗。早期虽然症状并不明显，但已有心脏并发症的征兆，容易伴发其他并发症。介于轻、中度的病变，经系统治疗，则有可能恢复正常。重度病变者，则可减轻症状，延缓病情发展。而在晚期阶段，清楚大血管出现病理改变的潜在危险，同时理解晚期并非不可治疗，鼓励患者保持愉悦的心情、乐观的心态，对生存质量及生存时间都有益处。

七、糖尿病性脑血管病

糖尿病脑血管病变，早期临床可表现为脑动脉硬化，一旦急性发作，则为急性脑血管病，中医学称之为"中风病"，一般认为是风火痰瘀，痹阻脑络，或风火灼伤脑络，络破血溢，神机失用所致。若失治误治，则可能遗留下半身偏瘫、失语、痴呆等后遗症。吕仁和教授将本病称之为"消渴病脑病"，是消渴病发展到后期出现的脑系病变，作为消渴病并发症之一，可归类于"消瘅"。

本病治疗重视分阶段分析病机，同时也重视证候的标本虚实。吕仁和教授提出益气养阴、活血通络、化痰散结的治则，治疗尤其重视从气血论治，调气以平衡，活血以通络，临床也常用调中理气的治法，理气多从肝、脾着手。

中风病先兆期，患者头晕耳鸣，口干咽燥，失眠多梦，急躁易怒，突然眩晕或发作性偏身麻木或一过性偏身瘫痪，短暂性言语謇涩，舌红少苔，脉弦数或弦细数。辨证为肝阳上亢，治法以平肝潜阳、息风通络为主，方予天麻钩藤饮加减，药用天麻10g，钩藤15g，怀牛膝15g，杜仲15g，桑寄生15g，石决明20g。若偏阴虚者，治以滋阴潜阳，可加生地黄15g，白芍15g。若偏火旺者，治以清肝泻火，可加栀子10g，牡丹皮10g。若患者表现为头重如蒙，胸闷，恶心，食少多寐，突然出现阵发性眩晕，发作性偏身麻木无力，舌苔白腻，脉濡缓。辨证为痰湿内阻，治法以宽胸祛湿、化痰通络为主，方选半夏白术天麻汤加减。眩晕明显、呕吐频作者，加旋覆花10g，代赭石15g，胆南星6g，以除痰降逆；痰盛者，加全瓜蒌15g。若病性为虚者，辨证为气虚血瘀，选用补阳还五汤加减，药用黄芪15g，当归尾10g，赤芍15g，地龙10g，川芎12g，桃仁10g，红花10g。若辨证为肾虚精亏，可用河车大造丸加减，药用党参15g，茯苓15g，熟地黄20g，天冬10g，麦冬10g，龟甲15g，杜仲15g，怀牛膝15g，黄柏10g，紫河车粉3g（冲）。

中风病急性期需鉴别属于中经络或中脏腑。中经络者可见风痰阻络证、痰热腑实证、气虚血瘀证及阴虚风动证。根据辨证处方可选用导痰汤合牵正散、三化汤加味、补阳还五汤加减，或大定风珠加减。在临床应用时，若见语言謇涩，可加石菖蒲10g，远志6g，木蝴蝶10g；苔黄腻、脉滑数者，加天竺黄10g；头痛、面赤者，加怀牛膝15g，代赭石15g；口歪、偏瘫明显者，加白附片10g，地龙10g。中脏腑者可见风阳暴亢证、痰火闭窍证、风痰蒙窍证及元阳亡脱证，根据辨证选用镇肝熄风汤、导痰汤、涤痰汤或参附汤。在中风后遗症期，常见有风痰阻络证、气虚血瘀证、肝肾阴虚证和气血两虚证，根据辨证结果选用半夏白术天麻汤、补阳还五汤、壮骨丸或圣愈汤。

总之，治疗本病，主要在辨证论治的基础上，以调和阴阳、活血通络、益气养阴为治法，结合中医传统疗法如推拿、按摩、针灸、拔罐、膏药、药浴、保健气功、药膳食疗等，具有重要的意义。

八、糖尿病胃肠病

糖尿病胃肠病包括糖尿病性胃轻瘫和糖尿病性肠病便秘、腹泻，是指胃动力障碍，排空延迟，但不伴有机械性梗阻的一组综合征，主要表现为恶心、呕吐、上腹饱胀、嗳气、上腹痛、体重下降、胃潴留，或因不消化的固体食物排空障碍形成胃石等，属于中医消渴病继发的"痞满""便秘""泄泻"等范畴。

吕仁和教授认为其发病与胃的通降功能失常及脾升清、运化、温运功能失常相关，尤其是胃肠通降失常所致。本病发生在消瘅期，通常按照脾胃虚、损、劳、衰的病变发展。《素问·奇病论》云："帝曰：有病口甘者，病名为何？何以得之？岐伯曰：此五气之溢也，名曰脾瘅。夫五味入口，藏于胃，脾为之行其精气，津液在脾，故令人口甘也；此肥美之所发也，此人必数食甘美而多肥也。"脾瘅即脾热，"脾瘅"的病因是数食甘美厚味，使人肥胖，即"肥美之所发"。由于饮食过盛，脾转输五谷之气的能力下降，津液停滞于脾，脾运受伤，为脾瘅期的始动因素。《素问·本脏》云："脾脆则善病消瘅易伤。"提示素体脾虚，过嗜肥甘，饮食不节，损伤脾胃，脾气虚弱，运化无力，导致气滞食积，可发生消渴病消瘅之类的疾病，认为脾胃功能虚弱，失于运化，是引起糖尿病胃轻瘫的基本病机。

本病临床分为早、中、晚三期，每期又可进一步分为早、中、晚三度，强调在分期基础上进行辨证论治。早期中医辨证包括肝气郁滞证，肝犯脾土、痰湿内阻证，肝气犯胃、肝胃郁热证。中期中医辨证包括脾胃虚弱、痰浊内阻证，气阴亏虚、寒热错杂证，胃阴不足、瘀血内停证。晚期中医辨证包括气血亏虚、运化失常证，津液枯竭、瘀热内阻证，脾肾阳虚、命门火衰证。

1. 早期

患者以糖尿病症状的表现为主，容易忽视消化道症状，一般症状可见消化不良、食欲不振或亢进、体重减轻、乏力等。随着疾病的发展，从而出现一系列临床症状。临床中若患者出现胸胁胀满、善太息或烦躁易怒、脘腹不舒、痞塞满闷、食欲不振、舌红、苔薄白、脉弦，辨证为肝气郁滞证，治法以疏肝理气和胃为主，方药以四逆散加减。若患者以腹泻为主要表现，改予痛泻要方，以泻肝实脾为法。若见患者胸脘痞塞，满闷不舒，食欲不振，恶心欲吐，身重倦怠，大便不爽，舌淡红，苔腻滑，脉滑，辨证为肝犯脾土、痰湿内阻证，治法以顺气宽中、祛湿化痰为主，方药予平陈汤加减。如见患者口干、口苦，多食易饥，胃脘灼热，伴有反酸嘈杂、便干溲赤，舌红苔黄，脉弦或数，辨证为肝气犯胃、肝胃郁热证，治法以疏肝清热和胃为主，方药予舒郁清解汤加减。

2. 中期

病机进一步发展，为虚实夹杂证。患者多表现为食欲减退，腹胀满，呃逆、嗳气，便秘或腹泻，或腹泻与便秘交替进行，消化道症状较前突出。如患者面色微黄，肢倦乏力，食欲减退，脘腹脘胀，呃逆，大便次数增多，舌质淡，苔白，脉细弱，辨证为脾胃虚弱、痰浊内阻证，治法以健脾益胃、降逆止呃为主，方药以旋覆代赭汤加减。若表现为倦怠乏力，口干、口苦，食欲减退，胃脘痞硬，干噫食臭，心烦，便秘，舌红，苔薄黄，脉弦，辨证为气阴亏虚、寒热错杂证，治法以益气养阴、辛开苦降为主，方药以泻心汤加减。若见口燥咽干，食欲减退，不欲饮食，胃痛隐隐，痛有定处，时作干呕，大便干结，舌质红有瘀斑、少津，脉细涩。辨证为胃阴不足、瘀血内停证，治法以益胃养阴、凉血活血为主，方药以麦门冬汤合丹参饮加减。

3. 晚期

病机转化以本虚为主，可见气虚、血虚、阳虚、阴虚或阴阳俱虚，兼有标实之证，主要表现为纳差甚至拒食，常伴有恶心、呕吐，呕血等，腹胀如鼓，腹泻停止或便秘加重，甚至转为便闭，一般精神较差，少言，表情淡漠。除消化道症状外，可见全身的虚损症状，预后较差。临床根据不同阶段及证候特点，辨证选方用药。如患者精神差，面色无华，周身倦怠乏力，心悸、气短，食欲减退，腹胀，大便燥结或软，多日不解，或虽有便意，常虚坐努责，舌质淡嫩，苔薄，脉虚弱无力，辨证为气血亏虚、运化失常证，治法以益气养血、健脾和胃、润肠通便为主，方药予当归补血汤合润肠丸加减。若见患者精神萎靡，形体消瘦，口干咽燥，五心烦热，食欲减退，常伴有干呕、腹胀、大便干结难解，舌体瘦小，舌质红、少苔或有裂纹，脉弦细，辨证为津液枯竭、瘀热内阻证，治法以养阴生津、散瘀清热为主，方药予生脉饮合增液承气汤加减。若表现为精神差，面色㿠白，形寒肢冷，食后腹胀满，腰膝酸冷，大便次数增多，便质稀溏，可见五更泄泻，或大便艰涩、排出困难，舌质淡苔白，脉沉细，辨证为脾肾阳虚，命门火衰，治法以温补脾肾为法，腹泻明显者以四神丸合诃子散，便秘者以济川煎加减。

临床糖尿病患者发展到晚期，常同时存在心、脑、肾、胃肠等多脏器病变的表现，病机较为复杂。吕仁和教授根据"上下交病治其中"的思想，强调重视疏利气机、调和中焦的治法，临床常用《局方》香苏散为底方加减应用。兼有胸闷、气短者，予香苏散合生脉散加减，加泽泻、泽兰、猪苓、川芎、丹参等，以泻肺利水、活血通脉，改善心脏功能。

此外，搓摩两腿足三里穴 50～100 次，或睡前将两手搓热，相叠于上腹部，以胸骨柄剑突下为中心，顺时针方向揉摩 100 次，同法在神阙穴（肚脐）附近揉摩 100～120 次，或顺时针方向按摩腹部，同时揉按右大横穴、中脘穴、左上横穴处，可促进大肠蠕动，辅助排便。持续的自我按摩，不仅防病还能强身。综合治疗对于糖尿病胃肠病有良好疗效。

九、糖尿病神经源性膀胱

糖尿病神经源性膀胱表现为膀胱平滑肌麻痹，排尿功能异常，以致尿潴留或尿失禁，属于中医学消渴病继发"癃闭"的范畴。因消渴病治不得法，肝肾亏虚，心脾受伤，经脉失养所致。本病早期因内热伤阴耗气，肝肾亏虚，气机阻滞，表现为排尿间隔时间延长；中期因肝肾亏虚，心脾两虚，中气下陷，影响膀胱气化，表现为尿流变细，流速减慢，排尿费力，排尿时间延长，尿有余沥；晚期则是在中期的基础上，因肾元受损，久病致衰，膀胱气化无权，表现为尿频、点滴而下，继则闭而不通，成为癃闭，甚则酿生湿热，下注膀胱，灼伤血络，表现为尿痛、尿血，若病情不缓解，久则转为关格。本病与肝、脾、心、肾相关，主要病机为膀胱气化不利，三焦功能失常，可兼有气滞、湿热、血瘀等实邪。

基于"六对论治"的思想，吕仁和教授对本病的治疗采取对病分期辨证和对病分型辨证治疗。

1. 分期辨证论治

（1）早期：肝肾阴虚，气机郁滞，症见腰腿沉重、酸软，疲乏无力，急躁易怒，胸胁满闷，口苦咽干，大便秘结，小便不畅，舌质红，舌苔黄，脉弦。治以疏利气机、滋补肝肾，常用四逆散加味。

（2）中期：中气下陷，脾肾两虚，症见小腹坠胀，大便不畅，尿频不尽，常有余沥，神疲乏力，四肢沉重，腰腿酸软，少气懒言，舌体胖，舌质淡，舌苔薄白，脉细无力。治以补中益气、健脾益肾，常用补中益气汤加减。

（3）晚期：肾元受损，气化无权，症见腰腿沉重怕冷，神疲乏力，面色苍白或有浮肿，小便不通或滴沥不尽，肢体麻木，舌体胖，舌质淡暗，苔薄白腻，脉沉细弱。治以温补肾元、助阳化气，常用济生肾气丸加味。

2. 分型辨证论治

依照本虚（肾气不足、脾气不足）和标实（肝气郁滞、湿热壅结）进行分型辨证论治。若见患者少腹胀满，小便排出无力，尿有余沥，甚至小便失禁，腰膝酸痛，手足不温，神疲懒言，舌淡，苔白，脉沉细尺脉弱。辨证为肾气不足，治以补肾培元、通阳化气，方用济生肾气丸加减。若患者表现为小腹坠胀，小便而不得出，气短乏力，食少纳差，大便不调，舌淡，苔薄白，脉细弱。辨证为脾气不足，治以健脾益气、通阳助运，方用补中益气汤合春泽汤加减。若患者表现为小便不通，通而不爽，小腹胀满，心烦口苦，情志抑郁，胸胁胀满，舌红，苔黄，脉弦滑数。辨证为肝气郁滞，治以疏肝理气、通利下焦，方用四逆散加味。若患者小便点滴而下，尿道滴沥刺痛，大便干结，小腹胀满，舌暗红，苔黄腻，脉弦滑数。辨证为湿热壅结，治以清热利湿、通利膀胱，方用四妙丸合八正散加减。

吕仁和教授认为治疗癃闭应在补肾的基础上，重视补益中气，补中气以助"脾气散精"，使水道得通、津液得以下输于膀胱，经肾的气化而出。临床习惯在辨证选方的基础上加乌药、香附理气除胀；加荔枝核、橘核行气散结；加赤芍、牡丹皮凉血活血；加黄柏、知母以清余热，兼防伤阴；或选用蜈蚣以通经达络。诸药并用，虚实兼治，标本通调。

十、糖尿病勃起功能障碍

糖尿病勃起功能障碍为患者除具有糖尿病的相关临床症状外，可见性欲减退或消失，或见阴茎勃起无力或完全不能勃起为特征，部分患者可出现早泄现象。本病属于中医学消渴病继发的"阳痿"范畴。

中医学认为，肝主筋，足厥阴肝经绕阴器而行；脾之经筋皆聚于阴器；肾藏精，主生殖，开窍于二阴。宗筋作强有赖于肝、肾、脾精血的濡养。心乃君主之官，情欲萌动，阳事之举，必赖心火先动。肾虚精亏，真阳衰微，则宗筋无以作强。肝失疏泄，气机阻滞，血不达宗筋，则宗筋不聚；脾失运化，气血生化乏源，宗筋失养；忧虑伤心，心血暗耗，则心难行君主之令，从而阴茎痿软而不举。因此，勃起功能障碍之病位在宗筋，病变脏腑主要在于肝、脾、肾、心，基本病机为肝、肾、心、脾受损，经脉空虚，或经络阻滞，导致宗筋失养而发病。

吕仁和教授治疗糖尿病勃起功能障碍时重视分型辨证。如患者表现为阳痿阴冷，精薄精冷，头晕耳鸣，面色㿠白，精神萎靡，腰膝酸软，畏寒肢冷，短气乏力，舌淡胖润或有齿痕，脉沉细尺弱。辨证为肾阳不足，治法以温补肾阳为主，方药予右归丸加减。若症见阳痿不举，精神不振，心悸气短，乏力自汗，形瘦神疲，夜寐不安，胃纳不佳，面色不华，舌质淡，脉沉细。辨证为心脾两虚，治法以补益心脾为主，方药予归脾汤加减。若见阳痿茎软，阴囊潮湿、臊臭或痒痛，下肢酸困，小便短赤，舌苔黄腻，脉濡数。辨证为湿热下注，治法以清热利湿为主，方药予龙胆泻肝汤加减。若见阳痿失用，情志抑郁或易激动，失眠多梦，腰膝酸软，舌暗苔白，脉沉弦细。辨证为肝郁气滞，治法以疏肝理气，兼以活血为主，方药予四逆散加减。针对糖尿病并发症普遍存在血瘀病机，吕仁和教授临床常随方加用刺猬皮、蜈蚣、九香虫等兴阳通络药物。

十一、糖尿病皮肤瘙痒症

糖尿病皮肤瘙痒症为中医学消渴病相关皮肤病，临床表现为阵发性皮肤瘙痒，昼轻夜重，初起仅限于身体某处，搔抓后扩展至全身，常抓至皮破血流、感觉疼痛方休。吕仁和教授认为，糖尿病罹患日久，治不得法，气阴两虚，久而成瘀，瘀久化热，或阴虚血燥，肌肤失养，或阴虚生热，蕴生热毒，或湿热邪毒，皆可导致皮肤瘙痒发生。

本病病性为虚实夹杂，与湿、热、瘀、毒相关，常有多证相兼的复杂特征，临床上常以内服法与外洗法相结合治疗。针对全身皮肤瘙痒，方药常用当归10g，白芍10g，赤芍15g，牡丹皮10g，防风10g，威灵仙10g，白蒺藜10g，白鲜皮30g，苦参10g，黄柏10g，䗪虫10g，水蛭3g。方中白蒺藜及白鲜皮为常用的治疗糖尿病皮肤瘙痒症的药对，白蒺藜为祝谌予教授常用药物，白鲜皮为金起凤老中医常用药物，两者合用，祛风胜湿止痒，常有佳效。

治疗糖尿病皮肤瘙痒症，首先要求患者控制好血糖、血脂、血压、体重等指标。其次嘱患者注意生活调护及卫生习惯。如皮肤过度干燥可使用滋润液滋养皮肤，避免用手搔抓，造成皮肤破损；温水洗浴，勤换衣物；新的内衣需洗过后再贴身穿着。对于贴身衣服的要求，建议选择棉质材料，减少对皮肤的摩擦。

十二、糖尿病合并上呼吸道、肺部感染

糖尿病合并上呼吸道感染，相当于"消渴病"继发感冒；而合并肺部感染相当于中医学"消渴病"合并的"风温肺热"。消渴病合并肺部感染，多因消渴病内热伤阴耗气，或为阴虚燥热之体，感受风寒之邪，从阳化热，邪热蕴肺或直接外感风热之邪从口鼻而入，侵犯肺脏而发病。其病理特点常为痰、热、毒交杂为患，耗伤气阴；热病迁延，伤阴耗气，正气更虚，抗邪无力，痰、热、毒壅滞肺中，无力排出，更伤气阴。其病位主要在肺，疾病性质属本虚标实。其邪实与正虚贯穿整个病程中，常见痰热、热毒及气阴两虚相互交杂，与非糖尿病患者肺部感染证候有明显的区别。

基于"虚则补益、实则清利"的治疗原则，吕仁和教授提出以本虚定证型，实邪定证候，分期辨证治疗的治疗原则。

1. 针对本虚证

辨证为阴虚燥热，治以滋阴润燥，方用验方滋阴润燥汤；辨证为气阴两虚，治以益气养阴，方用验方益气养阴汤；辨证为脾肾阳虚，治以健脾补肾，方用验方健脾益肾汤送服金匮肾气丸；辨证为阴阳两虚，治以阴阳双补，方用验方调补阴阳汤送服金匮肾气丸。

2. 分期辨证治疗

（1）早期：常兼夹表证，当区分风寒、风热、暑湿、温燥、凉燥。风寒证加用麻黄、杏仁、荆芥散寒解表；风热证加用金银花、连翘、桑叶、菊花等辛凉透邪；暑湿证加用藿香、佩兰、香橼、佛手解暑化湿；温燥证加用桑叶、杏仁、浙贝母、沙参清热润燥；凉燥证加用苏叶、紫菀、款冬花温散凉燥。

（2）中期：邪盛里实证为多，当分痰热证、肺热化毒证、热入营血证、热盛动风证、痰湿证、肝火证、胃肠热结证、湿热证等。痰热证，可加麻黄、石膏、黄芩、川贝母清热化痰；肺热化毒证，可加桑白皮、黄芩、连翘、鱼腥草泄热解毒；热入营血证，可加用水牛角、生地黄、玄参、板蓝根清热凉营；热盛动风证，可加用羚羊角、钩藤及紫雪丹清热息风；痰湿证，可加用陈皮、半夏、苍术、白术、猪苓、茯苓化痰除湿；肝火证，可加用黄芩、栀子、黄连、柴胡清泻肝火；胃肠热结证，可加用大黄、厚朴、玄明粉清热通腑；湿热证，可加用苍术、黄柏、牛膝、生薏苡仁化湿清热。

（3）后期：多为正虚邪恋，肺阴耗伤，可用沙参、麦冬滋养肺阴，用桑白皮、地骨皮清肺泻火。

此外，吕仁和教授常推荐推拿手法治疗肺系疾病。如出现恶寒、头痛、身痛、头晕、鼻塞流涕等症状时，辨为风寒表证，可选大椎、合谷、列缺、手三里、曲池等穴位，采用推、拿、点按等手法疏通气机，行气活血，振奋阳气，驱邪外出。受术者往往感觉到气血涌动，上达颠顶，周行四末，肌肤絷絷汗出，邪从表解，全身舒坦。另外，吕仁和教授常嘱咐患者积极锻炼身体，调整身体内部的功能，增强体质，提高抵抗疾病的能力，从而起到防病、治病、强身的目的，并教授患者"十八段锦"中第五、九、十六段以调整心肺功能，增强机体防御肺系病的能力。

十三、糖尿病合并尿路感染

糖尿病合并尿路感染是糖尿病患者常见的伴发疾病，是湿热蕴结膀胱，膀胱气化失司，肾失开阖，水道不利，出现尿频、尿急、尿痛、腰酸等症状。本病病情反复发作，缠绵难愈，严重影响糖尿病患者的生活质量，并且有"易染不易清"的特点，发病率高、治愈率低，易形成慢性疾病。本病多见于女性，属于消渴病继发的"淋证""肾热病"等范畴。

隋代巢元方在《诸病源候论》中提到"肾虚而膀胱热"的观点，为后世奠定了理论基础。本病在初起阶段，以邪实为主，正邪相搏，表现多以湿热为主，属于本病的急性期；湿热互结，日久则耗伤津液，损伤正气，故可见肾阴不足、脾肾两虚或气阴两虚的证候，属于本病的慢性阶段。病机为湿热之邪，蕴于下焦。病位在肾与膀胱，病性为正虚邪实。

吕仁和教授认为，本病反复发作，容易使患者心情抑郁，血脉不通，而影响脾、肾、肝、胆、冲、任、督、带及膀胱经络的通畅，故可见腰背酸痛、胸胁疼痛、腹痛头痛、失眠、面色少华、心烦易怒、目眶发暗等经络阻滞，气滞血瘀的症状，治以通经活络、行气活血为法，药物常选用狗脊、续断、牛膝、杜仲疏通冲、任、督、带、肾及膀胱经脉，以通经活络。药物选用柴胡、白芍、赤芍、枳壳、枳实、炙甘草、香附、乌药、丹参、栀子、牡丹皮，以疏肝利胆、活血行气。临床可根据表现，随症加减。如见尿频不畅者，加用荔枝核、橘核、木蝴蝶等；若尿痛、尿热者，加用鱼腥草、连翘、白头翁、萹蓄、石韦、瞿麦；若大便干结者，可加用生大黄；若大便溏薄者，加炒山药、炒车前子、木香、黄连；若小腹、下肢冷痛者，加用鹿角霜、川牛膝；若五心烦热者，可加地骨皮；若面色晦滞、目眶发暗、舌质紫暗或有瘀斑者，可加用桃仁、红花、水红花子；若纳谷不香者，可加用砂仁、焦三仙；若气血已虚者，可加生黄芪、当归；若舌苔黄腻者，可加用藿香、佩兰、白蔻仁、生薏苡仁；若经期腹胀、乳房胀痛者，可加穿山甲珠、王不留行、路路通；若白带清稀者，可加车前子、芡实、金樱子；若带下黄稠者，可加盐知母、盐黄柏、金银花、紫花地丁；若月经量多、腹痛者，加用炒蒲黄、五灵脂。

另外，本病主张采取综合治疗措施，突出中医药治疗特色优势，结合针灸、穴位贴敷等治疗手段，用之得宜，也有很好的疗效。

十四、慢性肾炎

慢性肾炎作为临床常见肾病，表现为蛋白尿、血尿、高血压、肾功能损害。由于其病理分型不完全一致，故治疗效果和预后差异很大。吕仁和教授在长期临床实践中，根据慢性肾炎前期本虚标实的特点，从实际出发，辨证分为本虚三种证型、标实五种证候进行论治，简称"三型五候辨治法"。另外，吕仁和教授在中医药治疗慢性肾炎蛋白尿方面，形成了独特的学术思想，并积累了丰富的临床经验。

1. 本虚辨证分型——三型

（1）肾气阴虚型：治当益气养肝、滋阴补肾。成方六味地黄丸，早晚各1丸，配合四君子汤合二至丸加减，煎汤送服。

（2）肾气（阳）虚型：治当益气健脾、助阳补肾。成方济生肾气丸，早晚各1丸，配合四君子汤合水陆二仙丹加减煎汤送服。

（3）肾阴阳气虚型：治当调补阴阳，成方早服八味地黄丸、晚服六味地黄丸，配合四君子汤送服。

2. 标实辨证候——五候

（1）肝郁气滞：治法为疏调肝脾、理气解郁，成方加味逍遥丸口服，配合四逆散加减煎汤送服。

（2）血脉瘀阻：成方丹参三七片口服，配合桂枝茯苓丸煎汤送服。

（3）湿热阻滞：平胃散合茵陈五苓散加减。

（4）痰湿不化：成方补中益气丸口服，配合苓桂术甘汤合泽泻汤送服。

（5）外感热毒：治法上多宣肺解表、清热泻火，麻杏石甘汤合三黄泻心汤加减。

关于肾炎蛋白尿，《素问·上古天真论》曰："肾者主水，受五脏六腑之精而藏之。"肾气虚，气化无权，精关不固，封藏失司，精微下泄，则蛋白质随小便漏出而形成蛋白尿。因此，脾肾两虚是蛋白尿的病机，治以补肾健脾为主要大法。然而临床情况复杂，在整个病程中的不同阶段，兼夹各种实邪。结合西医学观点，目前认为肾实质瘀滞是各种肾病发展过程中的重要一环，且病程越长，瘀滞越显著。吕仁和教授认为，气虚血瘀在慢性肾炎患者中多见，且贯穿始终。益气活血法能抗凝血，抗血小板聚集，促纤溶，降尿蛋白，改善肾血流量，减少纤维蛋白原在肾小球基底膜的沉积，促使体内一些病理过程逆转，达到治疗修复的目的。

总的来说，慢性肾炎患者普遍存在气虚、肾虚，但气虚同时可以兼有阴虚或阳虚，甚或阴阳俱虚。肾虚的同时可兼有脾虚、肺虚、肝虚。阴虚可表现为肺肾阴虚、肝肾阴虚，阳虚多表现为脾肾阳虚，故治疗当以益气补肾为主，或兼以益肺、健脾、养肝。同时，吕仁和教授指出，本虚分证型与标实辨证候并不是互相割裂的，临床上应注意处理好本虚和标实的关系问题。一般说来，病情稳定阶段，治本为主，兼以治标；病情急变者，治标为主，兼以治本，或先治标，后治本。明辨慢性肾炎的标本缓急，是取得疗效的关键。

十五、慢性肾功能衰竭

慢性肾功能衰竭简称慢性肾衰，是指各种慢性肾脏病进行性进展，引起肾单位和肾功能不可逆的丧失，以水、电解质和酸碱平衡紊乱及内分泌失调为特征的临床综合征，常常进展为肾终末期疾病。慢性肾衰中医无相应病名，根据其临床演变过程，吕仁和教授主张归之于"关格"范畴。

本病病因一为外邪侵袭，多数患者由风水发展而来；二为脏腑虚损，先天不足、饮食失常、七情内伤、房劳过度等各种诱因削弱机体正气，使正气虚损，阴阳失调，加之外来风热、湿热等乘虚内侵脏腑所致。病位主要在脾、肾、肝三脏，后期可及心、肺。

吕仁和教授认为，慢性肾衰包括慢性肾炎后期肾衰，普遍存在着本虚标实的证候特点。病机为本虚标实，虚实夹杂，正虚为本，邪实为标。由于肾病不愈，邪毒留恋不去，瘀滞伤肾，日久导致肾体受损，肾用失司，病情常常存在虚损劳衰不断加重的趋势。由于肾元虚衰，肾主一身气化的功能无权，必然导致湿浊邪毒内生，湿浊邪毒进一步又会损伤气血，再伤肾元，损伤脏腑，壅遏三焦，阻滞气机升降，故可以出现呕逆、关格危候。从正虚的角度来看，肾元虚衰、气血亏虚为患者共有，而从邪实的角度来分析，湿浊邪毒又贯穿于慢性肾衰各个阶段。所以，吕仁和教授临床上在重视对慢性肾衰分期辨证的同时，更习惯上将本病分为气血阴虚、浊毒内停，气血阳虚、浊毒内停及气血阴阳俱虚、浊毒内停三型，结合其他临床常见的九种证候进行辨证论治。

吕仁和教授长期从事中医药诊治慢性肾脏病的研究，基于临床提出慢性肾衰分期辨证与三型九候辨证的治疗思路。

1. 三型

（1）气血阴虚、浊毒内停：治以滋阴降浊、益气养血。方用六味地黄丸口服，可用八珍汤合调胃承气汤加减煎汤送服，或用验方滋阴保肾汤。处方组成为黄精、生地黄、白芍、丹参、牛膝、地龙、生大黄等。

（2）气血阳虚、浊毒内停：济生肾气丸口服，可用八珍汤配温脾汤加减煎汤送服，或用验方助阳保肾汤。处方组成为人参、附片、生姜、当归、猪苓、茯苓、陈皮、半夏、山药、熟大黄等。

（3）气血阴阳俱虚、浊毒内停：济生肾气丸早服，六味地黄丸晚服，可用人参养荣汤合大承气汤加减煎汤送服，或用验方调补保肾汤。处方组成为黄芪、太子参、当归、丹参、陈皮、半夏、猪苓、生大黄等。

2. 九候

九候分别为肝郁气滞、血脉瘀阻、湿热阻滞、痰湿不化、胃肠结滞、浊毒伤血、水凌心肺、肝风内动及毒犯心包。总之，临床治疗中对待标证应该遵从"急则治标，缓则治本"的原则。

吕仁和教授治疗慢性肾衰特别重视患者的生活护理，尤其是对慢性肾衰者的饮食宜忌最为重视。一般来说，对于首次来诊的患者，吕仁和教授必然会不厌其烦地对患者日常生活包括饮食、运动、心理调摄等方面，提出具体要求。

十六、遗精、阳痿

遗精是指不因性交而精液遗泄，包括梦遗和滑精两种情况。阳痿则是指性交时阴茎不能勃起，或举而不坚。二者均可见于性神经衰弱及精囊炎、前列腺炎患者，也可以作为一个症状见于慢性肾炎、糖尿病肾脏病、慢性肾衰等多种慢性肾脏病病程当中。

中医学认为，肾精亏虚、肾阳不振是造成阳痿的主要原因。基本病机为心、脾、肝、肾受损，经脉空虚或经络阻滞，导致宗筋失养而发病。病位在宗筋。吕仁和教授认为，遗精、阳痿之发病，除了有肾本虚的一面，往往还存在肝郁气滞、血脉瘀阻、湿热下注等复杂的标实证候，治疗时应当注意。

吕仁和教授在临床诊治遗精、阳痿等生殖系统疾病时，重视肾虚病机和补肾治法。但肾虚有肾阴虚、肾阳虚、肾阴阳俱虚之分。一般来说，遗精多阴虚，阳痿多阳虚，更有病情迁延日久阴阳俱虚者。偏于阴虚者，治疗当滋阴为主，方药可用左归丸等，药用生地黄、山茱萸、知母、黄柏、女贞子、墨旱莲、沙苑子、金樱子等；偏于阳虚者，治疗当温阳为主，方药可用金匮肾气丸、右归丸等，药用如人参、鹿茸、肉桂、附子、熟地黄、山茱萸、淫羊藿、肉苁蓉、锁阳、九香虫等；阴阳俱虚者，方药可用五子衍宗丸、右归丸等，药用熟地黄、山茱萸、枸杞子、菟丝子、五味子、覆盆子、车前子、韭菜子、淫羊藿、肉苁蓉、锁阳、九香虫、鹿茸等。

在重视补肾治法的同时，吕仁和教授提出治疗本病还应当勿忘祛邪治标。阴虚火旺是导致遗精最常见的原因，治疗在滋阴补肾的同时，配合清心降火之药，如黄连、黄芩、莲子心、栀子、竹叶等。本病患者易出现肝郁气滞证，吕仁和教授常用四逆散、大七气汤等方。另外，遗精、阳痿由于湿热所致者，吕仁和教授常用四妙丸加味，常常加用芡实、金樱子、莲子、莲须、白术、茯苓、车前子、草薢、土茯苓、地肤子、蛇床子、刺猬皮、九香虫等，有外阴湿痒者，更可用地肤子、白鲜皮、蛇床子等水煎外洗。至于遗精、阳痿久治不愈，吕仁和教授治疗最常用刺猬皮、蜈蚣等血肉有情、虫类通络之品。

吕仁和教授治疗该类疾病重视饮食调理、运动和心理调理等。饮食方面，鼓励进食各种富含维生素和多种微量元素的绿色蔬菜，强调起居有节，鼓励适当运动，习练气功、八段锦等。心理调摄方面，常嘱患者保持乐观的情绪和良好的夫妻关系。针对性服用中药，配合适当调理，常可较好地改善遗精、阳痿临床症状。

十七、经验药对

吕仁和教授继承施今墨、祝谌予两位先生之学术，临证经验药对的应用颇为广泛。常用药对如黄芪、当归，猪苓、茯苓，泽泻、泽兰，陈皮、半夏，芦根、白茅根，枸杞子、菊花等。另外，吕仁和教授临床上还常将三味药、四味药一起应用，习惯上称为"药串"，实际上与药对应用有异曲同工之妙。应用得宜，临床常可取得较好疗效。现举例如下。

1. 枳实、枳壳

枳实味苦、辛、微酸，性微温，入脾、胃经。其苦寒降气，长于破滞气、行痰湿、消积滞、除痞塞，为脾胃气分之药。枳壳味辛、苦，性微温，入脾、胃经。吕仁和教授临床上常用枳实、枳壳药对治疗多种气滞证，常用炒枳实、枳壳，用量一般为 6～9g。

2. 橘核、荔枝核

橘核味辛、苦，性平，入肝、肾经，既能行气散结，又能理气止痛。荔枝核又名荔仁、大荔核，味辛，性温，入肝、肾经，走肝经血分，以行血中之气，能祛寒散滞、行气止痛。二药相须为用，具有较强的理气散结止痛作用，故历来被作为治疗寒疝气痛之专剂。吕仁和教授临床常用橘核、荔枝核药对治疗多种气结少腹之证，常用剂量为 12～15g。

3. 香橼、佛手

香橼味辛、苦、酸，性温，入肝、肺、脾经，具疏肝解郁、理气宽中、化痰消滞的作用。佛手味辛、苦、酸，性温，入肝、脾、胃、肺经，能疏肝解郁、宽中化痰、和胃止吐、行气止痛。香橼、佛手同入肝、肺、脾经，作用相近，皆能行气宽中，但香橼理气宽中、化痰之效略胜于佛手；而佛手清香之气略胜，止呕力稍强于香橼。两药配伍，为相须配对，吕仁和教授临床上常用香橼、佛手药对配合香附、苏梗、陈皮、枳壳等治疗糖尿病植物神经病变、糖尿病性胃轻瘫而见脘腹痞满、胀痛、恶心、呕吐等症状者，是肝胃同调之意。

4. 黄芪、生地黄

黄芪味甘，性微温，入脾、肺经。其皮黄肉白，质轻升浮，入表实卫，色黄入脾，色白入肺，为升阳补气之圣药。生品入药，具有升发之性，补气同时兼能升阳举陷。黄芪甘温，补气升阳，利水消肿，而偏于健脾补气；生地黄甘苦而寒，善凉血清热滋阴。两药伍用，一阴一阳，阴阳相合，相互促进，具有健脾补肾、益气养阴之功。与生地黄相配伍益气养阴，最适合于糖尿病内热伤阴耗气容易表现为气阴两虚的病机，用量一般为黄芪 10～30g，生地黄 10～30g。

5. 葛根、天花粉

葛根味甘、辛，性平，入胃、脾经。其性升发，既能发表散邪、解肌退热，又能疏通经络、改善脑血循环及外周血液循环，还能疏表透疹，以升发清阳之气，引内陷之邪外出。天花粉味微苦、甘，性寒，归肺、胃经，可清热生津、消肿排脓。两药的用量一般可掌握在葛根 15～30g，天花粉 15～30g。脾虚湿盛、腹泻便溏、里寒证者应慎用。

6. 女贞子、墨旱莲

女贞子味甘、苦，性平，入肝、肾经，能滋养肝肾、强筋骨、清虚热、明目乌发。墨旱莲味甘、酸，性寒，入肝、肾经，能滋补肝肾、养血乌发、凉血止血。两药的用量一般掌握在女贞子 6～12g，墨旱莲 6～15g。

7. 丹参、牡丹皮

丹参又名紫丹参，味苦，性微寒，入心、心包、肝经，味苦色赤，性平而降，入走血分，既能活血化瘀，又行血止痛。牡丹皮味苦、辛，性微寒，归心、肝、肾经，可清热凉血、活血化瘀。丹参、牡丹皮药对是吕仁和教授经验药对，主要用于糖尿病及其并发症夹有血瘀、血热，或瘀热互结者。两药的用量一般掌握在牡丹皮 10～30g，丹参 10～30g。

8. 狗脊、木瓜、杜仲、续断

狗脊又名金狗脊、金毛狗脊，味苦、甘，性温，入肝、肾经，能补肝肾、强筋骨、祛风湿、利关节。狗脊根茎含淀粉、鞣质类，甲醇提取物水解可产生山柰酚。木瓜味酸，性温，入肝、脾经，有舒筋平肝、和脾敛肺、祛除湿热的功效。狗脊、木瓜、杜仲、续断为吕仁和教授临床常用，治疗糖尿病周围神经病变、糖尿病合并骨质疏松症、老年退行性病变骨关节炎、多种肾脏病所致的腰腿疼痛、伸屈不利、筋骨酸痛的经验方——脊瓜汤亦以狗脊、木瓜药对为基本配伍。

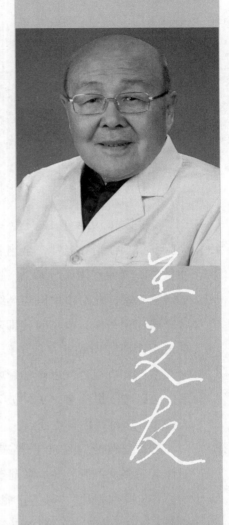

王文友

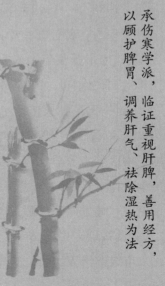

承伤寒学派，临证重视肝脾，善用经方，以顾护脾胃、调养肝气、祛除湿热为法

医家简介

　　王文友（1934年12月生），主任医师，全国及北京市名老中医药专家学术经验继承工作指导老师，全国名老中医药专家传承工作室专家，首都国医名师，仲景书院"仲景国医导师"，北京中医药薪火传承"3+3"工程基层老中医传承工作室专家，北京市中医药继续教育智库专家。其1934年12月生于山东文登，后迁居辽宁丹东，少年时代即随当地名医学习针灸和中医经典；1954年进入北京市中医研究所和北京针灸传习馆，师从伤寒大家陈慎吾，深受其方证对应、强调正气、重视胃气思想的影响；1958年考入北京市中医进修学校，翌年至北京中医医院随肝病名家关幼波工作；1980年调入北京市鼓楼中医医院，历任中医科、肝病科、内科主任。

　　王文友教授从医60余年来始终致力于临床工作，继承伤寒学派学术传统，阐释诸病多从肝脾立论，临证善用经方，尤擅诊治肝胆脾胃疾患，先后研制开发了"疏肝利胆片""降逆止痛颗粒"等多种院内制剂；发表学术论文20余篇，编著《王文友行医60年临床经验集》《百病临床指南》《陈慎吾伤寒论讲义》等著作；1988年、1999年两次获北京市东城区科技进步奖，1994年被评为优秀学科带头人；曾任北京中医药学会内科专业委员会委员、北京市东城区医药学会理事、《东城医药》编委、中国老教授协会医药卫生专业委员会委员等职务，获得"同仁堂杯"中医药特别贡献奖及同仁堂中医大师称号；2009年首批建立"北京市中医药薪火传承'3+3'工程"基层老中医传承工作室，2011年成为第四批北京市名老中医药专家学术经验继承工作指导老师，2012年担任第五批全国老中医药专家学术经验继承工作指导老师，2014年建立全国名老中医药专家传承工作室，2015年成为北京中医药传承"双百工程"指导老师，2016年任仲景书院"仲景国医导师"，2017年被评为第三届"首都国医名师"，2018年建立"王文友基层老中医传承工作室"北京潞河医院分站；培养国家级继承人3名，北京市级继承人5名，工作室传承团队成员20余人，为中医药事业的传承和发展做出了突出的贡献。

学术思想

一、顾护脾胃

王文友教授顾护脾胃的思想远承于《内经》《伤寒论》等中医经典。《内经》着重阐述了脾胃的生理功能和病理特征。脾胃不但是人体后天之本、气血生化之源，也是升降之枢，是保证周身气机调畅，使心肾相交，肝升肺降，肾纳肺宣，各脏腑功能运转正常的关键。因而，王文友教授提出"内伤脾胃"是人体患病的一个关键和根本病机，而"饮食自倍"则是最为常见的病因，对于病情复杂，上下俱损的患者，当"先治中焦"，从调理脾胃入手。

《伤寒论》重视脾胃的精神在论述六经病证的发生、发展、转化、预后和治法方药、调摄宜忌、养生预防等方面时都有充分的体现。王文友教授认为，六经是脏腑、经络、基本物质、气化的集合体，脾胃是太阴、阳明经的脏腑要素，阳明与太阴经的典型方证演变过程具有整体、联系、有序、动态的特点。阳明病以胃肠燥热实为关键，即"胃家实"。太阴病多由脾胃素虚，健运失常，或寒湿犯脾，或三阳病失治误治而致寒湿内聚，故可概括为"脾家虚"。阳明病清下太过，易伤脾阳，使病情向太阴转化。太阴病过用温燥，或寒湿久郁化热，也可转属阳明。脾胃二经合邪，则往往湿热相合，熏蒸肝胆，发为黄疸。治脾的关键在于祛除湿阻，恢复健运，治胃则重在消积除滞，调和寒热。

在脾胃病的辨证中，王文友教授注重观察面部色泽、眼睑、鼻准、口唇及舌象，总结了面黄者属脾、无泽者为虚、垢腻者有湿、眼睑肿属脾虚湿蕴、鼻准红为脾胃有热、口唇色红干燥或有裂纹系脾阴亏损、舌苔根部厚腻为饮食积滞等望诊要点，指出脾之虚证除气虚、阳虚之外尚有阴虚。脾阴亏虚对人体的影响主要表现在运化失常、濡养不足、血失统摄 3 个方面。

王文友教授还提出"祛邪亦是健脾"的观点，认为健脾不能一味使用补益药物，而是要灵活运用消导、渗利、理气、活血、滋燥诸法，祛除邪阻，开通道路，使气机升降得以恢复。王文友教授临证用药常佐以甘草、大枣、生姜、焦三仙等和中消积助运，强调预防疾病需注意节制饮食、运动肢体、调畅情志，以保持脾胃功能的旺盛和协调，常嘱患者进食时要细嚼慢咽以助运化。

二、调养肝气

肝主疏泄，影响脏腑气机，失常则百病丛生，故被称为"万病之贼""五脏之贼"，但历代医家对肝病之虚实寒热认识颇有分歧。持"肝为刚脏"论者，认为肝外应风木、内寄相火，其气刚强，患病多属实证、热证，故"肝无补法"，治当清泻。持"柔脏"论者，则指出肝藏血属阴，质柔易损，且时应春气，脉配厥阴，属两阴交尽，一阳始生，五行归风木，又为五运之始，是人体生机所在，宜柔养不宜克伐。

王文友教授继承前贤之学，结合自身临证经验，倡导"调养肝气"，滋养阴血以顾其体阴，生发阳气以顺其用阳，调和体用之间的矛盾，使肝气正常发挥作用。他将肝病视为逐步发展变化的动态过程，初病多肝气郁结，肝体未损，治疗以疏肝解郁、调理气机为主；久病则累及本脏实体，需养血柔肝，兼以调气；病甚者当补益其母，用滋水涵木之法，肝肾共治。

五脏之中，脾与肝的关系最为密切，王文友教授指出二脏均能"生血气"。脾之功用在于对饮食水谷精微物质的转化，肝之功用则在"藏血"，根据人身动、静而收放，侧重于气血生理功能的实现和调节。"土得木而达"，肝之疏泄可保证脾的正常运化，脾化生精微，散精于肝，又能濡养肝体，二者相互为用。病理上肝脾二脏互传，常致同病。"厥阴不治，求之阳明"，仲景治肝以兼补脾胃为要诀，王文友教授辨治肝病虚证亦尤重实脾，治脾病又常兼调肝，以助升其清阳。《伤寒论》诸方中肝脾同调者甚众，王文友教授认为其中当推小柴胡汤、四逆散为首。小柴胡汤疏肝健脾，可使郁者得疏，抑者得畅，胃气得和。四逆散则能调和肝脾，透达阳郁，调畅滞气。

"百病皆生于气"，情志影响气机，伤肝最速，王文友教授认为肝病患者养生当首重调节情绪，以戒怒为关键。肝为"罢极之本"，过劳亦可伤肝，起居有时，劳逸结合也是保肝之法。

三、祛除湿热

疾病谱的变化可以反映出时代特点，金元战乱频仍，民病饥寒，故医家多论气虚、阳虚；明清温病流行，邪易伤阴，故医家常议阴虚津亏。王文友教授在长期的临床实践中发现，当前社会经济发展迅速，人们物质生活日渐充裕，饮食多肥甘厚味，常嗜好烟酒，多食少动，又思虑过多、起居劳逸失常，种种积习皆易伤脾，使水谷津液运化不利，蕴生湿热，因而湿热致病较以往愈加广泛，尤以内伤杂病居多。湿热证病机的发展以中焦为核心，由于气机阻滞，升降失常，湿热可上逆于肺，下流于肠，横泛肌肤，遍及三焦，外湿与内湿又可同气相求，内外相引，故湿热证可以出现多种多样的症状表现，且往往缠绵难愈，临床中需注意观察舌苔黄腻等特征，准确辨证施治。

王文友教授治疗湿热证的特色可概括为健运中焦、分消走泄、疏利肝胆三法。《素问·至真要大论》曰："诸湿肿满，皆属于脾。"内湿产生的根源在于脾失运化，故健运中焦，升清降浊，使水谷精微归于常道是湿热证的治本之法。湿热为患属阴阳合邪，如油入面，胶结难解，故需用分消走泄之法，开上、畅中、渗下，因势利导，使三焦水道通利，邪有出路，人体之元气、精微、水液也得以通行运转，同时运用行气药物调畅气机，使气动而驱邪散，湿去而热自消。三焦属手少阳，胆属足少阳，手足二经气的运动趋势不同。手少阳主纵向贯通上下，为气机升降之枢，受病则上下不通，升降不利；足少阳主横向半表半里，为气机出入之枢，受病则表里不和，出入不畅。纵横气机相互影响，手、足少阳关系密切，胆气郁结则三焦水道亦无法畅通。肝与胆互为表里，且肝之疏泄能促进脾胃运化水湿。所以，疏利肝胆有助于畅达气机，通调水道，祛除病邪，应用于湿热证的治疗有事半功倍之效。王文友教授创立的验方"柴胡三仁汤"集中体现了其在祛除湿热方面的学术思想，也是王文友教授临床最为常用的方剂之一。

湿热致病易见内外合邪，王文友教授提出疗后调护应兼顾内外，既要少食肥甘，节制烟酒以保脾胃，又要注意勿近水湿，避免淋雨冒雪。

临床经验

一、慢性胃炎

慢性胃炎是最常见的消化系统疾病，属中医学"痞满""胃痛""吐酸""嘈杂"等范畴，素体亏虚或伤于六淫、饮食、情志、劳役皆可导致发病。王文友教授认为本病以肝胃不和为基本病机。胃为太仓，乃水谷气血之海，主受纳腐熟，以通降为和，与肝、脾、胆、肠等脏腑关系密切。脾主为胃行其津液，与胃为脏腑表里，一阴一阳，一升一降。大肠与胃同属阳明，主传化糟粕，承胃下降之浊气，亦以通为用。肝胆与脾胃共居中焦，脾胃为升降之径，肝胆为发始之根，土可培木，木能疏土。胃土之通降有赖于脾之升清，肠之传化，又以受肝木影响最为显著。《血证论》云"食气入胃，全赖肝木之气以疏泄之"。叶天士也称"肝为起病之源，胃为传病之所"，"醒胃必先制肝，培土必先制木"。慢性胃炎或因脾胃虚弱，运化无力，或因感邪伤食，积滞蕴湿，或因情志失和，气机郁滞，都会导致土壅木郁，肝失疏泄，横逆犯胃，胃气失和，升降失常，故见痞满、胃痛、嗳气、纳呆、恶心、反酸等症；食积、湿蕴、气郁，诸邪化热，灼烁津液，则发烧心、嘈杂等症。久病伤阴耗气，或入络伤血，病情可由实向虚逐渐转化。

本病辨证以虚实、寒热为纲。胃为阳土，多气多血，"阳道实，阴道虚"，"胃家实，脾家虚"，故临床以实证、热证多见。实证、热证之中，王文友教授又注重通过观舌苔、按腹部辨别有无积滞。舌苔乃胃气上蒸于舌，苔厚腻者表明内有痰湿、宿食积滞，由厚转薄为积滞渐去，由薄转厚则邪实蕴结。按腹部为《伤寒论》司外揣内之诊法，心下痞硬为水谷不消，湿热蕴结；腹满不减为邪实内结，腑气不通；腹满疼痛则是阳明热实，燥屎内结。邪实热盛者易伤阴津、易损阳气，故王文友教授还强调对虚实夹杂者要权衡其邪正盛衰，勿忘"保胃气，存津液"。

慢性胃炎的治疗以疏肝降逆、和胃消积为原则。疏肝重在调气，用药多取苦辛，气滞兼血瘀者辅以化瘀活血。和胃首先消积，邪去气机方能通降，伴气阴不足者辅以补虚。消积之法，主要有下通肠腑、内化宿食、健脾助运三种。临证属实热者，王文友教授常用小柴胡加减方为基础，去参、草、姜、枣等补中之品，以柴胡疏肝解郁，黄芩清热燥湿，法半夏消痞降逆，厚朴下气除满，石斛、枇杷叶益胃生津、和胃降气。辨证有积滞者还当消积，舌苔厚腻、腹部胀满、大便不通加大黄、枳实通腑导滞，鸡内金、莱菔子消积除胀。兼有脾虚，舌边齿痕者，可合用枳术丸健脾行气。大便已通，舌苔仍腻者，则用半夏曲、焦三仙。

胃脘疼痛者加没药止痛，用于胃黏膜糜烂者还可化瘀消肿、敛疮生肌。胃痛伴反酸、嘈杂、胃灼热者，可合用乌贝散、瓦楞子制酸止痛。胃痛兼有血瘀，舌暗有瘀斑、舌下脉络迂曲者，加苏木、泽兰活血止痛。嗳气、呃逆者，加旋覆花、生代赭石降逆止呃。恶心欲吐者，用竹茹、生姜化痰止呕。口苦者，予金钱草、龙胆草清利肝胆。热盛思凉，口气重者，加蒲公英、大青叶清热解毒，用于幽门螺杆菌感染者疗效较好，苔腻者还可用黄连清胃燥湿。胁痛者，加川楝子行气止痛。肝郁化火，烦躁易怒者，加牡丹皮、炒栀子清热泻火。情绪抑郁，烦扰不安者，加合欢花、百合解郁安神。胃脘不适、夜寐不安者，用生龙骨、生牡蛎和胃制酸、镇静助眠。兼阴虚者，加麦冬、北沙参或合用增液汤养阴清热。兼气虚，加党参、太子参补中益气。

二、肝囊肿

肝囊肿是较常见的肝脏疾患，早期一般没有明显症状，囊肿体积增长后压迫周围脏器，可引发脘腹饱胀、纳呆呕恶、右胁疼痛等症状，出现腹部包块、黄疸、腹水，甚至导致穿孔、出血或蒂扭转。

依据肝囊肿腹中积块、腹胀、胁痛等表现，王文友教授提出本病当属中医学"积聚病"范畴，以饮食不节为最常见病因。统计表明，肝囊肿在超过50岁的人群中发病率显著上升，提示发病与衰老有密切联系。中年以后正气渐衰，脏腑功能减退，脾胃运化乏力，更易伤于饮食，造成水湿留驻，气机受阻，肝失疏泄，血滞成瘀，内结胁下，故生积聚。若伴情志不遂，则肝郁更甚，发病更速。脾运失健，升降失常，故见纳呆呕恶、痞满腹胀。气血瘀滞，结聚不通，则积块内生，右胁疼痛。水湿不化，阻碍疏泄，湿聚成饮，则成黄疸、腹水。

五脏之中，肝、脾联系最为紧密。脾运化水谷、水湿，其运化健旺，升降协调，水道通利，皆有赖于肝的疏泄。肝体阴用阳，又赖脾之运化生成气血，滋养肝体，方可遂其生发条达之性。木能疏土，土可培木，肝病传脾，脾病传肝，常出现土壅木郁，两脏同病。因此，王文友教授主张本病病位在肝，病源在脾，以肝郁脾虚，血瘀水停为基本病机。

分析以上病机，可见本病需肝脾同治，标本兼顾，以活血软坚、祛湿利水治其标，疏肝解郁、健脾助运治其本。肝囊肿起病隐匿，多数呈慢性进展，出现不适症状时常已久病伤正，虚实夹杂。囊肿体积是影响症状的关键因素，随着囊肿增大，正气渐损，邪气渐甚，邪正盛衰之势终将发生转变，病情加速恶化。《素问·六元正纪大论》曰："大积大聚，其可犯也，衰其大半而止，过者死。"提示治疗当权衡攻补，避免过度攻伐，更伤正气。

本病之邪实以气滞、血瘀、水停为主，或因健运失常而兼湿热、食积。属气滞者，脘痞腹胀、胸胁苦满、胁肋胀痛。血瘀者，胁肋刺痛，固定不移，舌质暗有瘀斑，舌下脉络迂曲。水停者，眼睑、肢体等处水肿，超声检查示囊液潴留量较多。兼湿热者，口苦思凉，眠差烦急，苔黄厚腻，女子带下量多色黄。兼食积者，嗳气酸腐，大便不畅，纳呆苔厚。正虚以脾虚为根本，治需健脾助运。因土气壅滞，运化失常，不宜用参、芪大剂峻补，更忌滋腻。王文友教授指出："疏肝即是健脾，消食导滞、燥湿利湿亦是健脾。"健脾之要在于祛除邪阻，使气机运转，升降恢复，则正气自复。久病者或兼阴虚，肝阴虚者胁下隐痛、视物不清，脾阴虚者面黄无泽、口干唇红，治当佐养血润燥助运，亦属健脾。

王文友教授创立验方王氏疏肝消囊汤治疗本病，方中用柴胡、香附疏肝理气解郁，刘寄奴破血止痛，炒白术健脾燥湿利水，四药共用为君。法半夏燥湿消痞，生牡蛎软坚散结，当归活血补血，赤芍清肝散瘀，四药共用为臣。佐路路通行气活血利水，合欢花解郁理气开胃，婆罗子宽中和胃下气。全方既能针对肝囊肿病因病机施治，又能有效改善常见症状，可使肝囊肿缩小并抑制其生长。

临证气滞甚者加玫瑰花、川楝子，血瘀重者加郁金、泽兰、丹参，水停多者加泽泻、生薏苡仁、冬瓜皮。兼湿热者加龙胆草、决明子、金钱草，带下多者加萹蓄、瞿麦，烦急眠差者加生龙骨。兼食积者加鸡内金、焦山楂、莱菔子，嗳气呃逆者加石斛、枇杷叶或旋覆花、生代赭石，大便不通者加瓜蒌、川大黄，脾虚甚者改用土白术，用量多在 30g 以上，或可加苍术。兼肝阴虚者加生地黄、沙参、玄参。兼脾阴虚者加山药、天花粉、玉竹，或将炒白术改为生白术，剂量常至 50g 以上。

养生调摄也是王文友教授治疗肝囊肿的重要环节。本病发病多因饮食不节，还与年龄增长及随之出现的情志不遂、活动减少有关，故王文友教授最重饮食调摄，常嘱患者戒烟戒酒，勿暴饮暴食，忌油腻辛辣，以求消除病因，减轻脾胃负担，避免伤肝，使运化恢复，肝气畅达。脾主四肢，运动能加速气血运行，促进水谷精微的输布，减少脾土壅滞，有助于改善运化。情志最易影响气机，忧思郁怒能致脾气郁结、肝失疏泄。调节情绪，保持良好心态，也有利于调畅气机，使肝脾功能运转如常。

三、肝硬化腹水

腹水可继发于不同原因引起的肝硬化，是该病晚期并发症中最常见的一种，也是病情转入失代偿期的重要标志，以腹部胀大、青筋暴露为主要表现，常伴有胁胀、腹痛、纳呆、呕恶等症状。中医学称本病为"鼓胀"，又名"蜘蛛蛊""水蛊""单腹胀"等，属难治重症。目前临床普遍认为本病系外感疫毒、酒食不节、情志失调、劳欲过度等因素造成肝、脾、肾三脏功能障碍，肝不疏泄、脾不健运、肾不气化，导致气滞、血瘀、水停，诸邪互结，积于腹中而成，治疗大致分攻、补、消三法，早期以消法行气活血利水，中期用攻法逐水破瘀消坚，晚期用补法健脾滋养肝肾。

王文友教授认为本病多由胁痛、积聚、黄疸等久治不愈，迁延而致，肝是病位所在，也是病机发展变化的核心，故虽累及肺、脾、肾诸脏，仍主要从肝论治。肝体阴而用阳，病发于肝，是由"用"至"体"，逐步进展的过程。病初必先影响肝气，使气机郁滞，疏泄失常，发为胁痛、痞满等症，治疗需疏肝解郁。病进气郁化火，或气滞而致湿蕴、血瘀，发为黄疸、不寐等症，又当祛邪清肝。病久耗伤阴血，阴不制阳，风阳升动，发为眩晕、头痛等症，主用平肝息风、滋阴潜阳。病甚伤及本脏实体，发为积聚等症，需要养血柔肝、培土荣木，兼以调气。

鼓胀发于肝病的终末期，肝体已有损伤，且肾者主水，鼓胀已见有形之水结聚腹中，提示不但肝之本体受损，且子病及母，肾亦受累。《景岳全书·虚损》云"凡损在形质者，总曰阴虚"，"然真阴所居，唯肾为主"，"五脏之伤，穷必及肾"，故本病治疗以补养肝肾、滋水涵木为要，常用一贯煎为基础方加味。方中重用生地黄补益肝肾，滋阴养血，一般用量 20 ～ 30g，多者可用至 50 ～ 60g。辅以麦冬、北沙参、当归、枸杞子益阴养血，柔养肝体。少佐川楝子疏肝理气，既不伤阴血，又不遏气机。现代药理研究证实，该方有抗肝纤维化作用，能减轻肝细胞的变性、坏死，促进肝细胞的再生。

临证应用中伴有贫血、血细胞减少者需加 30 ～ 60g 生黄芪以益气生血。出现鼻衄、齿衄、紫癜、尿血等出血症状者需加藕节、白茅根、牡丹皮等凉血止血，重症可用玳瑁粉。伴有口苦、血清胆红素升高者加大剂量金钱草利胆除湿。黄疸明显者可加茵陈利湿退黄。肝功异常者加虎杖、白花蛇舌草，或少予大黄解毒降酶。腹水量多者加茯苓皮、大腹皮、冬瓜皮行气利水。肝脾肿大者可用刘寄奴、醋鳖甲、生牡蛎等破血软坚散结。五心烦热者加牡丹皮、地骨皮、醋鳖甲凉血潜阳除蒸。胁胀呃逆者可加郁金、玫瑰花行气解郁。胁痛者加没药止痛。乏力便溏、舌边齿痕者加土白术、山药、党参等补中健脾。腰痛膝软、关节不利者加熟地黄、山茱萸、补骨脂、杜仲等补肾填精，强壮腰膝。阴阳两虚，肢冷厥逆者可加少量肉桂助阳化气。

鼓胀乃中医内科"风、痨、臌、膈"四大顽症之一，涉及肝、脾、肾多脏，气、血、水诸邪兼夹，病情复杂，缠绵难愈。又系脏体形质受损，骤补难以奏效，故需长期坚持治疗。肝为"罢极之本"，过劳可以伤肝，故本病的调护除戒酒忌怒、禁食硬物之外，最重起居有常，重症应卧床休养，避免劳累。

四、脂肪肝

脂肪性肝病发病率逐年上升，且发病年龄日趋年轻化，已成为仅次于病毒性肝炎的第二大肝病，是隐蔽性肝硬化的常见原因。本病与中医文献中"湿阻""痰饮""胁痛"及"积聚""肥气""肝着"等病症有关，现多称为"肝癖"。

王文友教授认为，本病的发病与生活压力增加、饮食结构改变、运动减少、酗酒等多方面因素有关，病位涉及肝、脾两脏。现代人精神压力较大，常致肝气郁结，累及三焦气化，导致气血津液代谢失常。《血证论》曰："食气入胃，全赖肝木之气以疏泄之，而水谷乃化。"肝失疏泄，影响脾之运化，加之多食肥甘厚味、酗酒、运动减少等因素，亦可伤脾，健运不行，饮食水谷不能化生精微，反而转变为痰、湿、瘀等病理产物，成为新的致病因素。痰浊阻络，血滞成瘀，痰瘀互结，痹阻肝脉，则发为脂肪肝。总结本病病因病机，当以肝郁脾虚为本，痰、湿、瘀、热为标。

本病的治疗需将辨证与辨病相结合，部分患者虽无明显自觉症状，但肝功、血脂、腹部B超等表现异常，也应给予积极的处理。疏肝健脾、清利湿热、活血软坚是贯彻始终的治疗原则。根据患者病情进展程度、辨证类型的不同，在临床治疗上需有所侧重。

辨证以肝郁脾虚为主而湿热不重者当疏肝健脾，临床症见脘胁胀满，时有呃逆，纳差，食后腹胀，便溏或便秘，女子经前乳胀，苔薄白，舌质淡，脉弦滑或弦细。王文友教授常用柴胡、黄芩、郁金、香附、川楝子等疏肝，若兼有肝阴不足，常予白芍30g养肝柔肝。健脾常用白术、党参、薏苡仁、山药等，大便干宜用生白术，便溏则用炒白术。证属湿热内蕴者当祛湿清热，临床症见脘胁胀满或胀痛，头昏蒙，周身困重，纳差，口苦口黏或口臭，脘腹胀满，小便黄，大便黏而不爽，舌苔黄腻或白黄，舌质淡暗，脉弦滑。王文友教授常以柴胡三仁汤加减施治。伴口苦者加金钱草清利湿热，常用量在30g以上；大便质干或黏、排便不畅者加决明子、生何首乌、生大黄、枳实、厚朴等通腑下气；若苔白厚如积粉，则取草果、槟榔辟秽祛浊；若内有食积者，则加生鸡内金、焦山楂、神曲等消除积滞。久病患者多有不同程度的瘀血表现，如两胁刺痛、舌质淡暗、舌下脉络迂曲等，治疗当注意活血软坚。对瘀血轻者，王文友教授常加赤芍、牡丹皮、丹参、泽兰等凉血活血之品；若瘀血较重，则用三棱、莪术等破血消瘀之品；已见肝积者，再加生牡蛎、鳖甲等软坚散结，或配合口服大黄䗪虫丸；肝功指标异常者，常加刘寄奴、白花蛇舌草、虎杖等经验用药。

在脂肪肝的治疗中，改变生活方式占有至关重要的地位，当嘱患者控制饮食，适当体育锻炼。王文友教授常要求患者饮食清淡，忌辛辣、油腻、煎炸、甜食，慢吃多嚼，每口饭菜嚼 20 次以上，每餐七分饱即可，并嘱其适当锻炼至微汗出。本病疗程较长，常需 3 个月到半年，平素注意调护，方可减少病情反复。

五、胆囊炎

胆囊炎以右上腹疼痛为主要症状，可伴有纳呆、脘胀、恶心、嗳气、反酸、胃灼热等表现，部分还会出现黄疸、发热。目前医家多将本病归于"胆胀""胁痛""黄疸""结胸""痞满"等疾患范畴。

王文友教授认为，本病当正名为"胆胀"，以突出其病位和病机特点，并区别于其他疾病引起的胁痛、黄疸等症。《灵枢·本输》称胆为"中精之府"，《难经·三十五难》谓胆为"清净之腑"，《素问·六节藏象论》云"凡十一脏，取决于胆也"，概括了胆腑储存和排泄胆汁的生理功能，也表明了胆在人体中的重要地位。胆与肝为表里脏腑，肝失疏泄，气机郁滞，必先传之于胆，反之胆腑瘀积，通降失常，也必先累及肝气，进而影响脾胃对饮食水谷的运化，引发由肝、胆、脾、胃组成的消化系统整体功能异常。《灵枢·胀论》记载胆胀的症状表现为"胁下痛胀，口中苦，善太息"。肝、胆二经皆循胁肋，痛、胀、太息为肝气郁滞，口苦为胆汁上泛。《灵枢·胀论》中的描述集中体现了本病肝失疏泄，胆失通降的病机特点。

本病辨证需分为虚实两端。新病多实，由情志失和、饮食不化、外感虫毒等原因而致气滞、血瘀、湿热蕴结，疏泄不利，胆腑不通，胆汁瘀积。脘腹痞满、胸胁胀痛、呃逆嗳气者属气滞，胁肋刺痛、入夜加重、舌质暗或有瘀斑、舌下脉络迂曲者属血瘀，纳呆口苦、恶心欲呕、反酸、胃灼热、舌苔黄腻或伴发热、黄疸者属湿热，诸邪亦可兼夹为患。久病多虚，病邪久羁，耗气伤津，疏泄无力，升降迟滞，病性多转为虚实夹杂。胁肋隐痛、头晕目花、心烦口干者属肝阴不足。乏力懒动、纳呆脘胀、舌边齿痕者属脾气亏虚。

王文友教授治疗胆胀实证常选用柴胡剂疏肝解郁，调畅气机，复其疏泄之功，加利胆、消积之品清理胆腑，去除瘀滞，顺其通降之性。辨证属肝郁气滞者，以四逆散为主方，瘀血阻滞证用四逆散加丹参、牡丹皮、赤芍等活血化瘀，湿热蕴结证以柴胡三仁汤为主方。利胆以重用金钱草为要，常用量为 50 ～ 60g，用量大者可达 120 ～ 150g，多辅以焦山楂消积行气。虚实夹杂者治疗应补虚、疏利兼施，肝阴不足证常用一贯煎加柴胡、黄芩为主方，肝郁脾虚证多用小柴胡汤加茯苓、白术等，皆需用金钱草利胆。现代药理研究表明，该药能促进胆汁分泌，提高肝胆管内压，松弛 Oddi 括约肌，帮助胆汁排泄，还具有抗菌作用。

临证胀满明显者加川楝子、青皮、玫瑰花等行气，疼痛较重者加乳香、没药止痛，刺痛不移者加五灵脂、生蒲黄、赤芍祛瘀，急性疼痛可合用芍药甘草汤缓急。口苦耳鸣者加龙胆草清肝，手足心热者加牡丹皮、地骨皮凉血降火，烦躁易怒者加牡丹皮、炒栀子泻火除烦，伴有黄疸者加茵陈利湿退黄，肝功异常者加白花蛇舌草、虎杖解毒降酶，形体肥胖、血脂升高者加决明子、荷叶除湿降脂。

胆中有结石者合用三金汤，以金钱草利胆降泻，鸡内金消积化石，郁金行气解郁，共用则消石排石。石韦是王文友教授常用排石要药，一般用量为 30g，在化石治疗使结石直径缩小到 0.8cm 以下后应用效果较好。路路通、枳实、厚朴等药也能行气促进排石，形体壮盛之人还可佐用大黄攻积。部分胆胀患者尚合并胆囊息肉，王文友教授因其属痰瘀恶肉，故主以乌梅消蚀胬肉，生山楂化积散瘀，也可加用三金汤增强疗效，或予桃仁、红花等活血化瘀，昆布、生牡蛎等软坚散结。

本病宜空腹服药以刺激胆汁排泄，对结石性胆囊炎患者更有助于顺利排出结石。平素调护要注重调畅情志，尤忌暴怒伤肝，饮食需忌油腻煎炸之物。保持每日大便通畅，使肠道糟粕得以传化，腑气有下达之径。王文友教授从"治未病"的角度提出望目睛以辨胆病，认为白睛上方近内眦一侧有纵行红丝血络者患胆病的可能性大，若兼有口苦则提示可能已经存在无症状的胆囊壁慢性炎症。

六、便秘

便秘多为大肠传导失常所致，为临床常见病症。本病病位虽在大肠，但与肺、肝、脾、胃、肾等脏腑关系密切。肺与大肠相表里，肺热移于大肠则致肠燥津亏，肺失肃降则肠腑气机亦难以通降。胃与大肠同属阳明，胃火下传于大肠，灼烁津液，则肠中燥实内结。脾失运化，升降失常，则大肠传导失司。肝气郁结，失于疏泄，则肠腑气机阻滞。肾司二阴开阖，肾阴亏虚则肠道失于濡润，肾阳不足则肠道失于温煦，均可导致便秘。

王文友教授指出治疗便秘切忌妄用攻下，需先分清寒热虚实，确属胃肠燥结者方可攻之，否则恐更伤正气。治疗重在平衡阴阳，恢复脾运，使大肠正常发挥其传导功能。临床辨证多分为胃肠燥结，气机郁滞，肝郁脾虚、湿热阻滞，血虚肠燥、阴虚津亏、气虚不运等类型。

胃肠燥结型多见大便干结、腹胀腹痛、矢气臭秽、口苦口臭、烦急、小便短赤等症状，舌红苔黄厚燥，脉滑数。王文友教授临床常用承气汤类加减，津伤甚者则加生地黄、玄参等。气机郁滞型症见便秘日久，质干或不甚干，脘腹胀满，胸胁满闷，呃逆嗳气，矢气频频，苔薄白或黄，脉弦，王文友教授多用大柴胡汤、四逆散等加减以理气导滞。若属肝郁脾虚，湿热阻滞，大便质黏，排出不畅，矢气臭秽，苔黄腻，脉弦滑，则多以小柴胡汤为主方，加用生薏苡仁 30g，生白术 30g，决明子 30～60g，瓜蒌 15～30g，焦槟榔 12～15g 以清热祛湿通腑。证属血虚肠燥者，症见大便干结，面色少华，心悸气短，失眠健忘，舌淡苔薄白，脉细，王文友教授常用当归、生地黄、何首乌、杏仁等药物养血润燥。阴虚津亏型症见便干，口干口渴，五心烦热，潮热盗汗，舌红少苔，脉细数，多用增液承气汤加减。气虚不运型患者大便不干，虽有便意，排便不畅，临厕努争，兼有乏力气短、倦怠懒言，舌淡苔薄白，脉细弱。王文友教授多用补中益气汤加减。若患者年老，兼见腰膝酸软、耳鸣耳聋、夜尿频多等肾虚表现，王文友教授常用六味地黄丸加减，予肉苁蓉、生何首乌、黑芝麻、牛膝等填精益肾。

对于便秘患者的日常调护，王文友教授多嘱饮食有节，忌肥甘厚味、生冷辛辣，适当运动，可配合每日睡前摩腹百次以促进排便。

七、失眠

失眠是指睡眠时间少、睡眠质量差并影响患者社会功能的病症，表现为入睡难、易醒、早醒、醒后疲劳等。本病相当于中医学"不寐"范畴，多数医家从心论治，辨证总体以虚实为纲，虚证多见气血不足、虚热内扰、心肾不交、心胆气虚等，实证多见邪热、痰火、宿食、瘀血等诸邪内郁而致神明不安。王文友教授治疗本病则强调需疏肝解郁，和胃通腑。

《素问·六节藏象论》曰："气和而生，津液相成，神乃自生。"表明来源于饮食水谷的血是维持心主神明功能的物质基础。王冰注《素问》称"肝藏血，心行之"，肝为藏血之脏，疏泄不利则血之发、藏失常，必致心神失养，且肝木为心火之母，病易母子相及，亦会影响心神。肝属厥阴，与少阳相表里，而少阳为枢，是气机升降出入之径。《灵枢·营卫生会》谓卫气昼行于阳，夜入于阴，"气至阳而起，至阴而止"，故营卫运行正常者"昼精而夜暝"，睡眠规律。《灵枢·大惑论》也称不寐的原因是"卫气不得入于阴"。《灵枢·口问》又云："阳气尽，阴气盛，则目暝。"皆指气机运转失常，营卫阴阳不能交通是不寐的病机所在。王文友教授认为从肝论治，调畅肝气，解其郁结，则能使疏泄正常，心血得充，心神得养，枢机畅达，阴阳调和，寐寐有时。

《素问·逆调论》曰"胃不和则卧不安"，王文友教授认为此论并非单指胃而言，而是以胃而统领六腑。六腑传化物而不藏，皆以通为用，气机以降为顺。若宿食、痰浊、湿热、瘀血、水饮等病邪停滞于内，则气机通降受阻，影响阴阳交通，亦致夜寐不安，故还需运用消积、化痰、祛湿、清热、活血、蠲饮等法先祛除诸邪以通滞气、和六腑。

王文友教授治疗不寐多以小柴胡汤加减为基础方，用柴胡辛散以助少阳胆气之出，黄芩苦寒以助厥阴肝气之入，共治少阳半表半里，可使气机出入如常。法半夏可以显著改善睡眠，是治不寐的要药。其性味辛温，可和胃降逆、燥湿化痰、散结消痞，配黄芩一温一寒，亦属辛开苦降，能调和阴阳。加生龙骨、生牡蛎潜阳重镇，和胃制酸，合欢花解郁安神，理气开胃，滋肾清心。

呕恶痰涎者加竹茹、莱菔子化痰和胃；舌苔厚腻者加焦山楂、焦槟榔消食化积；呃逆嗳气者加旋覆花、生代赭石、石斛、枇杷叶降逆止呃；口苦耳鸣者加金钱草、龙胆草利胆清热；小便短赤者加滑石、竹叶、通草利尿通淋；大便不通者加厚朴、大黄等下气通腑；干结难排者加瓜蒌仁或合用增液汤润肠通便；身重肢困、舌苔黄腻者加杏仁、白蔻仁、生薏苡仁宣利三焦，或予柴胡三仁汤；乏力便溏者加党参、炙甘草健脾升清；伴有自汗者可改用煅龙骨、煅牡蛎敛汗；口渴心烦者可加百合养阴清热；眩晕虚烦、口燥咽干者可加酸枣仁养血安神；痰多健忘者加远志祛痰开窍。

不寐与情绪关系密切，肝主情志，七情不合最易影响气机，妨碍肝之疏泄。思则气结，怒则气逆，恐则气下，惊则气乱，都能引起升降失常，阴阳失和。因此，本病日常调护最重调畅情志，久病者除服用药物外还可以考虑进行心理指导。王文友教授还建议晚餐进食不宜过晚、过饱，以免夜卧积食，胃气失和。

八、心律失常

心律失常是以自觉心中跳动、惊悸不安、不能自主为主要临床表现的病症，中医称为"心悸"，病位在心，病因涉及先天不足、久病失养、外感六淫及内伤饮食、情志、劳倦等因素。虚证系由气血阴阳亏虚而致心失所养，实证病机则是气滞、血瘀、痰阻、水泛、寒凝、火郁等病邪内扰心神。

王文友教授辨治本病多宗仲景之法，注重根据《伤寒论》中对方证的形象描述鉴别心悸虚实，以求准确辨证选方。《伤寒论》与"悸""惊"等心悸表现有关的条文 20 余条，有为主症者，有为兼症者，其严重程度和伴随症状都有差异。"脉结代，心动悸"者属心阴心阳两虚，炙甘草汤主之。"叉手自冒心""欲得按"者属心阳不足，桂枝甘草汤主之。"心中悸而烦"者属中焦虚寒，气血不足，小建中汤主之。"头眩，身𝓃动，振振欲擗地"者属脾肾阳虚，水饮凌心，真武汤主之。"往来寒热""胸胁苦满""心烦喜呕"伴心下悸者属少阳邪郁，水气不行，小柴胡汤主之。"四逆"伴有心悸，"或小便不利，或腹中痛，或泄利下重"者属阳郁气滞，四逆散主之。脉微细而沉，"但欲寐"伴下利清谷、四肢厥逆等症者属心阳欲脱，四逆汤主之。"厥而心下悸""食少饮多"者属脾阳虚衰，水停心下，茯苓甘草汤主之。"胸满烦惊"伴"小便不利，谵语，一身尽重"者属邪犯三阳，枢机不利，柴胡加龙骨牡蛎汤主之。"心下悸"而浮肿无汗者属肺失宣肃，水饮内停，半夏麻黄丸主之。

总结仲景心悸证治，亦分虚实两端，其属虚者偏重于阳气不足，属实者多系水饮上泛，气机郁遏。治疗则专注于温阳化饮、调气解郁。王文友教授强调经方药味虽少，但组方严谨，疗效明确，应用中需注意药物比例和剂量，量不足者必不效。如炙甘草汤中重用生地黄滋阴养血，原方中剂量为 1 斤，现临床至少要用至 50g 以上，多者可用至 120g，炙甘草也常用 20～30g。

对于《伤寒论》未载的其他证型心悸，王文友教授仍以辨证论治为原则。伴有眩晕耳鸣、腰膝酸软，证属肝肾阴虚者，常用六味地黄丸加味。伴有五心烦热、盗汗烦急，证属阴虚火旺者，常用当归六黄汤加减。伴有胸闷气短、纳呆呕恶，属痰浊阻滞者，常用瓜蒌薤白半夏汤加味。伴有胸闷胸痛、唇甲紫暗，属瘀血痹阻者，常用血府逐瘀汤合失笑散加减。

心主血脉，故王文友教授指出四诊之中的切脉对本病辨证、评估病情和判断预后具有重要意义。心悸患者常见数、促、疾、迟、结、代、滑、涩等异常脉象，需四诊合参，辨其虚实真假。总体而言，以应指冲和有根、脉率变化不大者预后较好，脉率过快或过慢、急促弹指、浮数模糊、沉迟微细、乍疏乍密等表现，提示病邪炽盛或正气衰微，病情危重。

本病的日常调护重在起居有常，按时休息。《素问·五脏生成》曰"人卧血归于肝"，肝木为心火之母，血充则能养心，故王文友教授主张每日应在肝胆所主的子时至丑时之前入睡，于心所主的午时亦可小憩以养心神。调畅情志，避免惊扰，减少思虑，保持情绪平稳，也有助于减少心悸的发作。

九、泌尿系结石

泌尿系结石属于中医学"石淋""血淋""腰痛"等范畴，临床表现主要为腰腹部突发绞痛剧烈，向小腹部及会阴部放射，平素可有腰腹部隐痛，可见血尿或尿出砂石。

王文友教授认为此病多由于平素嗜食肥甘厚味辛辣之品，导致脾失健运，湿热内生，下注膀胱，膀胱气化不利，煎熬尿液，日久而成石。湿热内蕴，砂石阻滞，则气机不利，气滞血瘀，血溢脉外则尿血。本病的病机以湿热内蕴、气滞血瘀为主。发病初期多以湿热、气滞、血瘀等邪实为主，湿热贯穿于疾病始终，久病多伴有脾肾亏虚，呈现虚实夹杂证。

王文友教授临床以自拟四金排石汤治疗本病，疗效显著，常用金钱草 50～120g，海金砂 30g，鸡内金 20g，郁金 10g，滑石 20～30g，石韦 30g，柴胡 20g，厚朴 10g，枳壳 10g，赤芍 10g，泽兰 30g。方中以金钱草、海金砂清热利湿、通淋止痛；鸡内金消积化石；石韦、滑石清热利尿通淋，促进结石排出；柴胡、厚朴、枳壳行气解郁；郁金、赤芍、泽兰活血止痛。全方共奏清热通淋、利尿排石之效。伴有尿频尿急、小便短赤，属湿热较重者，予萹蓄、瞿麦、车前子加强清热利尿之力；伴有血尿者加大小蓟、白茅根以凉血止血；腰腹痛明显者，加延胡索、白芍理气缓急止痛；结石不下，久病入络者，加没药、丹参活血；兼有气虚者，加黄芪、白术等益气排石；腰酸乏力者，加川续断、牛膝补益肝肾，引热下行，促进结石排出。

十、闭经

闭经的病因病机系先天不足、后天失养、劳累过度、情志内伤、久病正虚、多产哺乳、外邪侵袭等导致冲任气血不足或阻塞不畅，多责之于肝、脾、肾三脏，治疗以虚证补、实证泻，兼以通经为法。

王文友教授指出月经来源于肾中天癸，《素问·上古天真论》曰"天癸至，任脉通，太冲脉盛，月事以时下"，强调了肾为先天之本，在月经的产生中起决定性作用。但月经质、量正常，按周期来潮，有赖于五脏功能的整体协调。肾藏精而主生殖，经水出诸肾，肾精亏损则天癸衰竭，冲任无以充盛。脾统血属土，为后天之本、气血生化之源，脾气虚损则气血不足，血海不能满溢。肝藏血，主司疏泄，胞宫为奇恒之腑，其藏泻有时需要肝的调节。而且肝木为肾水之子，《傅青主女科》称："肝郁则肾亦郁矣。"肝气闭郁则肾气不宣，天癸不出，经水停闭。心主血而属火，心肾相交，水火既济，阴阳调和，方能蒸精化气，使冲任按时满盈。肺金为肾水之母，金润则能生水，肺又为水之上源，其宣发肃降、通调水道有助于肾主水之功。五脏安和，气血充足，冲任畅通，肾开阖有常，天癸应时通达，则月经以时而下。

辨治闭经以虚实为纲。月经量少或色淡，渐至经闭，伴有乏力神疲、腰酸膝软、头晕目花、性欲淡漠等虚损表现者属虚。虚证以经水来源不足为病机关键，因而治疗以补肾填精、健脾养血为主，兼以调和五脏，散郁通经。王文友教授治闭经虚证以益经汤为基础方。本方出自《傅青主女科》，主治"年未老经水断"者。方中重用大熟地黄、土白术补肾健脾，以山药补脾益肺滋肾，当归、白芍、酸枣仁养血柔肝，加牡丹皮入心活血散瘀，北沙参入肺润金生水，柴胡入肝引经解郁，杜仲入肾阳中求阴，人参入脾益气助运。诸药合用，能滋水源而散心、肝、脾之郁，避免"徒补则郁不开而生火，徒散则气益衰而耗精"，使五脏调和，月经复来。眠差口渴者可加百合养阴安神；乏力自汗者可加黄芪补气生血；药后纳呆者可加砂仁、陈皮开胃祛湿；腰痛者加桑寄生、续断强壮腰膝；大便难下者加生白术、火麻仁润肠通便；下肢冷痛者加淫羊藿、巴戟天补肾温阳。

月经骤然停闭，伴有烦躁易怒、小腹拒按、胸胁胀痛、带下量多等兼症者属实。实证的病机以邪气壅阻，冲任不通为要点，虽有气郁、湿阻、血瘀、寒凝之别，但其中以血瘀居多，他邪阻塞冲任致血滞不通，又多兼有瘀血。肝为藏血之脏，女子以肝为先天，故实证的治疗大法为活血疏肝、祛邪通经，以桃红四物汤合失笑散加减为基础方，无虚者去熟地黄，以当归、赤芍、川芎、桃仁、红花养血活血，厚朴温中下气，柴胡疏肝解郁，没药、五灵脂、蒲黄活血止痛。月经复至后量多有血块者改用蒲黄炭；瘀血重者还可加三棱、莪术、水蛭破血逐瘀；气郁者加枳实、香附、郁金等行气；寒凝者加小茴香、乌药、肉桂、桂枝、吴茱萸等散寒，或合用温经汤加减；湿阻者见苔腻，加杏仁、白蔻仁、生薏苡仁宣利湿邪，伴带下色黄黏稠者加萹蓄、瞿麦清热利湿；外阴瘙痒者加土茯苓、百部除湿止痒；带下清稀者可合用完带汤加减；下肢水肿者加泽兰、益母草活血利水；舌苔厚腻、口气重者加焦山楂、鸡内金消积化食；大便干结者加大黄、瓜蒌清热通腑；乳癖胀痛者加炮山甲散结活血；抑郁悲哭者加合欢花、玫瑰花安神解郁。

王文友教授强调女子月经以周期正常为要，服药经水复来后要坚持调治，待连续正常来潮 3 个周期后方可收功。调期之法重在疏肝。月经提前多属热，故用郁金或加牡丹皮。月经错后多属寒，故用香附。经期将近可用急性子破血通经，催其速至。平素调护应谨和情志，起居有节，劳逸有度，勿涉水冒寒，少食辛辣、油腻，尤忌生冷。

十一、带下病

女子带下量明显增多，色、质、味发生变化，伴有局部甚至全身症状，则为病理性带下。《傅青主女科》称："夫带下俱是湿证。"王文友教授亦认为带下病多责之于湿，临床常将其分为脾虚湿盛及湿热下注两个证型。

脾虚湿盛证多由饮食不节、劳倦过度、思虑过度，或肝气郁结，克伐脾土所致，临床多见带下量多，色白清稀、无味，倦怠乏力，食欲不振，腹胀便溏，舌质淡，苔白腻，脉滑等。王文友教授多用完带汤加减治疗。方中以党参、山药、炒白术、甘草健脾益气，二术健脾燥湿，柴胡、白芍、陈皮疏肝理气，车前子利水除湿，芥穗炭祛风胜湿。全方共奏健脾益气、升阳除湿之功。

湿热下注证临床症见带下增多，色黄臭秽，质地黏稠，或伴有阴痒，口干口苦，胸闷纳差，便溏或黏滞不爽，小便色黄，舌红苔黄腻，脉弦滑或滑数。王文友教授临床多以自拟方清带汤加减治疗。常用萹蓄 20g，瞿麦 20g，牡丹皮 10g，炒栀子 10g，柴胡 15g，土茯苓 30g，瓜蒌 30g。方中以萹蓄、瞿麦清热祛湿；柴胡疏肝解郁，调畅气机；牡丹皮、炒栀子清肝凉血；土茯苓解毒祛湿，杀虫止痒；瓜蒌通腑泄热。伴有阴痒者可加苦参 6g，百部 30g；伴口苦者可加金钱草 30 ～ 80g。

十二、湿疹

湿疹与中医典籍中"奶癣""浸淫疮""湿毒疮""飞粟疮""血风疮"等症状相符，因病位有别，又名"四弯风""旋耳疮""肾囊风"等，现统称"湿疮"。病机为内有脏腑失调，外感风、湿、热邪，病虽发于肌肤，源在脾、胃、心、肝。初起邪盛，久则伤正，脾虚湿蕴，血燥生风，本虚标实。辨证大致分湿热、脾虚、血虚三型。

王文友教授认为本病形于外而发于内，首当责之于脾。《灵枢·五癃津液别》云"脾为之卫"，饮食、情志所伤，脾运失常，既使气血生化不足，正气难以御邪，又因水谷不化，内生湿热，与外邪相引，内外合邪而发病。急性发作期病机以邪盛为主，风、湿、热蕴结肌肤，胶着难解，邪炽还可化毒，当先祛邪治标。相对缓解期病性属虚实夹杂，应攻补兼施，以健脾燥湿、滋阴养血、凉血活血为关键。辨证当注重通过问症状、观皮损区别血热、风盛、湿淫孰轻孰重。血热者皮损色红；风盛者痒甚脱屑；湿淫者分泌物多；皮肤粗糙增厚者则属湿热固结，阻滞气血而致肌肤失养，不可误辨。

湿疮发作期的治疗以祛湿疏表为要，王文友教授常用藿朴夏苓汤为基础方加减。以藿香芳香化浊，散湿于表；法半夏、厚朴散结运脾，燥湿于中；茯苓、生薏苡仁健脾利水，渗湿于下；杏仁开利肺气，通调水道。常加土茯苓、苦参除湿清热解毒，白鲜皮、地肤子燥湿祛风止痒；血热疹红者加牡丹皮、赤芍、生地黄清热凉血；风盛痒而游走者加荆芥、防风散风止痒；渗出量多者加苍术、黄柏燥湿敛疮；合并感染者加金银花、蒲公英解毒利湿；小便短赤者加滑石、白茅根、竹叶、通草清热利湿；口渴多汗者加生石膏、知母清热泻火；湿疮发于颈肩者可加槐花凉血，发于耳周者加龙胆草清肝胆热。王文友教授还强调皮损色红者禁用荆、防等温药祛风止痒，必先清热凉血，红而痒甚者可用羚羊角粉凉血息风。

本病属湿邪为患，最易缠绵反复，愈后尤需谨慎调护。除调畅情志、节制饮食等一般调护外，王文友教授提出切勿涉水淋雨、久浸水中，以免复感外邪；还要注意减少对皮损局部的刺激，不可用热水清洗，不可搔抓，保持皮肤清洁，避免分泌物沾染。

十三、痤疮

痤疮，中医学称"肺风粉刺""酒刺""风刺"，表现为粉刺、丘疹、脓疱、结节、囊肿及瘢痕，常多种皮损同时存在，好发于面、胸、背等富含皮脂腺的部位。王文友教授认为本病的发生与素体阳热偏盛有关，或因嗜食肥甘厚味、情志不舒导致肝郁脾虚，肺胃郁热，湿热内蕴而生，病程日久则出现肝肾阴虚、痰瘀互结。

肺胃郁热型症见颜面潮红，粉刺焮热、瘙痒，或有脓疱，口干苦，或口臭，便干溲赤，苔黄，舌红，脉弦数。脾胃湿热型症见皮疹红肿瘙痒，或伴有脓疱，大便不畅，腹胀，苔黄腻，脉滑数。肝郁脾虚型多见于女子，皮疹反复发作，常与月经周期有明显关联，多伴有月经不调、经前皮损增多、烦急易怒、经前乳胀，舌边尖红，苔薄黄，脉弦。肝肾阴虚型皮疹色红不鲜，常见面色晦暗，色素沉着，神疲乏力，苔薄白，脉濡滑。痰瘀凝结型皮损以红色或暗红色结节和囊肿为主，伴有瘢痕或色素沉着，舌暗有瘀点，苔薄白，脉弦或弦滑。

王文友教授治疗本病多以清泄肺胃郁热为法，常用枇杷清肺饮加减，药用桑白皮、枇杷叶、蒲公英、金银花等。桑白皮、枇杷叶均入肺经，可清肺泄热；金银花既能宣散风热，又可清解血毒；蒲公英能清热解毒，散结消痈。肝郁脾虚者合用小柴胡汤、柴胡疏肝散等柴胡剂疏肝健脾；兼有肝郁化火者可用丹栀逍遥散；脾胃湿热者常合用三仁汤加减，以清利湿热；带下色黄量多者加萹蓄、瞿麦；肤痒者加苦参、土茯苓、百部；痰瘀凝结者常合用桃红四物汤、二陈汤加减，以活血化瘀、祛湿化痰；若有结节、囊肿可加夏枯草、连翘、全蝎、浙贝母等软坚散结；病程较长者可配合大黄䗪虫丸口服，以缓消瘀血；肝肾阴虚者可合用六味地黄丸、二至丸加减。女性患者治疗常结合月经周期，调理冲任。

十四、慢性荨麻疹

慢性荨麻疹是一种反复发作的顽固性皮肤疾患，目前辨证主要有风热、风寒、脾胃湿热、阴虚火旺、冲任不调、热毒燔营等分型。王文友教授认为本病之所以难以彻底治愈，关键在于存在湿邪为患。湿属阴邪，其性黏滞，风与湿合，热与湿结，故缠绵难去。

王文友教授临床治疗荨麻疹等皮肤风团症状，常以防风通圣散作为首选方剂。《医方考》分析防风通圣散时说："防风、麻黄解表药也，风热之在皮肤者，得之由汗而泄；荆芥、薄荷清上药也，风热之在颠顶者，得之由鼻而泄；大黄、芒硝通利药也，风热之在肠胃者，得之由后而泄；滑石、栀子水道药也，风热之在决渎者，得之由溺而泄。风淫于膈，肺胃受邪，石膏、桔梗清肺胃也，而连翘、黄芩又所以祛诸经之游火；风之为患，肝木主之，川芎、归、芍和肝血也，而甘草、白术又所以和胃气而健脾。诸痛痒疮疡，皆属心火，故表有疥疮，必里有实热。是方也，用防风、麻黄泄热于皮毛；用石膏、黄芩、连翘、桔梗泄热于肺胃；用荆芥、薄荷、川芎泄热于七窍；用大黄、芒硝、滑石、栀子泄热于二阴，所以各道分消其势也。乃当归、白芍者，用之于和血；而白术、甘草者，用之以调中尔。"可见本方意在从皮毛、七窍、二阴分消风、湿、热诸邪，并可调和肝脾，兼顾气血，汗不伤表，下不伤里，对于表里俱热或表寒里热证者都可应用，用于儿童亦可取杏仁代替麻黄以宣肺解表。

十五、小儿咳嗽

咳嗽分为外感、内伤两大类，病位主要在肺，病机复杂多样，与其他脏腑联系广泛。脾主运化，为气之源，亦为生痰之源。肺司呼吸，为气之主，又系储痰之器。肾者主水，为气之根，也是水泛之本。三者五行相生，病则母子相及，故诸脏腑之中以肺、脾、肾三脏对本病最为关键。

小儿之体属稚阴稚阳，脏腑"成而未全""全而未壮"。肺本为娇脏，小儿肺气未充，形质娇嫩，又不知自调冷暖，易受外邪而伤正气，故肺常不足。脾初行运化，恰逢生长旺盛，多耗精微，兼常有乳食不节，易损健运而留积滞，故脾常不足。肾藏元阴元阳，虽禀受于先天，但未得后天水谷充养，尚不充盛，故肾常不足。肺、脾、肾三脏不足的生理特点，使小儿更易罹患咳嗽。

王文友教授认为小儿咳嗽最常见的病因是宿食积滞。北宋儿科大家钱乙用"脾主困"概括了小儿脾胃运化不及和湿热、宿食停滞本虚标实的病理特征，也涵盖了脾胃对六腑通降、传化功能的影响。小儿本脾胃薄弱，健运乏力，又饥饱不节，更伤脾胃，致乳食积滞，痰热内生，上犯于肺，肺失宣肃而作咳。食积郁热，肺脾气伤，卫外不固，又易感受外邪，壅遏肺气，加重咳嗽。《颅囟经》谓小儿为纯阳之体，阳气相对偏盛，病易从阳化热。王文友教授临证所见食积咳嗽亦以实证、热证居多，以舌苔厚腻为辨证要点，治疗以泄肺清热、消积通腑为大法。

《小儿药证直诀·咳嗽》以葶苈丸治疗乳食咳嗽，称"盛即下之"。王文友教授减其中峻烈之品，自拟经验方。以葶苈子苦辛大寒泻肺中痰火，通肺气壅闭；杏仁宣降肺气，止咳润肠；厚朴下气燥湿，消积导滞；焦三仙消食行气，健脾和胃；大黄泻下攻积，清热通腑。方中葶苈子用量 10 ～ 15g，焦三仙用量 30 ～ 45g，杏仁、厚朴用量 5 ～ 6g，大黄用量 3g，药简而力专，焦三仙用量三倍于葶苈子，祛邪而不忘顾护脾胃。

痰黄质黏者加桑白皮、浙贝母、天竺黄、鱼腥草清热化痰；发热汗多、烦渴引饮者加生石膏、知母清热生津；大便秘结者加瓜蒌、枳实润肠通便；痰多呕恶者加竹茹、莱菔子化痰止呕；外感风热，咳嗽加重者加桑叶、前胡疏风清热；感冒咽痛、发热恶寒者加金银花、连翘、大青叶、板蓝根、薄荷清热解毒；纳呆食少者加鸡内金健胃消食；口渴思凉者加麦冬、百部生津润燥。经治厚腻苔渐退者可减焦三仙、大黄，仅用焦山楂行气消积。加减用药剂量也需根据患儿年龄、病情较成人酌减。

十六、小儿腹痛

小儿腹痛又称肠痉挛、肠绞痛，中医学有"肠气病""肠痛""盘肠气"等称谓。王文友教授认为幼儿脾胃本虚，自身又不知节制饮食，多喜肥甘、寒凉、甜食，日久脾胃更伤，脾虚不运，内生湿热，食积内停，故小儿腹痛辨证以饮食积滞，湿热蕴结者居多，亦有少数为健运失常，湿热生虫之虫积。

王文友教授对于本病多以消食导滞为治疗原则。症见脘腹胀痛、大便秘结或里急后重者常用枳实导滞丸加减消积导滞、清热祛湿，药用枳实、大黄、黄芩、黄连、茯苓、神曲等。伴有嗳腐吞酸、不欲饮食等症状者可予保和丸加减消食和胃，以焦山楂消肉食积滞；神曲消酒食陈腐之积；莱菔子消面食痰浊之积；陈皮、半夏、茯苓理气和胃，燥湿化痰；连翘散结清热。临床还常用鸡内金消食，有腑实表现者予大黄清热通腑，还可辅以杏仁降气，厚朴、焦槟榔行气消胀，热盛者可用生石膏 15 ～ 30g 清热生津。

《活幼心书》总结小儿日常调护关键在于"常要三分饥与寒"，意在避免积食、郁热，预防因内邪而感外邪，故称"忍一分饥，胜服调脾之剂"，"耐一分寒，不须发表之功"。《医宗金鉴》强调小儿乳食贵在"有时""有节"，应培养小儿规律进食，饥饱有度，勿因"父母过爱"而多食致积。王文友教授提出小儿饮食除遵循以上原则外，还要注意食品卫生，防范虫病，望诊白睛有暗斑、指甲有白斑者多有虫积于内，应及时驱虫。3 岁以下幼儿尤忌油腻生冷，慎予肉食。面垢、发结、夜寐磨齿均系宿食积滞的表现，当减食多动，促进运化，未病先防。

十七、经验药对

王文友教授临证中经验药对的应用颇为广泛，其中既有同类相须者，又有异类相助者，还有补泻兼施、升降合用等法，现择要者加以总结。

1. 白术、茯苓

白术苦甘温，入脾、胃经，补脾益气，燥湿利水，固表止汗；茯苓甘平，入心、肺、脾、胃、肾经，利水渗湿，健脾补中，宁心安神。白术配茯苓是《伤寒论》中治疗水饮最常用的药对，凡小便不利，或心下满，或口渴，均可以此药对配伍。三组症状虽然不同，但病变的实质都是脾虚不运导致的饮停于胃。因此，王文友教授临床见因脾虚湿困导致的食欲不振、脘腹胀闷，常以此药对健脾益气、和胃化湿，常用剂量为白术 20 ～ 50g，茯苓 10 ～ 15g。

2. 香橼、佛手

香橼、佛手一物两种，性味、归经、功效相同。性味辛苦酸温，入肝、脾、肺经，可理气止痛，健脾消痰。两者配伍，相须为用，既能疏肝理气、和胃通降，又不至于伤及阴液，常用于年老体弱，气滞脾虚，纳差脘胀者，常用剂量均为10g。

3. 乌药、小茴香

乌药辛温，入脾、肺、肾、膀胱经，可顺气散寒止痛；小茴香辛温，入肝、肾、脾、胃经，能理气止痛，调中和胃。二者合用源于《医学发明》之天台乌药散。原方主治寒凝气滞所致的小肠疝气。王文友教授取其温散脾寒、行气消胀、顺逆止痛、调中和胃之意，用于因寒邪侵犯中焦，气行不畅而致的胸腹胀痛、绵绵不休，食冷则甚，胃部喜暖，或伴有行经腹痛者，常用剂量为乌药10g，小茴香10g。

4. 藿香、佩兰

藿香辛微温，入脾、胃经，既能散表邪，又能化里湿，多用于夏秋之季，以醒脾和胃，辟恶止呕，化湿解暑。佩兰辛平，入脾经，可醒脾化湿，清暑辟浊，主治夏日受暑，头昏等病症。王文友教授在长夏湿盛时见倦怠无力、头胀胸闷、脘痞恶心、呕吐腹泻、舌苔浊垢者必用二药，往往速效，常用剂量为藿香10g，佩兰10g。

5. 柴胡、黄芩

此药对源于《伤寒论》小柴胡汤。柴胡苦平，入肝、胆经，疏肝开郁，升清阳，能开气分之结；黄芩苦寒，归心、肺、胆、大肠、小肠经，能清热燥湿降火，可泄气分之热。二者相互为用，既可调畅肝胆之气机，又可清泄内蕴之湿热。王文友教授临床根据患者的气郁程度、热势轻重、大便是否通畅调整其用量，柴胡用量为10～30g，黄芩用量为6～10g。

6. 厚朴、枳实

厚朴苦辛温，入脾、胃、肺、大肠经，可化湿导滞，行气平喘，有燥湿消痰、下气除满的功效。枳实苦寒，入脾、胃经，长于破气行痰，以通痞塞。此药对见于《伤寒论》大、小承气汤。临床对于脘腹胀满、痰盛喘咳、大便不畅之实证者，王文友教授常用二者为伍以行气、破气，理脾胃，消痞满。厚朴、枳实的常用剂量均为10g。

7. 陈皮、竹茹

陈皮辛苦温，入脾、肺经，可理气健脾，燥湿化痰；竹茹甘微寒，入胃经，可清热止呕，涤痰开郁。二药合用见于《金匮要略》橘皮竹茹汤，治疗胃虚呕吐或哕逆等症。王文友教授在临证中用于气阴两虚而兼肝胃郁热证，见脘腹饱胀、嗳气纳差、时时泛恶等症者，常用剂量为陈皮 5～10g，竹茹 10g。

8. 白术、泽泻

两药配伍运用源于《金匮要略》中的泽泻汤。原方主治"心下有支饮，其人苦冒眩"，属脾虚湿盛，水停心下，清阳不升，浊阴不降所致。白术苦甘温，归脾、胃经，能健脾益气，燥湿利水。泽泻甘淡寒，归肾、膀胱经，能利水渗湿、泄热通淋。二药合用，白术健脾燥湿，则痰湿不生而治本，泽泻渗湿利湿，引水气下行而治标。王文友教授多用于脾虚湿盛，浊邪上犯之头晕、脘痞、带下，常用量为白术 10g，泽泻 30g。

9. 石斛、枇杷叶

石斛甘淡微寒，入肺、胃、肾经，能滋养胃阴，清热生津；枇杷叶苦平，入肺、胃经，能化痰止咳，和胃降气。石斛与枇杷叶同用，为清金制木之法。对于肝火上炎，肝气横逆，引动胃气上逆而使呃逆频频、咽部如堵者，王文友教授往往加入此药对，常用剂量为石斛 10g，枇杷叶 10g。

10. 大黄、甘草

大黄苦寒，入脾、胃、大肠、心包、肝经，可攻积导滞，泻火凉血，逐瘀通经；甘草甘平，入十二经，补脾益气，清热解毒，润肺止咳，调和诸药。二者合用源于《金匮要略》治疗胃有实热，大便秘结，食后即吐的大黄甘草汤。王文友教授认为该药对能清、能下、能通，解毒而不伤正，可用于辨证为实热、火盛、毒聚、瘀滞、便结而正气未虚者，常用剂量为大黄 5～10g（生用，后下），甘草 5g。

11. 旋覆花、代赭石

旋覆花苦辛咸、微温，入肺、脾、胃、大肠经，能消痰行水、降气止噫；代赭石苦寒，入肝、心包经，能镇逆平肝止血。二药合用，出自《伤寒论》旋覆代赭汤，具有调补胃虚、和降逆气、升清降浊的功效。王文友教授对于胃失和降而致的气逆呕吐、反胃、噎膈、呃逆等，常用两药降虚气之逆而和胃安中，常用剂量为旋覆花 10g，代赭石 6g。

12. 柴胡、枳实

柴胡苦平，入肝、胆经，疏肝开郁升清阳，能开气分之结；枳实苦寒，入脾、胃经，长于破气行痰，以通痞塞。柴胡主升，枳实主降；柴胡疏肝，枳实理脾。二药为伍，升降气机，调理肝脾。王文友教授常用于肝脾不和、气机逆乱之胸腹胀满，食滞难消，嗳气频作，泄利下重，常用剂量为柴胡 10 ～ 20g，枳实 10 ～ 15g。

13. 当归、芍药

当归辛甘温，甘补辛散温通，既补血又活血，并能行气止痛，为血病之要药、妇科之良品。芍药补血敛阴、柔肝止痛，为治疗血虚诸症之良品。二药相须为用，能增强养血止痛之功能。王文友教授临床常用于血虚血瘀所致的月经不调、痛经、产后病及血虚经脉不通的肢体疼痛等。

14. 当归、川芎

川芎辛温香燥，走而不守，既能行散，上可达颠顶；又入血分，下达血海，前人谓川芎为血中之气药，活血祛瘀作用广泛，适宜瘀血阻滞的各种病症；祛风止痛，效用甚佳，可治头风头痛、风湿痹痛等症。当归功能养血，调和血脉，川芎主要活血，行血通瘀，兼能祛风。二药相须为用，可增加养血活血之力。

15. 萹蓄、瞿麦

两药配伍应用首见于《太平惠民和剂局方》中的八正散。萹蓄味苦，入胃、膀胱经，苦寒能清热，清膀胱湿热，利水通淋为其所擅长，兼能杀虫止痒。瞿麦性寒降泄，入血分，能导小肠邪热下行，并兼有凉血作用，适用于热重于湿之淋证，又能活血通经。二药相须为用，能加强清利湿热作用。王文友教授临床如遇湿热下注之淋证、黄带，每多用之。

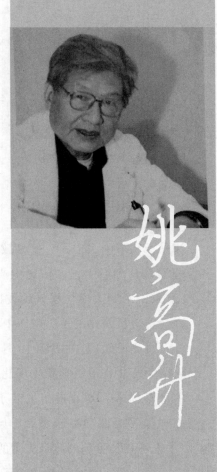

姚高升

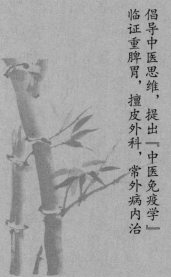

倡导中医思维，提出『中医免疫学』
临证重脾胃，擅皮外科，常外病内治

医家简介

姚高升（1936 年 10 月生），教授，皮外科主任医师，享受国务院政府特殊津贴；从事中医皮科、外科教学、医疗、科研 50 余年，曾任北京中医药大学管理学院管理系主任、信息中心主任、院长，教育部高评委、学术委员会委员，《北京中医药大学学报》编委、《中华医药管理杂志》编委，中国中医药信息研究会副会长兼秘书长；现任中华中医药学会皮肤病专业委员会顾问。

姚高升教授 1936 年 10 月出生于山西省永济县一个普通的农村家庭，1963年毕业于北京中医学院（现北京中医药大学）。在六年的大学生涯中，由知名老中医秦伯未、刘渡舟、祝谌予、任应秋、董建华、王绵之、于道济、马龙伯、方鸣谦等授课和临床带教，姚高升教授对中医有了深刻领悟，他的毕业论文"木土不和"受到刘渡舟先生的大力赞扬。

毕业后，姚高升教授分配到附属医院（现北京中医药大学东直门医院）外科教研室，从事教学和临床工作。在时任主任方鸣谦教授的教诲下，姚高升教授一直秉持着"为人民服务"的宗旨，深受领导和群众信任，先后担任外科负责人、医务处负责人、门诊部主任，并于 1972 年创建了东直门医院皮科。

1984 年，姚高升教授被调到北京中医药大学，从事管理专业的教学工作。姚高升教授用 10 年时间完成了学科体系建设，成为当时全国唯一的高等中医管理专业教学单位。他为数以千计的中医院管理干部授课，并编写了全国第一部《中医医院管理学》教材，被北京市授予科技进步二等奖；建立了全国第一个卫生管理专业硕士点，成为第一位中医管理专业研究生导师。姚高升教授重视科研，讲究实用性，创制出许多皮外科疾病的外用治法，疗效颇佳，其中皮肤平药膏已出口荷兰，受到患者的好评。在传承方面，姚高升教授带教多名本科生、硕士研究生、博士研究生，成立了弟子班和工作站，发表临床及管理学相关论文若干篇。

姚高升教授在退休后被委派在国外从事医疗工作一年，用中医传统方法治愈了西医无法治疗的患者，至今 20 余年，还有患者来信感谢。在国外，虽然有优厚的待遇挽留，但被姚高升教授以自己的事业在中国婉拒。如今，姚高升教授已年过八旬，仍然坚持每周 4～5 个半天出诊，上午给患者诊病，下午常结合上午的诊疗情况有针对性地看书总结，不断提高自己的诊治水平。姚高升教授认为中国传统文化有诸多相通之处，古人云"医者，意也"，书法的最高境界也是写意，中医学像书法一样通过有形来辨别无形。因此，他钟爱书法，已经练习多年，造诣颇深。

姚高升教授把管理学、人文科学、系统科学融会到中医学中，对中医学理论理解得更深刻，因而在中医皮外科疑难杂症的诊治用药上游刃有余、挥洒自如，深得患者的信赖。姚高升教授誓言工作到不能工作为止，为中医事业奋斗终生。他用行动阐释了"谦虚谨慎、刻苦钻研、自强不息、止于至善"的真正意义，展现了"不忘初心、牢记使命"的赤子之心。

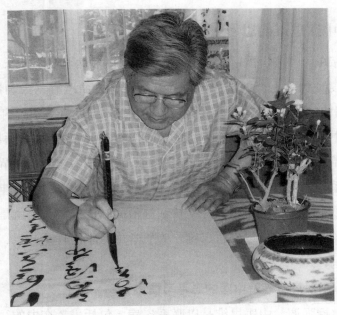

◎　姚高升教授在书法创作

学术思想

姚高升教授杏林耕耘近六十载，热爱中医，时刻关注着中医药事业的现代化发展。他博采众家，除了钻研中医经典之外，也将现代系统工程理论融入中医思维中。在学术上，姚高升教授崇尚脾胃学说，并提出了"中医免疫学"，撷仲景、东垣、清任之长，重脾胃、化瘀血，用药讲究"王道"，不失稳、准、狠，形成了以重视脾胃为核心的"外病内治"中医思维；临床上擅长皮科、外科，对风湿免疫类内科疾病造诣颇深。

张仲景云："阴阳会通，玄冥幽微，变化难极，自非才高识妙，岂能探其理致哉。"传统的中医学理论艰涩难懂，关于现代中医人如何实现中医梦，姚高升教授认为，中医学是中国传统文化的重要组成部分，不等同于自然科学，虽然有自然观、辨证观、整体观、天人合一等，但都属于朴素的辩证唯物主义，中医学要发展就必须突破这种凝固的外壳，重建与时代相应的理论体系。建立中医思维才算真正拥有了中医灵魂，在这个基础之上，方能更好地传承、发扬中医。

一、对中医思维的思考

我国现存在两种医学体系，即中医和西医。两种医学各有所长、互相补充，可以最大限度地保障人民的健康。姚高升教授认为西医有三大利器，即激素、抗生素、手术刀；中医也有三大优势，即先进的辨证思维，几千年积累的宝贵经验，以及中医特色技术。中医先进的辨证思维是一套完整的、科学的、以哲学思想贯穿始终的辨证理论体系。中医学的真谛源于对自然、世界、历史、人体、社会关系等诸多方面的发生发展规律的熟知与运用，再结合丰富扎实的中药学知识，以平衡、调和为原则提出辨证施治的临床处方。这就是建立在哲学思想前提下的中医思维。以中医思维作为研学中医学的理论起点，是中医教育与传承的根本。

1. 形成以中医思维理解中医的思考习惯

姚高升教授强调，中医思维是以联系疾病，包括患者在内的，以分析、归纳为主体的一种思维方式，属于具象思维、顿悟思维，也称灵感思维的范畴。对于疾患，西医在问诊或做辅助检查后，予以相应的对症治疗。中医思维则是首先探究病因，从患者的脉象、面色、舌苔、饮食习惯、脾气秉性、生活环境等多种因素综合考虑，然后根据体质与成因，给出临床处方及日常生活中需要调整行为习惯的医嘱，即症状本身未必是初始成因，无论患者是怎样的症状，强调哪里不舒服，都要以中医思维的方式去问诊与分析，才能达到标本兼治的目的。

中医学是中国传统文化的组成部分，吸纳了古代包括天文、地理、生物、文学、史学、哲学的优秀部分，尤其是天文学、哲学方面，认为人是宇宙的产物、或者说是宇宙的一部分。人是一个整体，而且是一个变化的、复杂的整体。科学家钱学森也曾说"人体是一个高度复杂的大系统"。古人更是把这种认识作为观察和处理各种事物的一种方法。姚高升教授喜欢用我国古代有名的都江堰水利工程为例，其为了保证成都平原旱涝保收，不但有分水工程，还建有辅助防沙等工程。这种辩证唯物主义的整体思想与现在的哲学、辩证法，尤其是系统科学方法，有着天然的契合，这种理论方法一直在中医临床、研究的实践上贯穿运用，而且随着时代的发展不断发展和完善。

2. 顺应阴阳平衡与矛盾和谐共生

《素问·阴阳应象大论》云："阴阳者，天地之道也，万物之纲纪。"阴阳是对自然界相互联系的某些事物和现象对立双方属性的概括，是同一事物相互对立的两个方面。阴阳理论就是辩证法的主要内容，辩证法的基本概念是普遍联系和永恒发展的哲学思想。姚高升教授认为，阴阳可以是一种状态，如阴静阳动；也可以是一种表象，如皮外的肿疡，平塌凹陷是阴证、红肿热痛是阳证；也可以是有形的，或者是无形的，正如老子所讲："无生于有，有生于无。"在临床中，经过四诊合参把有形的"象"（症状、体征）经过医生的辨别、归纳为证，即变成无形的概念，再形成有形的治疗方法。人的概念的差异都应看作是客观矛盾的反映，客观矛盾反映人主观的思想，组成了概念的矛盾运动，推动了思想的发展，不断地解决了人们的思想问题。

《素问·阴阳离合论》说："阴阳者，数之可十，推之可百。数之可千，推之可万。万之大不可胜数，然其要一也。"阴阳为纲，不断细化，可以在临床上衍生出各种表象，主要为风、寒、暑、湿、燥、火，表里、寒热、虚实等，还包括人体不同部位、不同状态。在中医临床中，体现"阴阳"辨证核心的是对立统一法则，辩证法中称为对立性和统一性。对立统一的概念简言之就是一件事物的两面性，或者说两个方面。古人讲"一阴一阳谓之道"，姚高升教授认为人体在内外环境影响下，出现的气血、功能、代谢等不平衡状态，就是阴阳对立统一的过程：一方面是对立，阳代表热、亢进、血气旺盛，表现为皮肤灼热、娇红疼痛、舌红、脉数、大便干燥、心烦、急躁暴怒、口舌生疮等；阴代表寒、衰退、气血不足，表现为手脚凉、怕冷、关节疼、便稀溏、舌淡胖有齿痕、口不渴等。临床治则为寒者热之，热者寒之。正如唐代医家王冰所讲："壮水之主，以制阳光；益火之源，以消阴翳。"热证用寒凉药物治疗，寒证用温热药物治疗。另一方面是统一，即矛盾的同一性。中医学对事物的发展是一元化理论，即所谓"道生一，一生二，二生三，三生万物"，阴阳皆来源于"道"。辩证法中对矛盾的同一性也认为矛盾双方，一方的存在是以另一方的存在为前提，一方从另一方中吸收有益于自己发展的要素。在临床治疗中，正如张景岳所讲："善补阳者，必于阴中求阳，阳得阴助而化生无穷；善补阴者，必于阳中求阴，阴得阳助而源泉不竭。"

3. 遵循自然规律，重启人体系统平衡

现代系统论的奠基者，被称为系统论之父的加拿大籍生物学家 Bertalanffy，认为生命机体是一个能保持动态稳定的系统，主张从生物体和环境的相互作用中说明生命的本质。姚高升教授认为中医学的整体观、辨证观，已经具备了系统方法的特征。

根据系统论的定义，学习中医学，必须熟悉掌握中医学理论中所讲的致病要素，即风、寒、暑、湿、燥、火，真正领悟这些要素的表象和含义。这六种要素既有外感，又有内生，而且每一种要素都是一个系统。例如"湿"，是一种表象，有内湿、外湿之别，有重、浊、闷、腻、缓的特征，临床表现为身体酸重肿满、头晕如裹、胸闷、口甜黏腻、厌油腻、腹泻、皮肤渗出、面容晦暗、分泌物浑浊、带下量多、嗜睡困倦、体胖、舌苔滑腻、脉滑等，另外，与湿同一系统的水、饮、痰等也有类似表现。这些致病要素之间都是相互联系的，有各自的功能，在一定条件下，这些要素还可以相互组合。例如湿，可与寒结合为寒湿，可与热结合为湿热，还可以演化为痰湿、水湿、风湿、暑湿、湿毒等。

姚高升教授强调，整体性是中医临床思维的核心，也是符合现代系统思维的主要内容之一。中国古代思想家注重把整体观和辩证综合考虑，将天地人视为有机联系的系统，力图探索人和天的共通之处。正如《伤寒论·序》中所述："夫天布五行，以运万类，人禀五常，以有五脏；经络府俞……"另外，《素问·四气调神大论》对春夏秋冬四季养生法做了详细说明。

整体性在中医思维中体现在中医诊疗的全面性。如《内经》"病机十九条"中写道："谨守病机，各司其属，有者求之，无者求之，盛者责之，虚者责之，必先五胜，疏其血气，令其条达，而致和平……"譬如"诸痛痒疮，皆属于火（心）"，因为肝木生心火、心火生脾土、肾水克心火，又有肝木克脾土、肾水生肝木，故一般来说，就内火而言，还多涉及肝、脾、肾，根据虚实采用不同的方法。整体性还表明了世界上的各种现象、事件、过程都不是孤立的，不是杂乱无章的偶然堆积，而是一个有规律的、由各要素组成的有机整体。从人体结构看，五个指头相加并不等于一个拳头的功能，又比如人的双眼的视角功能，

也大大超过两只单眼视角功能的简单相加。这种"1+1 > 2"的现象在中医诊疗中非常常见。所以，中医临床诊疗开方，是按照"君臣佐使引"来制方。方是一个有机整体，而不是一堆药物的堆积。

另外，姚高升教授认为，中医学理论中的层次结构也是非常突出的。张仲景的《伤寒论》除了开创中医辨证论治以外，最大的贡献就是把疾病的性质、位置层次化，将《内经》中的阴阳理论具体化、实践化，奠定了治疗外感病的临床路径。

中医学很早就认识到人体是一个复杂的变换的系统，正如张仲景所谈"阴阳会通，玄冥幽微，变化难极"，《易经》中认为天地间的运动常升降交感，在《素问·六微旨大论》中也说"天气下降，气流于地，地气上升，气腾于天，故高下相召，升降相因，而变作矣"。中医先贤从自然中认识人体内部也会有各种类似升降浮沉的变换功能，在古代缺乏现代科学技术的情况下，中医学用宏观系统诊治疾病，对疾病的诊治和预防起到了决定性作用。

除了人体系统的复杂性、变换性，姚高升教授强调，中医学也认为人体是一个相对稳定的自系统。在一定条件下，可以通过自我调节达到阴平阳秘的目的。

那么，人体如何自控呢？这个稳定系统是通过一个网络和一个点来实现的：①一个网络：即相生相克的五行网。相生是指大气运动的先后，如春由冬气而来，故水生木；相生者，补其不足，相克者，制其太过，因而可以达到动态平衡。这些与现代三论中的协同论是一致的。②一个点：这个点就像是一个轴心，春夏秋冬、东南西北，四个轮子，绕着这个点形成一个圆运动。民国时期彭子益先生讲，右下左上中、降沉升浮中、秋冬春夏中、宇宙中的中心在地面，在人身为胸下脐上二寸之间，这与东垣先生在《脾胃论》中说得非常吻合。《脾胃论》说"五行相生，木火土金水，循环无端，唯脾无正行，于四时之末，各旺一十八日，以生四脏。四季者，辰戌丑未是也。人身形以应九野，左足主立春，丑位是也；左手主立夏，辰位是也；右手主立秋，未位是也；右足主立冬，戌位是也。戌湿其本气平，其兼气温凉寒热，在人以胃应之。巳土其本味咸，其兼味辛甘酸苦，在人以脾应之。脾胃兼化，其病治之，各从其宜，不可定体。肝肺之病水火之间，顺逆传变不同、温凉不定，当求责耳"。所以，中医学讲四时为病，胃气为本，万病不已，宜从中治。古人讲人体的升降浮沉是生命活动过程，形容为"水壶现象"，与现代三论中的耗散结构理论非常吻合。例如，一杯水在底部加热，杯中的水受热膨胀，比重变小，变轻而上浮，在上面散热后变重而下降，下降的水受热再上升，而后再下降，这样在杯中的水由于有热量不断输入，在一定条件下就会形成升降的对流运动。在正常情况下，水的温度波动在一定范围，中医学讲肾水蒸腾、水火相济，本质上就是阴阳平衡。

现代有人认为中医学的分析是建立在"象"的基础上，因而缺乏精确性，经验性的成分居多，难于掌握。对此，姚高升教授认为，中医学的形成过程也是在保持了系统论封闭和开放的观念上发展起来的，既保持了自己的内核又不断吸收外部的营养。因此，用系统科学方法丰富和提高中医思维方法，无疑会对中医学研究临床起到重要作用。

中华民族创造了源远流长的中华文化，中医药更是中华文明的精髓，为护佑中华民族的繁衍做出了巨大的贡献。姚高升教授希望中医人能够与古为徒，建立正确的中医思维并形成思考习惯，做好中医药事业的传承者、研学者、助力者。

二、倡导中医免疫学

我国先贤在甲骨文中就提出了"御疫"的概念，应该是关于中医免疫学最早的记载。姚高升教授倡导的"中医免疫观"是中医药对人体免疫系统的认识和调节，以中医思维为研学基础，以调和为原则辨证论治，三因制宜，平衡免疫，达到维稳的目的。

西医学认为，构成免疫系统的重要器官有骨髓、胸腺、扁桃体、脾脏、淋巴结及白细胞。现代免疫学发展迅速，涉及范围非常广，免疫与内分泌系统、神经系统等形成神经-内分泌-免疫网络系统。三大系统都有各自独特的功能，其中神经系统是整合信息的中心和枢纽，内分泌系统转输信息、交换物质，免疫系统则是效应组织、器官和信息正负反馈调节系统，三者又互相联系和影响，并产生协同的正向作用，继续保持、维护、发展机体对内外环境的适应性。

《素问·六微旨大论》说："亢则害，承乃制。"张景岳释为"亢者盛之，极也，制者因其极而抑之也"。"亢"是由于体内有各种因素，包括情志、饮食、生活过程中产生的内毒素及外环境侵袭人体的外毒素如细菌、病毒等侵犯人体，从而使机体某些免疫结构对这些内外毒素发生的过激反应。亢的结果，如《素问·六微旨大论》所言，"害则败乱，生化大病"，造成了人体脏腑、气血的各种病理损害。"承"是对"亢"的盛极为害的抑制，古人讲"制者因其极而抑之也"，《素问·六微旨大论》亦云："相火之下，水气承之，水位之下，土气承之。"

人体是一个极其复杂的系统，亢和承都是通过神经 - 内分泌 - 免疫系统中多种细胞及细胞之间的信使、细胞因子相互反馈和控制来实现的。反馈分为正反馈和负反馈，姚高升教授认为，这正是中医学中亢和承的表现。亢和承相互作用能否达到平衡的目标，是机体控制系统的主要功能，也就是中医学理论中人的"正气"。为什么有的人体内有癌细胞而不得肿瘤，有的人体内有病毒而无症状表现，有的人感染艾滋病毒也从不发病？就是因为人体内有亢及承过程中正气的控制功能，正如《素问·刺法论》所言："正气存内，邪不可干。"

姚高升教授认为，中医免疫学是建立在阴阳互补的基础理论上，以运动变化为手段，以阴阳平衡为目标的复杂过程。其也是建立在现代免疫基础之上的。免疫是机体识别和排除抗原性异物，维护和稳定自身平衡的一种功能，主要包括防御、自稳、监视三大功能。简言之，免疫就是机体识别"非己"、排除"异己"、保存"自己"，这与中医学的正气、平衡基本一致。免疫的防御功能是为了防御外敌，如果防御功能过低，人体会反复感染；如果防御能力过高，人体易发生过敏反应，即变态反应，多和饮食、情绪、外界因素有关，如荨麻疹、湿疹、皮炎等一些过敏性疾病。免疫的稳定功能被破坏后，人体清除衰老细胞的能力下降，易提前衰老；如果这种能力过高，将自身的正常细胞也当作衰老细胞或损伤细胞清除，即对自己的正常细胞发生了免疫攻击，则会导致自身免疫性疾病的发生，如皮肌炎、红斑狼疮、硬皮病、重症肌无力等，与机体内在因素有关。免疫的监护功能下降，人体不能及时识别和消灭体内的突变细胞，容易发生肿瘤，故免疫力下降或是衰竭，是肿瘤发生的主要原因。95%以上的皮肤病与免疫相关，过敏性疾病和自身免疫性疾病在治疗上的思路和出发点完全不同，但都离不开扶助正气，也是一个比较复杂的过程。肿瘤的治疗除了抑瘤之外，固本也很重要。正如《素问·至真要大论》所言："谨守病机，各司其属。有者求之，无者求之，盛者责之，虚者责之，必先五胜，疏其血气，令其条达，而致和平。"

姚高升教授认为，中医免疫学讲阴阳平衡，实际上就是免疫的平衡，并不是大众认为的免疫力越高越好。保持人体正常的免疫力，要注意以下几点：①饮食：饮食是身体营养的来源，《素问·生气通天论》中讲"膏粱厚味，足生大疔"，现代发病率高的糖尿病、高血压、心脏病等都与饮食过剩有关。因此，饮食要均衡，多吃蔬菜，少吃肉食。②保持正常的心态：中医学讲"形神合一"，如果常常没有一个平静的心态，暴怒冲动会伤害人体的免疫器官。有研究表明，人一旦有压力、生气紧张半个小时，身体免疫功能就会下降。③适当的运动和休息：充足的睡眠也是保持正常免疫力的重要一环，激烈的运动对身体是绝对没有好处的。每天坚持走路 1 个小时，晚上 11 点至凌晨 1 点是睡眠的最佳时间，中午 12 点小憩一会儿，中医学称之为"子午觉"，对缓冲疲劳、提高免疫力很有帮助。从中医角度讲，睡眠是阴阳和合的过程，西医讲睡眠可以修补免疫系统，故保持充足的睡眠对于维持免疫平衡非常重要。

姚高升教授特别强调，一些传染病的大流行带给人们最大的震撼就是真正的实力是比拼免疫力。免疫力才是第一生命力，能力、财力、权力都是在免疫平衡的基础之上才能建立的。正气存内，虚邪贼风，避之有时，饮食有节，起居有常，不妄作劳，恬淡虚无，无为惧惧，无为欣欣等都是祖先留给我们的调和免疫力的智慧。

三、外病内治重脾胃

俗话说，"内不治喘，外不治癣"，皮肤病难治是医者共识。西医治疗皮肤病以激素为主要手段，只能解决临床症状，使用不当时还会引起很多副作用。中医治疗皮肤病多以内治为主，外治为辅。"有诸内必形于外"，正如朱丹溪所言："视其外应，以知其内者，当以观外乎诊于外者；斯以知其内，盖有诸内者，必形诸外。"中医学是一个复杂的大系统，分有形与无形，所谓"藏象"，是生命结构核心基础，藏为隐性，象为显性，"藏"是生命本质，"象"是生命体现。现象可以直接认识，但本质必须通过"现象"这个中介才能把握，所谓"立象以尽意"，就是强调"内治"的基本思想。

姚高升教授认为，内治的目标就是维护人体的正气。正如《素问·刺法论》所言："正气存内，邪不可干。"而正气的维护在一定程度讲的是依靠脾胃之气，"有胃气者生，无胃气者死"。很多皮肤病与人体的复杂免疫系统相关，维持人体免疫系统正是脾胃系统核心的功能。

在《易经》中，木、火、金、水位居四边，土居正中，称之为"中气"，其数字为五——四边的木、火、金、水也都包含了"五"元素。土居升降浮沉之中，起到了恒轴的作用，浮沉为阴阳之本体，升降为造化之用。

中医皮外科疾病，或因饮食伤胃，或因七情思虑伤脾，胃气不降，脾气不升所造成，其表象为风、寒、暑、湿、燥、火，有阴有阳，有虚有实，在治疗中可以祛邪扶正，灵活变通，但以不伤脾胃之气为本。西医学研究人体胃肠功能受神经－内分泌－免疫系统协同支配调节，其所拥有的神经细胞数量仅次于中枢神经，被称为"第二大脑"。胃肠对外界刺激十分敏感，是人类最大的"情绪器官"，与中医学的"思伤脾"不谋而合。姚高升教授在治疗慢性荨麻疹的处方中根据病情加入治胃方左金丸、二陈汤等，往往收到意想不到的效果。

四、用药特色

1. 辨证与辨病、症相结合

辨证用药是中医临床的基本功，一个医生一生都是为此而奋斗。姚高升教授在 60 余年的中医生涯中不断总结、提高这方面的经验。

辨证是认识疾病的过程，是通过"望闻问切"掌握患者患病的各种要素，包括宏观的、微观的、客观的、主观的要素进行分析、综合、归纳、演绎的过程，要求在综合指导下进行分析，在分析基础上进行综合。一个好医生必须具有高度的综合和分析能力，并且只有当高度分析和高度统一时，才能正确判断疾病的本质。

姚高升教授强调，辨证的方法首先要抓主症。秦伯未先生第一次在全国讲授辨证的方法，首先关注的是患病日期、表现、经过等。如以一个荨麻疹患者起病多长时间来判断是急性还是慢性，望其皮疹颜色，是红色还是白色，究其起病原因、用过什么药物治疗、效果如何等，再根据脉、舌，将这些症状、体征归纳确定其主证，是虚是实，是风是寒，或风寒、风热等，再进行治疗。

其次要顾兼症，如同时患有其他一些症状或疾病，失眠、痛经、鼻塞、咳嗽等，另外还要注意季节、所处的地方、个人的体质等。证是人体正气与邪气相互斗争的反映，故主证也是有阶段性的，不是一成不变的，要不断进行分析和归纳。姚高升教授经过多年的实践，在临床辨证时重视三个结合：①宏观微观结合。宏观包括天时、地理，微观除了个体的表象之外，也可参考一些指标，比如各项辅助检查。诊病时要大处着眼，小处着手。②病证结合。在皮外科领域中很多疾病的名称都是相似的。"病"代表疾病发生、发展、预后的过程，而"证"是疾病不同时期反映的症状的归纳、综合，治疗时在辨病的基础上辨证，二者巧妙结合。③证症结合。证是疾病的基本属性，治疗时需全程贯穿，而症是证的临床突出表现，故在治疗证的过程中首先要解决患者的突出症状。如系统性红斑狼疮的本质是气阴两虚证，但不同患者会伴有一些突出症状，如脱发、胃脘不适、红斑、月经不调等，都要随时加减治疗。

2. 临证用药特色

（1）以火立论：《内经》"病机十九条"是古人认识和治疗疾病的宝典，是经验与理论的概括，其中有"诸痛痒疮，皆属于火（心）"，是中医皮外科临床辨证治疗的法宝。程钟龄在《医学心悟》中对于火的辨证和治疗已有了详细的论述，在临床中总不外乎实火与虚火，红肿热痛为实，平塌内陷为虚。实火源于六淫之邪及饮食厚味，以疼为主，重在胃，虚火以痒、麻为主，重在脾。实火又可分为由外而入的毒火和由内而生的脏腑之火。脏腑之火又有气分之火和血分之火之别，在治疗上都有所不同。治疗气分之火，姚高升教授善用生石膏及"三黄"，如治疗银屑病，生石膏的用量可分为3个等级，即30g、60g、90g；血分之火善用青黛、生地黄、紫草，有毒火者用五味消毒饮及仙方活命饮，重用蒲公英30～50g。在中医皮外科的疑难杂症中，姚高升教授特别重视阴火。阴火的病机主要因为脾肾脏腑功能失调所致，尤其是脾阳虚。如系统性红斑狼疮，黄芪是不可缺少的一味药，而且用量要大，在重症肌无力病证中黄芪的用量可达200～300g。

（2）以风为纲：皮肤疾患的主要表现，一曰疼，一曰痒，"热微则痒，热甚则痛"，《内经》"病机十九条"中也讲"诸风掉眩，皆属于肝"。在皮科疾患中"痒风"居多。据统计，在治疗皮肤病的处方中，祛风药荆芥、防风、僵蚕、蝉蜕等的使用频率同处方中的"国老"甘草一样多。姚高升教授在临床中常用养血祛风药，如白蒺藜、首乌藤，另外重用乌梅。古人认为"风为百病之长"，肝木生风，故诸病多生于肝，肝为五脏之贼，肝又藏血，血少则肝张，肝木以敛为泄，在此理论基础之上，姚高升教授常用乌梅消风散、乌梅玉屏散治疗荨麻疹等瘙痒性皮肤病，用乌梅白癜丸（乌梅、白蒺藜、沙苑子、菟丝子）治疗白癜风等皮肤病。

临床经验

一、湿疹

湿疹是由多种内、外因素引起的真皮浅层及表皮炎症，临床上急性期皮损以红斑、水肿、丘疱疹为主，有渗出倾向，慢性期以苔藓样变为主，易反复发作。西医学对于湿疹的发病机制尚不明确，一般认为从本质上讲属于变态反应性疾病，是变态反应性疾病的Ⅱ型。

1. 辨病辨证

《内经》"病机十九条"中说"诸湿肿满，皆属于脾"，中医对于湿疹的病机以"脾湿"为出发点。脾的病理生理主要表现在两个方面：①运化失常，脾不能把体内多余的水排出体外是造成湿疹的基础。②生化乏源，使水谷精微不能正常化生气血，脏腑失养，湿疹反复发作、久治不愈。《灵枢·本输》说："大肠、小肠皆属于胃，是足阳明也。"在中医古籍中，肠已被归为"胃家"。西医学也认为肠是人的第二大脑，有一千亿个神经细胞主要负责人的下意识活动，人体所需要的营养物质有99%由肠道代谢吸收。近年来，肠道菌群的研究在科研领域非常火热。在湿疹的治疗中，脾胃、大小肠作为脏与腑都非常重要。

基于以上认识，中医学认为"脾湿"是湿疹产生的根源，在种种原因的作用下，脾湿与其他致病因素共同导致了湿疹的各种临床表现和不同的证型。湿疹主要是湿、热、瘀三种病理因素的综合体。有时湿重于热，有时热重于湿，热湿长期相互作用的结果又产生瘀。

2. 治疗

苍术、黄柏是治疗湿疹的主药，若皮损处温度较高、舌红，热象较重时，要加大清热的力量。久病成瘀，在治疗湿疹时，除了祛湿以外，亦需用桃仁、红花等活血化瘀。在临床中，没有单纯的湿、热、瘀。姚高升教授在多年的临床实践中基于以上理论，以古方二妙丸为核心创建了以二妙丸为基础的燥湿、凉血、化瘀的二妙三藤丸，取得了很好的疗效。

组成：苍术、黄柏、当归、紫草、生地黄、青黛、雷公藤、鸡血藤、红藤、生甘草。

方解：苍术、黄柏即二妙丸，出自《医学纲目》卷二十引金元四大家朱丹溪方，具有清热燥湿之功效。当归、紫草、生地黄是姚高升教授在临床上常用的串药，有凉血化瘀的功效。当归、紫草在《医宗金鉴》中就有记载，外用可制成"润肌膏"，治疗皮疹瘙痒、皮损干燥，二者合用，凉血而滋润。加生地黄，有犀角地黄汤之意，以增强凉血的功效。青黛性味咸寒，有清热解毒、凉血消斑、泻火定惊等功效，内服、外用效果都很好。雷公藤、鸡血藤、红藤即"三藤"，可走窜四肢，治疗皮肤病疗效颇佳。现代药理研究表明，雷公藤有抑制免疫的功效，其饮片在临床上的使用效果和安全性都更稳妥。鸡血藤是调经药，与雷公藤相伍凉血养血；红藤擅长化胃肠的瘀血，三者配伍，可凉血化瘀。甘草可调和诸药。

随症加减：①病程较长，患者体虚，有外用激素史，加生黄芪以补气固本。②瘙痒甚，加地肤子、白鲜皮、苦参对症治疗。③胃酸，加吴茱萸、黄连。④服药后腹痛腹泻，加生姜、大枣。⑤夏季皮疹严重，加藿香、佩兰。⑥妇女出现月经不调，加仙鹤草、益母草。⑦男性阴囊湿疹，加蛇床子、千里光、八月札。⑧小儿有家族遗传史，加墨旱莲、女贞子等。姚高升教授常常在内服的基础上，配合一些外用药膏，可加速皮损痊愈。

3. 预防

①注意避免各种可疑致病因素（搔抓、刺激性食物等）。②发病期间应避免食用辛辣食物及饮酒。③避免过度洗烫，适当减少使用肥皂的次数，以免过多地去除皮脂膜。慢性湿疹可外用保湿剂。

【验案举隅】

陈某，男，20岁，学生，2017年8月20日初诊。因周身起皮疹3年伴瘙痒疼痛来诊。患者于2014年底无明显诱因出现四肢及面部皮疹，瘙痒疼痛伴黄色液体渗出，遂就诊于当地省中医院，诊断为湿疹，予清热解毒之法，方用地肤子、白鲜皮、苦参、马齿苋、茯苓、白术、乌梢蛇等药物治疗3个月，未见明显缓解，后患者就诊于多家中医院治疗，症状均无明显改善。为求进一步诊治，于2017年初就诊于省中心医院，给予复方多黏菌素B软膏、甲泼尼龙每日30mg，治疗3个月后皮疹减轻，症状缓解，遂逐渐减药，激素减至每日20mg时，皮疹复发，遂自行停用激素，现已停用激素3个月。刻下症见自觉皮疹处灼热感，剧烈瘙痒伴疼痛，影响睡眠，喜饮温水，纳可，小便可，大便偏稀、质不黏。

查体：患者周身皮疹，躯干处大片红斑，局部水肿，伴有丘疱疹及水疱，色黄结痂，有黄色液体渗出，局部糜烂浸渍，舌红胖，苔白腻，脉沉滑略数。

中医诊断：湿疮。

西医诊断：亚急性湿疹。

辨证：湿热血瘀兼有脾虚。

治法：清热燥湿，凉血活血。

方药：苍术30g，黄柏20g，当归12g，紫草12g，生地黄30g，青黛12g（包煎），雷公藤15g，桃仁20g，红花12g，地肤子30g，白鲜皮30g，茯苓15g，炒白术12g，生甘草6g。

同时外用中药药膏青黄膏（姚高升教授自制方）。

患者于7日后反馈，皮疹已无渗出，结痂已脱落，瘙痒疼痛减轻。服药14天后，患者复诊，皮疹消退，无自觉症状，遂换用调理脾胃方剂善后，7天后停药。1年后随访，湿疹未发。

按语： 患者病情迁延，反复发作，皮疹表现为湿热正盛，而自觉症状却以脾虚内湿为主，加之患者舌虽红，但舌体却偏胖，苔白腻而不黄，脉滑数却偏沉，故当整体分析，在二妙丸的基础之上再加茯苓、炒白术等健脾利湿药，同时配合外用姚高升教授研制的青黄膏以清热除湿。方证相应，在抓住主要矛盾的同时又能全面考虑患者情况，故能应手辄效。

二、特应性皮炎

特应性皮炎原称为"异位性皮炎""遗传过敏性皮炎"，最早由 Sulzberger 在 1933 年正式提出，是一种与遗传过敏体质有关的慢性炎症性复发性皮肤病，表现为瘙痒、多形性皮损并有渗出倾向，常伴发哮喘、过敏性鼻炎。患者常常对异种蛋白过敏，血清 IgE 增高，血嗜酸性粒细胞增高。在诊断上需与一般湿疹、过敏性皮炎、神经性皮炎相鉴别。本病是皮科门诊较常见的疾病之一，尤其是在工业发达国家更为多见。在治疗上，姚高升教授倡导分期论治，内外治疗相结合。他于 1997 年在荷兰做过一项临床疗效前后对照实验，结果显示应用中医药治疗后总有效率达到 94.2%，其中痊愈占 37.1%。

1. 辨病辨证

姚高升教授强调，本病的辨病辨证主要掌握三个环节和一个目标：三个环节为风、湿、热，根据皮疹及全身症状，有时以清热为主，有时以利湿为主，有时以祛风为主；一个目标是消炎止痒。痒是一个非常重要的症状，皮损可以使皮肤发痒，由于痒而搔抓又加重皮肤损害，故必须采取一切措施止痒。

2. 治疗

根据本病的分期，采取内治为主、外治为辅的治疗方案。

（1）内治：①婴儿期临床表现为红斑、水疱、糜烂、瘙痒，辨证属胎毒、湿热，以清热利湿为治疗原则，用萆薢化毒汤加减。药用川萆薢 10g，粉牡丹皮 10g，防己 10g，生地黄 15g，薏苡仁 12g，秦艽 12g，六一散（包煎）15g。有血热者加水牛角、白茅根，兼有脾虚者加生黄芪、炒白术、茯苓。②儿童期多由于婴儿期延续而来，皮疹常表现在肘窝处，皮肤粗糙呈苔藓样变，属血热风燥，治疗以疏风清热为主，方用消风散加减。药用当归 12g，赤芍 12g，生地黄 15g，荆芥 10g，防风 12g，苦参 12g，生石膏 20g，知母 12g，僵蚕 12g，蝉蜕 12g，生甘草 6g。③成人期多为反复发作，皮肤肥厚、瘙痒，类似神经性皮炎的表现，属血虚风燥，治疗以养血祛风为主，方用当归饮子加减。药用当归

12g，赤芍 12g，生地黄 20g，紫丹参 15g，何首乌 12g，白蒺藜 12g，生黄芪 12g，僵蚕 12g，乌蛇 12g，荆芥 12g，防风 12g，生甘草 6g。

（2）外治：婴儿期临床多有红斑渗出，以洁肤霜（杭州中医院制剂）为主治疗；儿童期以黄连膏（北京中医药大学东直门医院制剂）为主治疗；成人期皮肤粗糙苔藓化，以三黄一椒膏（北京中医药大学东直门医院制剂）为主治疗。

3. 预防

本病可根据分期、皮损形态参考湿疹预防。

【验案举隅】

王某，女，7 岁，2016 年 8 月 16 日初。因全身皮肤干燥瘙痒 2 年余，加重半年就诊。患儿出生 6 个月时，喝牛奶后出现婴儿湿疹，有渗出，未系统治疗。4 岁前有过敏性哮喘，现湿疹、哮喘皆缓解。2 年多前，患儿出现全身皮肤干燥瘙痒，以肘窝、腘窝为著，外用激素药膏（具体不详）半年余。2015 年 11 月，患儿出现全身皮肤色素沉着，皮肤无汗出，手足易冷，纳佳，大便每日 1～2 次、成形，唇暗，舌暗红，苔薄白腻，脉细数。自诉多种中药过敏。父亲有过敏史。2016 年 6 月查免疫球蛋白示 IgE>2000kU/L。西医诊断为特应性皮炎。中医诊断为四弯风，病性本虚标实，病机以风（燥）为主，血虚为本，夹热、湿、瘀、毒，治宜养血祛风、清热解毒。

方药：当归 10g，川芎 10g，赤芍 10g，生地黄 20g，苍术 10g，黄柏 10g，防风 12g，紫丹参 12g，鬼箭羽 10g，白蒺藜 10g，生石膏 15g，连翘 20g，雷公藤 8g，首乌藤 12g，乌梅 10g，生甘草 6g。7 剂，水煎服，每日 2 次。

外用苦参 300g，冰片 3g，以 75% 医用酒精浸泡 24 小时，用棉签蘸取外擦以止痒，每日可多次。

7 日后复诊，内服方不变，外用药中加甘油以缓解皮肤干燥。每隔 2 周复诊，皆宗原法续进，在初诊方上加减。四诊时，外用自制润肤油：当归 30g，紫草 30g，用香油浸没二药 24 小时，文火炸干去渣，再用文火浓缩，外擦皮肤干燥处，每日 2 次。半年后随访，全身皮肤干燥粗糙减轻，几乎无瘙痒症状。嘱日常用保湿霜，忌牛奶，饮食清淡。

按语：治疗特应性皮炎以祛风为宗，养血为本，兼以清热除湿、解毒祛瘀，用四物汤养血、活血；防风疏外风，白蒺藜、首乌藤、乌梅散内风；生地黄、生石膏、连翘清气分、血分热；苍术苦温燥湿、黄柏苦寒泻火；鬼箭羽、雷公藤清热解毒；紫丹参活血化瘀。同时内服与外治相结合。姚高升教授活用四物汤以养血，喜用风药以祛内外风，善用卫矛科中药鬼箭羽、雷公藤以毒攻毒，外用药或燥湿止痒，或润肤止痒，均获良效。

三、痤疮

痤疮是一种损容性疾病。随着社会的发展，生活节奏越来越快，工作压力大，饮食结构改变，近年来痤疮的发病率越来越高，不但青春期患者增多，而且已逐渐波及中年人群。痤疮是一种毛囊、皮脂腺的慢性炎症，好发于颜面、胸背部，中医学称为肺风粉刺或暗疮。其主要体征为红色丘疹，黑头粉刺，脓疱结节、囊肿，凹凸不平的瘢痕，主观以疼痛为主，略痒。

根据本病的主要损害，临床可分为不同类型：①丘疹性痤疮。②脓疱性痤疮。③囊肿性痤疮。④结节性痤疮。⑤瘢痕性痤疮。⑥聚合性痤疮。

1. 辨病辨证

中医对本病的认识，基于两个方面。首先是以《内经》"病机十九条"讲到的"诸痛痒疮，皆属于火（心）"的论述。本病发病的关键在于发育期，火气炽盛，饮食不节，痰湿郁于肌肤，熏蒸肌肤而发病。其次基于《内经》中讲到的"谨守病机，各司其属，有者求之，无者求之，盛者责之，虚者责之，必先五胜，疏其血气，令其条达，而致和平"。这正是中医整体观、辨证观的思维模式，因此，任何一种疾病都是各种致病因素相互影响的关系体，只是有主有次的问题。本病就是以痰热相结合为主，涉及脾、胃、肺及肝、肾等。

痰是津液凝聚而成的病理产物，随气而流动，无处不到。痰性黏滞，对机体的病理损害是影响气血津液的流通，黏着凝聚于任何部位，包括一切空隙窍道。

中医辨证痤疮的三部曲就是痰、火、瘀，三者交互造成痤疮各种表象的过程。脾为生痰之源，是主要矛盾，肺热、肝郁、肾虚也是发病原因之一。

2. 治疗

姚高升教授在临床上总结出以温胆汤为主，加用仙方活命饮化裁组成的，具有清热凉血、化痰祛瘀功效的治疗痤疮方——仙方温胆汤，用于治疗大量痤疮患者，取得比较满意的效果。

组成：柴胡12g，黄芩30g，生石膏30g，夏枯草15g，陈皮12g，半夏12g，胆南星12g，蒲公英50g，制乳香、制没药各3～4g，生甘草6g。

方解：此方总体来说具有清热化痰、活血祛瘀作用。方中夏枯草、陈皮、半夏、胆南星由温胆汤加减变化而来，功能化痰软坚散结；柴胡、黄芩、生石膏清肺胃之热；乳香、没药是树脂类药物，能活血化瘀、消肿止痛；蒲公英清热解毒，但使用量要大，才能达到效果。

随症加减：这个方子是姚高升教授治疗痤疮的基础方，对于一般痤疮来说，基本上可以不用加减，服用两个月，95% 的患者可痊愈。但中医临床的特点是辨证论治，也要结合辨病论治，尤其是在皮外科方面，方证对应和方病对应都很重要，使用这个方子在解决主要矛盾的同时，也不能忽视次要矛盾，具体情况要具体分析：①痤疮部位在下颏，久治不效，或者后青春期患者可加肾三仙（仙鹤草、淫羊藿、仙茅）。②面红热重者，可加青黛、徐长卿、牡丹皮、炒山栀。③便干加火麻仁。④脾虚便溏加白术、茯苓。⑤有脓肿加白芷、穿山甲等。

外用面膜膏：生南星、生半夏、夏枯草，共研细末，加入 30g 石膏粉，淡茶水调糊外敷，每日 1 次。

3. 预防

①少食辛辣、油腻、甜腻等食品。②生活作息规律，尽量少熬夜，适当减压。③蒲公英、野菊花可代茶饮，蒲公英亦可焯熟凉拌食用。

【验案举隅】

苏某，女，15 岁，2019 年 2 月 24 日初诊。因面额部红色丘疹 2 年来诊。患者于两年前初潮后面部出现红色丘疹，尤以额头部显著。纳差，消化不好，月经 3 ～ 4 个月一行，经至时无腹痛，经量较多，色鲜红，舌红苔薄白，脉细。

中医诊断：粉刺。

西医诊断：痤疮。

辨证：痰、瘀、火抟结。

治则：清热凉血，化痰祛瘀。

方药：仙方温胆汤加减。柴胡 12g，黄芩 30g，生石膏 30g，葛根 12g，连翘 20g，仙鹤草 30g，生艾叶 5g，夏枯草 12g，胆南星 12g，法半夏 12g，制乳香、制没药各 3g，蒲公英 50g，白芷 10g，生甘草 6g。14 剂，水煎，每日早晚饭后半小时温服。

面膜外用，每日 1 次。

复诊 3 次，共服药 8 周。随访患者痤疮消退，仍有少量痘坑，待自身修复。

按语： 患者为青春期女性，姚高升教授从清火、化痰两方面进行治疗，方用仙方温胆汤加减。又因患者以额头部明显，故加用葛根为引经药；患者的月经从初潮以后，在经期、经量上不规律，故加用仙鹤草、生艾叶摄血调经药。女性痤疮患者的发病与其月经的色、质、量、期相关，这个时候治疗要兼顾月经问题，常常取得事半功倍的效果。

四、荨麻疹

荨麻疹俗称"风团块"，是皮肤、黏膜由于暂时性血管通透性增加而发生的局限性水肿，典型的皮损为风团、橘皮样表现、皮肤划痕症。荨麻疹的病因很复杂，临床表现多样化，一些慢性荨麻疹没有特效的治疗方法。本病病程迁延很久，对患者的生活和工作有极大的影响，经济上也遭受着巨大的损失。还有一些特殊类型的荨麻疹，如喉部水肿引起窒息而危及生命；严重的寒冷性荨麻疹，在冷水浴中可发生休克；姚高升教授曾治疗1例胆碱能性荨麻疹，只要过分激动、运动就出现休克危象。

1. 辨病辨证

中医学将荨麻疹称为"风疹""瘾疹""赤白游风"等，是因为其表现是一种风象。中医学认为气候中的风、寒、暑、湿、燥、火是六大致病因素，其中风为百病之长，常常与其他邪气抟结成为致病因素合体。风善数变，其致病特点是无固定部位，游走不定，病变范围广，来去迅速，退后不留任何痕迹。这些特性都符合荨麻疹的发病特点。

风为百病之长，风能兼其他五气，合为风寒、风热、风湿、风燥等。风有内外之别，五脏皆可有风，即为内风。对荨麻疹来说，风为表象，其核心的内在原因确为肝脾失调。正如《内经》"病机十九条"所讲"诸风掉眩，皆属于肝"。肝体阴而用阳，肝藏血，血少则肝燥，肝燥则热生。荨麻疹有风寒、风热之分，风寒多为外邪干扰，风热则多为内生。另外，脾主运化，为气血生化之源；脾虚则运化失常，肌肤不能得到气血的濡养，造成皮肤营卫失和，导致荨麻疹发生，尤其是慢性荨麻疹多与脾虚相关。

2. 治疗

治疗荨麻疹一般从风论治，临床多用防风。防风的作用如下：①解热镇痛。②抗炎，免疫功能。③抗肿瘤作用。辨"风"是治疗荨麻疹的核心，除了少数夹有外风之外，大多数荨麻疹主要责于肝风和脾风。古人认为，诸病多生于肝，肝为五脏之贼，如人中之小人；肝木克脾土，木土不和，变生诸症。荨麻疹的证型也很复杂，如风寒型、风热型、胃肠风热型、肝气郁热型、冲任不调型、气血两虚型等，故临床用方很多，如消风散、玉屏风散、小柴胡汤、桂枝汤、当归四逆汤、防风通圣丸、逍遥散、归脾汤、乌鸡白凤丸等。姚高升教授认为治疗本病，掌握两个方子，并重用、巧用三味药就可取得很好效果。两个方子分别是消风散和当归饮子，三味药是乌梅、黄芩、白术。

（1）消风散：最早见于宋朝《太平惠民和剂局方》，而《外科正宗》中的消风散应用更广。

组成：荆芥、防风、蝉蜕、石膏、知母、当归、生地黄、苦参、牛蒡子、胡麻仁、木通、甘草、苍术。

方解：消风散的主要功能是清热祛风，用于急性荨麻疹。姚高升教授常在《外科正宗》消风散基础上加减，多去苍术、木通，妙用乌梅、黄芩，旨在以疏风为主，佐以清热除湿之法，具有疏风除湿、清热养血之功。

黄芩可以清热解毒，主要清中上焦热，现代药理研究表明其具有抗乙酰胆碱作用，能抑制毛细血管通透性，所含的黄酮类物质有抑菌消炎、抗自由基、保肝、防辐射等作用。乌梅养阴搜风、润肤止痒、清血祛湿，保护消化系统，是护肝的小能手。现代药理研究表明其具有抗过敏作用，亦是祝谌予先生创制的"过敏煎"的重要组成部分。

痒自风而来，止痒必先疏风，以荆芥、防风、牛蒡子、蝉蜕之辛散透达，疏风散邪，使风去则痒止，共为君药。配伍苦参清热燥湿，是为湿邪而设；石膏、知母清热泻火，是为热邪而用，以上俱为臣药。然风热内郁，易耗伤阴血；湿热浸淫，易瘀阻血脉，故以当归、生地黄、胡麻仁养血活血，并寓"治风先治血，血行风自灭"之意，为佐。

随症加减：①遇风冷后风团甚，加炙麻黄、桂枝。②夹肝火，加炒栀子、粉牡丹皮。③风团肿甚，加生黄芪。④目肿痒，加生石决明。⑤夜痒加重，加徐长卿、生龙骨、生牡蛎等。

（2）当归饮子：记载于《济生方》，由荆芥、防风、当归、川芎、赤芍、生地黄、生黄芪、白蒺藜、何首乌、生甘草组成，具有养血祛风的功效，主要用于慢性荨麻疹。使用此方时，姚高升教授常常妙用乌梅、生炒白术两味药。

方解：当归饮子方中之当归、川芎、赤芍、生地黄为四物汤组成，可滋阴养血以治营血不足，同时取其"治风先治血，血行风自灭"之义；何首乌滋补肝肾，益精血；防风、荆芥疏风止痒；白蒺藜平肝疏风止痒；黄芪益气实卫固表；甘草益气和中，调和诸药。诸药合用，共奏养血润燥、祛风止痒之功。全方配伍严谨，益气固表而不留邪，疏散风邪而不伤正，有补有散，标本兼顾。本方养血之功胜于祛风，常用于阴血亏虚兼有风邪的各种慢性皮肤病。

乌梅配白术，可保肝护脾胃。白术甘温苦燥，入脾胃，善补脾气、燥化水湿，为脾脏补气第一要药。因此，在很多健脾祛湿方中都配有白术，如真武汤、五苓散等。张锡纯在《医学衷中参西录》中论述白术"性温而燥，气不香窜，味苦微甘微辛，善健脾胃，消痰水，止泄泻。与其他药加减可补肺、调肝、养心、补肾，为其具土德之全，为后天资生要药，故能于金、木、水、火四脏，皆能有所补益也"。妙用在药，同时亦在量。白术在用于荨麻疹时根据不同情况，炮制不同，用量各异。

随症加减：①病程长，加紫丹参、刘寄奴。②脾胃虚弱，加陈皮、半夏等。③胃痞，加木香、砂仁。④阴虚，加玉竹、五味子等。

3. 预防

①注意饮食，避免诱因。②注意卫生，避免不良刺激：有荨麻疹病史者，要注意保持室内外的清洁卫生，家中不养宠物。避免吸入天花粉、粉尘等。对风寒暑湿燥火及虫毒之类要避之有时。生活规律，以适应外界环境的变化。避免喝酒、受热、情绪激动、用力等。尽量避免橡胶手套、染发剂、加香料的肥皂和洗涤剂、化纤和羊毛服装等。寒冷性荨麻疹者不能洗冷水浴，要注意保暖。胆碱能性荨麻疹者应保持身体凉爽，避免出汗。③注意药物因素引起的过敏。④保持健康心态，平衡免疫力。

【验案举隅】

马某，女，50岁，2020年1月5日初诊。因全身起风团伴瘙痒3个月来诊。患者于3个月前在一次无氧运动后大量汗出，遂遇热、遇风后全身起红色风团块，伴瘙痒，5～6小时风团消退，皮肤如常。口服抗过敏药后疗效尚可，停药后每周发作5次。平素胃酸、胃痛，全身起风团时胃痛加重。血清IgE升高。纳食可，便溏稀。舌色稍红，苔薄白，中有细小裂纹，脉弦数。

中医诊断：瘾疹（肝脾风热）。

西医诊断：荨麻疹。

治法：清热消风。

方药：《局方》消风散加减。荆芥12g，防风20g，生石膏30g，苍术20g，厚朴10g，雷公藤15g，乌梅15g，生白术、炒白术各12g，茯苓15g，连翘20g，僵蚕10g，白蒺藜30g，首乌藤30g，生甘草6g。14剂，水煎，每日早晚饭后半小时温服。

夜晚若起风团瘙痒甚，可睡前口服10mg盐酸西替利嗪对症治疗。

后每隔2周复诊，共复诊3次，皮疹未作，抗过敏药已停。半年后随访，荨麻疹未反复发作。

按语： 该患者为慢性荨麻疹，辨证为肝脾风热型。姚高升教授在《局方》消风散的基础上，巧用乌梅、生白术、炒白术，直入肝脾，共奏扶正消风之功。

治疗荨麻疹重在"治风"，方中既有祛外风又有息内风之品。"血行风自灭"，姚高升教授还运用了"定风丹"（白蒺藜、首乌藤）以养血祛风，对诸般瘙痒有极效。本案提示我们，抓住疾病病机的主要矛盾，再围绕主要矛盾的内外之别各自发挥，一般都颇具疗效。

五、带状疱疹

带状疱疹，中医学称之为"缠腰龙"，可以发作在不同部位，是由潜伏在体内的水痘－带状疱疹病毒再激活所致，表现以沿单侧周围神经分布的簇集性小水疱为特征，常伴显著的神经痛。带状疱疹的发病率近年来有上升的趋势，从2000年到2007年，每千人中有3.15人患病，老年人的患病率上升39%。多数患者有不同程度的疼痛，严重干扰了患者的正常生活和工作。患病后神经疼痛成为老年人的专利，约占75%，由于治疗不及时、误治及各种原因，使疼痛迁延，得不到缓解。除疼痛之外，还会造成更为严重的后果：失明（病毒性角膜炎），面瘫，部分肢体活动受限，脑膜炎，精神障碍（失眠、精神沮丧、有轻生念头、消沉），有的老年人患病后，导致身体功能衰退，以致常年卧床，更有甚者可以诱发其他疾病，如脑出血、心脏病，甚至死亡。

1. 辨病辨证

中医学对带状疱疹的认识以肝为核心。因为肝属木，木具火性，在五行上木能生火，且"肝为将军之官，"肝在志为怒，肝藏血。古人认为肝为五脏之贼，诸病皆生于肝。中医学认为肝体阴而用阳，犹如笔之和墨，墨少则毫岔。阳气盛则为火，故古人讲"气有余便为火"，肝火盛则烧灼肝血，造成血虚、血瘀。肝火是带状疱疹的病理基础，但并不是带状疱疹的全部病机。人体是一个复杂的系统，几乎每种病证都是由多个要素组成的综合体。带状疱疹就是由火、毒、瘀（虚）三个主要要素构成的，早期以火毒为主，后期以瘀（虚）为主。

2. 治疗

一般根据病程的发展，本病分为两期，即火毒热盛期和气虚血瘀期。

（1）火毒热盛期：以龙胆泻肝汤为主，加普济消毒丸，组成清肝消毒饮。

方药：柴胡、黄芩、生石膏、龙胆草、板蓝根、连翘、马勃、青黛、徐长卿、全蝎、生甘草。

用法：内服，每日1.5剂或2剂，分3次或4次，一日内服完。

外用青黛、雄黄、冰片粉，加香油调成膏用。

方解：柴胡、黄芩、生石膏、龙胆草四药共奏清泻肝火之功，即龙胆泻肝汤之意。板蓝根、连翘、马勃取普济消毒饮清热解毒、疏风散邪之意，现代药理研究表明这些药也有抗病毒的作用。青黛、徐长卿配伍，清气、血分之热。全蝎走窜性良，中医学讲"不通则痛，不荣则痛"，用全蝎可通络止痛。生甘草调和诸药。

随症加减：①疱疹未消，加金银花、连翘、蒲公英、制乳香、制没药。②胸痛，加全瓜蒌、半夏、薤白。③肩胛、胁肋区疼痛，加延胡索、川楝子。④面痛，加辛夷、白芷、升麻、葛根。⑤头痛，加川芎。⑥便秘，加生大黄、熟大黄等。

（2）气虚血瘀期：属于错过治疗最佳期，尤其是没有中药早期干预治疗而造成的神经疼痛。方用黄芪建中汤合身痛逐瘀汤，组成补气活血止痛散。

方药：生黄芪、生白术、炒白术、地龙、川芎、香附、乌梅、桃仁、红花、徐长卿、全蝎、白芷、甘草。

方解：方中桃仁、红花、川芎活血祛瘀；香附行血气，止疼痛；地龙、全蝎疏通经络以止痛；白芷也有活血止痛的功效，治头痛效佳，对于一些长在头面部的带状疱疹疗效较好；徐长卿有较好的祛风止痛、止痒的作用，对于带状疱疹后遗的麻木感效果明显；生黄芪、生白术、炒白术、乌梅则起到了后期补虚的作用，共奏补益脾气、胃阴之功；甘草调和诸药。补气活血止痛散，效如其名，适用于带状疱疹后遗症的患者。

随症加减：①老年人后遗症期，重用生黄芪，加细辛。②瘀甚，加鸡血藤、刘寄奴、生蒲黄、五灵脂。③腹痛腹泻，加木香、砂仁。④根据疼痛部位，加减用药同清肝消毒饮。

3. 预防

①带状疱疹在发作时往往沿着单侧神经呈带状分布，大多数患者可能开始出现单侧身体，如胁肋部、腰部疼痛，接着出现小水疱。在未出现水疱的时候常常误诊误治；所以，当有水痘、带状疱疹接触史时，出现单侧身体疼痛当警惕带状疱疹的发病。②老年人是带状疱疹发病的主力军，还有工作、学习、生活压力过大的、过度劳累的年轻人，因其抵抗力相对较低。中医学讲"正气存内，邪不可干"。所以，我们在平时的生活中应当学会释压，凡事看开看淡；作息规律；适度锻炼，以维持正气。③合理饮食，尽量避免辛辣食物，多吃新鲜水果、蔬菜，多喝水，尤其是在发病期间。④发病后立即就医，避免误治，从而失去最佳治疗期，尤其是对于老年人而言，后遗神经疼痛常常迁延不愈。

【验案举隅】

贾某，女，32 岁，2017 年 4 月 9 日初诊。因右胸背及腰部起红色小疱疹 5 天，伴疼痛就诊。患者近期工作压力较大，5 天前于右胸背及腰部起红色团状小疱疹，伴疼痛，或有瘙痒，纳可，眠差，大便干，舌色红，苔薄黄，脉数。西医诊断为带状疱疹，中医诊断为缠腰龙，证属火毒热盛。治以清热解毒之法，方用清肝消毒饮加减。

方药：柴胡 12g，黄芩 30g，生石膏 30g，青黛 12g（包煎），龙胆草 12g，金银花 30g，连翘 20g，板蓝根 40g，全瓜蒌 40g，全蝎 10g，延胡索 12g，川楝子 10g，生甘草 6g。10 剂，日服 1.5 剂，早中晚饭后服用。

配合外用中药药膏。

1 周后复诊，皮疹颜色变褐色，疼痛大减。3 个月后随访，带状疱疹痊愈。

按语： 现代社会各方面压力增大，中青年人患带状疱疹的发病率逐年增高。本案患者因工作压力大，导致免疫力降低，潜伏在体内的水痘 - 带状疱疹病毒激活而致病。姚高升教授根据多年的经验，总结出热毒期的验方清肝消毒饮以清热解毒。患者因胸背部疱疹伴疼痛，遂加用全瓜蒌 40g 以宽胸理气止痛。在治疗带状疱疹火毒热盛期时，当抓住火、毒、瘀为主要病机，老年人多在疱疹结痂后伴有后遗神经疼痛，在治疗后遗症时当注意补虚。

六、口腔黏膜疾病

西医学研究口腔黏膜疾病，包括口腔溃疡、扁平苔藓，都属于慢性炎症，有 3 种病理机制：①免疫紊乱：主要是负责细胞免疫的 T 淋巴细胞被激活，成为病理性的 T 淋巴细胞，释放出各种细胞因子导致的免疫反应。②基因问题：在某些群体中存在这种基因关系体，在特定条件下这些基因形成一个病理的群体表达出来，造成致病的结果。这些基因关系体的群体就是我们常说的易感人群。③应激反应：所谓应激反应，是指由生命体内高活性粒子和构成生命体组织之间可造成生物分子的变性，这个高活性粒子就是我们常说的自由基。高活性粒子在特定条件下破坏正常细胞，发生了应激反应。

1. 辨病辨证

中医在认识疾病上，应当有常数、变数的意识形态。常数是对一种疾病的基本规律的认识，如中医里经常提到的疾病的病机。变数是对疾病的变化，随之在用药的量效上的变化的认识。"火"为"口腔黏膜疾病"的基本规律，即常数。而火的性质、程度，随之根据其采用的不同药物、药量是口腔黏膜疾病的变数。当然"因人而异""因时而异""因地而异"的中医治疗思想也是变数的一个体现，患者的自身身体的主动性、积极性在疾病的治疗上也起着非同小可的作用。

中医学关于火的论述很多，应用的范围也很广。《内经》"病机十九条"中论述"火"的病机就有五条："诸热瞀瘛，皆属于火（心）；诸痛痒疮，皆属于心（火）……诸禁鼓栗，如丧神守，皆属于火……诸逆冲上，皆属于火……诸躁狂越，皆属于火……诸病胕肿，疼酸惊骇，皆属于火"，其中与外科有关的就是"诸痛痒疮，皆属于心（火）"。

"火"有生理之火和病理之火之分。生理之火是指人体的"阳气"，正如《内经》所说的"阴平阳秘"，是指阴气平顺，阳气固守，两者互相调节而维持其相对平衡。民国医学大家祝味菊云："阴不可盛，以平为度，阳不患多，其要在秘。"可见生生不息的阳气的重要性。人体是一个复杂的系统，在一定条件之内可以进行自我调节，这就是有些疾病具有自限性的道理。有些疾病服药到一定程度时即可停药，而靠人的主动性、积极性自身调节。比如长期服药的银屑病的患者，皮损剩下几块时就可以停药而靠自己日常生活的调养恢复。这就是中医学所说的"中病即止"，俗语即"三分治，七分养"。

与之相应的为"邪火"或者"贼火"，称病理之火。我们在临床上看见的火都是邪火或者贼火，是致病之火。贼火是中医讲的一种证候，并非独立体，而是一个关系体，或与心、肝、脾、肺、肾等脏腑结合，或与其他邪气结合的一个矛盾体。简言之，贼火是在多种内外因素作用下所产生的一种结果。医生所做的工作就是解决、平衡这个矛盾体。《尚书》云"火曰炎上"。火在临床上是一种向上、亢奋的现象，大多数表现为一种急性或慢性炎症。那么，口腔黏膜疾病的病变部位在口腔，是人体的上位；"诸痛痒疮，皆属于火（心）"，口腔黏膜疾病也是外科概念"疮疡"的一种。贼火又分为虚火和实火。张景岳说"口疮连年不愈者，此虚火也"，就与西医学中所提的慢性口腔溃疡很吻合。虚火有阴虚之火和阳虚之火，阴虚之火即肾阴不足，虚火上浮，即浮阳；阳虚之火即脾肾阳虚，就是东垣提出的"阴火"。脾肾之间也有联系，脾阳不足可以引起肾阳不足，脾气虚弱，升降无序，气机不畅，阳气闷郁，故形成阴火。实火主要有心火和肝火，心火常常表现为舌尖红，肝火表现为舌两边红。造成这种结果是多种因素相互作用所致。就拿口腔溃疡而言，与嗜食辛辣、冰冷，过度疲劳，着急烦躁，容易生气等日常生活习惯和精神因素有关系。

2. 治疗

姚高升教授认为，口腔黏膜疾病与火紧密相连。那么，如何灭火呢？灭火的最终结果是要达到和平。这就要求我们就像消防员一样用不同的方法灭不同的火。临床的基本思维是这样的。清火是基本不变的，是个常数，但是也有变数。其基本原则有以下几个方面：①引火归原，导龙入海：如临床表现为口干舌燥、日轻夜重、舌红少苔、脉细数、头晕耳鸣、口疮反复等，为火因水亏，火无不藏，上冲咽喉，上热下寒。此时单用泻火药反而加重症状，应大补肾水加补火以引火归藏。方用金匮肾气丸加减，也就是六味地黄丸加附子、肉桂。②清心散脾：针对心脾积热，临床表现为心烦口臭、便秘、溃疡疼痛、口苦尿黄、舌黄苔腻。选方以清火为主，用药如生石膏、青黛、黄连、黄芩、炒栀子等。③甘温除大热：治疗脾肾阳虚，阴火上炎，临床表现为神疲乏力、健忘、大便稀溏、舌胖舌淡。选方补中益气汤加减，可加仙鹤草、淫羊藿、菟丝子等以脾肾双补。④祛毒化瘀：临床表现为溃疡疼痛、糜烂、红肿等。毒和瘀是贼火与生理之火的病理产物。火之甚则为毒，火热的过程必产生瘀，故在各种祛火的过程中要加用解毒（金银花、连翘等）药和化瘀药。

3. 预防

①少食辛辣，尤其是南方人不能常食槟榔。②多食青菜，补充维生素。③少熬夜，生活作息规律。④戒烟酒。

【验案举隅】

刘某，女，45岁，唐山人，2019年3月17日初诊。因口腔内颊黏膜呈白色网格状纹半年就诊。半年前，患者无明显诱因出现口腔内侧两颊黏膜呈白色网状条纹，遇刺激时（刷牙等）自觉疼痛，黏膜无充血、糜烂、萎缩、水疱等，纳谷不香，口干，眠差，二便调，舌淡红，苔白腻稍厚，脉细数。西医诊断为口腔扁平苔藓。中医诊断为口糜。病性本虚标实，病机以虚为本，火、瘀为标。治宜补虚活血、养阴清热。

方药：生黄芪50g，桑寄生30g，生石斛20g，麦冬15g，当归12g，紫草12g，生地黄30g，桃仁15g，红花12g，吴茱萸5g，黄连10g，生甘草6g。

外用生蒲黄50g，棉签蘸取搽苔藓处，每日3～5次。嘱少食辛辣、醋等刺激食物。

后又宗原法续进中药半年，两侧颊黏膜白色网状条纹已消退。1年后随访，病情未发作。

按语：本例为较典型的口腔黏膜疾病。姚高升教授主要以清火、养阴、化瘀之大法予以治疗。几分虚火、几分实火需投石问路，临证分析。生黄芪补元气而退阴火，桑寄生平补肾气，生地黄壮水之主以制阳光，石斛、麦冬清补胃阴；黄连除胃火。桃仁、红花、紫草活血养血，贯穿始终。"善补阴者，必于阳中求阴，则阴得阳生，而泉源不竭"。在众寒凉滋阴药中少佐吴茱萸等温热之品，为点睛之笔，疗效颇佳。

七、系统性红斑狼疮

系统性红斑狼疮是一种自身免疫性疾病，患者血清中具有以抗核抗体为主的多种自身抗体。本病多见于中青年女性，以 20 ～ 40 岁多见。本病除皮损外，还可累及肾、心、脑、血液、关节等多脏器、多系统。西医学认为，本病发病机制为外来抗原活化 B 细胞后，易感者免疫耐受性降低，B 细胞误把自身抗原当作外来抗原，从而产生大量的自身抗体，造成大量组织损伤。因此，其发病主要与体液免疫相关。

本病的首要症状为蝶形红斑、网状青斑，蝶形红斑属阳毒，网状青斑属阴毒。姚高升教授认为本病亦可归属于少阴病。《伤寒论》云："少阴病，始得之，反发热，脉沉者……"少阴病本不应发热，但因有表有里，故"反发热"。在本病的急性期，90% 的患者出现不规则发热，表现为高、中、低度热。该热不直接等同于太阳表证之发热，不伴恶寒。肾为水脏，却藏龙雷之火，陈世铎曰："肾中之水，有火则安，无火则泛。"肾为先天之本，而易感人群的先天禀赋不足或受损，因外邪（受寒等）伏于虚处而无力外发，蕴蓄成毒，即水亏于下，则火失其制约而浮越，就像水浅不养龙，于是离位上奔。或肾水寒甚，逼龙雷之火上浮于外，就像水涨则龙飞。阳气浮越于外，则出现发热。本病患者多脉沉，因其少阴里虚，若出现便溏、手足厥冷麻木，甚至有雷诺现象，则说明里阳虚甚。本病可因患者的体质不同而有寒化和热化两种转归，即从阴化寒与从阳化热。

本病的辨治，以"阴阳"为纲，"虚、热、瘀、毒"为目。

虚：肾虚是本病发病的本质。肾为先天之本，大多易感人群皆先天禀赋不足。脾为后天之本，先天、后天之本相互资助、相互促进。先天之本不足则无以资助、促进后天之本，或肾水寒极则伤脾阳，再加上饮食劳倦，致使脾胃气虚而发热。因此，"甘温除大热"之法被推崇，补中益气汤为其代表方。姚高升教授在治疗本病时，不论病情急缓、发热与否，皆用大量的生黄芪以达补益脾肾之功，用量至少用 30g，甚至用 100 ～ 200g。黄芪非大热大燥之品，以君子之德补益元气，温润如玉，元气虚时万不可用霸主之道，以附桂等大热大燥之品补益元气，造成"壮火食气"的局面。现代药理研究表明，黄芪有平衡人体免疫力，改善血液循环的作用。姚高升教授主要用一味黄芪治疗本病之虚。

热：90%的患者在急性期出现发热。姚高升教授认为，此发热可以用"阴火理论"和"少阴病脉沉反发热"来解释。由此，气虚、阳虚引起的发热当甘温除热，阴虚引起的发热当养阴清热。代表方为补中益气汤和知柏地黄丸。姚高升教授常用麦冬、石斛、知母、黄柏，或青蒿、鳖甲养阴清热。他喜用生石膏，少则30g，多至100g。生石膏甘辛寒，寒凉辛散，甘者，缓补脾气，止渴祛火，入肺胃二经，适宜清阴火。

瘀：为本病病程中的病理产物，一般因虚、热所致，元气虚而有阴火，阴火灼津血而致痰瘀。"瘀血理论"在王清任的认识中达到了一个成熟状态，认为久病入络则瘀，久病则虚，虚和瘀互为因果，恶性循环。在本病的后期，临床症状往往出现多脏器、多组织纤维化，肝脾肿大等，因血行不畅，运行受阻，瘀积于器官之内而成有形病变。面赤斑斑或面目青等有色病变亦因瘀所致。针对病理产物"瘀"，当治血，即养血、凉血、活血。姚高升教授常用桃仁20g，红花12g，生蒲黄12g，五灵脂12g，制乳香、制没药各3g，鸡血藤30g，白芥子12g等。

毒："毒者，邪气蕴蓄不解之谓"，故寒热之邪蕴蓄皆可化毒。姚高升教授认为本病多为热病，即使中寒邪，也多郁而化热，热邪蕴蓄化毒。在本病后期，有些患者可有血管炎的症状：四肢末端血液循环差，冰冷麻木、紫绀甚至溃烂，日久不愈。上述症状皆可看为"毒"作祟，当须清热化毒。姚高升教授善用雷公藤，一般用量为15g，甚至用到40g。现代药理研究表明，雷公藤既影响体液免疫又作用于细胞免疫，可调整机体的免疫功能；有激素样抗炎作用，但又无依赖性，药效较激素缓慢，但效佳。

【验案举隅】

蔡某，女，24岁，2016年7月22日初诊。因面部蝶形红斑3个月就诊。3个月前患者无明显诱因面部出现蝶形红斑，伴面部、肢体水肿，关节疼痛，无发热，月经推迟10余天，舌胖红，脉沉。2016年7月13日做自身抗体检查示ANA核颗粒1：1000，抗Sm抗体弱阳性，抗SS-A抗体阳性，抗核糖体P蛋白抗体阳性。血沉6mm/h（－）。补体C3 0.57g/L，C4 0.07g/L，类风湿因子65.6IU/mL。血常规检查示白细胞$2.94×10^9$/L，中性粒细胞$1.88×10^9$/L，淋巴细胞$0.76×10^9$/L，红细胞$4.02×10^{12}$/L，血小板$195×10^9$/L，血红蛋白119g/L。

西医诊断为系统性红斑狼疮，口服硫酸羟氯喹片，每日 400mg，每日 2 次。中医诊断为阴阳毒，病性本虚标实，病机为肾虚为本，热、瘀、毒为标，治宜补虚活血、清热解毒。

方药：生黄芪 80g，当归 12g，生地黄 80g，生石膏 60g，忍冬藤 60g，雷公藤 15g，桑寄生 30g，鸡血藤 30g，蚕砂 15g，楮实子 15g，墨旱莲 30g，生甘草 6g。

后宗原法续进。1 年后随访，患者精神转佳，临床症状愈，仍服用硫酸羟氯喹片，间断服用中药。

按语：本例为较典型的系统性红斑狼疮，表现为面部蝶形红斑，面部、肢体水肿，关节痛，自身免疫抗体多项阳性，无发热、贫血。姚高升教授主要宗补虚活血、清热解毒之大法予以治疗。重用生黄芪以大补元气而祛阴火，桑寄生、楮实子、墨旱莲平补肾气；当归、生地黄、鸡血藤凉血、活血、养血；生地黄、生石膏、忍冬藤等清气分、血分之热；雷公藤以毒攻毒，临床上姚高升教授一般用 15g 以起到举足轻重的作用。生甘草和中。姚高升教授治疗本病，重用生黄芪，善用毒药雷公藤，喜用三藤（忍冬藤、雷公藤、鸡血藤），均获良效。

八、系统性硬化症

系统性硬化症曾称硬皮病、进行性系统性硬化，临床上以胶原蛋白变性、皮肤萎缩和纤维化为特征，可累及多脏，多发于 30～50 岁的女性。西医学认为，本病可能是在遗传基础上反复慢性感染导致免疫系统失调，分泌多种自身抗体的自身免疫性疾病，最后引起结缔组织代谢及血管异常。目前认为其发病机制的核心是免疫系统功能紊乱。

中医学认为本病涉及多脏腑，为有表有里、有虚有实、有寒有热的复杂疑难病。"诸寒收引，皆属于肾"，本病以肾虚为纲，"虚、寒、瘀、毒"为目进行治疗。

虚：肾阳虚损是本病发病之本，故在用药时，以附桂之品温补肾阳，此"桂"为桂枝，附子以通行十二经之力载他药治疗表里虚实寒热皆有之证，还用熟地黄滋养肾阴。若患者五心烦热或易上火，则用生地黄。再加上大多患者先天禀赋不足，肾精亏损，非草木之品所能补养，须以血肉有情之品滋养。阳和汤中用鹿角胶，但姚高升教授在临床时喜用鹿角霜，霜为鹿角熬胶时所存残渣，味咸性温，归肝、肾经。他还重用"外科圣药"生黄芪，用量多至 100g，一般用到 50g。有些患者出现四肢末端溃烂，不易愈合，用生黄芪效佳。

寒：阳虚则寒，此寒包含里寒、表寒。本病的前驱症状为雷诺现象，即皮肤苍白、青紫而后潮红，遇冷加重。因此，在用药时，以炙麻黄、桂枝发表寒，附子、细辛散里寒。其中，细辛能疏散上下风邪，无微不入，无处不到，善搜肝肾血分风寒。应用熟地黄的原因在于，熟地黄得麻黄则补血而不腻膈，麻黄得熟地黄则通络而不过于发表。若患者神疲乏力，则用补脾健脾之药以"培土生金"，如白术、茯苓、陈皮、法半夏。咳嗽，加苦杏仁、炙紫菀、莱菔子、苏子。

瘀：脾肾阳虚，不能温煦生化气血，血脉遇寒则凝，气虚无力推动血脉，故成瘀。在本病后期，临床症状往往出现皮肤、多脏器、多组织纤维化，坚硬成块；因血行不畅，运行受阻，瘀积于器官之内而成有形病变。针对病理产物"瘀"，当活血化瘀，温经、行气、补虚以活血。姚高升教授喜用桃仁、红花、刘寄奴、鸡血藤、白芥子，甚则加失笑散、制乳香、制没药。现代药理学研究表明，活血化瘀药具有一定的抗纤维化作用。

毒：姚高升教授认为毒多为热邪所化。本病患者的病程往往日久，寒邪日久，一部分化热，化热的寒邪蕴蓄不解成毒。而此时有寒有热，有些患者可有血管炎的症状，四肢末端血液循环差，冰冷麻木，苍白紫绀甚至坏死，当须清热解毒。姚高升教授善用雷公藤，一般为 15g；亦用忍冬藤解毒，尤其是患者有血管炎时，根据病情需要用量为 30～120g。

本病的主要矛盾为寒，次要矛盾为热，故阳和汤贯穿始终，雷公藤、忍冬藤清热解毒，为反佐之品。

【验案举隅】

马某，女，47 岁，2015 年 6 月 19 日初诊。因手指肿胀、右手食指指端皮肤硬化近 20 年就诊。患者于 20 年前无明显诱因出现双手手指苍白怕冷、紫绀、潮红，手指肿胀，指端皲裂不愈，遇冷、情绪刺激后加重。继而出现右手手指皮肤硬化、鹰钩鼻、口周发紧。2015 年 6 月 10 日于北京协和医院检查抗核抗体谱、自身免疫抗体谱示 ANA（IgG 型）（+）HS1：160，抗 Scl-70 抗体强阳性。血沉 66mm/h。舌淡苔白滑，脉沉细。西医诊断为系统性硬化症，未服西药。中医诊断为皮痹，病性本虚标实，病机为肾阳虚为本，寒、瘀、毒为标，治宜温阳散寒、化瘀解毒。

方药：生黄芪 50g，炙麻黄 5g，生地黄、熟地黄各 40g，炒白芥子 12g，鹿角霜 12g，桂枝 12g，鸡血藤 30g，雷公藤 20g，姜黄 10g，蜂房 12g，桃仁

20g，红花 12g，当归 12g，生甘草 6g。

每月复诊 1 次，1 年后查抗核抗体谱 + 自身免疫抗体谱示 ANA（IgG 型）（+）H1：320，抗 Scl-70 抗体弱阳性。血沉 10mm/h。自诉精神渐佳，指端皲裂愈。患者一直间断口服中药。3 年后随访，诸症愈。

按语：本例患者出现指端硬化、雷诺现象、手指肿胀及 ANA、抗 Scl-70 抗体皆阳性，为较典型的系统性硬化症。姚高升教授主要宗温阳散寒、化瘀解毒之大法予以治疗，活用阳和汤以温补肾阳，散表里之寒。重用生黄芪以大补元气而正安邪去；桃红、鸡血藤或行气或补虚活血；雷公藤以毒攻毒。用药如用兵，取决于大将的考虑周全与否。姚高升教授活用阳和汤，重用生黄芪，善用雷公藤，喜用活血药，均获良效。

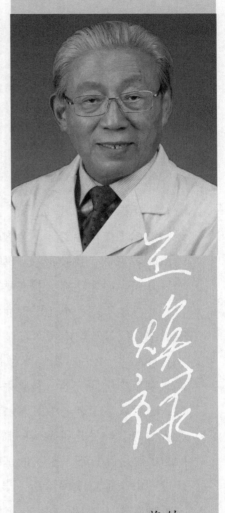

王焕禄

幼承家学，跟师名家，尊师重道，融古纳今，临证自成体系，崇尚温病，注重湿热，重视脾胃

医家简介

王焕禄（1936 年 12 月生），主任医师，全国及北京市名老中医药专家学术经验继承工作指导老师，全国名老中医药专家传承工作室专家，首都国医名师；幼承岐黄家训，孜孜汲汲于理论探索，兢兢业业于临床实践，至今行医 60 载，博采众长，融古纳今，擅长内、妇、儿科杂病，对外感病、心脑血管疾病、脾胃病、月经不调、小儿厌食症等，临床疗效卓著，对痹证、痤疮、湿疹、唇炎、干燥综合征等常见疾病亦有显著疗效。

1936 年 12 月，王焕禄教授出生于河北省涞水县一个中医世家，1955 年进入北京市中医研究所，拜伤寒大师陈慎吾门下系统学习《伤寒论》六经辨证体系，随后入室于名老中医曹宗慈门下学习，在 25 年的跟师学习中，继承了曹宗慈辨治内、妇、儿科杂病的临床经验。世家背景和名师教诲，为王焕禄教授之后的中医之路打下了坚实的基础。1956 年，他考取中医执业资格，1957 年 3 月开设"中医师王焕禄诊所（半日）"，同年 6 月参加北京市百万庄联合诊所，任中医师工作（半日），1957 年加入北京中医学会，1960 年 4 月调入北京展览路医院中医科工作。由于精研医经，勤于临证，疗效不断提高，每日求诊患者络绎不绝，以"小王大夫"名传街邻。1960 至 1964 年，王焕禄教授在北京市西城区业余医学院编外学习，1983 年在北京语言文学自修大学中文专业函授学习，同年还参加了北京中医学会医古文学习班，两年后顺利完成学业。由于深厚的中医理论知识和多年丰富的临床经验，其门诊临床疗效突出，口碑名传一方。

在长期的临床实践中，王焕禄教授逐渐形成了自己的学术专长和特色，擅长内、妇、儿科杂病，对免疫系统疾病，如类风湿关节炎，肾病综合征等颇有研究，疗效卓著。1995 年他主编出版了《杂病证治辑要》，全面系统地总结了自己的临床经验，为后学之辈留下学习传承的宝贵财富。在繁重的临床工作之余，王焕禄教授善于总结，勇于创新，对类风湿关节炎的中医药治疗进行了临床研究，2000 年，科研课题"清利搜通汤治疗类风湿关节炎 35 例临床观察与研究"获北京市中医管理局一等奖。

1974年，王焕禄教授被北京市卫生局任命为北京市第一批师带徒中专学习班指导老师，开始为中医事业后继有人授业带徒；1990年被北京市中医管理局授予北京市老中医药专家学术经验继承工作指导老师，带教中青年医师，不仅在理论上循序善诱，详细讲解，而且毫无保留地将自己的临床经验传授给弟子。2008年，王焕禄教授被国家中医药管理局授予国家级老中医药专家学术经验继承工作指导老师，次年被北京中医药大学学位评定委员会聘为师承教育中医内科专业博士生导师。由于带教成绩优异，2014年，王焕禄教授被北京市中医管理局评为优秀指导老师。

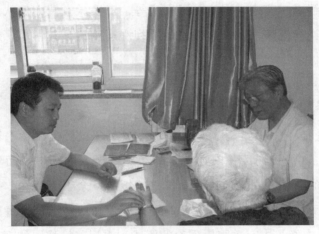

◎　王焕禄教授带教诊病

学术思想

一、崇尚温病，注重湿热

　　王焕禄教授的启蒙老师是其父王树棠先生。而王树棠先生行医正值20世纪三四十年代，受战争和饥荒的影响，当时瘟疫猖獗，医者多运用温病学理论治疗各种热病和疫病。因此，王树棠先生日常行医多用卫气营血和三焦理论，辨治当时多发的热病和疫病。王焕禄幼年就伺诊其父左右，温病学卫气营血和三焦辨证理论体系，可谓是其医学之路的开蒙理论，也是其学术思想中温病学理论占有重要地位的渊源所在。

温病是急性外感热病，湿热理论是温病学理论的重要组成部分，湿热作为致病因子和发病机制，在温病发病学和病机学中占有重要地位。王焕禄教授临证注重湿热，视湿热为重要的致病因素和某些疾病不可忽视的病理机制，尤其体现在对痹证、脾胃病、皮肤病等疾病的辨证论治中。王焕禄教授认为，近几十年临床所见的湿热痹明显多于寒湿痹，究其原因与全球气候变暖、今人阳热体质偏多、风寒湿痹久治不愈，郁而化热及治疗过用辛温耗津化热等有关，治疗当清热利湿、通络止痛为其大法。湿热瘀阻中焦是目前临床常见脾胃病的主要证候，治疗喜用茵陈、生薏苡仁、滑石、蒲公英、败酱草、三棱、莪术等清热利湿，化瘀解毒。痤疮、湿疹、银屑病等，王焕禄教授亦善从湿热论治。王焕禄教授承父崇尚温病，对湿热理论的重视和运用，是其学术思想中温病学理论的具体体现。

二、尊典师古，重视脾胃

王焕禄教授出身中医世家，受家庭影响，幼年就随父出诊，舞勺之年即开始诵读《内经》。每日诵读《内经》是幼年延续至今的功课，而现在，《内经》仍是案头必备的典籍，白天应诊晚上读书，饭后茶余手不释卷，是其坚持至今的生活方式。王焕禄教授对《内经》的经典篇章随口即出，且每有独到的见解和临床感悟。《内经》中有关脾胃理论的阐述和重视养护脾胃的观点，在王焕禄教授年轻时就对其产生了很大影响，随着行医道路的发展和其对中医理论的进一步感悟，重视脾胃，强调未病养护脾胃、防病延年的观点，成为其学术思想的一个重要组成部分。王焕禄教授认为，脾属阴土，胃属阳土，土具有储藏、化生万物之性，人体气血精津是否充盛，全赖脾运胃纳功能的正常发挥。因此，平素注意养护脾胃，使气血津精化源充足，确保脏腑功能有强大的物质基础作保障，使各脏腑功能协调平衡，人体"阴平阳秘"，就能达到预防疾病和健康长寿的目的。至于如何养护脾胃，王焕禄教授认为，首先要膳食平衡，谷肉果疏合理搭配，且忌饥饱无常。《内经》有云，"谷肉果疏，食养尽之"；"五谷为养，五果为助，五畜为益，五菜为充，气味合而服之，以补精益气"；"是故谨和五味，骨正筋柔，气血以流，腠理以密，如是则骨气以精，谨道如法，长有天命"；"饮食自倍，肠胃乃伤"。其次，王焕禄教授认为劳逸适度、怡情养性也是养护脾胃的一个重要方面，劳力过度、安逸过度、情志过极、用脑费神等均可成为损伤脾胃的内因。《内经》有云，"人饮食劳倦即伤脾"；"生病起于过用"；"有所劳倦，形气衰少，谷气不盛，上焦不行，下脘不通，胃气热，热气熏胸中，故内热"；"怒伤肝"；"思伤脾"；"久卧伤气，久坐伤肉"。

王焕禄教授在弱冠之年拜师伤寒大家陈慎吾，全面系统研习《伤寒论》。通过聆听陈慎吾先生对《伤寒论》的精辟讲解，深悟《伤寒论》重视脾胃在人体发病和辨证论治中的作用。《伤寒论》重视脾胃、保护胃气的观点，对王焕禄教授临床辨证用药产生了深远的影响，并逐步发展成其临证注重脾胃的学术思想。王焕禄教授认为，无论外感或内伤，脾胃在发病和病机传变中占有重要地位，故强调既病顾护、调理脾胃十分重要。外感病的病因多为感受外邪，其发病过程是邪正相争的反应，正气盛则病轻邪不传，正气虚则易出现变证、坏证和传变，而正气以后天脾胃为化源，赖水谷精气以充养，脾胃的盛衰对外感病的发生、发展起着重要的作用，正如张仲景言"四季脾旺不受邪"。《伤寒论》在阐述三阳病向三阴病传变时，提出脾胃的因素尤为关键，如"伤寒三日，三阳为尽，三阴当受邪，其人反能食而不呕，此为三阴不受邪也"。"能食而不呕"正说明脾胃功能健旺，脾胃气和，自可不传三阴；反之，脾胃功能虚弱，邪气乘虚内陷，传入三阴。内伤疾病多责之七情、饮食、劳倦等因素，病机过程可概括为阴阳失调，升降失常，而脾胃位于中焦，为气血生化之源，人体升降之枢，与五脏六腑、四肢百骸、皮肤九窍有着密切的联系，病后顾护、调理脾胃，可以预防疾病发生变证，有利于疾病尽快恢复。因此，脾胃本脏病，强调治脾温补升燥，治胃清润通降；他脏有病时，强调补虚先健脾胃，攻伐勿伤脾胃，久病培补脾胃；疾病恢复期，强调补脾胃当先。以上既病调护脾胃、防变促愈的观点，是源于张仲景辨证论治重视脾胃的思想。王焕禄教授临证从理法到方药，处处顾护、调理脾胃，其健脾扶正即驱邪、驱邪勿伤脾胃的思想贯穿辨证施治的始终。

三、融古纳今，自成体系

王焕禄教授承岐黄家训、尊典籍师道，结合多年的临床实践，逐渐形成了独特的学术思想和临床诊疗经验。对外感疾病，辨外邪依据六淫属性，辨证候参合体质因素，论治疗强调驱邪为主，选方药考虑病证结合。对外感咳嗽的辨治，强调暑季存在暑火犯肺之咳嗽，治疗当清透暑热、宣降肺气为主。对老年高脂血症，强调气虚运化功能低下、痰浊瘀血胶结脉中是主要病理机制，治疗以益气化瘀降浊为法。对脾胃病的论治，提出广义和狭义的概念，强调辨病与辨证相结合，结合药证灵活运用不同药物。论治肾病，强调细分表里、治病求本、权衡虚实，总结治肾六方，临床效果卓著。对痹证的辨治，认为正气不足、气血失调是其内因，风寒湿热阻滞经络是其外因；寒痹固然可见，但热痹居多，尤其是湿热之邪搏结于肌肉、经络、筋脉及关节，导致气血运行不畅，经络不通是病机关键；治疗中特别注重搜风通络法的使用。对育龄期妇女的月经不调，王焕禄教授多从冲任虚损、冲任瘀阻、热扰冲任三方面进行辨治，对病机复杂有兼证的患者，则灵活掌握上述三证在整个病机中的比例，辨证施治。对小儿厌食症的辨治，认为脾肾在发病病机中起着非常关键的作用，与小儿"脾常不足，肾常虚"的生理特点密切相关；治疗上以健脾益肾为法，用自拟验方结合患儿兼热、兼湿、兼食、兼阴虚的不同，随证加减用药，临床效果十分显著。临床辨治梅核气强调病症结合，不仅考虑梅核气中医证候辨别，同时非常重视西医诊断，认为中医"梅核气"的临床表现，可以在西医学咽部神经官能症（咽癔症）、慢性咽炎、反流性食管炎、颈椎病等疾病中出现，临床治疗时需结合不同疾病的中医辨治特点，将辨证与辨病紧密结合，临床方能取得满意疗效。在多年的临床实践中，根据药物的四气五味、归经和功能，王焕禄教授总结了一批常用对药、角药的药证，验之临床确有殊功。

王焕禄教授行医 60 余载，虽年八十有余，仍坚持在临床一线为广大患者解除疾苦，始终践行着《大医精诚》的古训，为后辈树立了榜样。

临床经验

一、冠心病心绞痛

冠心病全称冠状动脉粥样硬化性心脏病，是因粥样硬化使冠状动脉管腔狭窄甚至闭塞，影响冠状动脉循环的一种心脏病。冠心病心绞痛是因冠状动脉的供血不能满足心肌代谢的需要，引起心肌急剧的、暂时的缺血、缺氧所致。心主血脉，血液在全身运行不息，靠心气的推动。心阳具有温通血脉的作用，是鼓动心气的动力。心气阳虚，必然血脉运行不畅，久则滞涩不通，脉道瘀阻，不通则痛。所以，冠心病心绞痛的基本病机是心气阳不足、瘀血阻于心脉所致。

对于有冠心病病史，或就诊有典型胸闷、胸痛的患者，要详细问诊。主要询问疼痛发作的诱发因素、持续时间及疼痛部位。典型冠心病心绞痛，疼痛多于劳累后发作，持续时间不会很长（几分钟或一般不超过 15 分钟），疼痛部位以胸骨后、胸骨后偏左为主。如有些患者疼痛时间很长，如一整天或数日不缓解，一般不是典型的冠心病心绞痛的发作。典型冠心病心绞痛患者，尤其是病史长者，都有较为典型的血瘀征象，可见舌下脉络增粗，舌质黯、紫，有瘀斑等，脉象多见沉涩。有许多患者虽然西医诊断为冠心病，但其临床表现并不是典型的心绞痛症状，如疼痛持续时间较长，不是劳累后发作，多与情绪有关，多于生气后发作，休息亦不能缓解或静息状态下亦会发作。这一类患者多属于心气滞或心气阴两虚，相当于西医的心脏神经官能症，治疗从疏理气机、益气养阴入手。

典型冠心病心绞痛的治疗要益气活血通络。基本方：生黄芪、桂枝、制川乌、炒酸枣仁、枳实、水蛭、虻虫、䗪虫、炙甘草。方中生黄芪、桂枝益气温阳，助心之气阳。制川乌温通作用明显。温通之力，乌头最强，附子次之，桂枝相比较是最和缓的。枳实降逆，与众多益气温阳药同用，有佐制的作用，且现代药理研究表明，枳实有升压和强心的作用。炒酸枣仁安神定志。水蛭、虻虫、䗪虫活血通络。炙甘草调和诸药。全方主温、补、通，因生黄芪、桂枝、制川乌之益气温通，有枳实、炒酸枣仁之降、之静的配伍佐制，故整方温而不燥，升降合宜，动静有制。由于许多冠心病心绞痛的患者虽然经过冠状动脉支架术后，但其心气阳虚、脉络瘀阻的病机依然存在，故使用上述益气温阳、活血通络的方法治疗，同样有效。虽然临床表现为典型心绞痛，但患者体质有偏阴虚阳虚的不同，有些阴虚的患者，不能因为阴虚就过于使用滋阴药，而是在益气温阳活血通络的基础上，适当照顾阴分不足，一定要分清主次。

二、老年高脂血症

高脂血症是指人体脂质代谢障碍导致的血浆脂蛋白水平升高。导致高脂血症的原因很多，如饮食、肥胖、烟酒、运动、年龄、继发性因素、雌激素作用、个体差异、基因异常等，均可导致脂蛋白代谢紊乱引起高脂血症，其中肥胖、少动、高龄、慢病、低雌激素水平等，在老年人群普遍存在。中医学虽无高脂血症的病名，但在《内经》中有"膏""脂"的概念。血中膏脂是构成人体的重要组成部分，其来源于五谷精微，对人体具有濡润、补益、充养的功能。膏脂的生成和输布有赖于脏腑功能的协调平衡，尤以脾气之散精功能最为重要。脾气充足，则输布正常，水精四布，膏脂可入内、溢外，发挥濡养作用；若脾气不足，则运化失司，水精不布，精化为浊，影响气血运行，阻滞脉道畅通。对老年高脂血症，脾气虚是其疾病的本质。老年人脏腑功能衰退，尤其脾胃虚弱，运化无权，气血津液相对不足，气的温煦、推动、气化功能低下，容易导致津停成浊、血滞成瘀，产生痰浊、瘀血等病理产物，久而久之，痰浊、瘀血堆积脉中，形成西医学所谓的高脂血症。因此，气虚运化功能低下，痰浊、瘀血胶结脉中，是老年高脂血症的主要病理机制。

有研究显示，在高脂血症患者中，TC 和 TG 水平在高脂血症虚证中轻度升高，在虚实夹杂证中中度升高，在实证中重度升高。这一结果与中医学理论比较相符。因为实证者以邪气亢盛为主要表现，应在客观指标上体现相应的"有余"，故研究结果中，高脂血症实证的血脂水平高于虚实夹杂证和虚证。虚证者以正气不足为主要表现，在客观指标上应体现相应的"不足"，故高脂血症虚证的血脂水平低于虚实夹杂证和实证；而虚实夹杂证既有正气不足，又有邪气有余，故血脂水平变化介于虚证与实证之间。临床所见老年高脂血症患者，虽然血脂异常的成分不尽相同，但多轻度异常，不似年轻人多中度或高度异常，这一点同上述研究相吻合。

血脂过多沉积会使血液黏稠，血流缓慢，甚则堵塞血管，从而影响血液循环，导致血压升高、血糖增高、动脉粥样硬化，造成心、脑、肾等重要器官供氧不足，甚至发生心肌梗死、脑梗死等严重疾病。轻度血脂异常可无不良感觉，一般高脂血症可出现头晕、乏力、嗜睡、指尖发麻等症状。当高脂血症累及心脏和血管时，可出现心慌、气短、胸闷、心律不齐，严重时可产生心肌梗死，诱发心脑血管疾病。累及肝脏时，可出现腰酸、腹胀、食欲缺乏。累及肾脏时，则会产生腰酸、腰痛，甚至血尿，发生下肢水肿。累及皮肤时，会出现皮肤干燥，产生皮肤斑疹、褐斑。累及肌肉时，会产生四肢无力、全身酸痛等症状。

老年高脂血症，多属气虚为本，痰浊、瘀血为标之虚实夹杂证，治疗当"虚则补之""实则泻之"，予益气化瘀降浊大法。脾气的运化功能是影响脂质代谢的关键，膏脂的生成与转化皆有赖于脾气的健运。益气健脾药的运用，可改善脾的运化功能，脾气健运，可化精微为气血，化水湿为津液，升清降浊，清浊分明，各归其所，防浊脂混于血中，以达到血脉通、气血充、脏腑畅，脂质代谢完善，痰浊自然消失的治疗目的。痰浊是高脂血症的病理产物，与瘀血相互胶结为患，痹阻血脉，沉积血府，治疗当祛痰化瘀兼而治之。运用祛痰化瘀之药，既可清除痹阻血脉之痰瘀，又可截断痰瘀互结之势，可显著提高降脂疗效。常用药物有生黄芪、荷叶、红花、决明子、泽泻、焦山楂、麦冬等。

高脂血症是一种慢性可逆性的代谢疾病，需要长期的综合治疗，才能收到较好的效果。对老年高脂血症患者，除药物治疗外，尚需强调低胆固醇、低脂、低热量、低糖、高纤维素的"四低一高"饮食原则。长期规律的有氧运动，亦是控制老年高脂血症，提高药物疗效的重要方法之一。

三、胃食管反流病

胃食管反流病临床表现多样，可出现反酸、反食、胃灼热、胸痛、咽喉异物感、吞咽困难、上腹痛、腹胀等不同症状。目前胃食管反流病尚无直接对应的中医病名，根据其临床主要表现，在古代文献"吞酸""反胃""胸痹""呃逆""梅核气""噎膈""胃脘痛""痞满"等范畴中都可找到相关内容的描述。上述病名，有的反映了反流的特点，如"吞酸""反胃""呃逆"；有的反映了食管病变的特点，如"胸痹""噎膈"，"梅核气"应为食管炎的食管上段的症状，而"胃脘痛""痞满"更应归属到胃病范畴。

2009 年，《胃食管反流病中医诊疗专家共识意见》认为，目前本病尚无对应固定中医病名，根据主症归属于"吐酸""食管瘅"等范畴。部分专家认为，约有 40% 的患者没有"吐酸"症状，故提出以"食管瘅"作为本病的中医病名基本上可反映本病的病位、病因病机与主症。瘅，《说文》谓"瘅，痨病也。从疒，单声"。《尔雅》谓"瘅，劳也"。《素问·奇病论》云："此五气之溢也，名曰脾瘅。"王冰注云："瘅，谓热也。"《素问·脉要精微论》云："瘅成为消中。"王冰注云："瘅，谓湿热也。"通过对"瘅"的解读，"食管瘅"一方面提示"热""湿热"为病机特点，一方面提示该病病程较久。因此，"食管瘅"更符合本病的病变特点。

中医学认为，本病病位在食管，食管自咽至胃，属胃所主，《难经集注》称之为"胃之系"。《医贯》尝谓："咽系柔空，下接胃本，为饮食之路。"称食管为"咽系"，具"柔空"之性，即生理上具有柔软、通畅的特性，其气机与胃相连，通过蠕动将食团送至胃中，其以通降为顺。本病的形成是由于抗反流机制下降和反流物对食管黏膜攻击作用的结果，包括食管壁防御机制下降、食管体部清除功能减弱、胃食管交界抗反流的作用减弱。反流物的攻击因子，是指反流物内胃酸、胃蛋白酶、胆盐及胰酶。本病轻者仅有上皮基底膜增厚，嗜酸及淋巴细胞增多；重者食管黏膜上皮糜烂、溃疡甚至穿孔，亦可致瘢痕狭窄。

本病包括反流和食管局部炎症两部分，反流是动力异常，如食管体部清除功能减弱、胃食管交界抗反流的作用减弱、胃排空时间延长等，即食管失其通降之性；食管局部炎症提示食管失其柔空之性。

另外，反酸为本病的主症，刘完素在《素问玄机原病式》中说："酸者，肝

王焕禄

木之味也。由火盛制金，不能平木，则肝木自甚，故为酸也。"《四明心传》云："凡为吞酸，尽属肝木，曲直作酸也。"所以，肝亦在本病的发病中占有重要地位。

从病邪的角度认识本病，包括"气逆""湿热""血瘀"三部分病机。首先，中医学有"百病生于气"之论，其中"怒则气上"与反流病密切相关，临床见到许多本病患者，多在暴怒、情志不遂之后出现反流症状加重。此乃怒则气上，气上则携酸或食物上反，故疏畅气机、降逆气为其治则。第二，本病存在湿热病机。《素问·至真要大论》曰："诸呕吐酸，皆属于热。"胃酸存在于胃中是正常的，但其上泛至食管即成为一种致病因素，具湿热之性，脾胃湿热者多胃酸偏多，故胃酸偏多本身也提示湿热的存在。虽然可以从脾失运化则生湿浊、湿郁日久则化热而成湿热并见之证解释，但此时清利湿热是本，而不应该健脾。临床见到患者多有胸中灼热，反酸明显，胃镜下见到食管黏膜充血、糜烂病变，都提示有湿热的存在，是具湿热之性的胃酸反复刺激食管黏膜造成的食管黏膜呈现充血、糜烂的湿热之象。本病患者多有胸痛症状，且多见舌质暗、瘀斑，舌下脉络增粗，提示本病应从瘀辨治。此瘀乃湿热久蒸，致使瘀阻内生，且久病必瘀。本病有上皮基底膜增厚、局部血供不畅及瘢痕狭窄，都提示了瘀的存在。

治疗本病，既要治已成之病，又要控制成病之因。食管炎应为食管局部的湿热蕴结、脉络瘀阻，而反流的症状提示肝胃不和、肝胃郁热，但如果只是解决反流，即疏肝和胃、清肝降逆，不顾及食管局部病变，不清热利湿、活血化瘀，则只是解决了损伤的因素，而没有解决损伤的结果，故要辨病与辨证结合治疗。对于已成之病要清热利湿、活血化瘀，对于成病之因，即持续性损伤，要疏肝和胃、清肝降逆。

治疗本病的基本方为红藤棱莪煎。基本组方：红藤、三棱、莪术、三七粉、金银花、蒲公英、败酱草、海螵蛸、川贝粉、瓦楞子。

方中红藤性味苦平，具解毒消痈、活血止痛、祛风除湿的功效；三棱、莪术化瘀兼有理气之功；三七性温味辛，具有散瘀止血、消肿定痛的功效；金银花、蒲公英、败酱草清热解毒，三味药对幽门螺杆菌有一定的杀灭和抑制作用；海螵蛸、瓦楞子和胃降逆、对症抑酸。本病是食管失其柔软通畅之性，治疗正可以复其柔软通降之性。胃以通降为顺，所谓通者，叶天士尝谓"通字须究其气血阴阳，便是看诊要旨矣"。高士宗《医学真传》则曰："通之之法，各有不同，调气以和血，调血以和气，通也；上逆者使之下行，中结者使之旁达，亦通也；虚者助之使通，寒者温之使通，无非通之之法也。"通过清热利湿、活血化瘀、和胃降逆、对症抑酸，达到了恢复食管柔通之性的目的。

加减：反酸明显，加黄连、吴茱萸；呃逆、嗳气明显，加旋覆花、生代赭石、清半夏；气虚或久服上方（服药≥2个月），加生黄芪、党参；两胁胀痛、情志不舒，加白梅花、玫瑰花、青皮。

四、湿热胃痛

胃痛又称胃脘痛，是以上腹胃脘部近心窝处经常发生疼痛为主要症状。胃痛是临床上常见的一种病证。本病的记载始见于《内经》。历代医家治疗胃痛的方法很多，不外乎益气、温中、理气、和胃。金元时期的朱丹溪提出了胃痛的病因亦有"郁而生热，或素有热，虚热相搏，结郁于胃脘而痛"。胃痛亦有属热之说，至丹溪而畅明。胃痛发作，与肝脾关系最为密切，近二十几年来，生活节奏加快，工作压力加大，饮食高热量，都使脾胃病发病率增加。从中医理论和临床实际来看，湿热胃痛占有极高的比例，换言之，湿热胃痛是以湿热为核心病机，气滞、脾虚、食滞乃为继发或兼夹病机。

现代人常常饮食失节、生冷无度、起居失常，感受湿热之邪，或偏嗜肥甘厚腻，酿湿生热，或肝郁不舒，疏泄失职，脾运失健，湿邪内生，郁而化热，都可导致湿热中阻。湿热阻于中焦，客于胃脘，气机不畅，不通则痛。

本病以胃痛和脾的运化功能障碍，湿热内蕴为诊断依据。临床表现为胃胀痛或有灼热感，脘腹痞闷，呕恶厌食，口臭，肢体困重，大便溏，舌红苔黄腻。湿热之邪蕴结脾胃，阻滞气机，受纳运化失职，升降失常，故胃胀痛有灼热感，脘腹痞闷，呕恶厌食。腐浊之气上逆则口臭。湿热阻滞经络，则肢体困重。湿热交阻下迫，则大便溏泻不爽。舌红苔黄主热，逆主湿，均为湿热内盛之征。

清热化湿为根本治法，止痛是关键步骤。首当其冲要清热化湿，恢复脾主运化、升清的功能。脾胃湿热，采用辛开苦降法，湿之产生，责之于脾，故予芳香醒脾，以利运化。若湿邪较重者，要注意理气，气行则水行，有利于祛湿。热邪重者加用活血药，热灼胃络，胃络瘀阻，不通则痛，气行则血行、气郁则血瘀，先病而治。

方用薏苡竹叶汤治疗，随证加减。脾胃湿热引起的胃痛，近几年才在临床多见，以前都是以寒邪客胃、饮食停滞、肝气犯胃、肝胃郁热、瘀血停滞、胃阴亏虚、脾胃虚寒几个证型论治，从湿热论治很少。生薏苡仁健脾渗湿清热；竹叶清热除烦，导邪热从小便出；白蔻仁化湿行气；肿节风清热解毒，活血散瘀；金银花清热解毒；蒲公英清热解毒利湿；败酱草清热解毒，祛瘀止痛；延胡索行气止痛；三七粉活血化瘀止痛。诸药相合，可使湿浊得化，热邪得清，疼痛能止。有呕吐重者加半夏、竹茹；口苦甚加柴胡、黄芩、金钱草；纳呆者加鸡内金。

五、肾病

中医学所谓的肾病，包括西医学急性肾炎、慢性肾炎、肾病综合征所出现的各种临床症状和体征及异常理化指标，多指临床出现水肿、少尿、尿常规异常，严重者伴有高血压、血脂异常、肾功能异常。肾病的发生发展是由多种因素相互作用的结果，是机体正气盛衰与邪气强弱之间相互斗争、相互作用、此消彼长的过程。中医整体观念辨证论治的特色，对肾病治疗有独特优势。

肾病辨证不能只局限于肾，当根据证候细分表里。许多肾病的急性期和慢性肾病急性发作期，是因外邪侵袭，正邪相争于肌表，从而出现发热、恶寒、遍身水肿、脉浮等表现。此时邪在肺卫，肺失宣肃，水道失调，治疗当宣肺利水、清热解毒。若邪气循经入里化热，热邪损伤肾络，迫血下行，精微外泄，出现血尿、蛋白尿等理化指标异常，此时多见于急性肾炎热退阶段或局灶性肾炎或过敏性紫癜伴肾炎的患者，则应清热解毒、凉血止血。

肾病的本质是正虚，主要表现在肾虚，而肾藏阴阳，故治疗肾病之本在于辨肾虚之阴阳所偏。肾藏精，为先天之本，内藏肾阴肾阳，为人体生长发育之根、脏腑功能活动之本，一有耗伤，则当辨肾阴不足或肾阳亏虚。西医认为肾病综合征的发生与免疫复合物沉积有关，治疗首选免疫抑制剂肾上腺皮质激素，并主张应用足量激素，迅速控制病情后逐步撤减。由于激素类似中药的"纯阳之品"，大剂量应用时患者往往出现肾阴虚之证，此时当滋肾阴、清虚热为主。肾藏精、肝藏血，精血同源、肝肾同源，肾阴虚即为肝肾阴虚，故治疗应滋补肝肾之阴。撤减激素时，由于外源性激素对内源性激素的长期抑制，致使内源性激素分泌不足，患者出现激素撤减综合征，表现多符合肾阳虚证，治疗当温肾阳、祛痰湿。肾为先天之本，脾为后天之本，先天赖后天之供养，肾阳虚实为脾肾阳虚，治疗中当脾肾双补。当然，阴阳互根互用，"善补阳者，必于阴中求阳；善补阴者，必于阳中求阴"。

肾病病程较长，迁延反复，本虚标实的病机可出现在疾病的各个阶段，治疗当标本兼顾，权衡虚实。肾病患者可见神疲乏力、食欲不振、面色㿠白或晦暗、腰膝酸软等本虚之象，同时又见水肿、恶心、腹胀、二便不调、舌质红绛或淡暗、舌苔黄腻或白厚、舌下脉络紫暗怒张等水、痰、浊、瘀、毒阻滞之标实之征。肾病蛋白尿，多责之于肾虚封藏失司，脾虚肾关不固，脾肾两虚，失于统摄封藏，加之久病入络，瘀阻肾络，精气不利，精微外溢下泄而成，属于虚实夹杂之证。有些肾病患者无临床症状，仅以反复血尿为主诉，而血尿的发生多责之于血虚有热，瘀血阻络，亦为虚实错杂之证。因此，本虚标实病机贯穿于肾病发展的各个阶段，治疗中注意扶正与祛邪并用，扶正不碍邪，祛邪不伤正。

现将王焕禄教授的"治肾六方"介绍如下。

1. 肾Ⅰ方

【方药】麻黄、防风、生桑白皮、泽泻、白茅根、大蓟、小蓟、金银花、车前子炭。

【功能】宣肺利水，清热解毒。

【主治】一身尽肿，先眼睑及颜面浮肿，后延及全身，伴咳嗽、咽痛、发热等。

【方解】本方适用于风水阻遏，肺气失宣之证，临床常用于急性肾炎、慢性肾炎急性发作期。方中麻黄、防风、桑白皮、泽泻、车前子炭宣发肺气，通利水道；金银花、大蓟、小蓟、白茅根清热解毒凉血；车前子炭兼有止血尿的作用。本方治肿，突出宣肺利水之功。肺为水上之源，主一身之表，外合皮毛，一旦风邪所伤，肺气失于宣发，风遏水阻，则发为水肿。个别患者浮肿消退后，有蛋白尿复升的情况。

【加减】发热者，加生石膏；麻黄不影响肾炎的症状性高血压，浮肿消退，血压亦可下降。

2. 肾Ⅱ方

【方药】金银花、连翘、白茅根、大蓟、小蓟、赤小豆、白及、当归、车前子炭、血余炭、积雪草、接骨木。

【功能】清热解毒，凉血止血。

【主治】尿如洗肉水色，或尿少涩赤，镜检可见少量或大量红细胞。

【方解】本方适用于热伤血络，迫血下行之血尿证，临床常见于急性肾炎水肿消退后，或局灶性肾炎，以血尿症状为主。方中金银花、连翘、白茅根、大蓟、小蓟清热解毒凉血；白及、当归、血余炭、赤小豆、车前子炭止血养血利尿；积雪草、接骨木抑制蛋白尿。本方服至血尿消失为止。

【加减】血尿长期不愈，加三七粉、墨旱莲；尿少涩痛者，加石韦。

3. 肾Ⅲ方

【方药】生地黄、熟地黄、山茱萸、山药、茯苓、泽泻、牡丹皮、党参、黄芪、益母草、红花。

【功能】补肾益脾，养血活血。

【主治】腰膝酸软，身倦乏力，夜寐不安，眼睑微肿，尿蛋白阳性，少量红细胞或见管型者。

【方解】本方适用于脾肾两虚，以肾虚为主且久虚夹瘀者，临床常见于慢性肾炎见上述症状者。本方以六味地黄丸为主方滋补肾阴；党参、黄芪补脾益气；生地黄、熟地黄、益母草、红花养血活血。

【加减】蛋白尿者，加煅牡蛎、血余炭、积雪草、接骨木；阳虚者，加附子、肉桂。

4. 肾Ⅳ方

【方药】党参、黄芪、莲子肉、山药、菟丝子、熟地黄、金樱子、益母草、红花。

【功能】补脾益肾，养血活血。

【主治】面部及下肢轻度浮肿，面色苍白，身重乏力，腰膝酸软，蛋白尿阳性，尿中红细胞、白细胞少量，或偶见管型。

【方解】本方适用于脾肾两虚，以脾虚为主，且久虚夹瘀者，临床常见慢性肾炎见上述症状者。方中莲子肉、山药、党参、黄芪补脾益气；金樱子、菟丝子、熟地黄补肾益阴；益母草、红花活血养血。

【加减】蛋白尿重者，加煅牡蛎、血余炭、积雪草、接骨木；水肿明显者，加茯苓皮、车前子；阳虚明显者，加附子、肉桂。

5. 肾Ⅴ方

【方药】白芍、牡丹皮、生地黄、白茅根、大蓟、小蓟、金银花、积雪草、接骨木、水牛角粉。

【功能】凉血活血，清热解毒。

【主治】下肢皮肤可见紫色斑块，或小出血点，尿赤量少。

【方解】本方适用于毒热内蕴，迫血外溢之证，临床常用于过敏性紫癜伴发肾炎而见上述症状者。本方以犀角地黄汤加味而成，水牛角粉清营凉血；生地黄、赤芍、牡丹皮清热凉血，活血散瘀；白茅根、大蓟、小蓟、金银花清热解毒，凉血止血；积雪草、接骨木抑制蛋白尿，改善肾纤维化。

【加减】本方以犀角为佳，今已禁用，用水牛角粉代替。

6. 肾Ⅵ方

【方药】淫羊藿、巴戟天、人参、黄芪、白术、附子、茯苓、木瓜、木香、草果、大腹皮、槟榔、生姜。

【功能】补益脾肾，行气利水。

【主治】面色㿠白或萎黄，全身高度浮肿，腹部胀大，肢凉怕冷，大便溏，小便少而色清，腰膝酸软。

【方解】本方适用于脾肾两虚，气滞水阻之证，临床多见肾病综合征有上述症状者。方中人参、生黄芪、白术补益脾气；木香、木瓜、草果、大腹皮、槟榔、茯苓、生姜行气利水，消除肿胀；淫羊藿、巴戟天、附子补益肾阳，资助脾阳。

【加减】热邪内伏者，加白花蛇舌草、半枝莲、蜂房、积雪草、接骨木；水肿不退者，加抽葫芦；阳虚症状不明显者，减附子；水肿消退者，减木香、草果、大腹皮、槟榔、木瓜。

六、梅核气

梅核气是中医病名，在古代文献中被描述为"咽中如有炙脔""咽喉中如有物噎塞"。《灵枢·邪气脏腑病形》曰："胆病者，善太息……心下澹澹，恐人将捕之，嗌中吤吤然，数唾。"《金匮要略》描述了妇人"咽中如有炙脔"的症状，以及用半夏厚朴汤予以治疗。《诸病源候论》云："咽中如有炙肉脔者，此是胸膈痰结与气相搏，逆上咽喉之间结聚。"《太平圣惠方》云："亦有愁忧思虑，五脏气逆，胸膈痰结，则喉中如梗。"

梅核气在临床上极为常见，以咽部梗阻不适，如梅核塞于咽喉，咳吐不出，吞咽不下，时发时止，不影响进食为主要表现。由于其病情缠绵，容易反复，初期病情较轻不受重视，至症状明显就医时多因病情迁延成难治之病，严重影响患者的学习、生活和工作。对梅核气的病因病机认识较为明确，认为多属情志不畅，肝气郁结，循经上逆，结于咽喉；或乘脾犯胃，运化失司，津液不得输布，凝结成痰，痰气结于咽喉所致。所谓"气不行则郁不解，痰不化则结难散"，故治疗多行气散结、降逆化痰，以半夏厚朴汤加减化裁。

临证对梅核气的辨治，除考虑梅核气本身中医证候辨别外，还应重视西医诊断，将辨证与辨病紧密结合，方能取得满意疗效。梅核气的临床表现，可在西医学的咽部神经官能症（咽癔症）、慢性咽炎、胃食管反流病、颈椎病等疾病中出现，临床治疗时需结合不同疾病的中医辨治特点，必须思路开阔，方能做到有的放矢，临床才能取得满意疗效。

1. 咽部神经官能症

咽部神经官能症又称咽异感症，最常见的症状是咽部的异常感觉，如球塞感、瘙痒感、紧迫感、黏着感、烧灼感、蚁行感、无咽下困难的吞咽梗阻感等，通过钡餐、咽喉镜、X线等检查，无阳性检查结果。还有部分患者有颈部不适感、紧迫感，自觉呼吸不畅及咽喉部有物上下移动不定的感觉。本病以女性患者居多，精神类型多较敏感、多疑或抑郁。此类患者属于狭义"梅核气"范畴，治疗以疏肝解郁、化痰散结为主，方选半夏厚朴汤加柴胡、香附、白芍、青皮、佛手、乌药、绿萼梅、甘松、缬草等疏肝理气解郁之品。

2. 慢性咽炎

慢性咽炎是黏膜慢性炎症，表现为咽部不适，或疼，或痒，或干燥感、灼热感、烟熏感、异物感等，刺激性咳嗽，晨起用力咳出分泌物，甚或作呕，病程两个月以上，常因受凉、感冒、疲劳、多言等原因致症状加重；检查可见咽部慢性充血，呈暗红色，或呈树枝状充血，咽后壁淋巴滤泡增生，或咽侧索肿大，咽黏膜增生肥厚，或干燥、萎缩、变薄，有分泌物附着。慢性咽炎患者因咽分泌物增多，故常有清嗓动作，吐白色痰液。对此类患者，在半夏厚朴汤基础上加用玄参、麦冬、川贝母、桑叶、石斛、玉竹、浙贝母、桔梗、牛蒡子、生地黄、郁金、生牡蛎等养阴清肺散结之品。

3. 胃食管反流病

胃食管反流病主要表现为咽部至胸骨后灼热或疼痛，多发生于餐后 1 小时内，尤其取平卧、弯腰俯拾体位时明显，疼痛可涉及剑突下、肩胛区、颈、耳部，有时辐射至臂部，伴有口苦咽干，咽中少量分泌物，平卧时觉分泌物增多，病重者可有咽下疼痛及间歇性吞咽梗塞感，常有呃逆、反胃，呕吐物呈酸味或苦味，偶含少量食物；上消化道钡餐 X 线检查、胃镜检查可帮助确诊。治疗胃食管反流病出现梅核气症状的患者，在半夏厚朴汤基础上加黄连、吴茱萸、龙胆草、金钱草、黄芩、乌贼骨、贝母、煅瓦楞子、柴胡、枳壳、炙甘草、党参、茯苓、焦三仙等药。

4. 颈椎病

食管的上端和第六颈椎相连，第六颈椎出现增生，就会压迫和刺激食管，甚至造成食管周围炎症、水肿，从而在进食时产生异物感，出现慢性咽炎症状（颈咽症），表现为口干舌燥似有异物感、吐之不出、咽之不下，进食无碍，咽部稍有充血或变紫。此类患者多半有颈肩部僵硬不舒或疼痛感，通过颈部 X 线检查可以确诊。治疗此类患者时，在半夏厚朴汤基础上加用昆布、海藻、莪术、生牡蛎、木瓜、威灵仙、白芍、葛根、夏枯草等散结通络化瘀之品。

七、抑郁症

抑郁症多因情志不遂、精神抑郁，导致肝失疏泄，气机郁滞。因此，气郁是抑郁症产生的基础病机，贯穿于其发展的全过程。肝主疏泄，可以调节全身气机的运行，亦可以调畅情志。肝失疏泄，则气机运行失常，临床可见情绪低落的精神状态，并伴见胸闷不舒、善太息、胸胁胀满等症。治疗时，疏肝解郁法是治疗本病的基本治疗方法，临床常用基础方组成为柴胡、枳实、白芍、八月札、香附、炒酸枣仁、石菖蒲、远志、生龙骨。

肝主疏泄，调节全身气机之升降出入。与其相表里的胆腑为"中精之腑"，喜清静，恶抑郁，亦主气机调畅。若肝失疏泄，最容易影响胆的功能，造成胆气不利；若肝郁气滞，影响中焦脾胃的运化，造成气血津液运化失常，痰湿内生，二者侵扰胆腑，则胆气失于条达。胆失决断，临床上可见到患者胆怯易惊、善恐、失眠、多梦等症状。因此，临床治疗时选用陈无择《三因极一病证方论》所载的温胆汤加减治疗，意在化痰浊、利胆气，使脏腑功能恢复正常，气机调顺，神志自安。具体临床经验方药组成为清半夏、陈皮、茯苓、枳实、竹茹、胆南星、生甘草、石菖蒲、白梅花。方中半夏降逆和胃、燥湿化痰为君；竹茹清热化痰、止呕除烦，枳实行气消痰，使痰随气下为臣；陈皮理气燥湿，茯苓健脾渗湿为佐；甘草健脾和胃，协调诸药为使。胆南星、石菖蒲化痰开窍；白梅花疏肝理气。诸药合用，共奏理气化痰、清胆和胃之效。若肝火旺盛，加龙胆草、黄芩、栀子清肝泻火；若肝郁气滞明显，加八月札、郁金，助白梅花疏肝理气解郁；若睡眠较差，加炒酸枣仁、远志、生龙骨养心安神。

由于情志不遂，气机郁滞，郁而化火，正所谓"五志过极皆从火化"。热伤津液，炼液为痰，痰火扰动心神；或木郁土不达，运化失常，痰湿内生，火邪夹痰浊上扰心神，痰火作祟，变化多端，故临床表现为焦虑、悲观失望、烦躁易怒、胸胁胀满、多梦或不寐、耳鸣、头晕、头胀、腹胀、口苦、咽有异物感、小便短赤、咳喘痰稠、舌质红、舌苔黄腻、脉弦数或滑数等症。在上述表现中，患者烦躁易怒发作程度较重，甚则暴怒不能自控。临床治疗时，选用礞石滚痰丸加减变化。其经验方药组成为青礞石、黄芩、大黄、沉香面、炒酸枣仁、石菖蒲、清半夏、胆南星。方中青礞石甘、咸、平，坠痰下气，平肝镇惊安神；黄芩清热泻火；大黄清热泻火，使热从大便清；沉香降气安神；半夏、胆南星燥湿祛痰；炒酸枣仁、石菖蒲化痰安神开窍。全方配伍，共奏逐痰泻火、宁心安神之效。若伴肝火旺盛，方中加龙胆草、栀子清肝泻火；若肝阳亢逆，加珍珠粉、生石决明平肝潜阳。

对于素体阴虚的患者，适逢情志不遂，气郁化热，郁热伤及心肺之阴，加重原有阴虚之候，阴虚内热，百脉受病，亦可发病。临床症见患者情绪低落，对生活缺乏兴趣，"意欲食不能食，常默默，欲卧不能卧，欲行不能行，饮食或有美时，或有不用闻食臭时，如寒无寒，如热无热……诸药不能治……如有神灵者，身形如和，其脉微数"（《金匮要略·百合狐惑阴阳毒病》）等诸多神经症样表现。因此，临床治疗时选用百合知母汤（或百合地黄汤）加味化裁治疗。具体经验方药为百合、知母、炒酸枣仁、石菖蒲、远志、生龙骨。方中百合养阴润肺，知母清热养阴，若热象较重则易生地黄清热养阴、凉血。由于抑郁症临床多见睡眠障碍及气郁表现，方中配伍生龙骨、远志、石菖蒲、炒酸枣仁安神定志；石菖蒲、远志二药味辛，又有辛散之功，可助疏畅气机、解郁开窍。若患者为围绝经期的中年妇人，临床伴见善悲欲哭，则上方加甘麦大枣汤以润燥养心安神。若患者肝郁气滞症状明显，则合柴胡疏肝散组方治疗。若入睡困难明显者，可加缬草助疏肝解郁、安神定志。

需注意的是，抑郁症中除了情绪变化的表现外，常伴见睡眠障碍，亦要予以积极干预治疗，对于改善患者的抑郁状态大有裨益，处方时常配伍炒酸枣仁、远志、生龙骨、石菖蒲等养心安神药。另外，抑郁症属于心理、情感障碍，临床上除了药物调治神志外，还要注意接诊时对患者进行心理疏导，使其建立战胜疾病的信心；鼓励患者积极参加各种社会活动，对促进患者疾病恢复有很大帮助。这也可以看作是治疗抑郁症调畅气机的非药物干预之法。

八、湿热痹

《素问·痹论》曰："风寒湿三气杂至，合而为痹也。其风气胜者为行痹；寒气胜者为痛痹；湿气胜者为着痹。"后世医家多遵经重道，咸宗其论，辨治痹证以风、寒、湿三气立论，多用温经散寒之法。《伤寒杂病论》辨治痹证经方附子汤、麻黄细辛附子汤、当归四逆汤、麻杏薏甘汤等，亦多从风寒湿立论予辛散温通之法。吴鞠通对痹证的认识有独到见解，提出痹证有寒湿和湿热二类，而湿热痹尤多，提出湿热痹的治则为苦辛通法和辛凉淡法，并创立治疗湿热痹方剂宣痹汤、薏苡竹叶散和加减木防己汤。

痹证多见于中老年人，其发病多属内外因相合而致。内因责之于气血失调，卫外不固，肝肾虚损，筋骨失养；外因多为风寒湿热之邪乘虚而入，致气血凝结，经络阻滞，发为痹证。痹证迁延不愈，肝肾亏损，引起脾阳、脾气不足，气滞津停，日久痰湿内生，瘀血内留，痰瘀留滞于筋骨关节，导致关节肿胀、变形。近几十年临床所见痹证，湿热痹明显多于寒湿痹，究其原因主要有以下几点：①全球气候变暖，寒邪肆虐较之前明显减少，因感受寒邪导致寒湿痹亦减少。②由于患者素体阴阳偏盛不同，外邪或从阳化热，或从阴化寒。今人起居近温远寒，饮食嗜好肥甘厚味，人群中阳热体质偏多，外感寒湿之邪易从阳化热，发为湿热痹。③风寒湿邪痹阻，经久不愈，邪留经络，郁而化热，亦是临床湿热痹多见的原因之一。④还有一类药源性湿热痹，因治疗中过服辛温发散之品，耗伤阴津，从而化热，导致湿热痹。湿为阴邪，黏腻重浊，与热相搏，如油裹面，一阴一阳胶着难解，不易祛除，是湿热痹缠绵难愈的主要原因。

湿热痹以骨节烦痛为主症，临床可见病变处皮肤散在红斑、结节、疼痛、灼热，关节疼痛、僵硬不适，局部扪之灼热，同时伴见烦热、午后发热、汗多、口渴，舌质红，舌苔薄黄腻或黄厚腻，脉濡数等全身症状。痹证病机复杂，治不及时或治不得法，病情易反复，病程易缠绵，终致关节、筋骨、脏腑、经络损害，导致关节变形致残，甚至危及生命。湿热痹的临床表现涉及类风湿关节炎、强直性脊柱炎、反应性关节炎、结节红斑、骨关节炎和痛风等西医学疾病。

湿热搏结于肌肉、经络、筋脉及关节，导致气血运行不畅，经络痹阻不通，是湿热痹病机之关键。"热者寒之""湿者利之"，对湿热痹的治疗，清热利湿、通络止痛为其大法。临床具体应用时，应首分湿热孰轻孰重。对湿热并重者，宜清热利湿并举；对热邪偏重者，侧重清热解毒；对湿邪偏重者，则侧重祛湿通络。常用有效药物有茵陈、滑石、薏苡仁、防己、猪苓等清热利湿；金银花、蒲公英、白花蛇舌草等清热解毒；防风、老鹳草、蜂房、木瓜等祛风除湿。针对病因治疗的同时，应酌情使用补气血、滋肝肾之品，旨在扶正祛邪。常用药物有当归、桑枝、鸡血藤、桑寄生、续断、牛膝、淫羊藿。由于本病多累及筋骨关节，故治疗中强调搜风通络药的使用，根据具体的表现，选择恰当的通络药物。例如，草木类通络药威灵仙、木瓜、伸筋草、海风藤、青风藤、秦艽、豨莶草、老鹳草等；虫类通络药蕲蛇、乌梢蛇、蜈蚣、䗪虫、僵蚕等，在湿热痹治疗中都应酌情使用。临床治疗湿热痹证，遣方用药时应少佐辛散之品，恐一派苦寒不利湿热之清利和气血之通调，可选麻黄、羌活、桂枝等。

雷公藤具有良好的祛风湿、活血通络、止痛作用，尤其适用于关节红肿热痛、肿胀难消、晨僵、功能受限者，是治疗湿热痹活动期必用之药。由于其毒性较大且需久煎，故可弃用饮片而用雷公藤多苷，每次 20mg，每日 2 次，与中药煎剂同服，可起到减毒增效的作用。对平素脾胃虚弱服用雷公藤多苷不适的患者，可用雷公藤多苷酒精溶剂涂擦患部关节，配合内服中药，亦可取得较好效果。

九、育龄期月经不调

《素问·上古天真论》谓："女子七岁，肾气盛，齿更发长；二七而天癸至，任脉通，太冲脉盛，月事以时下……七七任脉虚，太冲脉衰少，天癸竭，地道不通，故形坏而无子也。"说明月经与肾气盛衰、冲任二脉通盛与否直接相关。肾所藏之精包括肾精和肾气，肾精是肾气的物质基础，肾气是肾精的功能体现，两者相互滋生，相互为用。冲任二脉属奇经八脉，冲为血海，任主胞胎，冲任二脉与女性月经有直接联系。"冲任二脉不能独行其经"，其生理功能是肝、脾、肾三脏的功能体现。足厥阴肝经络阴器，与冲、任二脉相通，肝血有余，下注血海，变化而为月经。冲脉出会阴至气街即与足少阴肾经相并而上行；任为阴脉之海，在腹部与足少阴肾经相会；肾主二阴，肾气盛则任脉通，太冲脉盛，月事以时下，且能孕育生子。足太阴脾经、足阳明胃经在少腹部的气街及"三脘穴"与冲任二脉相通，脾胃精气充盛，则气血津液充足，进而冲脉盛，血海盈，月经则能以时下。所以，肝、脾、肾三脏和冲任二脉功能正常，气血津液充盈，是月事以时下的保证。

月经病的原因很多，内因如情志不遂、忧思郁怒、房劳、多产、饮食劳倦等，外因如寒、热、风、湿等六淫之邪内侵。

就育龄期女性月经失调而言，因其特殊的生理阶段，又有其特殊的病理特征。《素问·上古天真论》明确提出女性生殖功能萌发、成熟、旺盛、衰退、枯竭的自然规律，二七成熟，五七衰退，七七衰竭。随着社会发展和人类进步，现代女性承担了更多的社会责任，在各个领域发挥着自己的聪明才智，随之而来的是，同时承受了更多的身体和心理的压力，即耗气伤精亏血更甚，故现代女性较上古时期女性，生殖功能衰退会提前到来。近几年临床发现，女性出现更年期综合征的年龄较 10 年前明显提前，40 岁左右就出现月经不调、卵巢激素水平明显降低，甚至 35 岁左右就出现卵巢衰竭，月经停闭。因此，育龄期女性月经不调，肾精不足，血海不充，而致冲任虚损，是其病理机制之一。

胞宫通过阴道与外界相通，起居不慎或气血虚弱，极易引起外邪由此内侵上扰，导致湿热、寒湿、热毒、瘀血等停滞胞宫，阻滞气血。育龄期妇女阴道内有定植菌，发挥自洁作用，如遇外界因素或自身因素的影响，阴道内环境失去平衡，定植菌转化为致病菌，亦可造成邪毒逆行而上，侵袭胞宫。上述育龄期女性的生理特点，决定了其易受外邪侵袭，导致邪滞胞宫，冲任瘀阻。因此，育龄期女性月经不调，冲任瘀阻也是其病理机制之一。

陈自明《妇人大全良方》指出："大率治病，先论其所主。男子调其气，女子调其血。气血，人之神也，不可不谨调护。然妇人以血为基本，气血宣行，其神自清。"气血与女性生理病理有着密切联系，气血失调是女性疾病常见的发病机理。由于经、孕、产、乳都以血为用，而且皆易耗血，故女性机体常处于血分不足、气偏有余的状态。《灵枢·五音五味》说："妇人之生，有余于气，不足于血，以其数脱于血也。"有研究认为，"七七"之前脏腑衰退主在肝，"七七"年龄段肝气衰退最明显；"七七"之后脏腑衰退主在肝肾；阴虚为中老年女性衰老的主要生理病理基础，可见肝在女性衰老中至关重要，而肝藏血、体阴用阳，肝血是肝脏发挥正常生理作用的物质基础，肝血不足是肝脏衰退的主要内在因素。育龄期妇女常处于血虚、阴虚状态，阴虚则生内热，热扰冲任致冲任不固，易出现月经不调。因此，育龄期女性月经不调，热扰冲任也是其病理机制之一。

综上所述，冲任虚损、冲任瘀阻、热扰冲任是育龄期女性月经不调的主要病理机制，三者可单独致病，也常相兼致病。

冲任虚损型月经不调：多见于35岁以上女性，可见月经规律或推后，经量明显减少，经色暗淡，经期无明显腹痛，甚或经水闭止不来，伴见腰骶酸困、双下肢酸软无力，平素性欲淡漠，舌质淡红，舌苔薄白，脉沉。

冲任瘀阻型月经不调：多见于35岁以下女性，可见月经先期或推后，经量或多或少，经色暗红夹有血块，经期腰腹疼痛，平素少腹隐痛下坠，或腰腹沉重坠胀不适，或有少腹癥瘕，舌质暗红，或有瘀斑瘀点，舌下脉络怒张或呈串珠状、分叉，舌苔薄白或薄黄，脉象涩。

热扰冲任型月经不调：多见于35岁以上女性，可见月经先期，经量偏多或正常，经色鲜红，或夹有小血块，经期腰腹无明显不适感，或经水淋漓不断，或经行吐衄，平素伴有阴虚之象，舌质偏红，舌体偏瘦，舌苔薄黄或舌苔少，脉细数。

"虚则补之"，冲任虚损型月经不调予补肝肾、益冲任。常用基本方：熟地黄、山茱萸、山药、鸡血藤、紫河车、枸杞子、阿胶、当归、白芍、川芎、柴胡、香附等。方中需配伍健脾行气之品，如陈皮、砂仁、木香等，以防滋腻碍脾。

"瘀者通之"，冲任瘀阻型月经不调予化瘀解毒，调理冲任。常用基本方：红藤、三棱、莪术、三七粉、桃仁、红花、益母草、当归、川芎、大黄炭、柴胡、香附等。方中需配伍益气养血之品，如生黄芪、山药、莲子、丹参等，以防攻邪过度，耗伤气血。

"热者清之"，热扰冲任型月经不调予滋阴凉血、调养冲任。常用基本方：青蒿、鳖甲、生地黄、牡丹皮、地骨皮、黄芩炭、茜草炭、三七粉、白芍、墨旱莲等。方中需配伍甘平养阴之品，如枸杞子、黄精、桑椹、丹参等，以防凉闭致瘀。

临床常见有些患者症状多样，病机复杂，并非单一病机致病，此时当灵活辨证，综合判断。首先应抓住主证，确立核心病机，然后根据兼证，确定相兼病机。例如：冲任虚损兼瘀阻、冲任虚损兼血热、热扰冲任兼瘀阻等，法随证立，方随法出，选方用药应紧扣核心病机，兼顾兼证，根据上述各型主方，结合药证加减配伍，攻补兼施，寒热并用。

十、崩漏（功能性子宫出血）

所谓崩漏，是指妇女不在行经期间阴道突然大量出血，或淋沥下血不断者，前者称为"崩中"，后者称为"漏下"。若经期延长达2周以上者，应属崩漏范畴，称为"经崩"或"经漏"。崩与漏虽然出血情况不同，但其发病机理一致，在发病过程中两者也常互相转化，故临床多以崩漏并称。本病多见于青春期和更年期女性，相当于西医学无排卵型功能失调性子宫出血。由于崩中时病情急迫，甚则危及生命，或漏下时病情缠绵难愈，故属于妇科疾病的疑难重症。

本病多为虚实夹杂之证，且发病时有时标急大于本虚，治疗时要辨别虚实证的轻重，若虚实并重则补虚祛邪并举；若虚证为主，则应补虚为主；若实证为主，则应祛邪为主。本病若突发崩中，病势急迫，则遵循中医学治疗原则，即"急则治其标，缓则治其本"相应治疗之。

由于本病多见于青春期和更年期女性，这两个不同年龄段的患者罹患本病的病机不尽相同，因而辨证角度有所不同。青春期女性即初潮后少女。此年龄段崩漏的发生与肾虚、血热有关。因为少女，肾中精气逐渐充盛而形成天癸，但由于初期肾精充盛尚不稳定，加之年轻人，相对阳气旺盛，阴血相对不足，阴虚内热，热扰冲任，而致冲任不固，出现月经非时而下，下而不净或突然大量出血。《伤寒明理论》云："冲之得热，血必妄行。"因此，此类崩漏可参考

"血病即火病，泻火即止血"（《血证论》）的论述予以治疗，方选清经汤加减。方药组成为青蒿、牡丹皮、生地黄、地骨皮、白芍、黄芩、黄连、黄柏、黑芥穗、三七粉。

绝经期前后的女性的发病年龄多在《内经》所说的"六七"至"七七"之间，正是肾气渐衰之时，故肾之封藏失司，冲任不固，不能制约经血，而致崩漏。而离经之血即为瘀血，若不祛之则影响新血之化生，正如《血证论》所云："凡系离经之血……此血在身，不能加于好血，而反阻新血之化机。"治疗时当活血化瘀为法，同时兼顾补益肝肾。因此，治疗时方选桃红四物汤加减。临床上，有学者研究认为子宫内膜非时增厚与中医学所说之瘀血有关。因此，临床辨治崩漏时，往往建议患者行妇科 B 超参考子宫内膜厚度，作为是否存在血瘀证的佐证之一。不过，临床中发现，一般青春期的功能性子宫出血患者，往往子宫内膜无增厚情况；子宫内膜增厚多见于围绝经期的女性。

古人提出的治疗崩漏三大法则——"塞流、澄源、复旧"，临床应用时要相互联系，不可完全割裂治疗。塞流时并不是简单的见血而止血，如果治疗如此简单化，一方面单纯止血可能造成留瘀，使原有病情更加复杂；另一方面对于瘀阻胞宫之崩漏，一味止血会造成崩漏不止，反而加重。临床上，有时澄源、复旧往往即可实现塞流，如瘀阻胞宫，方用活血化瘀药采用通因通用法，虽然方中未选用止血药，但用药后患者血自止。对于出血量大或病程时间较长而伤及气血者，一定要注意益气养血，以免造成崩漏的进一步加重，缠绵难愈。

十一、带下病

带下病通常是指带下量明显增多，色、质、气味发生异常，或伴全身、局部症状者。相当于西医学的阴道炎、宫颈炎、盆腔炎、妇科肿瘤等疾病引起的带下增多。带下过少亦属异常。

带下过多应结合色、质、气味进一步辨识：若带下量多色白或淡黄、质清晰，多属脾阳虚，多伴有四末凉冷、大便溏稀、舌体胖大有齿痕；若在此基础上见带下色白清稀如水、畏寒肢冷、腰膝酸软、久不受孕、脉沉迟或沉细，其程度甚于脾阳虚证，应属脾肾两虚或脾肾阳虚；若带下量多色黄、质黏稠，或如豆渣、有异味，伴阴部瘙痒，为湿热下注，在此基础上若伴有少腹胀痛下坠、腰痛或同房疼痛等，则在有湿热的同时还有血瘀的存在。其他如绿带，王焕禄教授认为基本等同黄带，应为湿热较重之象；而赤带多为湿热较重，热迫血络，或兼有血瘀之象。另外，带下过少亦属异常，因正常女性自青春期开始，肾气充盛，脾气健运，任脉通调，带脉健固，阴道内应有少量白色或无色透明无臭的黏性液体，以行润泽、御邪之用。若带下过少者，多为脾肾两虚，肝肾不足，多伴有月经量少、闭经等情况。

脾阳虚型带下病，多用傅青主的完带汤加减。因脾虚多伴肾虚，多加芡实、紫河车粉；阳虚明显者加巴戟天、淫羊藿；腰膝酸软者加桑寄生、盐杜仲；若寒象明显者，加用肉桂，但因肉桂温燥，故不宜久用，若见带下转黏稠或呈现黄色，即可减去。

湿热下注者，若单纯带下量多色黄有异味，多用经验方茵石米甘汤加金银花、蒲公英、败酱草以清热利湿、清热解毒；若伴有小腹胀，可加乌药、香附；若伴有阴部瘙痒者，可加白鲜皮、皂刺；若湿热伴有瘀血症状者，如见非经期小腹部、两少腹疼痛，同房疼痛明显，多用经验方清坤宁宫汤加减，方中红藤、金银花、蒲公英、败酱草清热利湿，三棱、莪术、三七粉、酒大黄活血化瘀、祛热逐瘀，消除炎症，延胡索、乌药、香附行气止痛。

带下少者，多从补益肝肾入手治疗，如选用六味地黄汤中三补（熟地黄、山茱萸、山药），加枸杞子、制何首乌、当归、紫河车补益肝肾精血，阳虚明显者可加鹿角胶、淫羊藿、巴戟天，阴虚者可加女贞子、墨旱莲、沙参、麦冬。因带下少者，多为肝肾不足，从补益肝肾、调节冲任治疗后，在带下转多基础上，闭经者月经会渐次而至。

所以，通过察带可以了解女性脏腑虚实寒热，因其为带下异常的内在因素，虽然傅青主说"夫带下俱是湿症"，但必须察明此"湿"是脾肾功能失常，运化水湿能力下降，或是以湿热邪气为主，兼有瘀血之象，虚者当补当固，实者当清当利当化。

十二、小儿厌食症

小儿厌食症是指小儿较长时间食欲不振或减退，进食量明显减少，甚至拒食的一种常见儿科脾胃疾患，一般病程两个月以上，临床可伴有形体消瘦、面色萎黄少华、精疲乏力、夜卧不安、大便溏秘不定等症状。如果长期发展，可导致患儿营养不良，以及各种维生素与微量元素缺乏，机体免疫力低下，严重影响小儿生长发育和易患各种疾病。现代医学研究表明，小儿厌食症多由微量元素"锌"的缺乏导致，西药在治疗上以助消化及补充含锌制剂为主，但在临床上，有些儿童血锌正常，故效果不甚理想。中医古籍中无"小儿厌食症"之病名，然而有"恶食""不能食""不思食"等记载。临床对小儿厌食症的辨证，大多医家以脾胃虚弱、胃阴不足、脾运失健、肝脾不调、肝胃不和、食滞胃脘等为主，治疗以健脾、益胃、疏肝、化湿、消食等治法为主。

"脾常不足，肾常虚"是小儿的生理特点。小儿自初生到成年，处于不断生长发育过程中，身体各组织器官、生理功能都尚未成熟，有其特有的生理、病理特点。正如《小儿药证直诀》所说："小儿五脏六腑，成而未全，全而未壮。"其脏腑阴阳虽俱，但阴气不足，阳气未充，尤以脾、肾两脏表现突出。脾为后天之本、气血生化之源，小儿生长发育迅速，对气血精微需求较旺盛，但小儿脾胃薄弱，运化未健，又寒暖不能自调，乳食不知自节，极易损伤脾胃；肾为先天之本，小儿正处生长发育之时，肾气未盛，肾精未充，随年龄增长正逐渐充盛，且各脏之阴需肾阴之滋润，各脏之阳赖肾阳之温养，更显肾之重要与常处不足状态。万密斋在《育婴家传育婴秘诀·五脏证治总论》中，将此总结为"脾常不足，肾常虚"。小儿的生理特点决定了其病理变化特征，即内易为饮食所伤，且易虚易实，病久必虚实夹杂，以虚为主。

小儿厌食症的常见病因：①喂养不当、饮食不节，湿食积滞，损伤脾胃。②禀赋不足，脾胃素虚，或病后失调，脾胃受损。③情志不遂、恐吓意外，肝郁乘脾，脾失健运。以上因素均使小儿本就"脾常不足"的脾胃功能受到损伤，导致胃阴伤而不思饮食，脾阳伤而运化失职，出现见食不贪、食量明显减少，甚或拒食，发为厌食之症；水谷不入，日久则气血乏源，后天累及先天，肾精、肾气得不到后天水谷精微的充养，使小儿本就"肾常虚"的肾脏更虚，影响肾主生长发育、主骨生髓的生理功能，而见小儿面色萎黄、肌肉瘦削、骨骼不壮。因此，小儿厌食症之病位在脾胃，与肝、肾有密切关系，其病机主要为脾胃虚弱，功能失调。

针对小儿厌食症脾胃虚弱，功能失调的主要病机，治疗当以健脾益肾助运为基本原则，随证辅以滋阴、清热、疏肝、祛湿等法。《幼幼集成》云："幼稚之气，尤为易亏，唯必根究先天之薄弱，而从方脉诸书，求源探本以为治。"周慎斋在《医家秘奥》中云："火乃生土，故知非此火，则土亦无生。"脾的运化功能须赖肾阳的温煦、蒸化才能健旺，补肾能够起到温运脾阳以助运化的作用，即"益火补土"，肾所藏先天之精及其化生的元气靠脾所转输的营养物质不断补充方能充盛，补脾亦即补肾。因此，对小儿厌食症，应注重后天先天脾肾同补，而非仅补脾胃，通过健脾益肾，使小儿受损虚弱之脾胃功能得以逐渐恢复，食欲渐增，食量渐长，气血渐旺，生长发育不良得以逐渐纠正；助运之品能化积、开胃、助运化，帮助患儿恢复食欲。在健脾益肾助运的原则下，临证根据患儿兼热、兼湿食、兼阴虚的不同，随证加减用药。

治疗小儿厌食症的基本方剂：生黄芪、山药、龟甲、黑芝麻、生龙骨、生牡蛎、杏仁、生谷芽、生麦芽、鸡内金等，共奏健脾益肾助运之效。其中生黄芪、山药补脾益气；龟甲、黑芝麻补肝肾、益精血；龙骨、牡蛎壮骨补钙，补充铁、钾、锌等微量元素及多种氨基酸；杏仁"润肠胃、消面粉积"，补充蛋白质、微量元素铁、锌及维生素E；谷芽、麦芽、鸡内金开胃助运，并利于龟甲、龙骨、牡蛎的吸收。兼热者加竹叶，金银花；兼湿食者加白术、茯苓、大黄炭；兼阴虚者加太子参、玉竹。

治疗期间，患儿家长应注意以下几点：①切忌填塞喂养，应待其主动求食。②忌食冰类制品。③瓜、果、梨、桃等水果要适度。④快餐、油炸食品要控制。⑤不要暴饮暴食，饮食要有节制。

十三、痤疮

痤疮是一种与性腺内分泌功能失调有关的毛囊、皮脂腺慢性炎症性皮肤病，好发于青少年颜面部位，临床上以面部的粉刺、丘疹、脓疱或结节、囊肿等为特征，易反复发作。近年随着人们生活节奏加快、生活压力加大和环境污染加剧等，本病的发病呈上升趋势。因有损容貌，痤疮的防治日益受到重视。

古代医家多从风热、肺风、血热认识痤疮，认为本病病位在肺，与风热、血热有关。《医宗金鉴·外科心法要诀》云："肺风粉刺，此病由肺经血热而成。"《外科正宗》云："肺风、粉刺、酒渣鼻三名同种。粉刺属肺，渣鼻属脾，总皆血热郁滞不散。"现代医家又提出了血瘀、湿热、痰结、肾阴不足等新观点和新理论。血瘀痰结的观点认为痤疮初多为风热、肺热或血热，日久热邪郁阻皮肤脉络，气血运行不畅，而致血瘀痰阻，痰瘀互结，以至于面上出现结节、囊肿和瘢痕疙瘩；湿热困阻乃因饮食不节，或过食辛辣、肥甘、油腻之品，日久中土运化不畅，助阳生湿化热，湿热循经上蒸头面而发为痤疮；或脾虚不运，水湿内停成痰，郁久化热，湿热阻滞肌肤，毛窍闭阻，发为痤疮。肾阴不足观点认为痤疮的发生主要是由于素体（先天）肾阴不足，肾之阴阳平衡失调和天癸相火太旺，循经上蒸头面，肾阴不足，不能充养肺胃之阴，以至于肺胃阴虚血热，发为痤疮。

痤疮实证虽多见，但虚证亦不少见，尤其是肾虚所致，往往容易被忽略，一定程度上影响了痤疮的治疗效果。虚证当中，除阴虚火旺，还有肾阳虚者，虚实夹杂亦不少见，分述于下。

肾为先天之本、藏精、主人之生长发育与生殖。其中由肾产生的天癸是直接影响人体生长发育与生殖功能的物质。若素体肾阴不足，肾之阴阳平衡失调，会导致相火亢盛，天癸过旺，面生痤疮，表现为皮损色红或暗红，疼痛或不疼痛，恶热喜凉，女性患者多伴月经不调，男性患者可有梦遗现象。以滋肾阴、清相火为主治疗，方用知柏地黄丸加金银花、蒲公英、草河车、急性子等，冲任失调者可酌加当归、香附、益母草、泽兰调气血、冲任。

肾阳虚型是因为各种原因导致肾阳损伤，形成阴盛格阳于上的证候。《景岳全书》认为"阳虚者亦能发热，此以元阳败竭，火不归元也"，导致阳虚格阳于上，格阳郁结之处（面部痤疮处），阳气相对有余，故表现出火热之象。此为假热，纯属阳虚，当用温阳之法，宜用温补肾阳药治疗。清代岭南名医何梦瑶在《医碥》中认为：阳虚火动是言"相火为病者，乃因其在上之热，而直探其在下之根言之。病既根于下，则不可以治上者治之矣，何也？火虚而治以寒凉，是益助其下焦之寒，火愈被逼而上浮矣"。说明温补阳气才是治疗此类火病正法。临床上许多多囊卵巢综合征或卵巢囊肿患者的痤疮属于肾虚血瘀型，患者多见月经紊乱，畏冷、腰酸，卵巢呈多囊性改变，也就是不能正常排出成熟卵子，肾虚多属阳虚，兼有瘀血，多用补肾温阳药兼活血化瘀治疗，在六味地黄丸三补的基础上加淫羊藿、巴戟天等温补肾阳药物，并加三棱、莪术等活血化瘀。

临床许多痤疮患者，尤其是女患者，往往既有冲任失调，又有脾胃湿热的存在，或偏于肾阴虚，或偏于肾阳虚，又有气滞血瘀的存在，形成较为复杂的格局。这种情况要求我们治疗中一定要权衡热毒、冲任失调、脾胃湿热孰轻孰重，重者先调理，或综合调理。

十四、荨麻疹

荨麻疹俗称风疹块，是由于皮肤、黏膜小血管扩张及渗透性增加而出现的一种局限性水肿反应，通常在 2～24 小时内消退，但反复发生新的皮疹。疾病于短期内痊愈者，称为急性荨麻疹。若反复发作达每周至少 2 次并连续 6 周以上者，称为慢性荨麻疹。风邪为荨麻疹的主要病因，因风邪善行数变，且为百病之长，易夹寒、热、湿等邪气侵入肌肤，与气血相搏，壅滞肌肤，发为荨麻疹。《诸病源候论》云："夫人阳气外虚则多汗，汗出当风，风气搏于肌肉，与热气并，则生。"又云："风入腠理，与血气相搏，结聚起相连，成瘾疹。"此外，结合西医学研究，传统风邪还应包括多种过敏致病因素，如花粉、烟尘、异味气体、尘螨、动物毛屑等。荨麻疹初起多有皮肤瘙痒，随即出现风团，风团的大小和形态不一，发作时间不定，风团持续数分钟至数小时，少数可延长至数天后消退，不留痕迹。

荨麻疹的治疗应遵循以下原则。

1. 治风先治血，血行风自灭

荨麻疹的主要病因为风邪，故在辨证用药上强调"治风先治血，血行风自灭"，"治风"和"治血"并重。"治风"包括疏风、祛风、搜风等方面，疏风、祛风多用消风散，慢性荨麻疹应加僵蚕、蜈蚣、乌蛇、全蝎等搜风药。"治血"包括凉血、活血、养血等方面。皮疹颜色鲜红、潮红，运动后身热瘙痒加重，抓破皮疹有点状出血，应加牡丹皮、地骨皮、紫草等清热凉血药。皮疹颜色暗红，舌下络脉增粗，应加当归、红藤、三棱、莪术等活血药。荨麻疹的恢复期，皮疹已经好转，应加当归、生地黄、川芎、赤芍等养血药。

2. 审证与经验结合

本病在辨证论治的基础上，结合经验用药，审证与经验二者有机结合，临床疗效显著。皂刺、苦参、白鲜皮清热利湿、凉血止痒，可以适用于各种类型的荨麻疹，作为止痒的经验用药。无柄灵芝扶正培本、消炎、抗菌、解毒，据现代药理研究表明其具有免疫调节的作用，可用于各种类型的荨麻疹，调节机体免疫。生地黄、牡丹皮、地骨皮、紫草、当归凉血润燥止痒，用于皮疹鲜红的血热证。金银花、蒲公英清热解毒，用于湿热蕴结的荨麻疹。生石决明、珍珠母、生磁石重镇止痒，用于瘙痒明显、迁延不愈的慢性荨麻疹，新发的急性荨麻疹应慎用矿物类药。蜈蚣、全蝎、乌梢蛇、僵蚕搜风止痒，用于慢性荨麻疹瘙痒疗效明显，同时具有一定的抗过敏作用。

十五、常用对药

"对药"又称"药对"，是指临床上常用且相对固定的中药配伍形式，是方剂最小的组方单位。对药并非两味药物的随机组合，也并非两种药效的单纯累积相加，而是历代医家积累临证用药经验的升华。中医学很早就重视研究"药对"的配伍之秘，如古代医家的《雷公药对》和现代医家的《施今墨药对》等，都是研究药对组成、使用法则及药对学在辨证论治中重要地位的专著。

1. 止咳平喘麻黄与杏仁

麻黄性温、味辛，归肺、膀胱经，辛散外达，宣肺平喘；杏仁性温、味苦，归肺、大肠经，苦降下气，降气止咳平喘。二药伍用，一宣一降，一横一竖，宣降结合，横竖贯通，使肺气通调，止咳平喘之力益彰。临床用炙麻黄 3～5g，杏仁8～10g，对风寒、风热、饮邪等各种病邪所致实性咳喘，经辨证配伍后，均能取得良好疗效。

2. 发散风寒荆芥与防风

荆芥微温、微辛，归肺、肝经，疏散风寒，发汗解表；防风微温、微辛，归膀胱、肝、脾经，疏风解表，散寒止痛。二药皆微温而不燥，荆芥发汗力强，防风祛风力强，二者伍用，加强解表散寒之力，又无麻桂相配辛散力大过汗之弊。临床对风寒外感患者，多用荆防而不用麻桂，因寒为阴邪，损伤阳气，过汗则耗气伤阳，虽然寒随汗解，但是易致气、阳两虚，不利于恢复。

3. 健脾助运黄芪与山药

黄芪性温、味甘，归肺、脾经，补气健脾，益卫固表；山药性平、味甘，归脾、肺、肾经，益气养精，补脾肺肾。二药配伍，健脾胃、促运化、养胃阴、固肾精，共奏益气生津、健脾补肾之功，同时又无壅滞、温燥、滋腻之弊。治疗小儿厌食症时，常用此对药，因小儿稚嫩之体，"脾常不足，肾常虚"，补虚时宜平补、调补，而禁用温补、峻补，加之厌食症病位在脾，更应慎用补药。

4. 疏肝解郁麦芽与川楝子

生麦芽性平、味甘，归脾、胃、肝经，消食健脾，回乳消胀，疏肝解郁；川楝子性寒、味苦，归肝、胃、小肠经，行气止痛，疏肝泄热。二药配伍，既行气又止痛，既调肝气又清肝热，且无破气、伤阴之弊。同时，麦芽与川楝子同用，体现肝脾共治理念，践行"见肝之病，知肝传脾，当先实脾"理论。生麦芽配川楝子实为疏肝解郁、肝脾同治之妙药，比单用柴胡效果好，且无柴胡辛燥劫阴之弊。一般生麦芽用量在30～40g，川楝子用量6～10g。

5. 理气通便陈皮与杏仁

陈皮性温、味辛苦，归脾、肺经，理气健脾，燥湿化痰；杏仁性微温、味苦，归肺、大肠经，止咳平喘，润肠通便。二药合用，脾、肺、大肠共治，作用于水谷转化到糟粕形成的整个过程，既给予动力又给予润滑，且陈皮与杏仁开肺气的功效对通便更有巧妙之处，临床将陈皮与杏仁配伍，用于各类便秘方中，效果显著。

6. 化痰散瘀橘叶与王不留行

橘叶性温、味苦辛，归肝经，疏肝，行气，化痰，消肿，散毒；王不留行性平、味苦，归肝、胃经，活血通经，下乳。二药伍用，气、血、痰共治，且有散结通络之效。王焕禄教授临床用橘叶配王不留行治疗各类乳腺疾病，疗效确切。

7. 滋阴平肝黄精与磁石

黄精性平、味甘，归肺、脾、肾经，润肺滋阴，补脾益气；生磁石性寒、味辛咸，归肝、心、肾经，潜阳安神，聪耳明目，纳气平喘。二药配伍，滋肺、脾、肾之阴精，平心、肝、肾之阴火，调整阴阳。临床用黄精配生磁石，治疗阴虚肝旺之耳鸣、耳聋，疗效显著。一般黄精 10 ～ 15g，生磁石 30 ～ 40g。

8. 祛风通络蜈蚣与蕲蛇

蜈蚣性温、味辛，归肝经，息风止痉，通络止痛，解毒散结；蕲蛇性温、味甘咸，归肝经，祛风、活络、定惊、止痉。二药伍用，祛风通络止痉作用强大，并有一定的止痛作用。临床蜈蚣配蕲蛇，用于治疗顽固性风湿痹痛的方中，疗效非常满意。

9. 化瘀消积三棱与莪术

三棱性平、味辛苦，归肝、脾经；莪术性温、味辛苦，归肝、脾经，二药均有破血行气、消积止痛功效，其中三棱偏于破血，莪术偏于破气。二药合用，加强了化瘀消积之力。临床用三棱配莪术治疗一切血瘀气滞癥瘕症，若属急证实证者，直接用三棱、莪术，无须补药佐制；若治慢性病或虚实夹杂之症，必以补药佐之，以期久服无弊。

10. 祛风止痛、止痒蜂房与麻黄

蜂房性平、味甘，归肝、胃经，质轻性善走窜，能祛风止痛、止痒；麻黄性温、味辛微苦，归肺、膀胱经，善于宣肺气、开腠理、通毛窍，引邪外出。二药合用，蜂房得麻黄之辛温宣通，利于驱邪外出；麻黄得蜂房之走窜搜剔，利于由表入里，温散邪气。临床应用蜂房配麻黄，治疗风湿痹证和出疹性皮肤瘙痒症，疗效确切。

十六、常用角药

角药是临床中药配伍的一种方法，根据药证紧扣病机，将三味中药组合在一起，构成三足鼎立之势，协同增效，相互辅助，相互兼治，相互制约，临床常获意想不到的配伍效果。角药理论源于《内经》"一君二臣，奇之制也"的基础理论，始见于张仲景的《伤寒杂病论》，如麻黄、细辛、附子；大黄、附子、细辛；大黄、厚朴、枳实等，一直被历代医家所沿用，不断充实和发展。

（一）祛邪类

1. 荆芥、防风、紫苏叶

荆芥清香轻扬，药性平和，辛散疏风，宣肺邪以达皮毛，开毛窍以发汗解

表；防风性浮升散，善行全身，长于祛风解表，为治外风通用之品，尚能散湿；紫苏叶味辛入肺，色紫入血，芳香气烈，外散皮毛，解肌发表，内舒胸膈，温胃醒脾。三药相须为用，共奏祛风解表、散寒除湿之效，常用于外感风寒轻证兼湿之人，尤其表证伴见胸脘胀满、呕恶纳差之症。

2. 柴胡、白薇、地骨皮

柴胡味苦、性微寒，具有发散表邪、退热、疏肝解郁、升举阳气之功，具有很好的退热作用；白薇味苦咸、性寒，长于清解，能清泻肺热，透邪外达，又能清血热，透达血热于外；地骨皮甘淡、性寒，入血分而凉血，能清血热于内，又能清泻肺热，治肺热咳嗽。三药配伍，柴胡为君透邪外出，白薇清气分之热，地骨皮清血分之热，两臣辅君，以达到退热目的，常用于外感发热之人，无论风寒、风热，经组方配伍，退热疗效确切。

3. 生黄芪、炒薏苡仁、防风

黄芪味甘、微温，长于补气升阳、益卫固表、托疮生肌、利水消肿，既能补脾益气又能利水消肿，标本兼治，为治气虚水肿之要药；薏苡仁甘、淡、凉，既利水消肿又健脾补中，同时能够渗湿除痹，舒筋脉、和拘挛，药性偏凉，兼清热之性，《本草经疏》载其"性燥能除湿，味甘能入脾补脾，兼淡能渗湿，故主筋急拘挛不可屈伸及风湿痹，除筋骨邪气不仁，利肠胃，消水肿，令人能食"；防风辛甘、微温，性浮升散，善行全身，既能祛风寒而解表，又能祛风湿而止痛。三药配伍，一君二臣，益气健脾，利水消肿，祛风除湿兼止痛，常用于治疗颈椎病、骨性关节病等神经根水肿、炎症所致肢体关节疼痛、麻木、拘挛不舒。

4. 橘叶、王不留行、老鹳草

橘叶辛苦而平，归肝经，能疏肝行气，化痰散结消肿，为治疗胸胁作痛、乳痈、乳房结块之要药；王不留行味苦、性平，苦泄宣通，善于通利血脉，活血通经，走而不守，行而不留；老鹳草辛苦而平，行散苦燥，性善疏通，有较好的通经络作用，《滇南本草》谓其通行十二经络，攻散诸疮肿毒。三药伍用，气、血、痰共治，有活血通络、散结消肿之效，常用于治疗增生性疾病，如乳腺增生、前列腺增生等，疗效确切。

5. 益母草、当归、香附

益母草苦泄辛散，主入血分，善于活血调经、祛瘀痛经，为妇科调经要药，故名益母；当归甘温质润，长于补血，为补血之圣药，辛行温通，能活血行瘀，故具有补血活血、调经止痛之功；香附芳香辛行，辛行苦泄，主入肝经气分，善散肝气之郁结，疏泄肝气之横逆，为疏肝解郁、行气止痛之要药。三药伍用，一君二臣，调经补血理气，症状、病机均兼顾，常用于治疗女性月经病、带下病等。

6. 川贝母、煅瓦楞子、海螵蛸

川贝母性微寒、味苦甘，归肺、心经，具有清热化痰、润肺止咳、散结消肿作用，《本草汇言》曰："贝母，开郁，下气，化痰之药也，润肺消痰，止咳定喘，则虚劳火结之证，贝母专司首剂。"现代药理研究表明，贝母总碱有抗溃疡作用。瓦楞子咸平，归肺、胃、肝经，咸能软坚、消痰散结，又能化瘀，煅用可制酸止痛，现代药理学研究表明其主要含碳酸钙，能中和胃酸，减轻胃溃疡之疼痛。海螵蛸咸涩微温，归肝、肾经，味咸而涩，能制酸止痛，为治疗胃脘痛胃酸过多之佳品。三药相须为用，具有强大的制酸止痛作用，经过合理配伍，可用于一切胃灼热反酸的病证。

7. 茵陈、滑石、生薏苡仁

茵陈味苦辛、微寒，归脾、胃、肝、胆经，苦泄下降，性寒清热，善清利脾胃肝胆湿热，使之从小便而出；滑石甘淡而寒，性滑利窍，归膀胱、肺、胃经，既能清热又利水湿，且能通利水道，使湿热从膀胱通过小便而泄；薏苡仁淡渗甘补，归脾、胃、肺经，既利水消肿，又健脾补中、渗除脾湿，尤宜治疗脾虚有湿之证。三药伍用，茵陈为君，清利湿热；滑石为臣，加强清热利湿作用，并开通湿热外出之通路；薏苡仁为臣，淡渗利湿，并健脾以杜绝生湿之源。一君二臣，清热利湿，可用于湿热内蕴之脾胃病、肝胆病、皮肤病、关节病等。

8. 莪术、三棱、红藤

莪术辛苦、性温，归肝、脾经，苦泄辛散温通，既入血分，又入气分，能破血散瘀，消癥化积，行气止痛，适用于气滞血瘀、食积日久而成的癥瘕积聚，以及气滞、血瘀、食停、寒凝所致的诸般痛证；三棱辛苦、性平，归肝、脾经，破血行气，消积止痛，所治病证与莪术相同；红藤味苦性平，归大肠、肝经，苦降开泄，长于清热解毒，又能活血散瘀、消肿止痛，《本草图经》曰其"攻血，治血块"。三药相伍，二君一臣，破血消癥，清热解毒，用于治疗瘀阻偏于热性的病证，如反流性食管炎、胃炎、胃溃疡、妇科炎症等疾病。如需长期服用，同时配伍益气健脾之品。

（二）补摄类

1. 山茱萸、五味子、生龙骨

山茱萸酸涩、性温，归肝、肾经，能补益肝肾、收敛固涩，于补益之中具封藏之性，温而不燥，补而不峻，既能益精，又可助阳，为平补阴阳之要药；五味子味酸收敛，甘温而润，具收敛固涩、益气生津、补肾宁心之功，能上敛肺气，下滋肾阴，又能宁心安神；生龙骨味涩能敛，质重沉降，具镇惊安神、平肝潜阳、收敛固涩之功，长于固涩，又能平肝益阴、潜敛浮阳。三药相须为用，固涩力量强大。同时，山茱萸益精助阳，生龙骨平肝益阴，五味子宁心安神，符合中医学"阳加于阴谓之汗"及"汗为心之液"的汗出原理，从病机、病位方面均起到了调节作用，常用于肝肾阴虚所致的汗证，临床疗效显著。

2. 炒酸枣仁、珍珠母、紫石英

炒酸枣仁甘酸、性平，入心、肝、胆经，能养心阴、益肝血，为养心安神之要药，味酸收敛，有收敛止汗、敛阴生津止渴之功；珍珠母咸寒入肝，质重入心，具有平肝潜阳、清肝泻火、镇惊安神之功；紫石英甘温能补，温肾助阳，质重能镇，镇心安神，属温润镇怯之品，尚能温肺寒、止喘嗽。三药伍用，一君二臣，养心调肝温肾，既作用于病位又照顾到病机，既养心又镇心，常用于治疗心悸、怔忡、失眠、多梦之人，同时配伍健脾助运之品。

3. 生磁石、黄精、骨碎补

生磁石味咸、性寒，质重沉降，入肝、肾经，补益肝肾，聪耳明目，为治肾虚耳鸣、耳聋之要药，同时性寒清热，能清泻心肝之火，顾护真阴；黄精味甘、性平，具健脾、润肺、益肾之功，属气阴双补之品，长于补益肾精，延缓衰老，《本草纲目》曰其"补诸虚……填精髓"；骨碎补苦辛温燥，善壮肾阳、暖水脏，属阴中生阳、壮火益土之要药，同时兼有涩性。三药伍用，一君二臣，生磁石直取主症，黄精、骨碎补针对病机，温肾填精，辅助生磁石发挥最大效应，对于老年性肾虚耳鸣效果确切，方中多配伍健脾助运之品。

4. 金樱子、枸杞子、菟丝子

金樱子酸涩平，功专固敛，入肾经，具有固精、缩尿、止带、止泻作用，临床用于肾虚精关不固，膀胱失约、带脉不束等症；枸杞子味甘、性平，滋肝肾之阴，为平补肾精肝血之品，用治精血不足所致视力减弱、头晕目眩、遗精滑泄、腰膝酸痛等症；菟丝子辛甘而平，辛以润燥，甘以补虚，功能补肾阳、益肾精、滋补肝肾、益脾止泻、平补阴阳，但偏重补阳。三药伍用，阴阳双补兼有固涩，用于虚性滑脱、精微丢失病症，如遗精滑泄、尿中蛋白等，效果确切。现代药理研究发现，金樱子醇提物能显著降低肾炎模型大鼠尿蛋白、血清肌酐和尿素氮水平，升高血清总蛋白含量，减轻肾组织的病理变化。

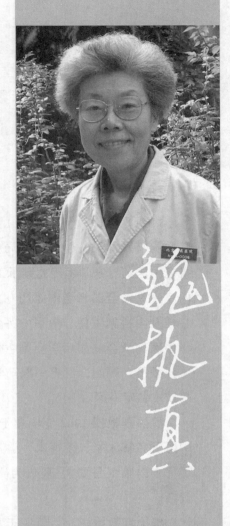

魏执真

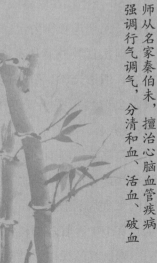

师从名家秦伯未，擅治心脑血管疾病
强调行气调气，分清和血、活血、破血

医家简介

魏执真（1937 年 4 月生），主任医师，教授，博士研究生导师；享受国务院政府特殊津贴；中央保健局会诊专家；国家级名老中医，全国第三、四、五批老中医药专家学术经验继承工作指导老师，北京中医药薪火传承"3+3"工程两室一站及全国名老中医药专家传承工作室专家。曾任北京中医医院心血管科主任及内科副主任、中华中医药学会内科心病学会及急诊胸痹病常务委员，中华中医药学会糖尿病学会副主任委员、顾问，北京中医药学会糖尿病委员会副主任委员、顾问，世界中医药学会联合会糖尿病学会顾问，北京医学会医疗事故技术鉴定专家。

魏执真教授 1962 年毕业于北京中医学院（现北京中医药大学），师从现代中医著名临床家、教育家、学者秦伯未先生，1963 年即作为主编之一编写出版了《中医临证备要》，现仍为研究中医基础理论和秦先生学术思想的重要文献资料。

魏执真教授毕业后就职于北京中医医院内科及心血管科，从事医、教、研工作 50 余年，在内科疾病尤其是心脑血管疾病和糖尿病的诊治方面积累了丰富经验，尤其是心律失常、糖尿病之疑难病症，疗效显著。

魏执真教授遵从秦老教导，主张突出辨证论治思想，创建心律失常"以脉为主，四诊合参，分为两类、十型、三证候"的辨证论治纲领，对快速性心律失常创造性地提出"气阴两虚、血脉瘀阻、瘀而化热"的病机新学说，创立"益气养心，凉血清热"治法，组创调脉系列方药，其中调脉饮已开发作为北京中医医院院内制剂，临床广泛使用 30 余年，疗效显著。1988 年，其以"调脉饮治疗快速性心律失常临床及实验研究"立题进行科学研究，1991 年荣获北京市中医管理局科技进步一等奖；1996 年编辑出版《心律失常中医诊治》，获 1997 年北京市中医管理局科技著作一等奖。

魏执真教授以"益气养阴活血法"治疗糖尿病性心脏病，20 世纪 80 年代初以"糖心宁治疗糖尿病性心脏病的临床及实验研究"为题进行科研观察，获北京市科技进步二等奖。

魏执真教授长期坚持承担国家科委攻关课题及国家中医药管理局、北京市中医管理局等各级研究课题，荣获科技进步奖 11 项；在国内外专业期刊以第一作者身份发表学术论文 30 余篇，主要论著 17 部；多年来承担中医内科教学任务，指导硕士研究生 2 名，博士生 4 名，协助指导硕士生 18 名、博士生 17 名、博士后 1 名，带教师承学生 7 名；应邀于日本东京都立丰岛病院讲学，荣获日本"星火中医研究会优秀教师"。

学术思想

一、临证强调"辨证论治"

辨证论治是中医学的特色。魏执真教授在临证时十分强调辨证论治的重要性。她常说，正确的辨证论治，是提高临床疗效的保证。

魏执真教授辨证时善于抓主证。如心律失常辨治时，首先要"以脉为主，四诊合参"，根据脉象所主之病进行辨证。这里心律失常的脉象即是"主证"。如早搏之脉象可表现为促脉、结脉，二者主病不同，临证时首先要抓住患者的脉象是"促脉"还是"结脉"，促脉主阳、主热、主火，为阳热极盛，阴液欲亡；结脉主阴、主寒，为阴盛气结，寒痰血瘀，癥瘕积聚。抓住了主要脉象，首先分清寒热，也就掌握了辨证和施治的大方向。再如治疗脑动脉硬化、椎基底动脉供血不足、高血压所致头晕时，以患者头晕的特点作为辨证的关键，头晕伴头胀，为阴虚肝旺之象；头晕自觉"头发空"，是气血不足、清空失养所致；头晕伴"头刺痛"，则是瘀血的表现。

魏执真教授强调辨证论治的四个环节，即理、法、方、药，需丝丝入扣。首先要辨证立法准确，然后遣方、选药、酌量，每一步都需缜密思考，反复推敲，如用兵之道、布阵之法。如治疗快速性心律失常时牡丹皮、赤芍必用至 15g，方能奏效，而由于牡丹皮、赤芍性寒凉，脾虚之人服后易出现便溏甚至泄泻，魏执真教授于方中佐黄连以厚肠。对于年老患者，或平素进食生冷后易大便稀溏者，魏执真教授常于方中加诃子涩肠。又如某些快速性心律失常患者属"心脾不足，湿停阻脉，瘀而化热"证型，对于方中炒白术的用量，魏执真教授也是根据患者舌苔情况斟酌再三。苔白腻者，白术一般用至 30g，复诊时据舌苔变化、湿和热的消长情况，再决定是维持原量还是减量；苔白黄相兼和黄厚腻者，白术通常只用 10g，防止化燥助热。

二、组方选药强调"行气调气"

魏执真教授认为，心系疾病的主要病机为心脏亏虚，血脉瘀阻或流通不畅。气为血之帅，气行则血行，故魏执真教授十分重视理气药的应用，通过理气以助活血通脉。纵观魏执真教授治疗心系疾病之方药，一定会有理气药，而丹参、川芎不是每方必用。因病属本虚标实，故理气时需注意勿破气，魏执真教授喜用香橼、佛手轻清之品，而很少应用青皮、枳实之属。魏执真教授常同时应用香附、乌药。香附疏肝理气，可通行十二经，且兼入血分，为"血中气药"；乌药行气止痛，善调诸气，专走气分。二药相伍，行气之力增。

临床上，魏执真教授常根据部位选择理气药。如胸闷不舒，选用香橼、佛手行气宽胸。若气滞较重兼有血瘀，胸闷胸痛，则加郁金行气解郁、活血止痛。胃脘堵闷者，常选枳壳行气宽中。腹胀者，香附、乌药共用，可直奔下焦，行气除胀。若腹胀较重，则加大腹皮下气宽中。若大便干、腹胀甚，则以槟榔行气消积导滞。若患者舌苔厚腻、脘腹胀满，常加厚朴行气燥湿、消除胀满。

魏执真教授强调临床应用理气之品勿久用，因此类药多辛燥，易于耗气伤阴。除香橼、佛手、香附、乌药为每方必用外，其他理气药皆中病即止。

三、临证强调分清"和血""活血""破血"

心系疾病的主要病机为心脏亏虚，血脉瘀阻或流通不畅，魏执真教授主张临证需分清"血瘀"和"血脉流通不畅"。血瘀证常可见疼痛，痛如针刺，痛处固定，入夜尤甚，或见肿块、出血，或见面色黧黑、肌肤甲错，舌质紫暗，或见瘀斑瘀点。血脉流通不畅则不一定有疼痛表现，舌质紫暗的程度相对轻，瘀斑瘀点并非必见之象。对于血脉流通不畅者，魏执真教授主张治以"和血"。对于和血药，秦伯未先生常选生地黄、麦冬、炙甘草、当归、龙眼肉、丹参、三七等。魏执真教授秉承师教，又加以发挥创新，将秦先生所用之和血药，又分为"和血"和"活血"。"和血"即选用生脉散益气养心，并以香橼、佛手、香附和乌药理气，俾气机调畅，则血脉流通。"活血"即是对于血瘀证之轻者，常用丹参、川芎、三七、鸡血藤。"破血"则是针对血瘀证之重者，可选三棱、莪术，甚至水蛭、土鳖虫等虫类药以破血逐瘀。由于这类药多性烈峻猛，非必要时不可孟浪用之，且需注意勿多服久服，免伤正气。

临床经验

一、心律失常

心律失常指心律起源部位、心搏频率、节律及冲动传导等任何一项异常，临床常分为快速性心律失常与缓慢性心律失常两种类型。心律失常临床较为常见，病因复杂，可出现在各种不同类型的心脏疾病中，其中一部分又是危重症。因此，心律失常不仅影响患者的劳动能力与生活质量，而且与猝死密切相关。

心律失常属于中医学"心悸病"范畴。魏执真教授经过长期、大量认真的临床实践，观察总结，形成了独特的"以脉为主，四诊合参，分为两类、十型、三证候"的辨证论治思路和方法。

（一）以脉为主，四诊合参

魏执真教授认为，心律失常的辨证重在辨脉。心律失常是心脏搏动频率与节律的异常，心搏频率与节律的变化必然要在脉象上反映出来，所以，各种心律失常都各自有其相应的主脉，而各个主脉也都有其相应的主病。

窦性心动过速表现数脉，阵发性室上速或室速则可出现疾脉或极脉，期前收缩心率快者为促脉，心房颤动心室率快者为涩而数之脉。数脉、疾脉、极脉及促脉均主阳、主热、主火，涩兼数脉的主要病机为心之气阴两虚，血脉瘀阻，瘀久化热，其中阴血不足更为明显突出。以上均可归属于阳热类心律失常。数脉、疾脉和促脉虽同为主"热"，但同中有异。数脉主热，疾脉为热更盛而阴更伤，促脉则为阳热极盛，阴液欲亡，血脉瘀阻更为明显之象。

窦性心动过缓表现为缓脉，病态窦房结综合征可出现迟脉，期前收缩心率慢者为结脉，心房颤动心室率慢者为涩脉。缓脉的主病是脾虚及营阴不足、湿证及风证；迟脉则主阴主寒；结脉的主病是阴盛气结、寒痰血瘀、癥瘕积聚；涩脉的主病是血少及伤精，或阳气虚而寒湿痹阻血脉。以上均为阴寒类心律失常。其中缓脉与迟脉都是心率慢在脉象上的反映，但"脉来三至号为迟，小快于迟作缓持"，二者主病不同，治法有异。临床上见到心率慢的患者，当先区分脉缓还是脉迟，不能一见心率慢，即从虚寒论治，使用辛热温补之品，脉缓者服后往往会出现口干、咽干、咽痛、身燥热等症。结脉与迟脉同属阴寒之证，但结脉较迟脉的气滞血瘀程度更重，是阳气不足，阴邪更盛，气血寒痰相凝结而使脉流更加不畅，故脉搏不但迟缓，且有间歇。

魏执真教授强调在心律失常的辨证中要"以脉为主"，辨证时首先抓住主脉的病机，才能有正确的治疗大方向。当脉症或脉舌有矛盾时，一般可按照"从脉舍症"或者"从脉舍舌"的原则。魏执真教授在《辨证治疗期前收缩4例》一文中，介绍了这样一个病例：患者频发室早，反复发生窦性心动过速，曾服中西药，皆疗效不著。患者症见心悸气短，神疲乏力，头晕目眩，胸闷憋气，时有心痛，纳谷不香，偶有恶心，四末逆冷，舌质暗淡、苔黄白相兼，脉促，查体心率100次/分，律不齐，频发期前收缩。魏执真教授认为，患者虽有四末逆冷，但脉象为促，肢冷实为真热假寒之象，当舍症从脉。以自拟调脉饮共服药26剂，患者心悸气短、胸闷憋气消除，脉细，心率84次/分，律齐，获得满意疗效。该患者症见四末逆冷，当是血脉阻滞，阳气不能达于四末所致。

魏执真教授主张在"以脉为主"的前提下，还需"四诊合参"，全面分析四诊资料，才能不失偏颇。一般脉与症或舌不符时，当"从脉舍症"或者"从脉舍舌"，但也有例外。如有些患者脉象为缓脉或结脉，却口干喜饮，或口苦心烦，舌红苔黄，平日亦无畏寒肢冷，表现一派热象，仅脉为阴寒类，此时魏执真教授常反复询问病情，而不是贸然按照阴寒类脉象的主病去立法、处方。经仔细询问后，可知这些患者一般是服用了影响心率的西药，最常见的是β受体阻滞剂，故心率慢，因此，此时见到的缓脉、结脉乃"伪缓脉""伪结脉"。

（二）独特的分类、证型与证候

魏执真教授将心律失常分为两大类，每类又辨为五种证型，各型又可能出现三种证候，简称为"两类、十型、三证候"。魏执真教授强调，临证时要首先分类，次辨证型，再辨证候。这种与众不同的分类、分证型与证候的方法，是她经过长期将心律失常的理论结合大量临床实践观察分析、摸索、研究、总结的结果，是疗效领先的关键。

1. 首分阴阳，寒热为纲

魏执真教授认为心律失常分为阳热类与阴寒类两大类，以寒热为纲，掌握好大方向是首要的。分清类别后，治疗中拟定治法、选方、用药就有了正确大方向，否则治疗将发生阴阳颠倒、寒热错位，选方用药难免火上添油，或雪上加霜，非但无效，还会使病情加重。

（1）阳热类：类似于西医诊断的快速性心律失常，但不完全等同。心室率快及偏快的早搏为促脉，属阳热类；心室率慢的早搏为结脉，属阴寒类。

（2）阴寒类：类似于西医诊断的缓慢性心律失常，还包括心室率慢的早搏。

2. 各分五型，分别论治

阳热类心律失常和阴寒类心律失常可各分为五型，分型的依据：①引起"心脉瘀阻"的因素中虚实的分别。②引起心脉瘀阻的病邪之种类的区别。③形成心律失常的根本因素"心脏亏虚"的不同种类。④病位方面所涉及的不同脏腑。

阳热类可分为心气阴虚，血脉瘀阻，瘀而化热型；心脾不足，湿停阻脉，瘀而化热型；心气衰微，血脉瘀阻，瘀而化热型；心阴血虚，血脉瘀阻，瘀而化热型；心气阴虚，肺瘀生水，瘀而化热型。

阴寒类可分为心脾气虚，心脉瘀阻，血流不畅型；心脾气虚，湿邪停聚，心脉受阻型；心脾肾虚，寒邪内生，阻滞心脉型；心脾肾虚，寒痰瘀结，心脉受阻型；心肾阴阳俱虚，寒湿瘀阻，心脉涩滞型。

3. 重视证候，急则治标

魏执真教授十分重视心律失常治疗过程中所出现的一些兼证，常见以下 3 种：气机郁结、神魂不宁、风热化毒。当出现兼证时，必须给予特别的重视，甚至根据"急则治其标"的原则，先治其兼证，方可取效。在三种兼证中，以"风热化毒"证候最为常见，出现咽痛、咽干、咳嗽、鼻塞或见发热恶寒等症，此时往往心律失常表现加重，或病情已经控制，当风热化毒时心律失常又可出现。"热"是阳热类心律失常形成的关键，若再加风热之邪，内外之热相合，势必导致脉更急更乱。若风热之邪较轻，可于方中加用疏风清热解毒之品，如板蓝根、锦灯笼、薄荷、金银花和连翘；若风热之邪很重，则应暂停原方药，先用疏风清热之方治其兼证，待风热消退后再继续用原治疗心律失常之方药才适宜。同样，当出现神魂不宁、失眠、烦躁等症状时，宜加用安神定志类药物。气滞明显则应使用理气解郁之品。

临床还常见患者反复牙龈肿痛，心律失常病情反复者。究其缘由，也是因胃热与血脉瘀阻之"瘀热"相合，加重心律失常病情。魏执真教授常于方中加入黄连、牡丹皮、升麻，取"清胃散"之意，清热凉血、散火解毒。患者在牙痛缓解的同时，心律失常病情也往往随之缓解。

（三）对心律失常的病机认识

魏执真教授认为心律失常乃本虚标实、虚实兼杂之证，病位在心，涉及肺、脾、肝、肾等脏。本虚主要是心脏或兼有其他脏腑的气、血、阴、阳的亏虚，病邪主要分热、寒、痰、水湿、风邪、气滞和瘀血。引起心律失常的必要环节是"心脉瘀阻"，形成"心脉瘀阻"的根本因素是"心脏亏虚"。阳热类心律失常的主要病机为心脏亏虚，血脉瘀阻，瘀而化热；阴寒类心律失常的主要病机为心脾肾阳气亏虚或兼阴血不足，寒湿、痰饮之邪阻滞心脉，心脉瘀阻流通不畅。

（四）心律失常两类、十型、三证候的证治

1. 阳热类

魏执真教授将阳热类心律失常分为五型分别论治，组方以自拟的清凉滋补调脉汤为基础以益气养心、理气通脉、凉血清热，再根据不同证型的特点加减应用，或加重补气之力，或加重滋阴之力，或加泻肺利水之品。心脾不足，湿停阻脉，瘀而化热证型则以清凉化湿调脉汤治之。

（1）心气阴虚，血脉瘀阻，瘀而化热：主要包括窦性心动过速、阵发性室上性心动过速、心室率偏快的各种早搏、室性心动过速等。

主要症状：心悸，气短，疲乏无力，胸闷或有疼痛，面色少华，口干欲饮。

主要舌象：舌质暗红或见碎裂，苔薄白或薄黄。

主要脉象：数、疾、促、细。

治法：益气养心，理气通脉，凉血清热。

方药：自拟清凉滋补调脉汤。太子参30g，麦冬15g，五味子10g，丹参30g，川芎15g，香附10g，香橼10g，佛手10g，乌药10g，牡丹皮15g，赤芍15g，黄连10g。

方解：太子参、麦冬、五味子益心气、养心阴；丹参、川芎活血通脉；牡丹皮、赤芍凉血清热；香附、香橼、佛手、乌药理气以助通脉；黄连厚肠。全方共奏益气养心、理气通脉、凉血清热之功，以使心气阴足、血脉通，而"瘀热"清，数、疾、促脉平，心悸止。若患者阴虚明显，或内热明显，则太子参易为沙参，防止太子参补气助热。

《濒湖脉学》载："数脉属阳，六至一息，七疾八极，九至为脱。"窦性心动过速的脉象为"数脉"，室上性心动过速的脉象则为疾脉。与数脉相比，疾脉之热盛与阴虚程度都更为严重，故治疗时需更重用凉血清热及滋阴之品，牡丹皮、赤芍常重用至20g，甚至30g，并加入沙参、玄参以滋阴降火。

（2）心脾不足，湿停阻脉，瘀而化热：可见于窦性心动过速、阵发性室上性心动过速、阵发性室性心动过速、各种心室率偏快的早搏。

主要症状：心悸，气短，疲乏无力，胸闷或有疼痛，口苦，纳差，脘腹痞

满,大便不实,黏而不爽。

主要舌象:苔白厚腻或兼淡黄,舌质暗红。

主要脉象:数、疾、促、滑。

治法:理气化湿,凉血清热,补益心脾。

方药:自拟清凉化湿调脉汤。苏梗10g,陈皮10g,半夏10g,白术30g,茯苓15g,川厚朴10g,香附10g,乌药10g,丹参30g,川芎15g,牡丹皮15g,赤芍15g,黄连10g,太子参30g。

方解:白术、茯苓、陈皮、半夏健脾化湿;苏梗、川厚朴、香附、乌药理气宽胸,以助湿化;丹参、川芎活血通脉;牡丹皮、赤芍凉血清热;黄连厚肠;太子参补益心脾。全方共奏理气化湿、凉血清热、补益心脾之功,使心脾气充足、停湿消退、心脉通畅、"瘀热"化解,而数、疾、促脉得以恢复,心悸病愈。

(3)心气衰微,血脉瘀阻,瘀而化热:主要见于频发室性早搏、频发房性早搏,甚至形成二联律或三联律者。

主要症状:心悸,气短,疲乏无力,胸闷或有疼痛,劳累后心悸,气短尤甚。

主要舌象:舌胖淡暗或暗红,苔薄。

主要脉象:促、代。

治法:补气通脉,凉血清热。

方药:自拟清凉补气调脉饮。生黄芪30g,太子参30g,人参10g,麦冬15g,五味子10g,丹参30g,川芎15g,香附10g,香橼10g,佛手10g,乌药10g,牡丹皮15g,赤芍15g,黄连10g。

方解:生黄芪、太子参、人参大补心气;麦冬、五味子养心阴以助补气;丹参、川芎活血通脉;香附、香橼、佛手、乌药理气以助通脉;牡丹皮、赤芍凉血清热;黄连厚肠。此方是清凉滋补调脉汤加生黄芪、人参等大补心气之品。与清凉滋补调脉汤相比,此方功效更重补心气、通脉凉血,主治心气衰微,血脉瘀阻,瘀而化热。

(4)心阴血虚,血脉瘀阻,瘀而化热:见于快速型心房颤动。

主要症状:心悸,气短,胸闷,胸痛,面色不华,疲乏无力,大便易秘。

主要舌象:舌质红暗碎裂,苔薄白或少苔。

主要脉象:涩而数。

治法:滋养阴血,理气通脉,凉血清热。

方药：自拟清凉养阴调脉汤。太子参 30g，沙参 30g，麦冬 15g，五味子 10g，白芍 15g，生地黄 15g，丹参 30g，川芎 15g，香附 10g，香橼 10g，佛手 10g，乌药 10g，牡丹皮 15g，赤芍 15g，黄连 10g。

方解：沙参、麦冬、五味子、白芍、生地黄滋补心血；太子参补气以生阴血；丹参、川芎活血通脉；牡丹皮、赤芍清热凉血；黄连厚肠；香附、香橼、佛手、乌药理气以助活血通脉。全方共奏滋养阴血、理气通脉、凉血清热之功。此方的特点是滋养阴血，主治因心阴血亏虚，血脉瘀阻，瘀而化热而致之涩数脉。

（5）心气阴虚，肺瘀生水，瘀而化热：见于心力衰竭心动过速者。

主要症状：心悸，气短，胸闷，胸痛，咳喘，甚而不能平卧，尿少，水肿。

主要舌象：舌质红暗，苔薄白或薄黄。

主要脉象：细数。

治法：补气养心，肃肺利水，凉血清热。

方药：自拟清凉补利调脉饮。生黄芪 30g，太子参 30g，麦冬 15g，五味子 10g，丹参 30g，川芎 15g，桑白皮 30g，葶苈子 30g（包煎），泽泻 30g，车前子 30g（包煎），牡丹皮 15g，赤芍 15g，黄连 10g。

方解：生黄芪、太子参大补心气；麦冬、五味子滋心阴；丹参、川芎活血通脉；桑白皮、葶苈子、泽泻、车前子泻肺利水；牡丹皮、赤芍凉血清热；黄连厚肠。全方共奏补气养心、肃肺利水、凉血清热之功，使心气阴充足，肺血运行，肺脉流通，水道通利，"瘀热"消退，而心悸平复、数脉调整。

2. 阴寒类

阴寒类心律失常各型间的差别是由于亏虚的脏腑不同，或在心脾，或在心肾；或者是亏虚在气，或在阳，或在阴液精血的不同；另外还在于是湿邪阻脉，还是寒邪阻脉，或痰饮阻脉的不同；还有由于本虚标实孰轻孰重的区别。各型临床表现的主要差别是脉象，根据病机的不同而分别施治。

（1）心脾气虚，心脉瘀阻，血流不畅：可见于窦性心动过缓、结区心律、加速的室性自搏心律。

主要症状：心悸，气短，胸闷或胸痛，乏力，不怕冷，可怕热，肢温不凉。

主要舌象：质淡暗，苔薄白。

主要脉象：缓而细弱。

治法：健脾补气，活血升脉。

方药：自拟健脾补气调脉汤。太子参 30g，生黄芪 30g，白术 30g，陈皮

10g，半夏10g，茯苓15g，羌活15g，川芎15g，丹参30g。

方解：太子参、生黄芪补气升阳；茯苓、白术、陈皮、半夏健脾化湿；羌活祛风胜湿以升脉；川芎、丹参活血通脉。全方共奏健脾补气、活血通脉之功，使心脾气充足，心脉得养，缓脉得以平复。

（2）心脾气虚，湿邪停聚，心脉受阻：见于窦性心动过缓、结区心律及加速的室性自搏心律等。

主要症状：心悸，气短，胸闷或胸痛，乏力，不怕冷，肢温，脘腹胀满，纳差，大便不实不爽，头晕胀。

主要舌象：苔白厚腻，质淡暗。

主要脉象：脉缓而弦滑。

治法：化湿理气，活血升脉。

方药：自拟理气化湿调脉汤。苏梗10g，陈皮10g，半夏10g，白术30g，茯苓15g，川厚朴10g，香附10g，乌药10g，羌活15g，川芎15g，丹参30g，太子参30g。

方解：白术、茯苓、陈皮、半夏健脾化湿；苏梗、川厚朴、香附、乌药理气化湿；羌活祛风胜湿以升脉；川芎、丹参活血通脉；太子参补益心脾。全方共奏化湿通脉、补益心脾之功，使湿邪化，心脉通，心气足而缓脉愈。

（3）心脾肾虚，寒邪内生，阻滞心脉：主要见于病态窦房结综合征、三度房室传导阻滞，或二度Ⅱ型房室传导阻滞及室性自搏心律等。

主要症状：心悸，气短，胸闷，胸痛，乏力，怕冷，肢冷，便溏，腰腿酸软无力，或可伴头晕耳鸣、阳痿等。

主要舌象：舌质淡暗，苔薄白或白滑。

主要脉象：迟脉。

治法：温阳散寒，活血升脉。

方药：自拟温阳散寒调脉汤。生黄芪30g，太子参30g，白术30g，茯苓15g，附片10g，肉桂10g，鹿角10g，桂枝10g，川芎15g，丹参30g，干姜10g。

方解：附片、肉桂、鹿角、干姜、桂枝温阳散寒；生黄芪、太子参、白术、茯苓健脾益气，以助温阳散寒；川芎、丹参活血通脉。全方共奏温阳散寒、活血升脉之功效。

（4）心脾肾虚，寒痰瘀结，心脉受阻：主要见于早搏而心室率慢者、二度Ⅰ型房室传导阻滞及心室率慢的窦房传导阻滞等。

主要症状：心悸，气短，乏力，胸闷，胸痛，怕冷或不怕冷，肢温或肢冷。

主要舌象：舌质淡暗，苔薄白。

主要脉象：结脉，结代脉。

治法：温补心肾，祛寒化痰，活血散结。

方药：自拟温化散结调脉汤。生黄芪 30g，太子参 30g，白术 30g，茯苓 15g，肉桂 10g，鹿角 10g，干姜 10g，白芥子 10g，莱菔子 10g，陈皮 10g，半夏 10g，川芎 15g，三七粉 3g（分冲）。

方解：干姜、肉桂、鹿角温阳散寒；白芥子、莱菔子、陈皮、半夏、白术、茯苓化痰湿；生黄芪、太子参补气以助通阳散寒、化痰湿之力；川芎、三七粉活血通脉散结。全方温补、散寒化痰、活血通脉散结，治疗心脾肾虚、寒痰瘀结、心脉受阻之脉结证。

（5）心肾阴阳俱虚，寒湿瘀阻，心脉涩滞：主要见于心室率缓慢的心房颤动。

主要症状：心悸，气短，胸闷，胸痛，乏力，大便偏干。

主要舌象：舌暗红或兼碎裂，苔薄白。

主要脉象：细涩。

治法：滋阴温阳，化湿散寒，活血通脉。

方药：自拟滋养温化调脉汤。生黄芪 30g，太子参 30g，白术 30g，茯苓 15g，陈皮 10g，半夏 10g，干姜 10g，肉桂 10g，桂枝 10g，阿胶 10g，当归 10g，白芍 15g，生地黄 15g，川芎 15g，丹参 30g。

方解：白术、茯苓、陈皮、半夏健脾化湿；干姜、肉桂、桂枝温阳散寒；生黄芪、太子参补气，以助散寒化湿；当归、白芍、生地黄、阿胶滋补心肾之阴；川芎、丹参活血通脉。全方共使寒湿消散、心肾阴阳充足、心脉得以温煦濡润、心血得以畅通、涩脉得以纠正。

3. 三种兼证

在心律失常的病程中各型均可能出现以下 3 种证候。

（1）气机郁结

主要兼有症状：脘腹、胸胁胀满，郁闷少欢，常叹息，大便欠畅，食纳欠佳。

主要兼有舌象：舌暗更甚。

主要兼有脉象：弦脉。

用药：可选用郁金 10g，枳壳 10g，香附 10g，乌药 10g，大腹皮 10g，川厚朴10g等。

（2）神魂不宁

主要兼有症状：失眠多梦，易惊，胆怯，精神不易集中，或坐卧不宁。

主要兼有舌象：舌淡暗。

主要兼有脉象：动脉。

用药：可选用石菖蒲10g，远志10g，炒酸枣仁30g，合欢花10g，莲子心1.5g，百合15g，生龙骨15g（先煎），生牡蛎15g（先煎）等。

（3）风热化毒

主要兼有症状：咽痒，咽干，咽痛，鼻塞，流涕，甚或恶寒发热，肢体酸痛，口干欲饮，或咳嗽咳痰，痰白或黄。

主要兼有舌象：舌红，苔薄白或薄黄。

主要兼有脉象：浮。

用药：可选用薄荷10g（后下），荆芥10g，连翘15g，金银花15g，板蓝根10g，锦灯笼10g，青黛10g，浙贝母10g等。

二、冠状动脉粥样硬化性心脏病

冠状动脉粥样硬化性心脏病（简称冠心病），是指由于冠状动脉粥样硬化斑块及其破裂、血栓形成、血管痉挛等因素造成冠脉严重狭窄或闭塞，引起心肌缺血、缺氧、功能障碍甚至坏死的临床疾病。冠心病临床多表现为胸闷痛，故属中医学"胸痹心痛"范畴。

魏执真教授临证时注重区分"血瘀证"与"血脉流通不畅证"，针对冠心病心绞痛胸闷痛的特点，选用"和血"和"活血"之法。

《内经》中有关冠心病心绞痛有如下记载："心病者，胸中痛，胁支满，胁下痛，膺背肩胛间痛，两臂内痛"。"心手少阴之脉……是动则病嗌干心痛，渴而欲饮，是为臂厥，是主心所生病者……"。"忧思则心系急，心系急则气道约，约则不利"。"手少阴气绝则脉不通，脉不通则血不流"。魏执真教授根据这些记载分析认为，冠心病心绞痛的病位在心，病理是心脉不通，不通则痛，病性属本虚标实。心主血脉，脉为血之府，血液充盈方可循行脉内，周流不息。而血液的周流又赖于心阳气的鼓动。心为阳中之太阳，以阳气为用。心的阳气具有温煦和推动的作用，只有心阳气充沛，方能使血液正常运行，通达全身。如果心阳气衰弱，则使心用障碍，血行不利。另一方面，心脏以血为体，心阳气的温煦和推动正常，有赖于心阴血的濡养和滋润，正所谓"阴在内，阳之守也；

阳在外，阴之使也"。若心阴血及心阳气不足，则心体、心用受损，均能引起血流不通的心痛。所以，心阳气或心阴血不足是冠心病心绞痛的根本原因。另外，忧郁思虑等情志因素伤及心脏，而致心脉气机阻滞；饮食不节，痰湿内生，阻滞心脉；寒邪内侵，阻滞心脉等，也是心脉不通的原因。

对于冠心病心绞痛的治疗，魏执真教授认为必须标本兼顾。治本，即补养阴血、扶助心阳，以促进血脉循行流畅。魏执真教授通过长期的临床观察总结认为，临床上所见患者主要表现为心之气阴不足，而单纯心阳虚者不多见，故在药物选择上常用太子参、麦冬、五味子以扶正。太子参甘、微苦，性平，补气生津，且补而不燥。麦冬甘、微苦，性微寒，功能滋补肺胃之阴，兼养心阴，补而不腻。五味子酸、温，生津止渴，并能养心敛汗。三药共用，既可补气又能养阴，不燥不腻，对于心之气阴亏虚所致诸症尤为适宜。此外，气属阳，补气亦可扶助阳气。治标，即调理气机，活血通脉，魏执真教授用药的特点是"和血"，以太子参、麦冬、五味子养心；香橼、佛手、香附、乌药理气；丹参、川芎、三七、鸡血藤活血。而避免应用三棱、莪术、水蛭、虻虫等破血之品，以免损伤正气。丹参苦、微寒，善于祛瘀生新、调养血脉。川芎辛、温，为血中气药，可上行头目、下行血海。二药相伍，一寒一温，活血通脉而不伤正，且使药性不至于过寒或过温。三七甘、苦，性温，善化瘀血而不伤新血。鸡血藤苦、微甘，性温，行血补血，舒筋活络，对于血瘀、血虚或血虚兼有瘀滞之证，皆可应用。另一方面，血属阴主静，血不能自行，需赖气之推动。气机郁滞则血行不利，流通不畅，故魏执真教授十分重视理气药的应用，通过理气达到助血脉流通之功。关于理气药的选择，魏执真教授认为，本病之本为"虚"，故当理气而不能破气，喜用香橼、佛手、香附和乌药。香橼辛、酸、苦，性温，可调气、宽胸、化痰；佛手辛、苦、酸，性亦温，能理气和中、疏肝解郁。二药皆药性和平，久用而不致伐伤正气。香附辛、微苦、微甘，性平，善于疏肝解郁、调理气机，且兼入血分，为"血中气药"。乌药辛、温，善于疏通气机，能顺气畅中，散寒止痛。香橼、佛手、香附、乌药四药共用，使气机调畅，血行流通，且药力适中，无破气之弊。

魏执真教授通过长期临床观察总结，认为冠心病心绞痛临床最常见以下两型。

1. 心气阴虚，郁瘀阻脉

主要症状：心痛时作，心悸气短，胸闷憋气，疲乏无力，口干欲饮，大便欠畅。

主要舌象：舌质略红或嫩红裂，苔少或薄白。

主要脉象：细弦。

治法：益气养心，理气通脉。

方药：自拟通脉理气汤。太子参30g，麦冬15g，五味子10g，香附10g，香橼10g，佛手10g，乌药10g，丹参30g，川芎15g。

方解：太子参、麦冬、五味子益心气、养心阴；丹参、川芎活血通脉；香附、香橼、佛手、乌药理气以助通脉。全方共奏益气养心、理气通脉之功。

2. 心脾不足，痰湿阻脉

主要症状：心痛时作，心悸气短，乏力，胸胁苦满，脘腹痞胀，大便不爽，纳谷不香。

主要舌象：舌胖质淡暗，苔白厚腻。

主要脉象：弦滑。

治法：疏气化痰，益气通脉。

方药：自拟疏化活血汤。苏梗10g，半夏10g，陈皮10g，白术10g，茯苓15g，香附10g，乌药10g，川厚朴10g，太子参30g，丹参30g，川芎15g。

方解：白术、茯苓、半夏、陈皮健脾祛湿化痰；苏梗、香附、乌药、川厚朴理气宽胸，以助痰湿之邪得化；丹参、川芎活血通脉；太子参补益心脾。全方共奏疏气化痰、益气通脉之功。

三、充血性心力衰竭

充血性心力衰竭简称心力衰竭或心衰，也称心功能不全，是多种心脏疾病发展而来的一种临床综合征，由各种初始原因导致的心肌损害，如心肌梗死、心肌病、炎症等，均可引起心排血量减少和（或）心室充盈压升高，临床以组织血液灌注不足及肺循环和（或）体循环瘀血为主要特征，典型症状包括休息或活动时呼吸困难、乏力，典型体征包括呼吸频率加快、心动过速、肺部啰音、胸腔积液、颈静脉充盈、心脏扩大、肝脏瘀血肿大、外周水肿等。

中医学无心力衰竭的病名，在中医文献中，"心痹""心咳""心水""心胀""心脏衰弱""心衰"等病名与心力衰竭有关。1997年发布的中华人民共和国国家标准《中医内科疾病诊疗常规》，确立了心力衰竭的中医病名为"心衰"。

魏执真教授认为，心衰的病机是各种心体病变日久不愈，心体受损，心用衰微，其病位在"心"，心用衰微是该病的关键。心主周身之血脉，心气衰微不能帅血畅行，心脉瘀阻，进而引起其他脏腑经脉瘀阻，气机壅塞，脏用失常。

心衰影响他脏大体上是沿着肺—肝—脾—胃—肾的顺序发展，故除了出现心气虚衰、心脉瘀阻的表现外，还可兼见其他脏腑血脉瘀阻、功能失常的表现。

根据心衰之病机，魏执真教授主张以益气养心、理气通脉为基本治则，再依据他脏受损情况，分别加用调整相应受损脏腑功能的治法。

1. 心衰基本证型——心气衰微，血脉瘀阻，心用失司

各种心体病变日久不愈，心体受损，心气衰微，心用失司，则出现心悸且烦，神疲乏力，动则气喘，汗出，口唇暗紫，舌暗红苔薄白，脉细数无力。

基本治则：益气养心，理气通脉。

方药：生黄芪 30g，太子参 30g，麦冬 15g，五味子 10g，丹参 30g，川芎 15g，香附 10g，乌药 10g，香橼 10g，佛手 10g。

方解：生黄芪、太子参、麦冬、五味子益气养阴，丹参、川芎活血通脉，香附、乌药、香橼、佛手理气以助通脉。

2. 主要兼证

（1）肺脉瘀阻：兼有咳逆倚息不能平卧，胸闷憋气，尿少肢肿，舌暗红，苔腻，脉弦滑数。

分析：心气衰微不能帅血畅行，进而引起肺脉瘀阻，肺失肃降，治节失司，不能通调水道下输膀胱，三焦不利，致水饮停聚，上逆凌心射肺，出现胸闷憋气，咳逆倚息不能平卧，尿少肢肿；舌暗红苔腻、脉弦滑为血脉瘀阻，兼有水湿之象。

治以益气养心、理气通脉、泻肺利水。于益气养心、理气通脉之基本方中加用桑白皮 15～30g，葶苈子 15～30g，泽泻 30g，车前子 30g，以清肃肺气，泻肺利水。

（2）肝脉瘀阻：兼有胁胀疼痛或胁下痞块，舌质紫暗，脉细弦数。

分析：肝脉瘀阻，肝失疏泄，则见胁胀疼痛或胁下痞块；舌紫暗、脉弦为血脉瘀阻，肝失疏泄之象。

治以益气养心、行气活血、养阴柔肝。于益气养心、理气通脉之基本方中加用郁金 10g，青皮 10g，当归 10g，白芍 15g，桃仁 10g，红花 10g，赤芍 10g 等以行气活血、养阴柔肝。

（3）脾胃脉络瘀阻：兼有脘腹胀满不适，纳呆，恶心，便溏，舌质暗、舌体偏胖，苔腻，脉细弦数或滑数。

分析：脾胃脉络瘀阻，致脾失健运，胃失受纳，则出现脘腹胀满、纳呆、恶心、便溏；舌暗略胖苔腻、脉细弦或滑为脾胃脉络瘀阻，脾失健运，水湿内生之象。

治以益气养心、理气通脉、健脾利湿。于益气养心、理气通脉之基本方中加用白术 15g，茯苓 15g，陈皮 10g，半夏 10g 健脾和胃；泽泻 10g，车前子 30g 利水渗湿；川厚朴 10g，大腹皮 10g 等行气以助湿化。

（4）肾脉瘀阻：兼有二便闭塞不通，腰酸肢冷，耳鸣，头晕，肢凉怕冷，面色黧黑，舌质暗红，苔薄白腻，或舌光红而瘦，脉细滑数。

分析：肾脉瘀阻，开阖不利，则见二便闭塞不通等症；舌质暗红，苔薄白腻，或舌光红而瘦，脉细滑为肾脉瘀阻，肾用失司之象。

治以益气养心、理气通脉，温肾利水。于益气养心、理气通脉之基本方中加用炮附子 10g，肉桂 10g，葫芦巴 10g 以温肾阳；山药 10g 健脾补肾；山茱萸 10～15g 补肾益精、温肾助阳；泽泻 30g，车前子 30g 利水。方中附子、肉桂、山茱萸、山药、泽泻同用，又寓有"肾气丸"制方之义，"善补阳者，必于阴中求阳"，阴阳双补，补中有泻，补而不滞，泻而不伤。

心衰晚期出现肾脉瘀阻，肾阴耗竭，肾阳衰竭，致阴竭阳绝，阴阳将脱的垂危状态，此时急宜回阳救逆，可用独参汤、四逆汤加五味子、山茱萸等。

四、糖尿病性心脏病

糖尿病心脏病指糖尿病患者所发生的心脏病，其病理机制和临床表现较之普通心脏病有不同特点，主要包括糖尿病心脏大血管病变、微血管病变、心肌病变和心脏自主神经病变等，所导致的冠心病、心律失常、心功能不全等，是糖尿病最重要的远期并发症之一。

（一）病因病机

魏执真教授认为，糖尿病心脏病的中医病名可称为"消渴病心病"，其中糖尿病冠心病的中医病名可称为"消渴病胸痹"；糖尿病心脏病心律失常可称为"消渴病心悸"；糖尿病心脏病心衰可称"消渴病心衰病"。

消渴病心病的病因属消渴病未能及时治疗进一步发展而成，其病位在心，涉及肺、脾、胃、肝、肾等脏腑，以心气阴虚或心脾两虚，血脉瘀阻，郁热或痰湿阻脉为其特点，病变总属本虚标实之证，进一步发展可致心气衰微，水饮停聚，甚或阴竭阳绝，阴阳离绝证或阴阳猝绝而致厥证。

消渴病之主要病机为肺、脾、肾之阴虚燥热，耗气伤阴，进而涉及于心，使心之气阴耗伤，心体受损，心用失常，致心脉瘀阻，心神不安，遂形成消渴病心病。消渴病人多食多饮，损伤脾胃，脾失健运，痰湿内生，痰湿之邪阻滞气机，痰气互阻也可引起心脉不通而形成消渴病心病。心气阴虚，瘀郁阻脉或心脾两虚，痰湿阻脉而成消渴病胸痹；心气阴虚，心脉瘀阻，瘀久化热或心脾两虚，痰湿阻脉而形成消渴病心悸；若心脏病再进一步发展而成心用衰微，心脉瘀阻，进而引致其他脏腑经脉瘀阻，脏用失常而形成消渴病心衰。

（二）辨证论治

魏执真教授认为，由于消渴病心病是消渴病演变而来，故本病发病早期的证候表现多与心之气阴耗伤，或阴血亏虚，心脉瘀阻，瘀郁化热有关，治宜以益气养心、滋阴养血、理气通脉、凉血清热为主；发病中晚期，消渴病失治已久，心、脾、肺、肾诸脏皆受损，阴阳俱虚，寒痰瘀血，水湿内停，治疗则应以温阳散寒、化湿理气、活血升脉、泻肺利水为主。如遇情志、外感所伤，出现气机郁结、神魂不宁、风热化毒等兼夹证候，也需辨证施治，灵活加减用药，以求疗效更佳。

消渴病心病临床上分为消渴病胸痹、消渴病心悸、消渴病心衰。由于消渴病的基本病机为阴津亏耗，燥热偏盛，阴虚为本，燥热为标，故消渴病胸痹、消渴病心悸、消渴病心衰即在胸痹、心悸、心衰治法的基础上，更重用养阴清热之品，如石斛、黄精、玉竹、生地黄、玄参。

1. 消渴病胸痹

（1）心气阴虚，瘀郁阻脉

主要症状：心痛时作，心悸气短，胸闷憋气，疲乏无力，口干欲饮，大便偏干。

主要舌象：舌质略红或嫩红裂，少苔或薄白苔。

主要脉象：细数或细弦数。

治法：益气养心，理气通脉。

方药：沙参30g，太子参30g，麦冬15g，五味子10g，生地黄10g，天花粉10g，香附10g，香橼10g，佛手10g，丹参30g，川芎15g，三七粉3g。

（2）心脾不足，痰气阻脉

主要症状：心痛时作，心悸气短，乏力，胸胁苦满，脘腹痞胀，纳谷不香，大便不爽。

主要舌象：舌胖淡暗，苔白厚腻。

主要脉象：沉细滑或弦滑。

治法：疏气化痰，益气通脉。

方药：苏梗10g，陈皮10g，半夏10g，香附10g，乌药10g，川厚朴10g，太子参 30g，白术 10g，茯苓 15g，川芎 15g，丹参 30g。

2. 消渴病心悸

临床分"两类、十型、三证候"，具体证治见前述"心律失常"。

3. 消渴病心衰

（1）心气阴衰，血脉瘀阻，心用失司

主要症状：心悸，气短，气喘，动则尤甚。

主要舌象：舌质暗红少津，苔薄白。

主要脉象：细数。

治法：益气养心，活血通脉。

方药：生黄芪 30g，太子参 30g（或人参 10g），沙参 30g，麦冬 15g，五味子 10g，丹参 30g，川芎 15g，香附 10g，香橼 10g，佛手 10g，乌药 10g，天花粉 10g。

（2）心气阴衰，血脉瘀阻，肺失肃降

主要症状：心悸，气短，咳喘，不能平卧，尿少，浮肿。

主要舌象：舌质暗红，苔薄白。

主要脉象：细数。

治法：益气养心，活血通脉，泻肺利水。

方药：生黄芪 30g，太子参 30g（或人参 10g），沙参 30g，麦冬 15g，五味子 10g，丹参 30g，川芎 15g，香附 10g，乌药 10g，桑白皮 30g，葶苈子 15～30g，泽泻 30g，车前子 30g，石斛 10g，天花粉 10g。

（3）心气衰微，血脉瘀阻，肝失疏泄，脾失健运

主要症状：心悸，气短，胁胀痛，胁下痞块，脘腹胀满，肢肿，尿少，大便溏或不爽。

主要舌象：舌质暗红，苔薄白。

主要脉象：细数。

治法：益气养心，活血通脉，疏肝健脾。

方药：生黄芪 30g，太子参 30g，沙参 30g，麦冬 15g，五味子 10g，丹参 30g，川芎 15g，香附 10g，乌药 10g，郁金 10g，青皮、陈皮各 10g，川楝子 10g，白术 10g，茯苓 15g，泽泻 30g，车前子 30g，桃仁 10g，红花 10g，天花粉 10g。

（4）心气衰微，血脉瘀阻，肾失开阖

主要症状：心悸，气短，咳喘不能平卧，尿少，水肿，头晕，耳鸣，腰酸

腿软，面目黧黑，甚至畏寒肢冷。

主要舌象：舌质淡瘦。

主要脉象：细数。

治法：益气养心，活血通脉，温肾利水。

方药：生黄芪 30g，太子参 30g，沙参 30g，麦冬 15g，五味子 10g，香附 10g，乌药 10g，丹参 30g，川芎 15g，生地黄 15g，山茱萸 10g，炮附子 10g，肉桂 10g，葫芦巴 10g，车前子 30g，泽泻 30g。

五、心肌病

心肌病是指伴有心肌功能障碍的心肌疾病，包括扩张型心肌病、肥厚型心肌病、限制型心肌病及致心律失常型右室心肌病，其中扩张型及肥厚型心肌病临床常见。

（一）扩张型心肌病诊治经验

1. 病因病机

魏执真教授根据心悸、心率快、气短、乏力，甚至气急、呼吸困难、水肿及肝肿大等主要临床表现，认为本病的病因病机是先天禀赋心气阴血亏虚，心体失养，心用虚衰，气虚无力帅血运行，致心脉瘀阻，进一步引起其他脏腑血脉瘀阻，气机壅塞，诸脏之"用"皆有减损。因此，本病的病位在"心"，涉及肺、脾、肝、肾等脏；病机以心气衰微，水饮停聚，或瘀郁日久化热为其特点。

2. 辨证论治

（1）心气阴衰，心脉瘀阻

主要症状：心悸，气短，气喘，活动多则出现。

主要舌象：舌质暗红少津，苔薄白。

主要脉象：细。

治法：益气养心，理气通脉。

方药：生黄芪 30g，太子参 30g，麦冬 15g，五味子 10g，丹参 30g，川芎 15g，香附 10g，乌药 10g，香橼 10g，佛手 10g。

（2）心气阴衰，血脉瘀阻，肺失肃降

主要症状：心悸，气短，咳喘，不能平卧，尿少，浮肿。

主要舌象：舌质暗红，苔薄白。

主要脉象：弦滑略数。

治法：益气养心，活血通脉，泻肺利水。

方药：生黄芪 30g，太子参 30g，麦冬 15g，五味子 10g，丹参 30g，川芎 15g，桑白皮 30g，葶苈子 15～30g，泽泻 30g，车前子 30g，香附 10g，乌药 10g。

（3）心气衰微，血脉瘀阻，肝失疏泄，脾失健运

主要症状：心悸，气短，胁胀痛，肋下痞块，脘腹胀满，肢肿，尿少，大便溏或不爽。

主要舌象：舌质暗红，苔薄白。

主要脉象：细弦。

治法：益气养心，活血通脉，疏肝健脾。

方药：生黄芪 30g，太子参 30g，麦冬 15g，五味子 10g，丹参 30g，川芎 15g，香附 10g，乌药 10g，川厚朴 10g，郁金 10g，青皮 10g，川楝子 10g，白术 15g，茯苓 15g，泽泻 30g，桃仁 10g，红花 10g。

（4）心气衰微，血脉瘀阻，肾失开阖

主要症状：心悸，气短，咳喘不能平卧，尿少水肿，头晕，耳鸣，腰酸腿软，面目黧黑，甚而肢凉怕冷。

主要舌象：舌质淡瘦，少苔或无苔。

主要脉象：细数。

治法：益气养心，活血通脉，温肾利水。

方药：生黄芪 30g，太子参 30g，麦冬 15g，五味子 10g，香附 10g，乌药 10g，丹参 30g，川芎 15g，生地黄 15g，山茱萸 10g，制附子 10g，肉桂 10g，葫芦巴 10g，车前子 30g，泽泻 30g

（5）心气阴虚，肺瘀生水，瘀郁化热

主要症状：心悸，气短，胸闷，咳喘，甚而不能平卧，尿少肢肿。

主要舌象：舌质暗红，苔薄白或薄黄。

主要脉象：细数。

治法：补气养心，肃肺利水，凉血清热。

方药：生黄芪 30g，太子参 30g，麦冬 15g，五味子 10g，丹参 30g，川芎 15g，桑白皮 30g，葶苈子 15～30g，泽泻 30g，车前子 30g，牡丹皮 15g，赤芍 15g，黄连 10g。

（6）心阴血虚，血脉瘀阻，瘀而化热

主要症状：心悸，气短，胸闷，乏力，大便易秘。

主要舌象：舌质红暗碎裂，苔薄白或少苔。

主要脉象：涩而数。

治法：滋养阴血，理气通脉，清热凉血。

方药：太子参 30g，沙参 30g，麦冬 15g，五味子 10g，白芍 15g，生地黄 15g，丹参 30g，川芎 15g，香附 10g，香橼 10g，佛手 10g，牡丹皮 15g，赤芍 15g，黄连 10g

（二）肥厚型心肌病诊治经验

1. 病因病机

肥厚型心肌病多有家族史，且多数患者有心悸、胸痛、劳力性呼吸困难，有的患者可在起立或运动时出现眩晕等表现。魏执真教授根据这些特征，认为本病的病因病机主要是先天禀赋不足或劳倦过度、思虑忧郁等使心气阴耗伤，心体受损，气血运行不畅，心脉瘀阻；或饮食不节，思虑伤脾，脾失健运，痰湿内生，痰湿之邪阻滞气机，痰气互阻也可致心脉不通；血脉瘀阻日久又可化热；心脉瘀阻兼肝肾阴虚，可致阴虚肝旺，肝阳上亢。

2. 辨证论治

（1）心气阴虚，心脉瘀阻

主要症状：心痛时作，心悸气短，胸憋，疲乏无力，口干欲饮，大便偏干。

主要舌象：舌暗红或嫩红裂，少苔或薄白苔。

主要脉象：细或细弦。

治法：益气养心，理气通脉止痛。

方药：太子参 30g，麦冬 15g，五味子 10g，香附 10g，香橼 10g，佛手 10g，丹参 30g，川芎 15g。

（2）心脾不足，痰气阻脉

主要症状：心痛时作，心悸气短，乏力，胸胁苦满，脘腹痞胀，纳谷不香，大便不爽。

主要舌象：舌淡暗，舌体胖，苔白厚腻。

主要脉象：沉细滑或弦滑。

治法：疏气化痰，益气通脉。

方药：苏梗 10g，半夏 10g，陈皮 10g，香附 10g，乌药 10g，川厚朴 10g，太子参 30g，白术 10g，茯苓 15g，川芎 15g，丹参 30g。

（3）心气阴虚，血脉瘀阻，瘀郁化热

主要症状：心悸，气短，胸闷，乏力，面色少华，口干欲饮。

主要舌象：舌质暗红、碎裂，苔薄白或薄黄。

主要脉象：数或促。

治法：益气养心，理气通脉，凉血清热。

方药：太子参 30g，麦冬 15g，五味子 10g，丹参 30g，川芎 15g，香附 10g，香橼 10g，佛手 10g，牡丹皮 15g，赤芍 15g，黄连 10g。

（4）阴虚肝旺，肝阳上亢

主要症状：头晕目眩，头胀，急躁易怒，口干口苦，大便偏干。

主要舌象：舌红苔黄。

主要脉象：细弦。

治法：养阴平肝降逆。

方药：白芍 30g，桑叶 10g，菊花 10g，生石决明 30g，珍珠母 30g，天麻 10g，钩藤 10g，川牛膝 30g，香附 10g，乌药 10g。

心肌病除以上证型外，晚期可因心肾阴阳虚衰，进一步发展而致阴竭阳绝、阴阳离绝，可出现脱证；或阴阳猝厥，则出现厥证。此时急宜回阳救逆。

六、高血压

1. 病因病机

原发性高血压病是心血管内科的常见病、多发病，患者临床最常见的症状是头晕，属中医学"眩晕"范畴。

魏执真教授认为，原发性高血压病发生的关键在于人体的阴阳失调。患者的气血逆乱，或亢害于上，或旁流横行，多见血脉充溢，其主要病机在于阴虚肝旺。魏执真教授依据《素问·至真要大论》"诸风掉眩，皆属于肝"的论断，认为原发性高血压病所致眩晕的临床诊断和辨证治疗应该主要围绕"肝"来开展。现代社会工作、生活压力较大，精神长期紧张，致血气不宁，肝阴暗耗；或忧思郁怒，肝气郁滞，气郁日久，每可化火伤阴；或年老肾虚，或劳伤过度，致肾水不足，水不涵木。以上种种均可导致肝肾阴虚，肝阳上亢，形成西医学的原发性高血压病。

2. 辨证论治

鉴于原发性高血压病所致眩晕的主要病机是"阴虚肝旺"，魏执真教授拟"柔肝清眩汤"以养阴柔肝降逆。

组成：白芍 30g，桑叶 10g，菊花 10g，生石决明 30g，珍珠母 30g，天麻 10g，钩藤 10g，川牛膝 30g，香附 10g，乌药 10g。

方中重用白芍为君。白芍味苦酸、性凉，归肝、脾经，《本草经疏》中言白芍"专入脾经血分,能泻肝家火邪",可"制肝补脾",酸寒泻肝而"安脾肺",养肝血,敛肝阳,柔肝止痛,不健脾而脾自安。以草木介壳沉降之品为臣:川牛膝味苦酸、性平,入肝、肾经,补益肝肾,趋下焦,引血下行以祛有余,又可引诸药下行而补不足,含有上病下取之意;《本经疏证》载牛膝可以"纳火气于水中,化炎上为润下……能使火随水而下,水抑火而平";张锡纯《医学衷中参西录》中言"重用牛膝引其气血下行,并能引其浮越之火下行"。生石决明、珍珠母性属沉静,重用可降心火、清肝热、潜肝阳、安心神、利耳目。

以下共为佐使:天麻味甘辛、性平,归肝经,功能息风止痉、平抑肝阳、祛风通络,《本草纲目》中言"天麻乃定风草",为"治风之神药"。钩藤味甘、性微寒,归肝、心包经,功能息风止痉、清热平肝,《得配本草》载其"平肝风,除心热,祛肝风而不燥"。二药合用,可息风平肝。桑叶味苦甘、性寒,归肺、肝经,功能疏散风热、清肺润燥、清肝明目。菊花味辛甘苦、性微寒,归肺、肝经,功能疏散风热、平肝明目、清热解毒。二药皆秉秋金肃杀之气,疏散风热,廓清外卫,平肝清热。香附、乌药相合,主散诸般气症,消七情郁结,顺气则风散,理气则血调,二物温燥,阴虚阳亢之证本属不宜,但在本方中,与他药相协,可使潜降之品不失于滞重,寒凉之属多几分温煦,且理气之外兼能散肝中之郁,以承肝条达之性。

全方药味错落有致,配伍合理,共奏育阴潜阳、柔肝安脾、理气通脉降逆之功。

临证如遇便秘者,魏执真教授常加决明子清肝通便,甚则以槟榔行气通腑;腰酸膝软加桑寄生、续断、杜仲补肾强腰;肢体麻木加桑枝、丝瓜络通络;颈僵加葛根舒筋;心烦失眠加连翘、栀子、莲子心清心安神;多梦加炒酸枣仁养心安神;健忘加石菖蒲、远志交通心肾、强志宁神。

七、脑动脉粥样硬化

脑动脉粥样硬化是由于脂质代谢障碍所引起的一种疾病,是全身动脉硬化的一部分,与该病有关的主要危险因素有血脂异常、高血压、吸烟、糖尿病和高胰岛素血症等。

魏执真教授通过长期临床观察,见绝大多数患者临床表现为头晕、头胀,因烦劳恼怒而加剧,舌红苔黄,脉弦细。此为阴虚肝旺,肝阳上亢的表现。因此,魏执真教授认为,本病的主要证型是阴虚肝旺,肝阳上亢,治宜养阴平肝降逆。

主要症状：头晕、头胀，因烦劳恼怒而加剧，急躁易怒，口干口苦，大便欠畅。

主要舌象：舌质红，苔黄。

主要脉象：脉弦细。

治法：养阴平肝降逆。

方药：白芍30g，桑叶10g，菊花10g，生石决明30g，珍珠母30g，钩藤10g，天麻10g，川芎15g，丹参30g，川牛膝30g，香附10g，乌药10g。

方解：白芍性柔润，有养肝阴、调肝气、平肝阳之效。生石决明、珍珠母皆为介类，介类可潜阳，二药同用，平肝潜阳，清肝明目；钩藤、天麻，二者常共用，可平肝潜阳、止眩晕；桑叶、菊花，二药合用可清肝热、利头目，且与生石决明、珍珠母、白芍等配伍，能平肝息风。川牛膝功擅苦泄下降，能引血下行，对阴虚阳亢之证，与上述诸药配伍，可加强潜阳摄阴、镇肝息风之力，且川牛膝用量必大至30g方能取效。川芎为"血中气药"，上行头目、下行血海，有行气活血、搜风、开郁等作用。丹参为活血化瘀之要药。香附能通行十二经、八脉的气分，前人称其能"主一切气"，为疏肝解郁、行气止痛之要药；乌药可散寒行气止痛，二者相合，主散诸般气症。香附、乌药、川芎偏温燥，但方中有大量白芍阴柔，四药可互相制约各自的温燥阴柔。诸药共用，具有养阴平肝潜阳之功，使亢阳得降、清窍得利，而眩晕止。

临床应用本方时，常根据患者症状加减用药。如耳鸣加灵磁石、蝉蜕、龙胆草；头晕甚，便秘，加决明子、潼白蒺藜；腰膝酸软加桑寄生、续断、杜仲；心烦失眠，入睡难，加莲子心、黄连、连翘、栀子、黄芩、龙胆草；早醒加百合；多梦加炒酸枣仁。

八、多发性大动脉炎

多发性大动脉炎是常见的周围血管病，又称为缩窄性大动脉炎、无脉病、主动脉弓综合征、高安氏动脉炎等，是主动脉及其分支的慢性、进行性炎变。

魏执真教授认为，根据患者的不同临床表现，病因病机亦不同。以头晕头痛为主要表现者，病机特点为阴虚肝旺，脉络欠通。以心悸气短、胸闷为主要表现者，病机特点为心气阴虚，血脉瘀阻；或脾虚湿停，血脉瘀阻。

魏执真教授通过临床观察，认为本病多见以下3种证型。

1. 阴虚肝旺型

主要症状：头晕，头痛，耳鸣，多梦，心悸，乏力，腰腿酸痛，臂凉，大便干结，尿黄。血压一侧或双侧测不到或血压高。

主要舌象：舌质红，苔薄黄。

主要脉象：寸口脉细弱，或无脉，或细弦。

治法：养阴平肝潜阳，活血通络。

方药：白芍30g，桑叶10g，菊花10g，生石决明30g，珍珠母30g，钩藤10g，天麻10g，川芎15g，丹参30g，川牛膝30g，香附10g，香橼10g，佛手10g，片姜黄10g。

2. 心气阴虚型

主要症状：心悸气短，胸闷憋气，失眠多梦，上肢无力、凉、麻或疼痛，口干，大便欠畅。上肢血压测不出或明显降低。

主要舌象：舌质暗红，苔薄白或薄黄。

主要脉象：寸口脉沉细弱或无脉。

治法：益气养心，活血通脉。

方药：太子参30g，麦冬15g，五味子10g，丹参30g，川芎15g，香附10g，香橼10g，佛手10g，鸡血藤30g，片姜黄10g。

3. 脾虚湿停型

主要症状：心悸，胸闷，憋气，气短，脘腹胀，纳差，大便不爽，上肢无力、凉、麻或疼痛，活动后加剧。上肢血压测不出或明显降低。

主要舌象：舌质暗红，苔白厚腻。

主要脉象：寸口沉或无脉。

治法：健脾利湿，活血通脉。

方药：苏梗10g，半夏10g，陈皮10g，白术10g，茯苓15g，川厚朴10g，香附10g，乌药10g，太子参30g，川芎15g，丹参30g，鸡血藤30g，片姜黄10g。

九、魏执真教授医话

心律失常辨证论治琐谈

1. 心律失常问诊时需详问现服之药物

中医的诊法包括望、闻、问、切四诊。《医宗金鉴·四诊心法要诀》中说"望以目察，闻以耳占，问以言审，切以指参，明斯诊道，识病根源"。关于问诊，明代医家张景岳在其《景岳全书》中有"十问篇"，清代陈修园将其略做修改，而成"十问歌"。"十问歌"的前半部分我们已耳熟能详，如"一问寒热二问汗，三问头身四问便……九问旧病十问因"，而后半部分的内容大家有时会忽略，其中有一句为"再兼服药参机变"。这句话虽然放在"十问歌"的下半部分，但同样有着重要的意义，提醒我们问清患者所服之药物是十分必要的。这在心律失常的问诊中尤其重要。详细询问患者所服之药物，主要目的是为了解有无影响心率及心跳节律的药物而导致的医源性心律失常，以及有无因药物的影响而产生的伪脉象。最常见的使患者出现假缓脉的抗心律失常药物是β受体阻滞剂，服用该类药物的患者多呈现缓脉，但往往患者服药之前多为心率偏快的情况。心律失常脉象可有缓脉与数脉、促脉与结脉、涩脉与涩而数脉之分，这几种脉象有着阴阳寒热本质的区别，其中最主要的鉴别点是基础心率的快与慢。因此，一定要除外药物所致的伪缓脉，否则在辨证方面容易出现偏差，进而影响立法、遣方和用药。所问西药的范围还应包括抗心律失常药物以外的药物，如复方降压片中的利血平，可导致心率慢。所以，我们应格外注意询问、采集患者全面真实的第一手资料。

2.心律失常须根据发作时出现的脉象来辨证

魏执真教授认为，心律失常的辨证重在辨脉。各种心律失常各自有相应的主脉，而各个主脉也都有相应的主病。发作心律失常时的脉象是辨证时最应该关注的。发病时的脉象多根据心律失常类型的脉律特点来推断。患者来诊时并不一定正处于心律失常的发作期，如阵发性室上性心动过速发作时脉当为疾脉，患者就诊时不一定见到疾脉，所见脉象或弦细，或沉细，或弦滑，等等，只是大致反映患者心气阴虚，或心脾不足，湿邪内停。而疾脉本身主阳热极盛、阴液将竭，其"热"的形成乃因心之气阴亏虚、血脉瘀阻、瘀而化热，或湿邪阻脉、瘀郁化热，故治疗时重在凉血清热，才能达到"效如桴鼓"，使阵发性室上速发作逐步减少至不发作。倘若只根据就诊时的脉象辨证立法处方，忽视发作时的脉象为"疾脉"，未重用凉血清热之品，则往往不能取得好的疗效。因此，以发作心律失常的类型来推断脉象，脉象弄清了，也就抓住了辨证的大纲，从而有正确的治疗大方向。当然，在心律失常的辨证中，虽是"以脉为主"，但也需"四诊合参"，这也是中医诊察疾病的基本原则。一般情况下，当脉症或脉舌有矛盾时，可按照"从脉舍症"或"从脉舍舌"的原则；个别情况下，也需排除影响心率的药物所引起的假性的"缓脉""结脉"。

3.应详问患者大便情况

治疗阳热类心律失常具有关键作用的是凉血清热药物，而在众多凉血清热药物之中，牡丹皮、赤芍对于阳热类心律失常的治疗效果是最为显著的，且牡丹皮、赤芍的用量必须较大，一般用至 15g，甚至用至 30g，方效果显著。但牡丹皮、赤芍其性寒凉，用量大时，有时可出现滑肠现象，如遇脾虚肠滑之人，会出现便溏甚至腹泻。因此，魏执真教授在问诊时对患者的大便情况十分关注，以便在方中适当佐入相应药物。一般为防牡丹皮、赤芍寒凉致泻，常以厚肠之黄连为佐。若患者大便很干，可不佐黄连。若患者平素大便正常，需再问其进食生冷之品或服清火药后的大便情况。若大便软，甚至很稀，则常佐以黄连、诃子厚肠、涩肠。若大便不软，则一般先予黄连，然后询问服药后大便如何，根据情况再行调整。若患者诉平日大便不成形、大便软，需进一步详问其大便是否"痛快"。若很"痛快"而软，即是大便溏，属脾虚，用药时一方面常用厚肠之黄连、涩肠之诃子，另一方面若便溏甚，则常加健脾渗湿止泻之品，如炒白术、炒薏苡仁，甚或加温中之干姜。若患者大便虽软但黏而不爽，有涩滞难尽之感，则属湿热内蕴，气机不畅，传导不利，此时当用木香、黄连，即为香连丸。该方出自《太平惠民和剂局方》，原用于治疗湿热痢疾，脓血相兼、里急后重等症，在此则取其调气行滞、厚肠止泻之用。

4. 应关注患者睡眠

心律失常患者常常会出现"三证候"，其中之一是神魂不宁。心主血脉，心藏神。心脏病变可分别出现两种功能失调的表现，同时两者又可互为影响。心脉流通不畅可致心神不宁，而心神不宁又可加重心脉流通不畅。临床上以心律失常来诊的患者，很多有睡眠问题，或为入睡困难，或见多梦纷纭，或为早醒，醒后再难入睡；而反过来睡眠不好，可加重心律失常，如早搏增多。因此，心律失常时若见神魂不宁则应予以重视，应加以相应治疗，否则治疗不会取得良好效果。

阳入于阴则寐，阳出于阴则寤，魏执真教授认为失眠的根本在于阴虚有热，阳不能入阴，治疗时要抓住这一根本病机，不能单纯着眼于症状而一见失眠，则必用酸枣仁、龙骨、牡蛎之属。若患者入睡困难，多为心经有热所致，常用莲子心、连翘清心泻火，除烦安神。若兼见肝胆湿热，口苦、心烦，此类患者多伴有高血压，常用栀子、龙胆草以清肝胆之热。若患者口中黏腻，舌苔白厚腻，为痰湿之邪偏重，则予远志、石菖蒲，二药合用，辛散温通，散郁化痰，交通心肾，宁心安神。如若患者早醒，则责之于阴虚有热，常用百合一味，以养阴清心安神。倘若患者多梦，多为心肝血虚所致，故常以炒酸枣仁养心阴、益肝血而宁心安神。

5. 注意有无风热化毒之兼有证候

"风热化毒"证候在心律失常"三证候"中最为常见，而该证候往往对心律失常的病情影响最大。心律失常患者发病的重要环节是心脉瘀阻，若加之外感风热之邪，阻滞心脉，则必然加重心律失常的病情。尤其是阳热类心律失常，其主要病机是心脏亏虚，血脉瘀阻，瘀而化热。若再加风热之邪，内外之热相合，势必导致脉更急而更乱，则数、疾、促脉更加明显；或病情已经控制，当风热化毒时心律失常又可出现。所以，当兼外感风热时必须予以高度重视。若风热之邪较轻，则可于方中加用疏风清热之品，如板蓝根、锦灯笼、薄荷、连翘、金银花；若风热之邪很重，则应本着"急则治其标"的原则，暂停原方药，先用疏风清热之方治其兼证，待风热消退后再继续用原治疗心律失常之方药才适宜。若不使用足量的疏风清热之剂，只是一味坚守原方，则治疗心律失常不但无效，其病情还可能会进一步加重，这也是临床常见的问题。

6. 遣方用药不离理气之品

"心脉瘀阻"是引起心律失常的必要环节。这里的"心脉瘀阻"，是血流不畅之意，即血液在经脉之中流通不畅，并不等同于"瘀血"。瘀血的治疗必用活血甚至破血之品，而血流不畅的治疗则重在使其通畅。使血流通畅的关键在于调气。因气为血帅，气行则血行。所以，魏执真教授十分重视理气药的应用，通过理气以助活血通脉。纵观魏执真教授治疗心律失常之方药，其一定会有理气药，而丹参、川芎不是每方必用。由于形成"心脉瘀阻"的根本因素是"心脏亏虚"，故当理气而不能破气，魏执真教授喜用香橼、佛手、香附、乌药。香橼与佛手，二味药皆药性和平，既可调理气机，又适于久用而不致伐伤正气。香附可通行十二经，且兼入血分，为"血中气药"。乌药上走脾肺，下达肾与膀胱，善调诸气，专走气分。二药相伍，行气除胀力增。香橼、佛手、香附、乌药共用，药力适中，使气机调畅，血行流通，而不流于耗气破气之弊。此外，香附前人有"苦燥而能耗血散气"之说，久用稍有耗气伤阴之弊，但方中加太子参、麦冬、五味子，即可佐制其温燥之性。

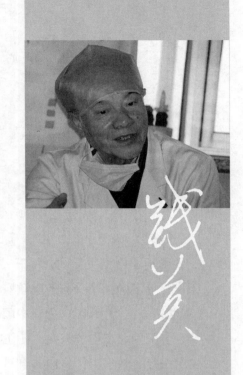

钱英

擅治肝病，造诣颇深，创活血之法
主张治肝病体用同调、肝病固肾

医家简介

　　钱英（1937 年 6 月生），全国名中医，首都国医名师，首都医科大学教授、主任医师、博士生导师，第三、四、五、六批全国老中医药专家学术经验继承工作指导老师，享受国务院政府特殊津贴。钱英教授 1956 年考入北京中医学院（现北京中医药大学），为新中国成立后第一批中医专业本科生。其于 1962 年毕业，分配到北京中医医院，任住院总医师、综合科主任，1984 年任业务副院长，主管医疗、教学工作。1965 年 5 月～ 1966 年 9 月，钱英教授调到北京友谊医院内科工作，跟随我国著名肝脏病学家、中西医结合肝病专家王宝恩教授及著名中医学家郗沛龄老中医学习肝病的诊疗。1970 ～ 1980 年，钱英教授跟随关幼波教授从事病毒性肝炎的临床诊治工作，为关幼波教授的第一位入室弟子和学术继承人之一。1987 年，钱英教授调任北京联合大学中医药学院（现首都医科大学中医药学院）担任业务副院长。

　　50 余年的临床、教学和科研经历，使钱英教授拥有丰富的临床经验和较高的中西医理论功底，在中医药治疗肝病方面最为擅长，造诣颇深，兼治肾病及杂病。钱英教授于 1980 年完成了"关幼波对肝炎辨证论治电子计算机诊疗程序"等科研课题，获北京市科委 1981 年度科技成果一等奖。钱英教授于 1984 年开始担任中华中医药学会肝胆病分会委员会主任委员，主持召开了十五次全国性中医肝病学术研讨会，主持研制了治疗慢性乙肝系列中成药（乙肝养阴活血冲剂、乙肝益气解郁冲剂、乙肝清热解毒冲剂），并于 1990 年通过国家新药审批，在全国使用，疗效显著；承担了国家中医药管理局"八五"攻关课题的研究任务，主持"'软肝煎'治疗乙型慢性活动性肝炎及抗肝纤维化的理论、临床及实验研究"，该课题获 1996 年度国家中医药管理局科技进步三等奖。钱英教授于 1986 年取得"中西医结合内科"硕士研究生导师资格，2002 年被中国中医研究院（现中国中医科学院）研究生部聘为博士研究生指导教师，2002 年至今在首都医科大学附属北京佑安医院主持重点学科建设。

　　钱英教授曾任中华中医药学会肝胆病分会委员会主任委员、中华中医药学会常务理事及北京中医药学会副会长、北京中医医院副院长、首都医科大学中医药学院院长、香港浸会大学中医药学院客座教授；《中西医结合肝病杂志》编委会副主任委员，《中医杂志》编委，《中国中医急症》编委；1986年主编《肝炎的中医调治》，1988年主编《肝炎论治学》，2008年主编《肝病中医治疗合理用药与常用中药肝损伤》《肝病防治和食疗100法》，均由人民卫生出版社出版；发表30多篇专业论文。

　　钱英教授目前担任国家中医药管理局全国名老中医药专家传承工作室、北京中医药薪火传承"3+3"工程名医传承工作站指导老师，北京市中医管理局中西医结合肝病重点学科的学术顾问，中华中医药学会肝胆病专业委员会终身委员，国家中药保护品种审评委员会委员。

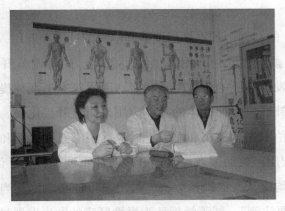

◎　钱英教授与同事学术探讨

学术思想

一、体用同调

　　中医学认为，肝为刚脏，喜条达、恶抑郁，功能为主疏泄和主藏血。肝体包括肝血与肝阴，肝用包括肝阳和肝气。从整个肝的生理来说，以血为体，以气为用，血属于阴，气属于阳，故说肝体阴而用阳。肝体为内在生理物质基础，肝用为外在功能活动作用。但五脏均有体用之说，非独肝也。《景岳全书》记载："心肺……阴体而阳用也。"叶天士明确提出了"肝体阴而用阳"，其在《临证指南医案》中说："故肝为风木之脏，因有相火内寄，体阴用阳其性刚，主动主升……何病之有？"提出肝体阴用阳的原因是肝为风木之脏，风木为阴，相火为用，火为阳，故体阴而用阳。生理上，肝用以肝体为内在支持，肝体以肝用为外在表现，二者协调，才能完成肝脏正常的生理功能。病理上，肝阴、肝血易耗易损，肝阳、肝气易动易亢，并且由于五行生克，肝木可以乘土、刑金、犯母及子、累及心肾。

钱英教授认为，"肝体阴用阳"不仅从生理上，而且从病理上概括了肝的特点，同时也指明肝病的治疗应"体用同调"。"体用同调"是治疗慢性肝病的重要法则。疾病的发生源于"体用失调"，体用平衡的破坏，即是物质与功能、生理与功能出现不协调。慢性肝病由轻到重的发生发展过程就是肝体受损而肝用失调的过程。

"体用同调"的"调"首先是指调节肝本脏的肝体和肝用，即调养肝体，养肝血、补肝阴以柔肝体，为肝用提供物质条件；同时调节肝用，疏肝气、补肝阳以调肝用，发挥肝脏的正常生理功能。清代医家王泰林提出的补肝阴、补肝气、补肝阳、补肝血是补肝体的具体应用，而疏肝、化瘀、祛湿、通络起调肝用的功效。秦伯未先生提出和血、行血、逐瘀三原则，而和血是基础，亦为"体用同调"的应用。关幼波教授治疗肝病时注重调理气血，认为疾病的发生、病因病机、治疗均应从气血理论分析，提出"审证必求因，当在气血寻"，"久病体自虚，气血要注意"。钱英教授认为慢性肝病的发生发展过程是因各种病因作用于人体，久病必虚，气血不足，肝体逐渐受损、肝用日益失常，最终体用俱损的过程，而在肝体和肝用的关系中，肝体为基础，肝体充养方能肝用能达，治疗应"体用同调"。

其次"体用同调"的"调"还指调节由肝累及他脏的体用失常，包括调和肝脾、和解少阳，即肝脾不和、肝胃不和、少阳证等与肝相关的体用失调，应相应采取疏肝健脾、疏肝和胃、和解少阳的治疗措施。

20世纪90年代，钱英教授在一贯煎和鳖甲煎丸的基础上，创制了滋补肝肾、健脾行气、化瘀软坚的软肝煎治疗慢性肝炎肝纤维化。一贯煎源于清代魏之琇所著《柳州医话》，为滋养肝肾之阴的代表方剂，意在养肝体以补之；而鳖甲煎丸为行气活血、软坚散结消癥的代表方剂，意在调肝用以消之。全方补消兼施，以补为主。这一组方理念正是肝体用同调的具体应用。

二、肝病固肾

中医藏象理论认为，肝在五行属木，主动主升。肝为魂之处、血之藏、筋之宗。《素问·灵兰秘典论》说："肝者，将军之官，谋虑出焉。"《素问·六节藏象论》说："肝者，罢极之本，魂之居也。"肝的生理功能是主疏泄和主藏血。主疏泄包括3个方面：调节气机运动、促进脾胃运化功能、调畅情志；肝藏血是指肝脏具有贮藏和调节血量的生理功能。

肾在五行属水，主封藏。由于肾藏有"先天之精"，为脏腑阴阳之本，生命之源，故称为"先天之本。"肾的主要生理功能为藏精，主生长、发育、生殖，主水液代谢，主纳气。《素问·金匮真言论》说："夫精者，生之本也。"《素问·上古天真论》说："肾者主水，受五脏六腑之精而藏之。"肾所藏之精，包括先天之精和后天之精。肾精，是人体生命活动之本，对人体各方面的生理活动都起着非常重要的作用。肾精包括肾阴和肾阳两方面。肾阴对脏腑组织器官起着滋养、濡养作用，而肾阳对机体脏腑组织起着推动、温煦作用。肾阴、肾阳相互制约、依存，相互为用，维持着各脏阴阳的相对平衡。

中医基础理论认为，肝肾关系极为密切，有"乙癸同源""肝肾同源""精血同源"之说。肝藏血，肾藏精，肾精赖于血液滋养，血液化生赖于肾精气化，二者相互依赖、相互转化，即精能生血、血能化精，称之为"精血同源"，也称"肝肾同源"。肝血不足常致肾精亏损，反之，肾精亏损亦致肝血不足。

肾阴、肾阳为人体之元阴、元阳，脏腑之阴阳均赖于肾阴、肾阳的滋养和温煦，肝阴、肝阳亦赖于肾阴、肾阳的滋养和温煦；由于"精血同源""肝肾同源"，肝肾阴阳之间存在密切的关系，生理上二者相互制约、协调平衡，病理上，二者相互影响，既可母病及子，水不涵木，又可子盗母气，相火亢盛。

《金匮要略》提出："夫治未病者，见肝之病，知肝传脾，当先实脾，四季脾旺不受邪，即勿补之；中工不晓其传，见肝之病，不解实脾，唯治肝也。"意思是说从治未病的角度，肝病的治疗应注重防患于未然，及早调理脾胃。肝病初期，多为肝气郁滞，肝失疏泄，横逆犯脾，以防"土虚木乘"，导致腹胀、腹痛、纳呆、便溏、乏力、精神倦怠等脾虚症状，兼见胁下胀痛或刺痛、口苦、黄疸等肝病自身的症状。

钱英教授根据"肝肾同源"的理论，提出"见肝之病，其源在肾，亟当固肾"的学术思想，是对肝肾同源学说的重要发展，既是立足于治病必求其本，也是立足于既病防变的治未病思想。他认为慢性肝炎、肝纤维化、肝硬化甚至肝癌的发生过程就是正虚邪恋、正不达邪的过程。而正气亏虚从根本上说首先是素体先天肾精不足或劳欲过度致精血不足，或加之后天脾胃补养不力所致，治疗应扶正以祛邪，应及早固肾；同时根据久病及肾及五行生克的理论，肝病日久，体用失调，势必子盗母气，累及肾脏，导致肾阴、肾阳亏虚，治疗也应及早滋水涵木，滋养肾阴以养肝阴。

钱英教授强调治疗上应早用调补肝肾之法，体用同调，兼顾肝肾阴阳，不仅要补益肝阴和肝血，还应加强肝阳和肝气的功能，阳中求阴、阴中求阳，以求温补不伤体阴、滋养而不碍气机，同时滋补肾阴、温补肾阳，常用左归饮、左归丸、右归饮、右归丸之类。治疗时，或先调肝后补肾，或先补肾后调肝，或重在肝，或重在肾，或重在阴或重在阳，灵活使用肝肾同治法，方能应对复杂多变之证候。钱英教授强调"亟当固肾"，并不排斥当先实脾，主张肝病的治疗先后天并重，重视调理肝脾肾。

三、和血法

慢性肝病的发生与肝藏血调节全身脏腑血量功能失调有直接关系，是肝血失和。而肝血失和包括肝藏血失和及肝调血功能失和两个方面。肝藏血失和主要指肝藏血不足引起的病变，包括肝本脏血虚证及由于肝血虚而导致的其他脏器血虚之证；只有充足的肝血量储备，肝脏才能有效地调节血量；若肝藏血不足，则肝调血失和，同时由于气血的密切关系，在此过程中又与肝主疏泄的功能密切相关。肝体阴而用阳，肝血为体，肝用为阳，只有肝血充足，方能肝用正常。

钱英教授认为治疗慢性肝病不用血分药，是药不达所，犹如隔靴搔痒，提出"和血法"治疗慢性肝病。和血法是以养血为主，兼以活血的治疗方法，而非单纯的活血化瘀。首先养血包括补养血和调养血。血属阴、肝藏血，肝体为阴，肝用为阳，慢性肝病的发展过程即为肝血失和，肝体受损，肝用失常的过程。在此过程中，肝脏正常的生理结构逐渐受到破坏，最终形态结构异常，发生肝硬化甚至肝癌，正如张景岳所言："故凡损在形质者，总曰阴，此大目也。"所以，治疗慢性肝病，应通过补养肝血和调养肝血，使肝血充足有所藏，才能支撑维持肝体的正常结构形态，为发挥肝脏的生理功能提供物质支持。同时，由于气血同源、肝肾同源，还应注意调养气血、滋水涵木、补肾以生肝，"肝无血养则失柔，木无水涵则枯萎"。

其次，活血包括通络、化瘀。瘀血既包括脉管之瘀，也包括络脉之瘀。脉管之瘀，若血足渠畅，自然瘀无所附，但络脉之瘀的治疗，除了要肝血充足，有时还需加用搜络逐瘀之品。养血、逐瘀、搜络并用，而以养血为主，逐瘀、搜络二者为辅，方能获得良效。

钱英教授认为"和血法"兼具"理血法"和"和法"的含义，含有理血法的各种特点，兼和法之精要。理血法包括补血、养血、活血、化瘀、通络、止血、凉血等。和血法既包括恢复肝藏血之和，寻求平衡，又包括分析辨证中不和之所在，还包括治则上的调和，用药上平和，不急不缓，不峻不烈，兼顾其他治法的相得益彰，相辅相成。

钱英教授认为慢性肝病多为肝体受损而肝用失常，治疗应体用同调，提出治疗慢性肝病要以调和气血为大纲，以体用同调为要旨，立足于"和"字。和血法包括补血养血和活血化瘀，而非单纯活血化瘀。通过和血，补其不足，充其血脉，愈其劳损，扶其正；损其有余，祛其瘀血，祛其邪，故云和血而非单纯活血。只有在脉内之血血行障碍时方可活血；在离络之血成瘀时方可化瘀；若脉道不充，必血行不畅，譬如河道乏水，必水流缓慢，甚至瘀积干涸。治疗应补血养血而活血化瘀，肝血充足有所藏，才能脉道充盈，血液通畅，瘀血自除；反之，肝血不足，脉道艰涩，必然血行不畅，脉络瘀阻，肝脏失柔，而肝用失常。所以，正如妇科名医刘奉五所言："若欲通之，必先充之。"充之为通之的前提，养血补血调血方能血液充足，肝血得和，进而肝体得养，肝用复常。"和血"应是其治疗目的、是常法，"活血化瘀"应是治疗手段、是变法。知常而达变，常变结合才能在治疗时游刃有余，最终使血充、体养、肝柔、脉畅，气血调和，肝用正常，疾病向愈。和血既是治疗大法也是治疗目的，为和血法之外延。

临床经验

一、"快速截断、逆流挽舟"治疗慢性重型肝炎

慢性重型肝炎是在慢性肝炎或肝炎肝硬化的基础上，出现肝实质大块或亚大块坏死，治疗难度大，病死率达80%以上，患者迅速出现肝功能进行性恶化、凝血功能障碍、门脉高压，表现为乏力、食欲减退、重度黄疸，并发出血、

肝昏迷、肝肾综合征、肝肺综合征等多种并发症，病情凶险，预后极差，是严重危害人类健康的疾病之一。目前西医治疗费用高昂，缺乏特效治疗措施。

钱英教授受到 20 世纪 70 年代我国著名中医学家姜春华先生治疗温病，以及清代医家喻嘉言治疗痢疾的启发，提出治疗慢性重型肝炎应采用"截断逆挽法"治疗，以迅速控制病情，给病邪以重创，力挽狂澜，扭转病势，并及早扶正祛邪，加以调养。"截断逆挽法"包括"快速截断法"和"逆流挽舟法"，是二者的联合应用。

姜春华先生为我国现代著名的温病学家，他认为按照清代叶天士的学术观点，温病的发生发展全过程分为卫气营血四个辨证阶段，作为医生，不仅应对疾病目前的状况进行治疗，还要对疾病下一步的发生发展传变有所预知，并采取必要措施防止疾病向下发展，使疾病中止在目前阶段。为此，姜春华先生提出"截断扭转"的治疗思路，属于已病防变、未病先防的范畴。

清代医家喻嘉言在治疗痢疾时，用败毒散来治疗风寒夹湿内陷入里而成痢疾者，取其疏散表邪、通里积滞而痢自止，由此创立"逆流挽舟法"（简称逆挽法）。败毒散载于钱乙《小儿药证直诀》，主治正气不足而感受风寒夹湿。喻嘉言用此方治痢，是此方的发挥新用。喻嘉言在《寓意草》中言："人受外感之邪，必先汗以驱之。唯元气大旺者，外邪始乘药势而出。若元气素弱之人，药虽外行，气从中馁，轻者半出不出，留连为困，重者随元气缩入，发热无休……所以虚弱之体，必用人参三五七分，入表药中少助元气，以为驱邪之主，使邪气得药，一涌而出，全非补养之意也。"喻嘉言将逆流挽舟法治疗痢疾明确为治疗大法。

钱英教授认为，慢性重型肝炎是各种慢性肝病发展的终末阶段，患者常表现为乏力，消化道症状明显，黄疸，并迅速出现黄疸加深、出血、腹水、昏迷等多种变证，从中医学角度讲，其病理因素主要为湿、热、瘀、毒胶结为患；疾病本质是本虚标实，正气已虚，邪实亢盛，正不敌邪；并且病情多进展急骤，病情较重，常由黄疸变生鼓胀、血证、昏迷等。本病病情凶险，进展较快，传变迅速。因此，钱英教授提出治疗慢性重型肝炎，即在早期尽快有效控制病情，防止疾病进一步发展，即"快速截断法"。"快速截断法"的核心精神是在疾病早期，争取治疗主动权，取得战略制高点，果断采取措施，应用特效药物，直捣病巢，祛除病原，力挽狂澜，扭转病势，常采用的方法为清热解毒、通腑攻下、凉血化瘀。其中，清热解毒为关键，祛除湿热疫毒、内生浊毒。正如关幼波先生所说："治黄需解毒，毒解黄易除。"通腑攻下常采用清肝利肠方（生地黄、蒲公英、大黄、厚朴、枳实等）灌肠以净化肠道，减少肠源性内毒素血症的二次吸收，为控制病情发展的转机。凉血化瘀为防止疾病由营入血，所谓"治黄需活血，血活黄易却"，为截断的要点。但对于久病体虚、正不抗邪之慢性重型肝炎患者，应仿喻嘉言"逆流挽舟"之意，在治疗慢性重型肝炎过程中，及时益气补中，温肾扶阳，逆流而上，补虚扶正，不仅与"快速截断法"不悖，反而相辅相成，既可有助于及早截断病势，又有助于先安未受邪之地，为上工之举。这是中医在治疗慢性重型肝炎方面的理论创新。

二、扶正、解毒、化瘀治疗肝癌

中医学认为，肝癌的发生较为复杂，病因方面与外感湿热疫毒，内因饮食劳倦、情志所伤等有关，病机总属正气虚损、虚不敌邪，邪侵、气阻、血瘀、痰凝而成痞致积，发生肝癌。历代医家对肝癌的治疗多采用"扶正解毒"的基本理念，钱英教授也将扶正祛邪消积作为肝癌的治疗大法。

钱英教授认为，肝癌多由慢性肝病发展而来，其发生和发展与正虚邪实有密切关系。正气虚损贯穿疾病的始终，是最重要、最基本的病理变化，气滞、血虚、痰凝、湿浊、热毒等多种病邪协同作用。其基本的病机是肝郁脾肾气血虚，痰湿疫毒残未尽。治疗时扶正为主，祛邪为辅。扶正主要体现在和血调肝、益气健脾、滋补肝肾。和血调肝主要以养肝为主，兼以疏肝清肝。养肝以养肝血、柔肝络、滋肝阴为主，疏肝清肝以疏肝气、清肝热、泻肝火以达到体用同调的目的。益气健脾包括健脾气、温脾阳、和脾胃等方法；滋补肝肾包括滋养肾阴、温补肾阳以补母生子，滋水以涵肝木。祛邪包括解毒、行气、活血、化痰、祛湿等。解毒包括解癌毒、瘀毒、湿毒、疫毒等，分别采用解癌毒、化瘀毒、利湿毒、清疫毒等；行气应根据气机郁滞的轻重分别采用调气、理气、破气之法；活血包括化瘀以活血、通络以活血、养血以活血等治疗方法；祛湿包括芳香化湿、利湿渗湿、苦寒燥湿等治疗方法。

根据多年的临床实践，依据扶正祛邪这一学术思想，钱英教授创制了治疗肝癌和癌前病变的经验方"槲芪散"。"槲芪散以槲寄生、黄芪、丹参、郁金、白花蛇舌草、苦参等八味药物组成。以槲寄生、生黄芪二味君药益气固表、补肝肾、利水消肿、扶正祛邪，两者的用量等于其余六味攻邪药的总和，充分体现了扶正法在肝癌治疗中的重要性。臣药二味有清热解毒、活血化瘀的作用，佐药一味行气破血、消积散结；还有使药一味可解毒、消热、利胆。全方共奏益气补肾、利湿解毒、和活血散结之功"。

三、三焦气化理论治疗肝硬化腹水

《难经·三十六难》曰："三焦者，原气之别使也，主通行六气，经历于五脏六腑。"《素问·灵兰秘典论》说："三焦者，决渎之官，水道出焉。"《中藏经》又曰："总领五脏六腑，营卫经络，内外左右上下之气也，三焦通则内外左右上下皆通也。其于周身灌体，和内调外，荣左养右，导下宣上，莫大于此者。"这些经典论述阐明了三焦的主要生理功能为通行元气，总司人体气机，同时疏通水道，为水液运行的道路。三焦的气化作用通过水液代谢体现出来，如《圣济总录·三焦病》说："三焦病者，腹胀气满，不得小便窘急，溢则为水，水则为胀，夫三焦者，决渎之官，水道出焉。今三焦俱病，故腹胀气满，不得小便，溢为水胀也。"三焦气化不行，则水道同行不利，发为腹胀气满、小便不利、溢出水胀。

水臌属于中医学"鼓胀"的范畴。鼓胀之名，最早见于《灵枢·水胀》。其曰："鼓胀何如？岐伯曰：腹胀身皆大，大与肤胀等也。色苍黄，腹筋起，此其候也。"鼓胀在历代医书中有许多不同名称，如"水蛊""蛊胀""单腹胀""蜘蛛蛊"等。晋代葛洪《肘后备急方·治卒大腹水病方》载："唯腹大，动摇水声，皮肤黑，名曰水蛊。"明确指出"水蛊"的特征是"腹大、动摇水声"。对于鼓胀的产生，《诸病源候论》认为与感染"水毒"有关。喻嘉言认为癥瘕、积块日久可转化为鼓胀。其病机总属本虚标实、虚实夹杂，病位在肝、脾、肾，气、血、水结于腹中，以至于腹部日渐胀大，而成鼓胀。

钱英教授认为，水臌（肝硬化腹水）久病必虚，肝、脾、肾俱虚，三焦通调水道不利，气、血、水三者互结为患。治疗水臌一应诸脏三焦俱调，健中阳助脾运、温肾阳助气化、调三焦助水道。二应注意调理气血。气为血之帅，气虚则血无以行，血滞又使气机受阻，气血不行则水湿难化。三应注意养血活血。钱英教授常常重用生黄芪 80～100g，以健脾补气利水。生黄芪味甘性温，能大补元气、补脾益肺，常配伍党参、白术以增强健脾益气的作用。命门之火是三焦之气运行的原动力，《景岳全书·全忠录》云："命门为元气之根，为水火之宅。五脏之阴气，非此不能滋；五脏之阳气，非此不能发。"钱英教授认为治疗水臌必须温命门以助三焦气化。而附子大辛大热，归心、肾、脾经，为峻补命门之剂，常配伍干姜加强疗效，所谓"附子无干姜不热"。此外，还可再配辛温之桂枝，以助通阳化气之功，则效果更佳。同时佐以川牛膝、三七、当归以养血化瘀。

四、祛湿、化痰、解毒、化瘀治疗黄疸

黄疸是中医常见病之一，而临床上尤以肝病伴发者为常见，以面、目、肌肤、小便黄为特征。对其病因病机的认识，传统上多认为系因时气疫毒、湿热、寒湿之邪侵袭，或酒食不节，劳倦内伤，致肝、胆、脾、胃功能失调，寒湿阻遏，或酿生湿热，熏蒸肝胆，或气机阻滞，胆汁不循常道，溢于肌肤而发病。张仲景《金匮要略》一是把黄疸分谷疸、酒疸、女痨疸三类逐一论述，二是指出湿邪是黄疸发生的主要病邪，"黄家所得，从湿得之"。三是指出黄疸的发病机理是"脾色必黄，瘀热以行"。四是指出黄疸的治疗应化湿邪、利小便，"诸病黄家，但利其小便"。朱丹溪认为黄疸发生与湿邪重浊黏腻，易化生湿热有关，提出"疸不用分其五，同是湿热，如盒曲相似"之论；吴又可认为黄疸发生与疫毒相关，提出"疫邪传里……其传为疸"之说。

钱英教授认为治疗黄疸，要分阶段辨证论治。急黄，凉血解毒，利湿退黄，常用千金犀角散加味；阳黄，湿重于热者用茵陈五苓散，热重于湿者用栀子大黄汤，湿热并重者用茵陈蒿汤，以泄热利湿、解毒化瘀；对于病情迁延日久，湿从寒化之阴黄，寒湿瘀阻者，茵陈术附汤温散寒湿；湿盛阳微虚者，茵陈理中汤温运中阳。临证时还要注意根据兼夹症，临证加减。

同时钱英教授深得老师关幼波先生学术经验的影响。关老提出著名的治黄三要法：即治黄必治血，血行黄易却；治黄需解毒，毒解黄易除；治黄要化痰，痰化黄易散。治血常采用凉血活血、养血活血、温通血脉等治法；解毒常采用化湿解毒、凉血解毒、通下解毒、利湿解毒及酸敛解毒等治法；化痰与行气、活血、化瘀等法联合应用，采用消食化痰、清肝热化痰、燥湿化痰、活血化痰、清热化痰等。关老认为，治痰之法，粗看时与黄疸的治疗关系不大，深究之，因为脾胃为生痰之源，治痰实为治脾，脾主运化，又易被湿所困，故治痰之法实为治本之妙。

钱英教授善于应用秦艽治疗黄疸病。秦艽始载于《神农本草经》，列为中品，"秦艽主寒热邪气，寒湿风痹，肢节痛、下水、利小便"。《名医别录》称"秦艽能疗风，无问久新，通身挛急"，"枝干高五六寸……六月中开花紫色，似葛花……每于春秋采根阴干"。《本草纲目》云"秦艽，手足不遂，黄疸，烦渴之病须之，取其去阳明之湿热也。阳明有湿，则身体酸疼烦热，有热则日晡潮热骨蒸"。《本草经疏》云"秦艽，苦能泄，辛能散，微温能通利，故主寒热邪气，寒湿风痹，肢节痛，下水，利小便。性能祛风除湿，故《别录》疗风无问

久新及通身挛急。能燥湿散热结，故《日华子》治骨蒸及疳热；甄权治酒疸解酒毒；元素除阳明风湿，及手足不遂，肠风泻血，养血荣筋；好古泄热，益胆气。咸以其除湿散结，清肠胃之功也"。《本草征要》云"秦艽，长于养血，故能退热舒筋。治风先治血，血行风自灭，故疗风无问新久。入胃祛湿热，故小便利而黄疸愈也"。

五、体用同调、和肝解毒治疗慢性乙型肝炎

慢性乙型肝炎临床常见食欲减退、恶心、腹胀、厌食、乏力、黄疸、肝脾肿大等症，中医学一般归属于"肝着""黄疸""胁痛""鼓胀""癥积"等范畴。其基本病机为正气亏虚，疫毒内侵，伏于肝络，痰瘀阻滞；病位主要在肝，涉及脾、胃、胆、肾；病理因素主要为湿、毒、瘀、虚。饮食不节、劳累过度、情志不畅、房事过度等均可造成脏腑失调而正气不足，从而影响疾病的发展。

钱英教授用一句话概括了慢性乙型肝炎、肝纤维化、肝硬化发生发展的本质是正虚不能达邪，其总病机为"湿热疫毒残未尽，肝郁脾肾气血虚"。治疗上总属扶正祛邪。扶正多采用养血、滋阴、益气、补肾、健脾、和肝，祛邪多采用清热、解毒、凉血、利湿、化痰、通络、活血、化瘀、软坚等治法。提出"肝体与肝用同调"，"养血活血并用，和血以调肝"，"调理脾肾肝，中州要当先"，以及"见肝之病，知肝传肾，肝肾同源，亟需固肾"等一系列治疗慢性肝病的治疗理论。在治疗上，常根据辨证，分清轻重缓急，主次分明，多法联用，但治疗不离开调补肝肾，建议和血化痰解毒、降酶退黄不忘扶正，化痰软坚不离养阴。治疗慢性乙型肝炎多用黄芪、党参等扶正气的药物，以及北沙参、麦冬、天冬、制鳖甲、百合、枸杞子等养肝肾之阴的药物。

六、肝肾同治、阴阳双补治疗肝性脊髓病

肝性脊髓病是慢性肝病晚期引起的脊髓锥体束脱髓鞘病变，是慢性肝病晚期并发症之一，男性发病远大于女性，一般 30～60 岁起病，我国的发病率为 0.25%～0.27%。本病的发病机制有慢性中毒学说、营养不良学说和免疫损伤学说等假说，现在多认为由于长期血氨升高导致反复发作的肝性脑病，逐渐进展至肝性脊髓病，呈现肢体缓慢进行性对称性痉挛性瘫痪，最终丧失行走能力，严重影响患者的生活质量。肝性脊髓病发病率较低，国内外研究较少，目前尚无特异性的有效治疗，治疗主要以改善肝功能、降血氨、营养神经等治疗为主，但疗效不明显。

钱英教授认为，肝性脊髓病应属中医学"风痱"病范畴。《灵枢·热病》云："痱之为病也，身无痛者，四肢不收，智乱不甚，其言微，知可治。"《素问·脉解》曰："内夺而厥，则为喑痱，此肾虚也。""风痱"首见于隋代巢元方《诸病源候论》，指两足废不能用，属肾气内夺。《诸病源候论·风病诸候》曰："风痱之状，身体无痛，四肢不收，神智不乱，一臂不遂者，风痱也。时能言者可治，不能言者不可治。"尤在泾的《金匮要略心典》释曰："痱者，废也。精神不持，筋骨不用，非特邪气之扰也，亦真气之衰也。"指两足废不能用，属肾气内夺。其病因为长期劳伤虚损，日久生"积"，劳伤指疫毒伤、情志伤、酒食伤、药物伤等，"积"是指肝脾肿大痞块。肝藏血、主疏泄，肾藏精、主骨生髓，"髓生肝"，肝肾同源，肝病日久及肾，久病多虚、久病多瘀，则脉失荣。肝性脊髓病病位在肝肾，累及脑府经络。肝性脊髓病之下肢酸软无力，甚至废用、瘫痪，为肝肾居下，肾虚至极所致；下肢僵直、痉挛，走路不稳，为肝失主筋，肝风内动所致；时有意识和精神障碍，为髓海失养、督脉失荣的表现。

钱英教授认为，肝性脊髓病的治疗应遵循"体用同调""肝肾同调""阴阳双补"的法则，具体采用调补肝血、滋养肾阴以益肝之"体"，达到壮骨、生髓、荣筋、息风之目的；温补命门、强督通阳以补肝之"用"，达到明神智、助气化、通利二便之目的。益肝体选左归丸，补肝用选右归丸，体用同调选地黄饮子。正如《张氏医道》曰："身半以上俱无恙，身半以下软弱麻痹，小便涩或遗。此三阴虚症也，当用地黄饮子补其下元。"陈修园《时方妙用》曰："地黄饮子治舌喑不能言，足废不能用，此谓少阴气厥不至。"本方滋阴壮阳，强筋坚骨，化痰开窍，从而获效。方用地黄、枸杞子、山药、山茱萸、石斛滋阴补元，附子、巴戟天、菟丝子匡扶阳气，石菖蒲、远志化痰开窍，益智仁、桑螵蛸补肾固涩，黄柏、怀牛膝潜阳归元。辨证加减用药：温补命门选桂枝、附子、仙茅、淫羊藿；强督通阳选狗脊、鹿角；引药下行选川芎、牛膝；柔肝选白芍、木瓜；久病多瘀，和血为主，化瘀多用归尾、鸡血藤；润通选用桃仁、水蛭；辛通选莪术、红花；通腑泻浊选用川大黄、元明粉。

七、健脾祛湿、化痰通络治疗脂肪肝

脂肪肝为常见病、多发病，属于中医学"胁痛""肥气""肝癖"的范畴。癖即癖气，指痞块生于两胁、时痛时止的病证，病位在肝。钱英教授认为，其病因多由于饮食不节，过食肥甘厚味，脾失健运，湿邪内生，痰浊内蕴，阻滞气机，肝失疏泄，气血运行不畅，痰湿瘀互结，痹阻肝络，发为本病，以及肾精亏损，痰浊不化等。基本病机为本虚标实，与虚、痰、湿、瘀有关，与肝、脾、肾三脏功能关系密切。

本病的治疗应主要从痰湿论治，调理脏腑，多以肝、脾、肾三脏为主，理气、祛湿、温阳、通络。早在 20 世纪 70 年代，钱英教授在《关幼波临床经验选》中提到了治疗脂肪肝的经验，应用祛湿化痰、疏肝利胆、活血化瘀等治法，常用山楂、泽泻、丹参、柴胡、何首乌、郁金、半夏、陈皮、茯苓、白芍、决明子、虎杖、大黄、白术、茵陈、赤芍、当归、丹参、姜黄、黄芪、黄精、决明子、莱菔子、荷叶等药物。在化痰祛湿的基础上，还应该兼顾活血化瘀、疏肝健脾、补肾。

钱英教授善用菊苣和枳椇子治疗脂肪肝。菊苣味苦、性寒，清肝利胆、解毒利尿消肿，主治湿热黄疸，水肿尿少。现代研究表明，菊苣中含有三萜、倍半萜、香豆素、糖类等多种成分，具有保肝、降脂、促进消化等多种作用。枳椇子味甘、性平，具养阴、生津、润燥、止渴、凉血、利尿、解酒毒之功效，主治醉酒、烦热、口渴、呕吐、二便不利等症。枳椇子的药理作用中最显著的就是保肝、抗肝纤维化和解酒。

八、祛湿化痰、解毒化瘀治疗酒精性肝病

西医学将酒精性肝病分为酒精性脂肪肝、酒精性肝炎和酒精性肝硬化 3 个阶段。中医学可将其归属于"伤酒""酒疸""酒癖""胁痛""酒臌"等病证之中。多数认为，长期嗜酒无度是酒精性肝病的直接病因。但长期嗜酒无度并不一定都导致酒精性肝病，还与其他因素如素体禀赋不足、脾胃虚弱，不耐酒力、情志抑郁、饮食不节等因素有关。

钱英教授认为，酒精性脂肪肝、酒精性肝炎、酒精性肝纤维化到酒精性肝硬化，是一个由轻到重的临床病理过程。中医学则是从"伤酒"到"胁痛""酒癖"，再到"酒疸""酒臌"的一个渐进加重的过程。因此，钱英教授认为应对酒精性肝病分期论治。早期多属伤酒阶段，症见脘腹胀满或胀痛、纳谷不馨、嗳气酸臭、吞酸气急或胁下积块、质地柔软等。此期属实属热，以气滞、血瘀、湿阻为主，病位多在肝胃。辨证分型可分为肝胃郁热与肝郁痰阻两个证型。中期多属酒癖阶段，症见饮食减少、形体消瘦、胁肋胀痛、胁下积块等。酒湿浊毒，蕴而不化，聚而为痰，酒湿痰浊阻滞气血运行，气、血、痰与湿热酒毒相互搏结，结为痞块，停于胁下，而为酒癖，因病延日久，或治不得法，邪气渐盛，正气稍衰，病势趋重。此期病在肝脾，多属本虚标实之证。辨证分型可分

为肝胆湿热、食滞痰阻与气滞血瘀3个证型。晚期属酒臌阶段，症见四肢消瘦、面色萎黄或黧黑、腹大如鼓、脐心突起、青筋暴露、胁下积块等，皆因纵酒不止，肝脾损伤日久，气血耗损，病及于肾，肝伤气滞血瘀，脾伤痰湿蕴结，肾伤水湿内停，气、血、水凝聚腹中，形成腹大膨隆之症。此期属正虚邪恋，本虚标实，辨证分型可分为肝脾血瘀、脾虚水停、脾肾阳虚、肝肾阴虚、脾胃肝肾俱伤、气阴两虚等证型。

钱英教授认为治疗酒精性肝病应分期论治，早期伤酒阶段病机主要为肝气郁滞，痰湿内阻，病位主要在肝胃，治疗应疏肝理气、化痰除湿，中期胁痛、酒癖阶段，为气滞、血瘀、痰浊相搏结，肝胆湿热则应清热利湿，气滞痰阻则应理气导滞通腑，痰阻血瘀还需化痰通络活血。及至晚期酒臌阶段，酒精性肝硬化病及肝脾肾，实则用祛痰浊、清湿热、解酒毒、行停水、疏肝胆、导积滞、逐瘀血、降逆气等法，虚则以益脾气、温脾阳、滋肝肾、调阴阳等法，以清肝解毒、活血利湿法使用频率最高。治疗要兼顾正虚的一面，在辨证的基础上，酌加补气、温阳、滋阴之品。

九、益气养阴、调节免疫治疗自身免疫性肝炎

自身免疫性肝炎是自身免疫介导的慢性肝病，常引起肝实质弥漫性损害，进行性加重，一部分病例最终可以导致肝硬化失代偿。自身免疫性肝炎大都起病隐匿，早期多无特异性症状，常表现为乏力、消瘦、食欲减退、肝区不适等，随着病情发展，可以出现皮肤瘙痒、黄疸、肝区疼痛、肝脾肿大等症状，部分自身免疫性肝炎患者可以发展为肝硬化，出现腹水、昏迷、消化道出血等多种并发症。同时，自身免疫性肝炎又有不同于一般肝病的特点，常伴发多种自身免疫性疾病的症状，如低热、皮疹、关节痛、面部对称性蝶形红斑、干燥综合征、甲状腺炎、内分泌失调等。

目前西医学对自身免疫性肝炎的治疗主要应用糖皮质激素抑制免疫，但长期应用可能引发一系列副作用，如骨质疏松、糖尿病、抑郁、肥胖、痤疮、高血压等，患者常从心理上畏惧。肝移植不失为较好的治疗措施，但紧张的供体、昂贵的费用、术后的排斥反应及术后复发，都限制了其广泛开展。

钱英教授认为，自身免疫性肝炎可以归属于中医学"胁痛""黄疸""鼓胀""积聚"等范畴，病位在肝，涉及脾胃肾气血，证属本虚标实。其发病多为肝气不疏，失于疏泄，克犯脾胃，中焦升降失常，久病及肾，久病入络而致。治疗自身免疫性肝炎应遵循扶正祛邪的治疗原则，扶正以滋阴养血、柔养肝体

为主，祛邪以活血化瘀通络为主，而不建议应用利湿解毒之品；同时重用调节免疫、抑制免疫的药物。扶正方面，滋阴养血多选用一贯煎、四物汤、益胃汤、玄羽汤等方剂。益气养阴常用北沙参、麦冬、五味子、玄参、生地黄、石斛、天花粉、楮实子等药物，活血化瘀通络常用桃仁、红花、赤芍、水红花子、鬼箭羽等药物，止痒多用秦艽、凌霄花等药物，抑制免疫尤其喜用金雀根，其用量一般为 30 ～ 60g。金雀根味辛苦、性平，功能清肺益脾、保肝利胆、活血通脉。《开宝本草》记载其清肺益脾，治头晕、咳嗽、哮喘、五劳七伤、衄血。其药理作用能抗炎、抑制免疫、降压、平喘等，临床常用于治疗系统性红斑狼疮、皮肌炎、干燥综合征、类风湿关节炎等，为多种风湿病的主药，主要用于关节肌肉酸痛和蛋白尿。现代药理研究证实，金雀根具有抑制免疫的作用，对 T 细胞及 B 细胞均有显著的抑制作用；可明显抑制小鼠脾脏 B 细胞溶血素抗体的生成和血清凝集素抗体的生成；对急慢性肝炎、肝硬化、脂肪肝、代谢中毒性肝损伤、胆石症、胆管炎及肝胆管周围炎等肝胆疾病均有较好疗效，可使肝病患者自觉症状和某些生化指标如血清胆红素、白蛋白、球蛋白、谷丙转氨酶等指标迅速改善。

十、理气养阴、和血补肾治疗原发性胆汁性肝硬化

原发性胆汁性肝硬化是一种慢性进行性肝内胆汁淤积性疾病，临床以乏力、瘙痒、门脉高压、代谢性骨病、黄色瘤、脂溶性维生素吸收不良等为主要表现，常伴随甲状腺功能障碍、干燥综合征、雷诺综合征、类风湿关节炎、乳糜泻、炎症性肠病等。目前认为本病的发生与免疫功能失常有关，化验提示多数患者血清抗线粒体抗体 M2 阳性。本病最终导致肝硬化，肝功能失代偿、门脉高压。尽管目前认为本病的发生可能与自身免疫有关，但免疫抑制剂的疗效仍未被证实，且免疫抑制剂的不良反应也限制了其临床应用。熊去氧胆酸可以改善肝内胆汁淤积，是为数不多的公认的治疗原发性胆汁性肝硬化安全有效的药物。但本病的病情呈进行性加重，最终导致肝硬化、肝功能衰竭，肝移植也许是终末期原发性胆汁性肝硬化患者唯一有效的治疗方法，但昂贵的费用及手术的风险、供体的不足均限制了临床应用。

钱英教授认为，原发性胆汁性肝硬化的治疗，应中药辨证与辨病相结合：皮肤瘙痒属血热风燥者，治以祛风凉血止痒；肝脾肿大等属血瘀者，治以活血化瘀；黄疸属湿热蕴积者，治以清利湿热、利胆退黄，乏力、口干、肝区疼痛属阴虚气滞者，治以理气养阴止痛；慢性腹泻属脾胃虚弱者，应健脾和胃；面

392

色黑、口唇色暗者多为肾劳，应补肾为主。

十一、泌尿系感染

泌尿系感染属中医学"淋证"范畴。淋证为中医病名，是以小便频数、淋沥涩痛、小腹拘急引痛为主症的疾病。《备急千金要方》《外台秘要》将淋证归纳为石、气、膏、劳、热五淋；宋代《济生方》又分为气、石、血、膏、劳淋五种；目前根据病因和症状特点不同，可分为热淋、血淋、石淋、气淋、膏淋、劳淋六证。

其病因如下：一为外感湿热。因下阴不洁，秽浊之邪从下侵入机体，上犯膀胱，或由小肠邪热、心经火热、下肢丹毒等他脏外感之热邪传入膀胱，发为淋证。二为饮食不节。因多食辛热肥甘，或嗜酒太过，脾胃运化失常，积湿生热，下注膀胱，发为淋证。三为情志失调。因情志不遂，肝气郁结，膀胱气滞，或气郁化火，气火郁于膀胱，导致淋证。四为禀赋不足或劳伤久病。因禀赋不足，肾与膀胱先天畸形，或久病缠身，劳伤过度，房事不节，多产多育，或久淋不愈，耗伤正气，或妊娠、产后脾肾气虚，膀胱容易感受外邪，而致本病。

《诸病源候论》将淋证的病机进行了高度概括："诸淋者，由肾虚而膀胱热故也。"基本病机为湿热蕴结下焦，肾与膀胱气化不利。病理因素为湿热；病位在肾与膀胱；病理性质有实、有虚，且每见虚实夹杂之证。病理演变：初起多属实证；淋久湿热伤正，每致脾肾两虚，由实转虚。如邪气未尽，正气渐伤，或虚体受邪，则成虚实夹杂之证。

钱英教授认为，泌尿系感染亦为毒邪致病。毒邪分为两种：一为内毒，湿热郁久而生毒；一为外毒，各种原因引起的病菌侵入。在肾虚膀胱热的基础上，内、外毒之间相互勾结和相互影响，则是泌尿系感染发生和发展的第二位原因。

钱英教授常将泌尿系感染发展期分为三型：①毒热型：因膀胱有热，郁久生毒而成淋。其症见尿频、尿急、尿道痛，尿意不尽，小腹坠胀，口干口苦而渴，食欲不振，腰痛，尿色混赤，便干，舌尖红，舌苔薄黄而干，脉弦数。以清热解毒、分清通淋为治法，常以萆薢分清饮、当归连翘赤小豆汤加减。②湿热型：素有内湿或外受湿邪，郁久而化热，湿热下注膀胱成淋。其症状见尿频、尿急、尿道痛，尿意不尽，腹胀，恶心呕吐，食纳不佳，身倦体重，口渴不思饮，或有午后低热、37.5℃以下，尿混浊色黄，脉滑数，舌苔白腻微黄。以芳化解毒、分清通淋为治法，益元散加减。③风热型：因毒热内郁膀胱，外感风邪不得宣达，内外合邪而致淋。其症状见头疼头晕，恶寒战栗，高热（体温

38.5℃以上持续不退），寒热往来，状如疟疾，全身关节痛，口干不渴，尿频、尿急、尿道痛，尿意不尽，小腹胀痛，脉弦大数或浮数，舌质红，舌苔薄白或白而微黄。治疗以疏风解毒、分清通淋为主，方用柴胡、防风、荆芥穗、薄荷、益智仁、乌药、川萆薢、当归、赤小豆、金银花等药物。

对于慢性泌尿系感染，钱英教授认为要注意脾虚和肾虚两种兼证，并应注意补肾和健脾。根据中医学"急则治其标，缓则治其本"的原则，在泌尿系感染发作期之后，尿检仅存3～5个/高倍视野的红细胞、白细胞时，为症状缓解，应转变治则，即以补肾为主佐以小量解毒，起到巩固疗效、减少复发的作用。这一不可缺少的重要阶段，往往在临床上被忽视。

十二、乙肝相关性肾炎

乙肝相关性肾炎是指由乙型肝炎病毒直接或间接诱发的肾小球肾炎。本病曾称为乙型肝炎肾炎、乙型肝炎免疫复合物肾炎、乙型肝炎病毒抗原相关性肾炎等。我国是HBV感染的高发区，人群HBV携带率高达15%，而乙肝相关性肾炎的发生率占乙肝患者的23%～65%。

乙肝相关性肾炎的发病机理还不十分明确，一般认为与乙肝病毒感染后引起的肾小球免疫损伤相关，包括乙肝病毒对肾脏的直接损伤和免疫反应产生的抗原抗体复合物对肾脏的损伤。其临床表现为血尿、蛋白尿，也可表现为肾病综合征和非蛋白尿、腰酸腰痛、水肿、腹水等症状，可伴有乏力、食欲减退、恶心呕吐、腹胀等全身症状和消化道症状，肝功能波动、肾功能进行性恶化，甚至发展至肾功能衰竭。乙肝相关性肾炎无特效治疗方法，西医治疗主要集中在3个方面，一是应用干扰素或核苷酸类似物抗乙肝病毒治疗；二是应用激素抑制免疫反应；三是应用免疫抑制剂如吗替麦考酚酯、来氟米特等抑制免疫反应。但免疫抑制剂应用可能影响乙肝病毒的清除，故并未广泛应用于临床。

钱英教授认为，乙肝相关性肾炎属于中医学"腰痛""尿浊""水肿"等范畴。其本质为本虚标实，病因病机多为素体虚弱、饮食劳倦、情志不畅、外感湿热疫毒之邪，熏蒸肝胆，阻滞脾胃，累及肾及膀胱，最终使脾失健运统摄、肾失封藏、膀胱气化不利、气血逆乱而致尿血、尿蛋白等症；病位主要在肾，累及肝、脾、膀胱、三焦等脏腑。其辨证分型可分为肝气郁结、湿热蕴结、脾肾阳虚、肝肾阴虚、气滞血瘀等，分别采用疏肝理气、清热利湿、健脾气、补肾虚、活血化瘀等治法。钱英教授尤其强调补肾虚，认为补肾虚包括补肾气、温肾阳、滋肾阴、固肾精4个方面，其中补肾气常用蛤蚧、紫河车、冬虫夏草等；温肾阳常用附子、肉苁蓉、巴戟天、仙茅、淫羊藿等；滋肾阴常用熟地黄、何首乌、枸杞子、女贞子、墨旱莲等；固肾精常用芡实、沙苑子、莲子、益智仁等。

十三、IgA肾病

IgA肾病是以反复发作性肉眼或镜下血尿，肾小球系膜细胞增生、基质增多，伴发广泛 IgA 沉积为特点的原发性肾小球疾病。1968 年，Berger 首先描述本病，故又称 Berger 病。此外，本病又被称为 IgA–IgG 系膜沉积性肾炎和 IgA 系膜性肾炎等。IgA 肾病也可解释为肾活检免疫荧光检查肾小球系膜区有大量颗粒状 IgA 沉积为特征的原发性肾小球疾病。

IgA 肾病在中医学属于"腰痛""尿血""虚劳"等范畴。血尿为主者大多与火气有关，如《景岳全书》指出："动者多由于火，火盛则逼血旺行；损者多由于气，气伤则血无以存。"本病常因素体不足，加之劳倦内伤、外感六淫之邪而发病。起病之初多为实证，常病程迁延，进展缓慢，日久气阴不足，可见肝肾阴虚及脾肾气虚证。气虚易夹湿，阴虚生内热，湿热互结，成为气阴两虚兼夹湿热；病程日久，必有瘀滞，故亦多见瘀血。

钱英教授认为，本病发生主要为正气亏虚，风、寒、湿、热等因素侵袭，使肺、脾、肾三脏功能失调所致。急性发作阶段，常因外感风热，上犯于肺，下传膀胱，热灼膀胱而致，以血尿为主，治疗应疏风散热，清上治下，宣肺利水。而慢性迁延阶段，常出现气阴不足、脾肾气虚、肝肾阴虚、肾精不固等所致的虚证表现，以蛋白尿为主，并可夹有湿热、瘀血，治疗上应首辨虚实，兼辨有无外感，并注意证候夹杂转化，分别采用益气健脾、活血化瘀、清利湿热、解毒通淋、固肾摄精等治法。

十四、消化性溃疡

黄芪建中汤是张仲景治疗虚劳证的著名方剂之一，临床上常用于治疗脾胃虚寒所致的胃脘痛，以及心气不足的心悸和表虚自汗等症。《金匮要略·血痹虚劳病脉证并治》记载：虚劳里急，诸不足，黄芪建中汤主之。里急，为里急腹中痛的简词。虚劳病，若里急腹中痛，有诸不足的表现者，则宜黄芪建中汤主之。

本方适用于脾胃虚寒证为主，症见胃脘或腹痛隐隐、喜温喜按、疼痛或因劳累加重、饮食不振、四肢无力疲乏、倦怠，或自汗盗汗，或手足不仁、面色萎黄、大便溏、舌质淡苔白、脉弱等。

钱英教授认为，慢性肝病肾阳虚者，常因脾阳不足，脾失运化，饮食不振，大便溏薄，四肢乏力；肾阳不足，温煦无力，致中焦虚寒，出现胃脘或腹痛隐隐、喜温喜按、疼痛或因劳累加重等症。胃镜常常提示消化性溃疡、慢性胃炎、胃黏膜脱垂等。钱英教授紧扣黄芪建中汤的审证要点，将本方用于慢性肝病合并消化性溃疡、慢性胃炎患者，常有较好的疗效。

十五、梅核气

梅核气又名梅核、梅核风、回食丹等，以咽喉异物感如梅核梗阻，咯之不出，咽之不下，时发时止为特征，并且要排除咽喉及邻近器官病变，多发于中年女性。《金匮要略·妇人杂病脉证并治》中"妇人咽中如有炙脔"为最早的描述。梅核气病名始见于明代《赤水玄珠》卷三："……梅核气者，喉中介介如梗状。又曰：痰结块在喉间，吐之不出，咽之不下者是也"。西医学认为，梅核气是咽喉部位上的远伤病产生的异常感觉。这是远伤病的感觉错位和症状复杂多样性决定的，咽喉外皮软组织内存在的红细胞，在一定条件下和某个时期刺激感受器，产生异物感受。

钱英教授认为，治疗梅核气时常选用半夏厚朴汤，并告诉我们，治痰先治气，气行痰亦化。理气药常选用玫瑰花、代代花、绿萼梅等花类药物。

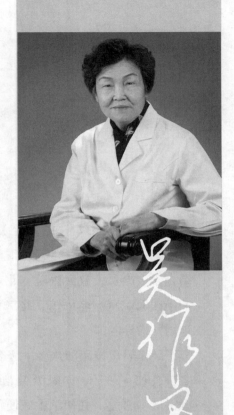

吴修莱

擅治妇科，重视脾肾、冲任、气血
临床用药配伍灵活，对药应用精专

医家简介

　　吴作君（1937年12月生），首都医科大学宣武医院中医科主任医师，北京市名老中医药专家学术经验继承工作指导老师，北京中医药学会、北京中西医结合学会会员；宣武医院、北京同仁堂中医医院、香港北京同仁堂、北京市鼓楼中医医院京城名医馆、北京平心堂等单位特聘专家；北京中医药大学"丹心计划"指导老师。

　　吴作君教授跟随众多中医名师，学术渊源久博，19岁师从于京城四大名医之首孔伯华弟子、国家级名老中医刘春圃先生学习中医，刻苦攻读经典医籍，深得老师喜爱。其初学中医便得刘老真传，尤其对温热病的诊治，深谙"辨病因，审病机，验症候"的基本治疗原则。吴作君教授于24岁即取得北京市独立行医资格证，1960年由卫生局分配至宣武医院中医科工作。

　　在就职宣武医院中医科期间，院方要求"青老结合传帮带"，吴作君教授遂跟师三代御医世家李稚余（朱丹溪派）、王子和（伤寒派）及李君楚（儿科名医）长达15年，心传口教，耳濡目染，尽得真传，从中医理论、临床经验、医德医风等方面获益良多。吴作君教授谨遵老师教诲，治病重视脾胃调养，承"养正即祛邪"的思想，临证用药灵活，药效甚捷。在遇到疑难杂症时，艺高胆大，常出奇制胜。吴作君教授积累了大量治疗疑难重症的妙方，对儿科发热病、咳喘病也能药到病除。在妇科方面，吴作君教授跟随被誉为"杏林凤凰"之尊称的国医大师柴松岩教授学习，秉承柴老对妇科疾病的辨治思路，为自己在妇科诊治思路的形成奠定了扎实的基础。吴作君教授还跟师于妇科名家叶苍苍教授，系统地掌握了妇科疾病中西医诊治思路及用药原则，受益匪浅。吴作君教授1980年被宣武医院推选参加全国首期不孕不育学习班，成绩优异，之后在妇科临证40余载，形成了富有特色的妇科治疗体系，重视对妇人"脾肾、冲任、气血"的综合调理，临床用药配伍灵活，对药应用精专。1990年，吴作君教授参加全国第二期中医高级专业干部研修班，之后长期担任首都医科大学中医课程教学，宣武医院科研、门诊医疗及全院病房的中医会诊工作。从医60多年，她继承和发扬了前人的学术思想，经验丰富，理法方药形成了自己特色，擅于治疗妇科、男女不育不孕、内科、儿科及一些疑难杂症，尤其对于不孕症、习惯性流产、子宫肌瘤、多囊卵巢综合征、黄体功能不全、妇科炎症、无排卵月经、更年期综合征、咳喘、心脑血管病、顽固性头痛等疾病，积累了丰富的临床经验。

吴作君教授杏林耕耘 60 余载，认真敬业，精益求精，廉洁行医，不仅博学众贤名家，潜心继承，深得名家临证精髓，也时刻学习和关注着当代医疗进展和难点，并加以应用，指导和发表学术论文 20 余篇，多次参加国际、全国性学术会议并获得多项科研奖项；1988 年研制防治哮喘的纯中药"药物背心"和防治流感的"药物口罩"，并通过技术认定，开发投产。其担任技术顾问，产品投入市场，收到了良好的社会效益和经济效益。

吴作君教授在从事中医临床教学、科研等工作中，十分注重人才的培养，并且言传身教，毫无保留地向学生传授自己的实践经验，希望学生能够青出于蓝而胜于蓝，甘为人梯，为中医学培育出德才兼备的优秀人才而高兴。她说：欲为良医，贵在以德统才，医乃仁术，志在治人。人生至重，有贵千金，无才则不足以学，必为庸医，有才而无德者，学了技术则会骄矜无忌，亦难成器。吴作君教授 1990 年接受北京市中医管理局"师带徒"任务，并被评为北京市老中医学术经验继承工作指导老师，为培养青年中医人才做出突出贡献。师带徒教学过程中，吴作君教授亲自编写医案，几十年的经验之方以卡片的形式传给学生，针对遇到的疑难医案，心传口述的告之学子。其学生发自肺腑地说：吴老是一位良师益母，作为老师，她为人师表，作为师母，她的仁慈和母爱使学生铭记在心。

吴作君教授于 1993 年成功抢救 1 例脑出血术后高热昏迷 1 个月之久、西医准备放弃治疗的患者，《北京日报》对此进行了特别报道；1991～1993 年承担了北京市中医管理局师承任务 3 年，其团队获"北京市中医管理局名老中医经验继承二等奖"；北京市中医管理局课题"清热止咳合剂治疗热型咳喘的临床研究"获 1993 年北京市中医管理局科技成果二等奖；三次应聘香港北京同仁堂进行医疗及学术交流工作，总计时长六年半，诊治患者甚众；曾在美国留学生探访中医诊疗中，得到国际友人高度评价，为弘扬中医知识、传播中医文化做出突出贡献；1986 年、1992 年两次被评为宣武医院优秀教师；1999 年荣获首都医科大学颁发的三十年教龄表彰；连续三年荣获"月犁传统中医奖"，被授予"百姓信得过的中医师"称号；在带教和临床工作中培养了多名技术骨干和优秀人才，创立个人经验方剂 30 余首，部分制成院内制剂应用于临床、造福患者。

学术思想

一、补肾健脾

吴作君教授临床注重脾肾的调治，尤其在妇科病中，女子以精血为养，精血的生化来源离不开脾肾两脏。脾为气血生化之源、后天之本，"中焦受气取汁，变化而赤是谓血"，如脏腑气血生化之源匮乏，血津不满，无有余之血下达冲任，会出现闭经、月经后错、面色萎黄症状。脾又主统血，女子月经为血所化生，脾不统血，会出现崩漏、经间期出血，导致月事失常；反之，化源充足，脾气充盛，则月事如常。肾为先天之本、藏精气、养五脏，肾在月经中起主导作用，如《内经》中指出："女子七岁，肾气盛，齿更发长；二七而天癸至，任脉通，太冲脉盛，月事以时下……七七任脉虚，太冲脉衰少，天癸竭，地道不通，故形坏而无子也。"《傅青主女科》曰："经水出诸肾，肾气本虚，何能盈满而化经水外泄？"肾气盛则天癸至，月经方能来潮，充分说明肾脏功能正常的发挥对月经和受孕的核心作用。脾肾二脏互为协用，脾的运化需要肾阳温煦，肾精的充盛亦需要脾对水谷精微化生来补充，以及先、后天之本的平衡互用，才能对"精血"之滋源提供充足保障。吴作君教授强调，脾肾关系不应有偏倚之分，如"补肾重于补脾"或"补脾重于补肾"。临床中要根据症状、舌脉分清具体的主次轻重，分而施治。吴作君教授常用于补肾健脾的方剂有六味地黄丸、四君子汤、五子衍宗丸、并提汤、归脾汤等。

二、调和冲任

吴作君教授常讲，调理冲任在治疗不孕症方面尤为重要。《灵枢·海论》指出冲脉为"十二经之海"，王冰注云"冲为血海"。妇女以血为本，月经以血为用，冲脉盛，月事以时下。《景岳全书·妇人规》曰："经本阴血也，何脏无之，唯脏腑之血皆归冲脉，而冲为五脏六腑之海，故经言太冲脉盛则月事以时下，此可见冲脉为月经之本也。"吴作君教授指出，想怀孕，首先要调理好冲任之脉，可见冲脉有要冲之义，任脉有任养、担任之义，为一身之阴经，为阴脉之海；精、血、津液均属于任脉所司。任脉为妇女养血之本，起于胞中，正如王冰所说"任主胞胎"，为生养之本。总之，只有冲脉盛，任脉之气通，才能促使月事以时下，是孕育胎儿成功的生理基础。吴作君教授调和冲任常用方有养精种玉汤、温胞饮、加味逍遥丸、五子衍宗丸、二仙汤、寿胎丸等。

三、养血理气

吴作君教授认为，血之与气异名而同类，气为血帅，气行则血行，血为气之母，互为资本。妇女以血为本、为用，在产生月经的机理中，血是月经的物质基础，气是动力，相互滋生、相互依存。脾胃后天之本，气血生化之源；肾主先天、藏精，精化血，精血同源，养精亦养血，肾气旺盛，脾气充实，则精血充足旺盛，天癸成熟。肝主疏泄，喜条达，精血的正常运行离不开气机的调畅，正如吴作君教授常讲"气顺血顺诸窍通"。气血顺通，方能经候如期，受孕自然。补肾健脾、调理冲任、益气养血、疏肝解郁为治疗不孕症之大法。若兼有寒、湿、热者，则温之、化之、清之，随证施药。养血理气常用方有四物汤、八珍汤、加味逍遥丸、开郁种玉汤等。

吴作君教授阐述胃主受纳、腐熟水谷，为气血生化之源，所生化之气血为胞宫、经、孕、乳所必需。胃中水谷之气盛，则冲脉、任脉气血充，为胞宫的功能发挥提供物质基础，临床上善用白术、砂仁、茯苓、黄精、黄芪等健胃益气药物。吴作君教授认为卵巢早衰、子宫内膜薄等，是天癸枯竭，血海不足之症，善用女贞子、覆盆子、菟丝子、石斛、枸杞子、墨旱莲、桑椹、北沙参、黄精、熟地黄、何首乌、白芍、当归、阿胶等中药滋阴养血，填充血海。针对现代女性社会功能日益突出，随之压力无形增大的情况，吴作君教授总是多考虑患者的生理、心理、社会因素，根据情况善用柴胡、香附、郁金、合欢花、玫瑰花、代代花、月季花、绿萼梅等药物疏肝解郁，调节情志。吴作君教授对妇人之症的总体治疗原则为不同年龄段的女性，同一疾病之病理改变的生理基础不同，辨证的同时须充分考虑不同时期的生理特点，组方用药具有针对性，每个阶段均要顾护脾肾，调理冲任，保养气血，达到阴阳平衡。

四、勤学多问重于实践

古人云：知之为知之，不知为不知。不懂不能装懂，学问就是要勤学多问。多年来，吴作君教授总是在学无止境的精神鼓励之下严格要求自己，经常夜夜灯光之下，读书又推敲。吴作君教授常讲：中医的疗效来源于临床实践。为了观察典型病例的临床疗效，吴作君教授经常利用业余时间到患者家中随访，从不因门诊量大而轻易拒绝患者。吴作君教授拥有自己独特的治疗理念、行之有效的治疗方式，许多患者慕名就诊，她都会毫无怨言地服务于每一位患者，用自己的心血呈现大医精诚的风范，始终认为医者三分才智、七分勤奋。她遵古而不泥古，得意新知，讲求实效，非常重视四诊，尤其是舌脉。例如，若舌暗目敛，敛为老而不嫩，乃为瘀久之象，舌上有赤蕾，提示有毒热蕴积于血分，重用牡丹皮、赤芍、半枝莲、大黄，收效甚捷；若切诊见有尺肤热者，为温热内蕴日久，胸痹见左寸脉如刀刮竹，细为血虚，涩为血少血滞，乃为气阴两虚兼血瘀；亦指出肺心病见脉细弱而滑数，为正虚邪实，不能一味祛痰清热，要加生脉汤养心益气，以防心衰。

五、结合文献运用发挥

中医学源远流长，文献资料浩如烟海，其中医理论著作之多汗牛充栋，因此，吴作君教授强调读书要做到广博精深，又要有所侧重。吴作君教授提出：学中医首先要通晓四部经典，对于重要经文熟读背诵，反复琢磨，领会实质，才能够做到融会贯通，运用自如；只有博览群书，拓展了眼界，思路才能开阔，才能够从中有所创新；查阅文献应从纵向和横向两个方向着手，既要了解古人的诊治经验，也要知道目前的医疗进展和难点。例如，在进行治疗支气管炎科研课题研究时，吴作君教授亲自查阅有关咳嗽、喘证及其病因病机的医籍记载。《素问·咳论》曰："五脏六腑皆令人咳，非独肺也。"明确指出咳嗽与五脏六腑均有关，肺病者，喘息鼻张，肺高则上气肩息。《杂病源流犀烛·咳嗽哮喘源流》曰："盖肺不伤不咳，脾不伤不久咳，肾不伤火不炽，咳不甚，其大较也。"不仅指出脾、肺、肾三脏是咳嗽的主要病变所在，又指出了咳嗽累及脏腑，是随着病情的加重，而由肺涉及脾肾的演变过程，肺为贮痰之器，"有痰必有瘀"，故此痰瘀为咳嗽、痰瘀交阻之咳喘病不容忽视的病理过程。吴作君教授指出，咳喘病的治疗不可见咳止咳，治法不能简单地统一用宣肺肃降、止咳平喘等方法完全囊括，提出应根据患者临床表现不同，个体化地进行疏肝理气、运脾燥湿、补肾纳气等对症治疗，如此则知痰水之壅由瘀血使然，祛瘀血则痰水自清。

吴作君教授善治妇科病、不孕症等妇女疾病。如崩漏病，《济生方》云："崩漏之病，本乎血证，轻者谓之漏下，甚者谓之崩中。"结合《素问·上古天真论》"女子七岁，肾气甚，齿更发长，二七而天癸至，任脉通，太冲脉盛，月事以时下，故有子……五七，阳明脉衰，面始焦，发始坠……七七，任脉虚，太冲脉衰少，天癸竭，地道不通，故形坏而无子也"的论述，说明妇女的生理变化与年龄增长极为密切。结合经文，吴作君教授从三期阐述其发病原因：①青春期：肾气尚虚，天癸初至，冲脉通而未盛，制约血海之力弱，加之外因所致血海不安，则为崩漏，以阴虚阳盛型较多。②中年期：妇女多年的经血泻下、妊娠、产乳都以经血为用，致阴血耗损，《灵枢·五音五味》云："妇人之生，有余于气，不足于血，以其数脱血也。"此期阴常不足，阳常有余。若逢高热、抑郁、劳伤等造成阴虚阳搏，热扰冲任，则发崩漏。③更年期：肾的功能衰退，加之六淫、七情、饮食不节等，致脏腑功能衰弱，肾气已无力制约阴虚的血海，则发崩漏。治疗崩漏之法，初用止血以塞其流，中用清热以澄其源，末用补血以复其旧。吴作君教授尊从此法，又有所发挥，研制了有效方剂，如止红合剂，主要药物有苎麻根、大蓟、女贞子、生地黄、茜草、墨旱莲、炒黄芩、血余炭、白芍、甘草、三七粉等；另外研制的消瘤合剂，主要药物为生黄芪、夏枯草、莪术、当归、昆布、三七粉、荔枝核、三棱、甘草、生牡蛎、炒甲珠，用于治疗子宫肌瘤和血瘀崩漏，通因通用。从吴作君教授治疗妇科的方剂中可以看出，清热之时又要考虑苦寒伤正之弊，理血之时又要兼顾脾肾二脏，辛温行血之品少用为宜，炭类药物也不宜过早过量。

六、立足继承，勇于创新

中医药几千年的历史，通过人体亿万次重复实践才取得丰富的经验，形成系统的理论，因此，必须要继承和发展。吴作君教授在继承古方的基础上，创立有效方剂 30 余首，有的制成院内制剂，临床实用，每获良效。她研制的"清热止咳合剂"，由治疗肺热咳喘的麻杏石甘汤和治疗咳喘兼表证的金沸草散加减而成。金沸草苦降辛散，又长于降逆止咳，防石膏之寒以护胃气；麻黄散寒解表，引邪外出。全方共奏清热达表、宣肺化痰、止咳平喘功效。有研究将之用于临床治疗热型咳喘 304 例，对于急慢性咳喘总有效率分别为 95% 和 94.12%。此项研究获 1993 年北京市中医管理局科技成果二等奖。

对于肺、脾、肾三脏均虚的咳喘，用定喘汤减苏子加黄芪、熟地黄、五味子、紫菀，共奏补脾肾、化痰热、宣肺气、止咳喘之良效。《血证论》治疗血证的总纲为止血、消瘀、宁血、补虚，治疗支气管扩张咳血，吴作君教授遵此原则，自拟"咳血宁"用于咳血期，"咳血安"用于止血后，以调治肺肾，修复血管，缓图治本；"保肺膏"用于善后调养，以防阴虚血动，用于临床多年，疗效甚好。"咳血宁"中，百合甘淡、微寒，入心、肺经，可清热润肺止咳、安养五脏补虚损，并有较好的止血效果；生地黄、牡丹皮性微寒，入心、肝、肾经，凉血止血散瘀，清血中伏热，以防血动；白茅根、大蓟、白及、三七粉、阿胶珠清滋润肺、凉血止血，并能滋阴补血、祛瘀生新，且阿胶可代百合固金汤中当归、白芍、甘草以甘化阴，安肺金；黄芩、贝母、麦冬、天冬、甘草清热解毒，化瘀止咳，肺肾双清，母子同济。上药共水煎服。"咳血安"由白及、阿胶、三七粉、琥珀末、仙鹤草、牡丹皮、荷叶、百合、贝母、杏仁、桔梗、紫菀、黄芩、羚羊粉、白术、炙黄芪、五味子、熟地黄、白芍、麦冬、苏梗、沉香组成。上药配蜜为丸，每丸9g。"保肺膏"是将百合、炙黄芪、砂仁煎汤取汁，药液烊化阿胶后溶入川贝母、白及、三七粉，兑蜂蜜调拌后，再炖10分钟即成。由上可见吴作君教授立方遣药的独到之处，即源于经典，不拘泥一方，分期辨证施治，随证施方，效果显著。

七、多方施用以求良效

中医治病，辨证施治为要。一种病症非一方所能治，非一法所能医。吴作君教授临证内外兼用，多法施治，不落俗套。如咳喘乃是内科难症，为了寻求治疗咳喘新途径，吴作君教授研制"药物口罩""药物背心"，临床应用以来，很受患者欢迎。对于咳喘，她还应用"冬病夏治"之法，三伏天在肺俞、心俞、膈俞贴膏药，因病施药，"热者寒治，寒者热治"，经过多途径治疗后，大大提高了疗效。眼科和皮肤科疾患，她常内服药结合外用药进行治疗，多配以熏洗，尤其妇科外阴瘙痒，用苦参30g，茵陈30g，白芷15g，当归15g；遇尖锐湿疣加狼毒草20g，莪术15g外洗，效果良好。为医者，务须广见其闻。他人带来的偏方验方有可取之处，吴作君教授便随即收录，融于临床实践中。例如，她常用鲫鱼酸枣仁汤治疗顽固性失眠；用红蛋汤（药液卧鸡蛋加红糖）治疗胃痛；用香盐散（小茴香、大青盐）炒热外敷，治疗小儿疝气，疗效均佳。这些如同零锦碎玉的临床经验常年积累，丰富了吴作君教授的临证思想。

八、疑难病症精益求精

对于疑难杂症、重症，吴作君教授告诫学生，要学孙思邈"胆欲大而心欲小，智欲圆而行欲方"。临床中，吴作君教授治疗顽疾多依据病情，有时用药剂量大大超过常量，出奇制胜。例如治疗顽固性头痛，用芍药甘草汤时，白芍加至60g；治疗胸闷欲死，用瓜蒌薤白半夏汤合栀子豉汤时，瓜蒌用60g；经治一名狂症患者，用清心滚痰丸合定志丸加减，大黄用到10g。此类案例，举不胜举。

　　吴作君教授注重整体观念，分析病因病机力求治病求本，滋补脾肾、调护冲任、养血理气，以达阴阳平衡；吴作君教授临床思辨特点为整体调理，辨病与辨证相结合，抓主症，重视四诊，尤其舌脉，重在益脾肾、护冲任、养气血、调情志。

　　吴作君教授的中医学术思想，体现着中医人高尚的品质及人格魅力，从教书育人、临床实践到继承祖国传统医学，勇于创新，直至达到精益求精，完善着医者仁心、做人做君子之才的善良人生，体现出现代君子之人应有的担当和责任。吴作君教授与时俱进，以中医学的传承和发展为己任，始终践行着做一名人民的好医生、做一名君子的人生追求。

临床经验

一、习惯性流产

　　习惯性流产是指遭受两次或两次以上，在妊娠 20 周以前胎儿丢失者，亦称"复发性流产"。本病属中医学"滑胎""数坠胎"范畴。习惯性流产原因很多，西医学认为包括内分泌、免疫、染色体异常、感染因素等。中医学认为，本病与脾、肾关系密切，脾气盛，化源有继，肾气盛，天癸盈满，冲任胞宫之间的功能协调，胎元方能守固。

1. 病因病机

　　《校注妇人良方》曰："胎乃阳施阴化，营卫调和，经养完全，十月而产。若气血虚损，不能养胎，所以数坠。凡妊妇腰痛多坠胎。"吴作君教授认为：气血虚损，肾气不足，是致使坠胎的重要因素。气血者，脾胃所化生，脾胃气血盈盛，经养胎足，应期而产。反之，化源不足，气血两亏，气不能载胎，血不能养胎，冲任失固。冲主血海，任主胞胎，二脉皆起于胞宫，胞宫失养则胎坠；肾主生殖、系胞胎，腰为肾之外府，精血不足，肾气亏虚则腰痛，腰痛则数坠胎；肝藏血，肾藏精，精血相生，肝肾同源，若母体阴血素虚，必会影响胞胎不稳，调养不及，以致坠胎。多次滑胎，气血双亏，久病多虚多寒，冰寒之地，不生草木，生者亦枯亦萎，气虚血滞致瘀，瘀久化热生湿，加之肝郁，变生诸

吴作君

405

疾，甚之造成虚虚实实之证，难以回天。

2. 辨证施治

吴作君教授指出治疗应以补脾肾、滋养阴血为主旨，根据临床兼证加减施治，药随症转。吴老常用方剂：八珍汤、二仙汤、五子衍宗丸、麒麟丸、滋肾育胎丸、寿胎丸、河车大造丸。治疗原则为孕前先调理，孕后早保胎。吴作君教授认为，多次滑坠流产，冲任受损，气阴两伤，致女精不健，安胎不能。此类患者在孕前必须先调治，否则陷入虚而滑、滑更虚的恶性循环之中。调理期间必须严格工具避孕。治法仍以补脾肾、养阴血为主，药用党参、茯苓、白术、山药补脾益肾；肉苁蓉、淫羊藿、熟地黄、菟丝子、何首乌、巴戟天补肾填精、滋阴养血。其次为随兼症施药，如用香附、柴胡、延胡索、砂仁疏肝解郁；黄芩、炒栀子、败酱草、红藤、车前子、金银花、连翘清热解毒利湿；泽兰、牡丹皮、桃仁、益母草、三棱、莪术活血化瘀。在用药的同时，一定要给予心理疏导，缓解压力，树立信心，保持良好的心态；饮食有节，起居有时，并加强运动，增强体质，提高免疫力，对肥胖、偏瘦患者给予有利于怀孕的健康指导，坚持服药，定期检查，为再孕打好基础。孕后早保胎，不要等到阴道出血再保胎，如果孕酮低、HCG翻倍不达标，及时给予保胎治疗，最好服药到妊娠20周左右，胎盘较稳固，且无腰酸、胎动不安的征象时，方可停药，同时严密观察。吴老常用保胎药物：党参、炒白术、黄芩、山茱萸、白芍、川续断、枸杞子、山药、菟丝子、乌药、麦冬、炙甘草、金银花、炒栀子、石斛、苏梗、砂仁等，根据胃纳情况、大便干溏等，随症加减。

【验案举隅】

何某，女，30岁，已婚，2014年6月14日初诊。主因习惯性流产4次就诊。患者婚后3年间多次习惯性流产，均在孕40天左右自然流产，既往月经规律，周期28天，6天净，经量少色淡，无明显腹痛，经期腰酸。患者婚后1个月即受孕，当时查HCG翻倍不达标，孕酮低，卵黄囊、胚芽可见，保胎不成功，42天流产，未清宫；之后过两月余又怀孕，查HCG仍翻倍不达标，孕酮低。此后避孕1年，其间曾服用外院中药调理半年，次年4月怀孕，5月流产，同年11月又怀孕，12月又流产，且后三次怀孕均未见卵黄囊及胚芽。

就诊时症状：月经周期28～30天，5天净，量少色淡，腰酸，大便溏，舌淡暗、苔白，脉沉细弦。女性激素检查雌激素水平不足，孕酮低，提示黄体功能不全。妇科B超提示内膜薄，基础体温呈单向，无排卵月经。中医诊断为滑胎。证属脾肾两虚，肝失疏泄，冲任失固。治以补肾健脾、调养冲任，佐以疏肝。此时患者正值经后期，即卵泡期。治疗以补肾益脾、填补精血为主，以促卵泡发育。方用党参20g，茯苓20g，白术15g，山药20g，黄精20g，肉苁蓉20g，淫羊藿15g，熟地黄20g，菟丝子20g，紫河车10g，巴戟天15g，山茱萸15g，以补肾益精；何首乌15g，阿胶12g（烊化），白芍12g，枸杞子12g，丹参20g，以滋阴养血、柔肝、安血室；柴胡9g，香附12g，川芎6g，合欢花10g，以疏肝解郁。全方共奏补肾益脾、填补精血，佐以疏解，补而不滞，以促进卵泡发育。据现代药理研究表明，淫羊藿、肉苁蓉有类激素作用，能改善垂体–卵巢–性腺轴的功能。加桂枝10g，以温肾助阳，更利于卵泡发育；患者有热象，加炒栀子9g，以清三焦火热，疗心中烦闷。

二诊：服药月余，此时为月经第16天，正值排卵期，应补肾活化、调理气血、促排卵；但患者内膜薄，经量少，经期后落，则表明血海不足、冲任不健；基础体温阶梯状上升且高温仅维持6天，提示黄体功能不全、雌激素水平低。因此，仍需守上方减山茱萸、白芍，加泽兰10g，桃红10g，川芎10g，延胡索10g，牡丹皮15g一众活血化瘀之品，以促排卵，顺应周期规律。

三诊：二诊后1个月，诉末次月经经量比以前增多，色暗红，无腹痛，5天净，基础体温呈阶梯状上升。近日黄白带较多，少腹痛，小便黄，大便干，舌暗红、苔白，脉滑细数。拟清理下焦湿热，佐益脾肾、养冲任之法。药用苍术10g，黄柏10g，川牛膝15g，生薏苡仁30g，黄芩12g，炒栀子9g，赤芍12g，金钱草15g，车前子20g，牡丹皮12g，泽泻10g，淫羊藿20g，菟丝子20g，巴戟天20g，枸杞子15g，香附12g，柴胡9g，丹参20g，炙甘草9g，同时加夏枯草10g，益母草20g，炙鳖甲15g，延胡索10g，桃仁10g，活化软散则炎消。该方为补不足、泻有余，补肾加清热双管齐下。

四诊：患者诉服药14剂后，黄白带大减，小腹舒适，腹痛减轻八成，纳可、二便调，效不更方，再续前方7剂。

五诊：患者诉黄白带已无，腰腹痛未作，月经应期而至，量中等，6天净，基础体温呈双相，提示已有排卵，子宫内膜稍薄，故嘱下月试孕。拟方以益脾肾、固冲任，佐清疏为治疗原则，为种子保胎做准备。药用茯苓20g，白术15g，黄芩12g，莲子肉20g，芡实10g，炒杜仲15g，菟丝子15g，巴戟天15g，何首乌10g，阿胶珠10g，川续断15g，山茱萸15g，枸杞子15g，柴胡9g，陈皮9g，石斛10g，炙甘草9g。连服1个月。

六诊：月经此次过期未潮，查尿HCG阳性，血HCG翻倍，孕酮正常范围，大便稍干。予五诊方减茯苓、芡实加生地黄15g，白芍12g，以养血清滋、固冲

吴作君

407

安胎。嘱隔日 1 剂，20 周后停药观察，变化随诊。后来电告知，顺产一男婴，8 斤重。

按语： 治疗习惯性流产周期长，应根据女性生理周期分期而治。吴作君教授常讲，临床所见习惯性流产，西医学解释多因内膜薄、黄体功能不全、卵泡发育不良、无排卵月经等单种或以上几种因素同时合并而造成，中医学对本病的认识多以脾肾不足、气血失养、冲任不调为原因，尤其注重脾肾精血的滋养功能。因此，吴作君教授谨守补脾肾、滋养阴血、调冲任的原则治疗本病，取得良好效果。

吴作君教授还总结了几组治疗不同症状的特色中药药串：如治疗促进内膜生长的常用药有熟地黄、白芍、当归、黄精、山茱萸、山药、炙鳖甲、淫羊藿、补骨脂、菟丝子、巴戟天；黄体功能不健全常用中药有党参、炒白术、炙黄芪、淫羊藿、菟丝子、鹿角霜、川续断、桑寄生、何首乌、核桃仁；促进卵泡发育常用中药有党参、炒白术、炙黄芪、淫羊藿、川续断、桑寄生、鹿角片、菟丝子、紫河车；促排卵功效常用中药有桃仁、红花、香附、牡丹皮、丹参、泽泻等活血化瘀之品。

二、多囊卵巢综合征

多囊卵巢综合征是生育年龄妇女常见的一种复杂的内分泌及代谢异常所致的疾病，以慢性无排卵和高雄激素血症为特征，主要临床表现为月经周期不规律、闭经、不孕、多毛、痤疮、肥胖，是最常见的女性内分泌疾病，也是导致众多女性不孕的主要原因之一。随着社会的快节奏发展，女性参与社会角色的分工越来越多样化，但也随之带来了相应的社会生活压力，故临床中发现，近年我国育龄期妇女中此病发病率也呈逐年上升之势。

1. 病因病机

吴作君教授指出，中医学将本病以症状命名，按其表现特点，将其归属于"闭经""不孕症""月经后期""癥瘕"等范畴。本病主要责之于肾、肝、脾三脏，以肾虚痰瘀、肝失疏泄为机理，因肾主生殖，在月经及孕育中起着主导作用，故本病以肾虚为本，再兼以瘀浊痰湿，肝气郁结，从而影响月事的正常周期，导致不孕、闭经的发生。正如《傅青主女科》指出："肥胖之妇，内肉必满，遮子宫，不能受精。"

2. 辨证施治

本病的治疗应审证论治，结合肾虚、有痰有瘀，兼肝郁气滞的证型特点，吴作君教授常予补肾活血、运脾祛湿、疏肝解郁法治疗，常用苍附导痰丸、调经促孕丸、四物汤、五子衍宗丸、加味逍遥丸、并提汤、参苓白术散等方剂，并强调本病多见于肥胖之人，肥人多痰湿，故见之则酌情加利痰湿方药，如泽兰、泽泻、荷叶等；湿久必瘀，要结合舌脉，辅以活血通利之品，见闭经或月经量少、经期延后者多虚，要虚以补之，填补血海，同时补而通之，使气顺血和，补中有行，以利精血化生。

【验案举隅】

马某，女，30岁，主因月经稀发多年就诊。患者婚后半年未避孕而一直未怀孕，妇科超声检查示多囊卵巢（每侧均有30～40个卵泡，无优势卵泡），内膜薄，宫颈纳囊。平素月经周期40～90天不等，量少，3天净，常服西药促月经。激素六项示黄体功能不全。舌淡暗苔白，脉沉细滑。中医诊断为月经过少，证属肾虚血亏，兼湿瘀内滞，气机失疏。

方药：茯苓20g，苍术10g，熟地黄20g，白芍12g，菟丝子20g，巴戟天20g，当归10g，川芎10g，淫羊藿20g，生艾叶10g，月季花10g，益母草20g，香附10g，蒲公英20g。

服药1个月后自然来经，卵泡减至每侧15～18个，月经量仍少，内膜薄，舌红苔白微腻，脉沉细滑。前方减苍术，菟丝子加至30g，加黄精20g，紫河车9g。后随诊两次，均以主方随证变化。共服药3个月，成功受孕。

按语：此患者月经稀少多年，迁延日久，故必以肾虚为主；经量少，气血亦不足，故补肾养血贯穿治疗始终。虚久必瘀，气机不调，使得瘀痰下积，出现多卵泡、纳囊的结果。结合舌脉，证脉一致。吴作君教授先以苍术、茯苓运脾化湿，同时四物组药补益气血，菟丝子、巴戟天、淫羊藿之类补肾化精，加以艾叶、益母草、香附、月季花调经开郁、疏通气机，使补而不滞；后期予黄精、紫河车等加强滋养内膜之力，为孕后坐胎稳定夯实基础。

三、黄体功能不全

黄体功能不全（LPD）是由Jone于1949年首次提出，是指排卵后，卵泡形成的黄体发育和功能不全。因黄体功能不全，合成和分泌孕酮不足，使子宫内膜分泌反应不良，难以维持孕卵的种植和早期发育，引起不孕、流产、月经紊乱等症候群。古代医籍中无"黄体功能不全"这一病名，据黄体功能不全致月经频发、经前点滴出血、崩漏、不孕、反复早期流产等的临床表现，归属于中医学"月经不调""不孕""胎漏""滑胎"等范畴。西医学认为，黄体中期孕酮峰值低于 9ng/mL（28.8nmol/L），或者子宫内膜活检与月经时间同步差 2 天以上，可诊断为黄体功能不全。其与卵泡发育不良、生殖激素紊乱、卵巢血供障碍、细胞因子异常、免疫功能障碍、卵巢本身细胞改变、微量元素减少，以及使用超排卵治疗、肥胖、过度运动、代谢功能等因素有关，是下丘脑 – 垂体 – 卵巢 – 子宫轴功能失调所致。

1. 病因病机

《景岳全书·妇人规》说："凡妊娠胎气不安者，证本非一，治亦不同。盖胎气不安者必有所因，或虚，或实，或寒，或热，皆能为胎气之病。"古代对本病的认识多从肝肾、阴阳、气血来考虑。本病的中医学病因病机，概括起来主要有肾虚、肝郁、脾虚、气血不足、冲任失调等。综合古代医籍和临床实践，吴作君教授认为，黄体功能不全，基础体温呈阶梯样缓慢上升为肾虚所致，其病位在脾肾，其发生与脏腑气血功能失常，冲、任、督、带脉损伤密切相关。其病因病机是肾气 – 天癸 – 冲任 – 胞宫生殖轴的紊乱。或因先天肾气、肾阳不足，阳虚则子宫失煦；或肾阴精血不足，胞脉失养；或阴虚火旺，血海蕴热；或情志不畅，肝气郁结，血行不畅；或因饮食不节，恣食肥甘，脾虚痰湿内生，胞脉受阻；或瘀血阻于胞脉等，均能导致黄体功能不全，从而引起不孕。

2. 辨证施治

吴作君教授认为，治疗本病首当补肾，同时要健脾，以化后天水谷精微，充先天之肾，偏于肾阳不足要温阳，偏于肾阴亏虚则滋肾；因临床证型往往不单一，兼顾肝郁气滞、痰湿内阻、痰瘀互结，故治疗上应辨型求因，对证施治，灵活掌握。

【验案举隅】

黄某，女，36 岁，因婚后同居未避孕，未孕 3 年余于 2019 年 3 月 13 日初诊。患者平素月经 4 ～ 5/28 ～ 30 天，量少，首日色褐，偶有痛经，怕冷，腰酸，易疲劳，食欲差，寐差，二便可。生育史：孕 1 次、产 0 次，曾于 2014 年人工流产 1 次。末次月经（LMP）2019 年 3 月 2 日。2019 年 2 月 26 日查雌二醇（E_2）448.5pmol/L、孕酮（P）33.2nmol/L，内分泌六项正常；输卵管造影（HSG）示双侧输卵管通畅。查基础体温呈阶梯上升，移行期 ≥ 3 天。舌体胖大质暗，苔薄黄，脉细滑。配偶精液常规正常。中医诊断为不孕症，证属脾肾不足，气血虚弱，治以补肾养血健脾。

方药：菟丝子 20g，巴戟天 10g，淫羊藿 10g，肉苁蓉 10g，女贞子 10g，枸杞子 10g，山药 15g，党参 20g。

至 2019 年 3 月 27 日，迭经四诊，上方随症加减，仍觉疲倦，寐差，易醒，盗汗，足凉，食欲好转，二便调，舌大质暗，苔薄，脉细。前方加桂圆肉 10g，浮小麦 30g，鹿角霜 20g。30 剂，水煎服。

诊治 3 月余，患者停经 45 天，偶有小腹隐痛，腰酸，恶心呕吐，食欲差，小便黄，大便正常。E_2 983.5pmol/L，P 66.2nmol/L。前两个月周期基础体温双相，移行期 ≤ 3 天；HCG 56893IU/mL。舌嫩，苔薄腻，脉细弦滑。患者已妊娠，治以补肾健脾、养血安胎。

方药：菟丝子 20g，续断 12g，桑寄生 12g，阿胶 10g，莲子肉 12g，炒白术 10g，茯神 15g，黄芩 10g，太子参 15g，炒酸枣仁 20g，白梅花 6g，紫苏梗 10g，淡竹叶 6g。7 剂，水煎服。

随症加减治疗 2 月余。于孕 12 周查 B 超，胎儿大小与停经时间相符，可见胎心搏动。嘱其定期产前检查。

按语： 本案治疗给予补肾疏肝、健脾养血、活血化瘀等治法，药用补肾阳的菟丝子、肉苁蓉、续断、桑寄生等以温补肾阳，可增强下丘脑 - 垂体 - 卵巢的促黄体功能，提高垂体对黄体生成激素释放激素的反应性。菟丝子归肾、脾经，具补肾益精作用。桑寄生能养血、强筋骨，使胎气强壮。阿胶为驴皮所熬，最善伏藏血脉，滋阴补肾。巴戟天补肾助阳，专治肾阳不足之阳痿、宫冷不孕。肉苁蓉甘温补阳，咸以补肾壮阳，能益精填髓，亦治腰膝冷痛、宫冷不孕。续断也为补肾之药。炒白术为补虚药，具有健脾益气的功效；太子参可益气健脾、生津润肺；茯神宁心、安神、利水，三药合用，健脾温中，以顾护气血生化之源。同时予白梅花以调肝和胃，紫苏梗行气和中、理气，淡竹叶泻胃火，三药为疏肝理气药，可调畅全身气机。全方共奏补肾健脾养血之功效，使气血和、五脏安，人体的各项生理功能恢复正常。

四、子宫肌瘤

子宫肌瘤是女性盆腔部位最常见的良性肿瘤之一，多发生于 30 ～ 50 岁的女性。中医学认为本病归属于"癥瘕"范畴。中医学对子宫肌瘤形成的病理机制，早在《灵枢·水胀》中已有论述，其曰："石瘕生于胞中，寒气客于子门，子门闭塞，气不得通，恶血当泻不泻，衃以留止，日以益大，状如怀子，月事不以时下。"这说明，在经期、产后余血未尽之时，若机体受内伤生冷或不良情志等因素影响，加之外感风、寒、湿等邪气乘虚而侵，易造成气不得通、恶血不泻、气滞寒凝，血瘀积聚成癥，内结于胞宫，日益增大而形成肌瘤。女子生理特征，以天癸为本，肝肾为先天，若房劳过度、刮宫流产过多、身体辛劳涉及机体肝、脾、肾的正常生理功能，则造成肝肾阴血不足，气血两虚，气虚血则滞，滞而不通，瘀积不散，则逐渐形成肌瘤。根据肌瘤生长于子宫不同部位及肌瘤大小的差异，表现出的临床症状各异。多数女性患者出现月经量多、色暗有块，部分出现月经量少，有些则症状不明显，仅在妇科体检时才被发现患有子宫肌瘤。

西医诊治子宫肌瘤的原则：微小肌瘤随诊观察，如果明显增大或者出现明显的临床症状，则建议进行子宫肌瘤切除术或者子宫和肌瘤一并切除，对于女性机体有一定的创伤性。国外研究已表明，绝经前拟行子宫切除术时，应充分考虑到可能存在糖尿病及其潜在并发症的风险。

吴作君教授认为，中医治疗本病的主线为活血化瘀、软坚散结，同时根据患者体质、身体强弱情况进行辨证施治。遵循《医宗金鉴·妇科心法要诀》"凡治诸癥积，宜先审身形之壮弱，病势之缓急而治之。如人虚则气血衰弱，不任攻伐，病势虽盛，当先扶正，而后治其病。若形正俱实，宜先攻其病"之旨，在中医治疗实施中，首先应该辨清楚寒热虚实，虚者补之，实者泻之，或攻补兼施，既不伤正又能祛邪，方可两全。具体治疗方案如下。

1. 扶正祛邪，攻补兼施

刘女士，36岁。患者月经量过多，延后40～50天，经期6天，色黑有块，质黏，平素腰腹冷痛，经期尤甚。追问病史，4年前行剖宫产后受寒凉，舌苔薄白，舌质暗，舌两侧有明显瘀斑。B超检查示子宫肌瘤2.3cm×2.1cm。此证属脾肾两虚，寒凝血瘀，癥结胞宫。治以健脾益肾、温补肾阳，蒸动脾阳，脾运更佳，气帅血行，助瘤消散。

方药：茯苓30g，白术20g，山药20g，干姜6g，鹿角胶20g，三棱10g，阿胶珠10g，黄药子6g，炙鳖甲15g，炒甲珠10g，桃仁10g，柴胡6g，香附15g，生山楂15g，炙甘草10g，白芍12g，黄芪30g，丹参20g，皂刺10g。

服药后诉胃部不适，加参苓白术丸，每日一两次，连续服药20剂。

二诊：服药后，腰腹部冷凉症状减缓，月经40天一行，大便正常，观舌脉同前。上方减黄药子，加党参30g，鸡内金15g。服药20剂。

三诊：月经应期而至，色深红，质黏，伴有大小血块二三次，中间夹杂有米粒大小黑渣样物质，六七天后月经干净，经期无腹痛，自觉腹柔软，甚欢喜。按前方将三棱减量至6g。

调治服药两月余，4个月后再次复查B超，肌瘤尽消，未见异常。随访6

个月，未见复发。

2. 补气养血消肌瘤

李女士，38 岁。患者体型瘦小，月经周期 30 天，经期 3～4 天，量少，平素腰酸乏力，伴心悸、神怠身倦、纳呆少食，贫血，血红蛋白 80g/L，舌质淡暗，苔薄白，脉沉细弱。腹部无不适。就诊前 1 周查 B 超示子宫肌瘤 3.2cm×2.8cm。此证属脾虚血亏，治以先补气养血，待血色素上升后，再进行消瘤治疗，方以八珍汤为主。

方药：党参 30g，白术 20g，茯苓 30g，熟地黄 20g，白芍 12g，川芎 6g，桂圆肉 15g，生牡蛎 30g，桂枝 10g，炙甘草 10g，枸杞子 20g，阿胶丁 20g（烊化），陈皮 9g，炒三仙各 30g，炙黄芪 30g，鸡血藤 20g，老鲜姜 3 片。加适量红糖，热水冲泡，代茶饮。

服药 1 个月后复查 B 超，子宫肌瘤减小至原有的 50%，血红蛋白上升到 95g/L。三诊在原方基础上，加丹参 25g，黄精 20g，玫瑰花 10g，阿胶丁减至 10g。4 个月后复查 B 超显示子宫、附件未见异常，血红蛋白上升到 110g/L。

临床随诊观察 6 个月，无复发。

3. 气血双补、活血化瘀，汤剂丸药并用

王女士，42 岁。患者经妇科检查发现子宫肌瘤，约 4.2cm；每次月经量多伴贫血，血红蛋白 100g/L。患者手术意愿低，欲服中药治疗。此证属气虚血瘀，拟补气养血、活血化瘀、散结消癥，补不足，泻有余，针对个体化治疗。服汤药 20 剂后，腰酸无力症状减轻，月经量减少。连续服药两个月后，再次查 B 超，肌瘤缩小到 3.8cm，血红蛋白上升到 110g/L；此后改为三种中成药，八珍颗粒每日 2 次，每次 1 袋；夏枯草膏每日 2 次，每次 6g；桂枝茯苓胶囊每日 2 次，每次 4 粒。血分湿热盛者加西黄丸，每日 1～2 次，每次 5g。服中成药 1 个月后，再对症应用六味地黄丸合小金丹治疗 1 个月，停药观察。3 个月后再次复查 B 超显示肌瘤缩小到 2.8cm，查血红蛋白上升到 120g/L。患者在 47 岁后绝经，随着女性子宫的萎缩，肌瘤逐渐减小。

4. 自拟"子宫消瘤合剂"

组方：三棱 10g，莪术 10g，炙鳖甲 20g，炒甲珠 10g，桃仁 10g，红花 10g，炙黄芪 20g，丹参 15g，牡丹皮 12g，赤芍 12g，桂枝 10g，茯苓 20g，生薏苡仁 20g，香附 10g，三七粉 6g（分冲），生山楂 15g，鸡内金 15g。

方解：三棱苦平辛散，入肝脾血分，为血中气药，长于破血中之气，以破血通；莪术苦辛温香，入肝脾气分，为气中血药，善破气中之血，以破气消积。

二药合用，气血双施、活血化瘀、化积消块。炙鳖甲、炒甲珠、桃仁、红花活血化瘀，破积消癥，软坚散结；炙黄芪补气，气行则血行，牡丹皮、丹参、赤芍养血活化散瘀；桂枝、茯苓、生薏苡仁温通血脉。茯苓与桂枝同用，入阴通阳，茯苓、生薏苡仁健脾渗湿，以杜生痰之源。香附入肝经，并能行血中之气，引领诸药直达病所。三七粉活血化瘀，祛瘀生新，补不足泻有余，为药之上品。生山楂入脾、胃、肝经，能健脾开胃、消食化积，又能活血化瘀、消肿，用于治疗产后瘀阻腹痛、恶漏不净，有收缩子宫功效。鸡内金具有养胃阴、生胃津、化结石、消癥积的作用，《医学衷中参西录》云"鸡内金，鸡之胃也，中有瓷石、铜铁皆能消化，其善化瘀积可知"。

加减： 气血两虚者加服八珍颗粒 1 袋，每日 1～2 次；寒凝血瘀较甚者加服艾附暖宫丸，每次 1 丸，每日 1～2 次；体型丰胖痰湿盛者加服二陈丸，每次 1 丸，每日 1～2 次；肝郁气结者加服舒肝丸或平肝舒络丸，每次 1 丸，每日 1～2 次。

按语： 子宫肌瘤是中青年女性常见妇科疾病之一，对于中小型肌瘤患者，不宜盲目单纯地进行自然观察，应积极地进行中医诊治。根据吴作君教授临床经验，并与邓铁涛先生、刘文学先生及同道在香港进行学术交流中进一步明确，"补气养血，能够消除子宫肌瘤"，尤其对于 B 超检查横向直径 1～3cm 的子宫肌瘤，经辨证施治，中药治疗，加上患者的积极配合，坚持服药，一般能使子宫肌瘤治愈或缩小；若子宫肌瘤超过 5cm，一般就失去了中药治疗的最佳时机，应尽量采用西医手术治疗，避免延误病情。子宫肌瘤在瘤体发展过程中，近千人的患者中，有 1～2 人可能发生癌变，应引起警示。

五、崩漏

崩漏即崩中漏下，是指女性在非经期间忽然阴道大量出血或者持续性的淋沥不断出血。经血暴下谓之"崩中"，淋沥不断谓之"漏下"，二者常常病机一致，均可导致不孕。《素问·阴阳别论》提出："阴虚阳搏谓之崩。"《诸病源候论》首列"漏下候""崩中候""崩中漏下候"。

1. 病因病机

本病的发病机理多为脏腑气血功能失调，冲任损伤，不能制约经血，经血从胞宫非时而妄行，常与肝、脾、肾三脏密切相关，可由肝不藏血，血热妄行，或者脾不统血，气不摄血，或肾虚亏损，冲任失调，导致血不归经。不同的发病阶段，本病的表现及病机不同。青春期肾气尚虚，天癸初至，冲任通而未盛，制约血海之力弱，加之外因所致血海不安，造成崩漏。此期患者多为阴虚阳盛型。中年期多与中年人经血泻下，妊娠、产乳以血为用，致阴血耗伤。此期常见阴常不足，阳常有余，若遇高热、抑郁、劳伤等因素，还会造成阴虚阳搏，热扰冲任，出现崩漏。《傅青主女科》曰："冲脉太热而血即沸，血崩之为病，正冲脉之太热也。"妇女更年期，肾的功能衰退，加之六淫、七情、饮食不节等情况，致使脏腑功能减弱，肾气无力制约阴血，则发生崩漏。

2. 辨证施治

吴作君教授根据崩漏的年龄特征和病因而施治。初用止血以塞其流，中用清热以澄其源头，末用补血以复其旧。应用上法，吴作君教授研制了"止红合剂"：苎麻根、大蓟、小蓟、女贞子、生地黄、茜草、墨旱莲、黄芩、白芍、三七粉，治疗崩漏效果显著。

【验案举隅】

郝某，女，10岁。患儿半年前月经初潮，近1个月漏下不止，色淡红，经量少，舌红苔薄白、中微黄，脉沉细。患儿10岁月经来潮，肾气未盛，气血不足，制约血海之力弱，冲任失固，故出现崩漏。拟益肾养血、补气固冲之法，胶艾汤加减：当归身9g，白芍、菟丝子、女贞子、阿胶珠各10g，艾叶、甘草各6g，川芎3g。2剂后血止，转用补气固肾之法，以圣愈汤加菟丝子、何首乌各15g，五味子10g，10剂以巩固疗效。追访半年，病未反复。

按语： 崩漏发病是肾-天癸-冲任-胞宫生殖轴的严重失调，主要为各种因素引起冲任不固，不能制约经血，使子宫藏泻失常。本例考虑少女肾气未盛，精血不足，封藏失司，予阿胶、白芍、当归养血滋阴以治血气失散，用少量血中气药川芎以理血，使补而不滞，血滞后用补肾以滋养先天之精，达到治病求本的根治效果。吴作君教授提出治疗崩漏的同时，还要考虑病久致阴虚之候，在应用清热药之时，要考虑到苦寒伤心之弊，理血时又要兼顾脾肾二脏，应用辛温之品，以少为宜；碳类药物也不宜过早过量应用。

六、闭经

闭经分原发性闭经和继发性闭经两种，前者是指女子年逾18岁，月经尚未来潮；后者指曾有规律月经来潮，但之后因某种原因而停止6个月以上者。本病的常见原因有子宫内膜损伤或粘连、卵巢功能早衰及多囊卵巢、卵巢功能性肿瘤、不合理使用避孕药、席汉综合征、环境改变、精神创伤及营养不良等因素。中医学称其为"经水不通""经闭"等。

1. 病因病机

吴作君教授认为妇人以血为养，故常见血虚、血瘀。血虚易致血瘀，血瘀也会导致血虚，血虚、血瘀均会引起月经不调。闭经迁延日久，体质渐虚，气虚则不能生血、行血，血虚则不能生气、载气。血虚则血海不得充盈，故经不至。舌质淡，苔薄白，脉沉细，均为气血两虚之象。吴作君教授认为，本病是本虚标实证，以气虚为本，血瘀经闭为标。

2. 辨证施治

吴作君教授治疗本病强调标本兼治，采用补气、活血通经之法，临床常用四物汤、当归补血汤为基本方随症加减。四物汤由当归、川芎、芍药、熟地黄四味药组成，是中医补血、养血的经典药方，是治疗营血亏虚，血行不畅的常用方剂，且被后世医家称为"妇科第一方"。当归补血汤由生黄芪、当归组成，具有补气生血的功效，是治疗血虚的基本方。吴作君教授喜用四物汤，既养血又调经。方中当归补血养肝，和血调经；熟地黄滋阴补血；白芍养血柔肝和营；川芎活血行气，畅通气血。四味合用，补、清、敛并用，以熟地黄、白芍阴柔补血之品（血中血药）与辛香的当归、川芎（血中气药）相配，动静结合，补血而不滞血，活血而不伤血，补而不滞，滋而不腻，养血活血，可使营血调和。当归补血汤重用黄芪，以补气生血。亦加用二至丸滋补肝肾，滋阴止血，其中女贞子味甘、苦，性凉，归肝、肾经，补肝肾阴，乌须明目；墨旱莲性寒、味咸，入肝、肾经，凉血止血，补肾益阴，是补益肝肾的传统中成药。

吴作君教授在治疗本病时还随证加陈皮、柴胡以梳理气机；益母草、丹参、刘寄奴善通妇人经脉，调经理血，活血通经；香附、郁金、柴胡疏肝理气，解郁调经；牛膝逐瘀通经，引血下行；红花、泽兰、莪术、水红花子以增强活血散瘀之功。脾虚者加茯苓、白术；热重者，加金银花、连翘、板蓝根、薄荷；湿热并重者，加黄连、木通、龙胆草、生石膏；血热明显者，加赤芍、牡丹皮、紫草、茜草。

【验案举隅】

云某，女，26岁，2019年11月28日初诊。因月经未至2年余来诊。患者2017年6月流产后，因情绪悲痛，出现闭经，持续半年月经未至，曾到多家医院就诊，服用中药诊治半年，无效。之后持续治疗2年，每月必须肌注黄体酮助通经。刻下症见头面部有痤疮，偶有心悸头晕，面色无华，食纳可，二便调，夜寐尚安。妇科检查无明显器质性病变，测基础体温呈单相型。月经初潮12岁，周期4～5/28天。末次月经：黄体酮注射后2019年11月13日。无痛经，色红，血量多。舌质淡，苔薄白，脉沉细。中医诊断为闭经，证属气虚血瘀，冲任失调。治以补气养血、活血通经。

方药：熟地黄 30g，当归 10g，白芍 10g，红花 10g，益母草 15g，丹参 10g，陈皮 10g，香附 10g，郁金 10g，刘寄奴 10g，太子参 10g，莪术 10g，桃仁 10g，牛膝 10g。14 剂。

二诊：2019 年 12 月 12 日。服药 2 周，月经未至，食纳尚可，夜寐安，二便调，舌质淡，苔薄白，脉沉细。上方去益母草、白芍、郁金、红花，加水红花子、阿胶珠、柴胡、牛膝。

三诊：2019 年 12 月 19 日。月经仍未至，大便干燥，口唇干，自觉服中药后体重增加，精力充沛，舌质淡红，苔薄黄，脉沉细。治以补气活血、破瘀通经为法。

方药：瓜蒌 30g，石斛 10g，生地黄 10g，玄参 10g，益母草 10g，白芍 10g，当归 10g，丹参 10g，路路通 10g，刘寄奴 10g，通草 5g，牛膝 10g。14 剂。

四诊：2020 年 1 月 16 日。2020 年 1 月 2 日月经已至，带经 5 天，色正常，口干，舌质淡，苔薄白，脉沉细。

之后随症加减，又复诊 2 次，巩固服药 1 个月。之后每月月经如期而至。

按语： 本例患者病程日久，持续两年余，初起因情志不遂，思伤脾，悲忧伤肺，致气机紊乱，郁滞不畅，时正值经期，气滞则血瘀，致冲任失调而闭经。闭经迁延日久，久病必虚，气虚则不能生血、行血，血虚则不能生气、载气，血虚则血海不得充盈，故经不至。舌质淡，苔薄白，脉沉细，均为气血两虚之象。吴作君教授根据患者的临床表现，认为属本虚标实证，以气虚为本，血瘀经闭为标，治疗上强调标本兼治，采用补气、活血通经之法。综观吴作君教授治疗本案的经验，一方面补气养血，调理冲任，一方面活血通经，祛瘀不伤正。小小十余味药，共奏补血和血、调经化瘀之功效。方证相符，疗效满意。

七、痛经

痛经是指妇女正值经期或经行前后，出现周期性小腹疼痛或痛引腰骶，甚至剧痛晕厥者，中医称为"经行腹痛"。西医学将痛经划分为原发性和继发性两种。原发性痛经是指无生殖器官改变的功能性痛经，继发性痛经指由于盆腔器质性疾病，如子宫内膜异位症、子宫腺肌症、宫颈狭窄等引起的痛经。

1. 病因病机

《诸病源候论》首先提出"月水来腹痛候"，指出妇人月水来腹痛者，由劳伤血气，以致体虚受风冷之气，客于胞络，损伤冲任之脉。吴作君教授秉承先贤之教，认为痛经机理有"不通则痛"和"不荣则痛"，临床中还应分清虚实。究其主因，实痛多见于血瘀，虚痛多见于血虚，同时要注意虚实夹杂之综合情况。痛经位于胞宫，离不开气血冲任的调养，气血和冲任调则痛经无；如气血不足，冲任失司，则会导致肾虚、血少、气滞、血瘀、湿阻、寒凝，形成气滞血瘀、寒凝血瘀、痰湿瘀滞、肾虚血瘀等证候。临床中痛经虚少实多，患者疼痛明显，影响作息，每次行经，痛苦不堪。

2. 辨证施治

痛经首辨虚实，如隐痛、坠痛、喜压喜揉多属虚；如刺痛、绞痛、拒按则多属实，结合月经量、色、质及舌脉综合审定；其次还要辨别疼痛部位、寒热性质，如两侧少腹疼痛多责之于肝，连及腰脊疼痛则多则之于肾，遇冷痛甚为冷痛，遇冷痛减为热痛。临床上要"急则治其标，缓则治其本"，使得气血和、冲任调而疼痛减轻。临床上，吴作君教授常用通经汤、温经散寒汤、艾附暖宫丸、血府逐瘀汤、圣愈汤、逍遥散等方治疗本病，取得良好效果。

【验案举隅】

蒋某，女，26岁，1990年11月初初诊。患者痛经两年，逢冬加重。两年前患者在经期冒雨涉水后致痛经。经前小腹凉痛、腰腹如坐凉水中，伴绞痛，不可忍，必服止痛片、抱热水袋、卧床1～2天，痛方渐缓。经行后错，40～50天一行，经血量少色黑，有小血块。婚后1年，同居未孕。舌暗苔白，脉沉弦。末次月经1990年10月12日。基础体温单相。妇科及B超检查示盆腔及附件无异常。诊为原发性痛经。中医证属寒凝血瘀，胞脉不通。治以温经散寒、通调冲任。

方药：通经汤加减。当归15g，赤芍、白芍各15g，香附15g，延胡索15g，益母草15～30g，川芎10～15g，佛手10g，甘草6g，桂枝10g，附片10g，吴茱萸6g，川牛膝20g。

5剂药后月经来潮，下黑紫小血块颇多，小腹绞痛，血块排出后腹痛减轻，仅服1次止痛片。效不更方，再进5剂。依上方加减调治两个月经周期，痛经告愈并妊娠。

按语：本案处方中，当归补血、行血、止痛、调养冲任；赤芍、白芍苦酸、微寒，柔肝平肝，缓挛止痛，敛阴益营，活血通经；配甘草治腹中挛急作痛，疗效倍增；益母草、川芎辛开苦降，活血化瘀以通经，行气开郁以止痛；延胡索、香附活血行血，既行气分之气，又行血中之气，为止痛佳品；佛手辛苦温，疏肝解郁，行气止痛。全方共奏调气血、和冲任、理气止痛之功。吴作君教授强调"冰冻三尺，非一日之寒"，长期痛经多因饮纳失常、将息失宜所致。原发性痛经按月经周期调治，即经前至经期服5剂，连服2～3个月经周期；继发性痛经除按月经周期用药外，多数患者尚需平时服药调治，方可根治。

本病临床处方要灵活使用，随症加减。乳房胀痛者，加柴胡、青皮、橘叶、郁金；小腹冷痛者，加桂枝、小茴香、附片、吴茱萸；少腹热痛、便干、苔黄者，减香附，加牡丹皮、赤芍、黄柏、栀子、柴胡、大黄；气短心悸者，加人参、黄芪、柏子仁；腰腹空痛、头晕耳鸣者，加杜仲、党参、枸杞子、菊花；头痛者，加白芷；经泻（行经便溏）者，加茯苓、白术、补骨脂、莲肉；苔腻、脉滑者，加滑石块、白术、佩兰、草豆蔻。

八、妇科泌尿系感染

泌尿系感染，西医学称之为非感染性尿道综合征，目前西医临床多以泌尿道抗生素治疗为主。因本病易反复发作，尤其以中老年妇女多见，西医尚无十分满意的治疗效果。中医学将本病称为"劳淋"，《证治汇补·下窍门》云："劳淋，遇劳即发，痛引气街，又名虚淋。"本病有如下特点：一般病程较长，症状常反复发作，病机可由实转虚，也可由虚转实，或虚实夹杂，各类证型之间可以相互转化，或同时并存。其临床表现为急性期尿频、尿痛，或在慢性发作期间伴腰痛、血尿等症状。

1. 病因病机

吴作君教授经临床诊治经验总结认为，本病的发病多因中气不足，气化不利，水道失约；或肾与膀胱相表里，肾阴亏虚，阴虚火旺，热灼膀胱，或肝郁化热，气化不利，致小便淋沥。

2. 辨证施治

对于淋证的辨证施治，要分清标本缓急，一般旧病为本，新病为标，正气为本，邪气为标，标本兼治，才能获得实效。

【验案举隅】

周某，女，35岁。反复泌尿系感染发作1年余，症状为尿急、尿频、尿痛、溲黄，服用西药抗炎治疗后，症状改善，但停西药一到两周后，症状复发，表现为身倦乏力，舌淡红，脉细滑。中医诊断为淋证，证属中气不足，湿热蕴结。治宜清热利湿。

方药：炙黄芪30g，炙甘草15g，牡丹皮15g，灵芝10g，金钱草20g，白茅根 20g，红景天 10g，土茯苓 30g，黄柏 12g，野菊花 20g，生薏苡仁 30g，鸡内金 15g，马齿苋 20g，石韦 20g，苍术 15g，瞿麦 20g。

按语： 尿路感染常见于中老年女性，多因女性解剖结构和中老年正气不足，导致细菌（极少数可由真菌、原虫、病毒引起）直接侵袭下焦，临床表现为泌尿系感染症状。吴作君教授强调对于慢性尿路感染发作，同时要注意瘀血这一病理因素的影响，如王清任所述"久病入络为瘀"。本案患者以膀胱湿热为主，治宜清热利湿。方中黄芪、炙甘草、灵芝养气血滋阴；石韦、瞿麦用之清热除湿，利水通淋，源于八正散之意，作用于下焦湿热，从小便而出，痛淋去除。因热灼血络，故兼以凉血药，其中白茅根性寒，可清湿热利尿，导热下行；苍术、黄柏为对药，苍术燥湿健脾，苦燥性温，可祛风散寒；黄柏清热燥湿，苦燥性寒，泻火解毒，退热除蒸，两药相配，一寒一温，共同去除下焦湿热，适用于热淋的治疗。本方使清气可升，浊气下降，膀胱气化逐渐恢复正常，病症控制良好。

九、妊娠荨麻疹

荨麻疹是由于皮肤、黏膜小血管扩张，导致渗透性增加而出现的一种局限性水肿反应，临床上表现为大小不等的风团伴瘙痒，约 20% 的患者伴有血管性水肿。早在《内经》中就有对荨麻疹的记载，当时将其称作"隐轸"；隋代巢元方《诸病源候论》称为"隐轸""隐胗""赤疹""白疹"等；清代《外科大成》称作"游风"；何梦瑶在《医碥》中将其称作"风疙瘩"。《医宗金鉴·外科心法要诀》中提道："俗名鬼饭疙瘩，由汗出受风，或露卧乘凉，风邪多中表虚之人。初起皮肤作痒，次发扁疙瘩，形如豆瓣，堆累成片。"形象地描述了本病的病因及发病时的症状。

1. 病因病机

吴作君教授认为，孕妇荨麻疹多是在气血、阴阳亏虚的基础上，加上风、寒、湿、热、瘀等邪气的作用而发生的。风邪为首，内外合邪，搏结而发，怀孕期间气血阴阳失衡，在孕前的体质基础上，可能出现病情加重。

2. 辨证施治

荨麻疹分型一般为风热型、风寒型、湿热型、血虚型。吴作君教授指出具体治疗时要根据情况，采用祛风解热、祛风散寒、清热利湿、补益气血等，尤其注重祛风治疗。

【验案举隅】

李某，女，39岁，因周身起红色风团1天于2020年10月2日就诊。患者妊娠早期（45天）。就诊前1天，患者在值夜班时，上肢突然出现红色风团，臀部、腰部及下肢相继出现。风团初起时为粉红色圆斑，皮疹逐渐扩大，高于皮肤表面，早期呈红色花环状，逐渐融合成片，前胸、后背均起类似大片红色风团，瘙痒明显，影响食欲及睡眠，二便正常，无呼吸困难。孕后略恶心，食欲减退，未呕吐。因妊娠早期（45天），未服用西药，自行按摩穴位后部分皮疹消退。次日皮疹再次加重，性质同前。遂求治于吴作君教授。患者1年来反复出现散在少量风团，但与这次相比，性质略有不同，皮疹多为白色，瘙痒更明显，消退更快，不留痕迹，程度较轻。舌暗红，苔白中裂，脉弦滑稍数。西医诊断为慢性荨麻疹急性发作。中医诊断为瘾疹，证属湿热内蕴，气血不足。治以清化湿热、补气养血安胎。

方药：黄芩12g，苍术12g，金银花12g，苎麻根20g，竹茹12g，白术12g，地肤子15g，白芍12g，当归6g，炙枇杷叶15g，黄柏12g，白鲜皮15g，连翘12g，陈皮9g，麦冬15g，生姜3片，甘草9g，黄芪15g。3剂，水煎服，日1剂。

嘱患者忌甜食、生冷、辛辣、刺激性食物，忌海鲜、羊肉。

服用上方1剂后，全身皮疹消退，恶心减轻，未再继续服药，至今未再复发。

按语： 患者此次皮疹呈红色，热象明显，应用金银花、连翘清热解毒，且久病入络，久病必瘀，久病成毒，适当加一些透热之品，对于慢性荨麻疹急性发作效果较好。苍术和黄柏联用，取二妙丸之意，清化湿热。黄芩是安胎圣药，且能清热利湿。地肤子和白鲜皮燥湿止痒。慢性荨麻疹多为脾虚湿盛，加用陈皮、白术健脾利湿，同时白术能安胎。竹茹清胃热、炙枇杷叶及生姜降逆止呕，共同减轻妊娠恶阻反应。佐以少量麦冬清心除烦、养阴，防止多种燥湿、利湿药伤阴。"治风先治血，血行风自灭"，小量当归养血安胎，且能治风。《外台秘要》曾记载"黄芪、川芎各一两，糯米一合"治疗胎动不安腹痛，故黄芪有补气安胎之效，且黄芪能祛风邪、固肌表、健脾补气，从根本上治疗荨麻疹。当归、白芍联用，取当归芍药散之意，当归、芍药入血分，白芍入少腹，减轻妊娠腹痛，利于胎儿生长。苎麻根安胎。全方治疗荨麻疹时，亦不忘安胎保胎，母子兼顾，药物多具治疗荨麻疹和安胎双重作用。治疗孕妇这类特殊人群，本案给予我们重要的思路启示——母子两全为基本法则。

吴作君

十、脑中风

脑中风也称脑卒中，是严重威胁我国人民生命与健康的常见病，是我国人口死亡前三位疾病之一。按疾病的性质来分类，脑出血、蛛网膜下腔出血等出血性疾病占该病的 10%～20%。在我国，本病的发生率明显高于国外，原因可能是我国高血压的有效控制率低，亚洲人群生理解剖结构中脑血管内膜相对薄弱。缺血性卒中、脑梗死、脑栓塞等疾病占该病的 70%～80%，是脑卒中发病的类型主体。因此，出血性卒中发病率高、死亡率高、致残率高，是我国亟待解决的公共卫生问题。在古代中医文献中，中风的名称繁多，如"击仆""偏风""身偏不用""暗痱"等，并指出"仆击偏枯，肥贵人则膏粱之疾也"，初步认识到本病的发生与肥胖、膏脂、厚味饮食及生活优裕的"肥胖者"有关；也指出"夫风之为病，与半身不遂"，"邪在于腑，即不识人；邪在于脏，舌即难言，口吐涎"；并认为脉络空虚，风邪乘机侵入机体，为本病的发生关键所在，为后世中风病的病因病机及分型论治奠定了中医理论基础。

1. 病因病机

中医学认为，本病责之于心、肝、肾三脏，与阴阳失调有关。

（1）肝风内动是本病的病机枢要。"肝为风脏，故精血衰耗，水不涵木，木少滋荣，故肝阳偏亢"，内风自生，迫血上涌，上冲于脑，发为卒中。肝风内动是诱发卒中的十分危险的因素。

（2）痰瘀脉络也是本病的病机之一。聚湿生痰遇内风旋动，均能蒙蔽清窍，横窜经络而猝然昏仆、喁僻不遂。

（3）正气自虚也会导致本病的发生。《医学纲目·风证辨异》云："中风皆因脉道不利，气血闭塞也。"若气虚而血行无力，或因寒而脉络收引凝滞，均可导致脑络瘀阻，清窍不用，则发中风。还可由五志过极，心火暴盛，肝阳暴动，多怒则气火俱浮，致气血并走于上，心神昏冒，卒倒无知，发为中风。

2. 辨证施治

中风病分中经络和中脏腑。中脏腑又分为闭证和脱证。闭证由于气机内闭，清窍蒙蔽，故治以醒脑开窍；脱证则由于阳气虚脱而表现为脉微欲脱的征象，常由闭证转化而致，治以回阳固脱之法。中经络则患者神志清楚，可结合临床证型，予以益气通络、滋补肝肾、平肝潜阳、化痰通络、滋阴息风等法。

【验案举隅】

贺某，男，40 岁，因脑出血、脑疝术后 30 天依旧深度昏迷，同时伴高热、肺部感染（绿脓杆菌、金黄色葡萄球菌感染）、泌尿道感染（霉菌感染）、消化道出血、右上下肢深部静脉炎，四肢肿胀严重，气管切开状态，西医以静脉高营养液维持生命体征，应用多种抗生素未见明显疗效，最后使用万古霉素、泰宁等抗生素控制感染1周，仍罔效。查尿蛋白+++，BUN46mmol/L，考虑为抗生素对肾脏的影响。心率140～150次/分，呼吸36～40次/分，体温39.4℃。西医已下两次病危通知，家属强烈要求中医诊治，特请吴作君教授会诊。此病开始高热神昏，生命危在旦夕，吴作君教授对此病分阶段进行治疗。

第一阶段：热在气营血阶段，痰热炽盛，热深厥深，结于心窍，上扰神明。

治以清热解毒、醒脑开窍之法，予石菖蒲郁金汤：黄芩10g，金银花20g，连翘10g，白前15g，前胡15g，杏仁15g，可清热化痰，且金银花、连翘还可诱热引邪外出；石菖蒲20g，郁金20g，远志10g，黄连10g，全蝎10g，天竺黄10g，羚羊角粉1.2g，可清心肺、泻肝火、开心孔、利九窍、平肝息风、除痰开窍、醒脑防惊；三七粉6g（分冲），生地黄15g，赤芍、白芍各10g，牡丹皮15g，可清营止血，祛瘀生新，以防血与热结。

吴作君教授考虑久病必虚，拟用生脉饮合杞菊地黄饮中成药益气养阴，取上药各2支溶于汤药中鼻饲。同时用安宫牛黄丸、紫雪丹清热解毒、化痰开窍、清营凉血；还要配营养液1号（西洋参10g，五味子10g，麦冬20g，桂圆肉15g）煎汤，代水鼻饲。

用药3周后，患者体温降至37.8℃，4周后，患者神志渐醒。

第二阶段：仍宜扶正祛邪、清热解毒、通脉消肿，即抗感染、消绿脓、除肿胀。方中重用"三黄"、金银花、连翘以清热解毒，现代药理研究表明，金银花20g，黄芩12g，对绿脓杆菌、金黄色葡萄球菌均有抑制作用；安宫牛黄丸有保护脑细胞作用。诸药配合，肺部感染得以控制。同时吴作君教授嘱加敷消炎膏（如意金黄散、七里散各两袋，活血通脉散1瓶，水醋、麻油等份调匀）调匀外敷四肢，则四肢肿胀得以消除，体温进一步下降，5周后恢复正常。

第三阶段：正虚邪侵，有泌尿系感染，予清热通淋的同时，配白芍、赤芍各10g，甘草5g，以养血凉血、缓急止痛。

第四阶段：邪去大半，正气未复，卫阳失固，故大汗淋漓。心阴外泄、心阳失固，恐有阴竭阳脱之险，故用益气生津、敛汗固脱之药，转危为安。

第五阶段：病情平稳后，以养血益气、化瘀通络法治疗偏瘫，方予补阳还五汤合神仙解语汤加减为治。方中当归10g，熟地黄20g，阿胶15g（烊化），可补气养血、生血起废、活血化瘀；石菖蒲20g，远志15g，胆南星10g，天麻 15g，可涤痰开窍通络，服后患者声音渐出；羌活 10g，可祛风通络，为治疗中风失语之妙品；生牡蛎 30g，鳖甲 15g，石决明 30g，钩藤 20g，夏枯草 20g，可软坚通络、平肝潜阳；花蕊石 10g，能化痰为水，生津液；何首乌 20g，桑寄生 20g，豨莶草 20g，鸡血藤 20g，可补肝肾、强筋骨、利关节、通经络；川芎 10g，引诸药上行头目，下入血海，通十二经，并搜血中之风。用苏合香丸，取其辛温走窜；大活络丸、清心丸、地黄液之类随证取用。

经过近 1 个月的中医治疗，患者昏迷好转，神清，体温正常，四肢肿胀消除，语言欠利，右侧偏瘫一般情况良好，下肢肌力Ⅲ级，出院休养。此病属疑难重症，吴作君教授分阶段治疗，治以益气养阴、护心肾、保胃气，同时用自制中药营养液贯穿在治疗整个过程中。纵观治疗全过程，可谓丝丝入扣、条理井然。

按语： 脑出血中风的基本病理演变为肾阴不足，水不涵木，肝阳亢进，因外因而诱发肝风内动，以致最后发展为气虚血瘀形成，血流受阻，导致机体左右平衡失调，故半身不遂。因此，治疗中不仅要补气化瘀、清热豁痰，更重要的是要止血宁血；既要防脑内继续出血而复中，又要尽可能地缩短偏瘫病程。此病例充分表明，在脑出血急性期和恢复期发挥中西医不同学科优势，对于挽救患者生命、提高生命质量有着积极的意义。

十一、慢性支气管炎

慢性支气管炎多由于感染或者非感染因素如气候寒冷等，引起气管、支气管、黏膜及周围组织的非特异性炎症，临床表现以咳嗽、咳痰，或者伴有喘息症状且极易反复发作为特征，严重者还可并发阻塞性肺气肿，进而形成肺动脉高压、慢性肺源性心脏病，是严重影响中老年人身体健康的常见呼吸系统疾病之一。该病属于中医学"咳嗽""喘证"范畴。

1. 病因病机

吴作君教授指出，《素问·咳论》云："五脏六腑皆令人咳，非独肺也。"从中可以明确看出，咳嗽与机体五脏六腑的功能衰弱引发病症极为相关。肺主气、司呼吸，调节全身气机，气机的失常是咳嗽发生的基本病机。同时，如果肺失于宣降或肺气不畅，痰气交阻及气虚不足，可导致肺失宣肃，以致肾不纳气而出现异常表现。而肺为贮痰之器，有痰必有瘀，痰瘀交阻也为咳喘不容忽视的常见原因。

2. 辨证施治

吴作君教授依据咳喘特点，认为本病的治疗既要考虑宣肺、润肺、补肺，同时还要根据患者症状，涉及疏肝理气、运脾燥湿、补肾纳气等多脏器兼顾而治之，治疗效果才能事半功倍。

【验案举隅】

刘某，男，60 岁。患者患慢性支气管炎多年，出现咳喘倚息不得卧，白痰多，痰较多时，一晚可使用卫生纸一卷。临床诊断为咳喘，中医辨证属脾虚痰湿，肺失宣降，治以益脾助运、宣肺化痰。

方药：茯苓 30g，白术 10g，陈皮 15g，杏仁 14g，莱菔子 15g，苍术 10g，干姜 10g，瓜蒌 30g，炙麻黄 6g，法半夏 14g，桑白皮 10g，桔梗 12g，北沙参 20g，五味子 10g，射干 10g，川贝母 3g（研末，冲服）。

服用 10 剂后，症状有所改善，坚持服用 1 个月后，症状明显好转。半年后随访，病症未再复发。

按语： 本案以治疗肺热咳喘的麻杏石甘汤为基础方加减，取其麻黄、杏仁活血运行水运；茯苓、白术合用名为茯苓汤，出自《景岳全书》，用于治疗痰饮病，二药参合服用，脾气健，可祛湿化痰；痰多而黄，增加桔梗、桑白皮之属，达到化痰止咳之效；沙参可起到护胃阴、增气血之功，有利于慢病、久病患者的调养恢复；陈皮、半夏、干姜、瓜蒌、射干、杏仁、莱菔子、川贝母、五味子可使风热痰饮俱解，各种症状逐渐消失，临床上对风热咳嗽，肺失宣肃疗效显著。

十二、吴老常用对药

1. 女贞子、墨旱莲

女贞子、墨旱莲见于《医方集解》二至丸，因女贞子冬至日采，墨旱莲夏至日采，合而为用，名曰"二至"。吴老擅用二药，取其走肝、肾经的特点，治疗肝肾阴虚，性凉而补阴、不滋腻，同时还起到凉血止血、乌发明目作用。

2. 益母草、香附

益母草又名坤草，顾名思义，其主要为妇科病药，辛苦微寒，归心、肝、膀胱经，可活血调经、利水消肿；香附入肝经，疏肝理气，调经止痛。二者配伍，一主气、一主血，气血共调，通经和合，共为调经要药。

3. 泽兰、泽泻

泽兰苦、辛、微温，归肝、脾经；泽泻甘寒，归肾、膀胱经，二者都有利水消肿作用，不同点为泽泻还可清虚热，泽兰辛散苦泄，擅活血调经。二药对妇人下焦瘀水内阻，甚至久而积热积液等尤为适宜。

4. 仙茅、淫羊藿

仙茅、淫羊藿为二仙汤主要组成成分，皆可补肾阳，同入肝、肾二经，前者祛风湿、后者祛寒湿，相佐使用，共奏温肾壮阳、祛风湿、散阴寒之功。

5. 蒲公英、败酱草

蒲公英、败酱草除可清热解毒外，蒲公英甘、苦、寒，归肝、胃经，还可消肿散结、清湿通淋；败酱草辛、苦、微寒，归胃、大肠、肝经，取其辛开特性，还能消痈排脓、祛胞宫瘀滞而止痛。吴作君教授常用治疗下焦湿热瘀阻所致带下病、妇科 HPV 阳性者，现代药理研究也证明二药有抑菌、抗感染、激活免疫的功能。

6. 陈皮、半夏

陈皮、半夏出自二陈丸，半夏辛温微燥，燥湿化痰；陈皮辛苦，理气和中，两药合用，对痰湿一化一行，陈皮辛香而行，半夏辛开苦降，调畅中焦，使气机升降有序，逐寒痰之邪，以安脾胃。

7. 苍术、黄柏

苍术、黄柏出自二妙丸，苍术辛、苦、温，归脾、胃、肝经；黄柏苦、寒，归肾、膀胱、大肠经。黄柏清热除湿，泻火除蒸，长于清下焦湿热；苍术燥湿健脾，祛风散寒，长于祛中焦湿阻。二者温寒相顾，行中下焦湿病，吴作君教授用于治疗带下病、淋证、妇科炎症及湿疹，有独特疗效。

8. 菟丝子、巴戟天

吴作君教授在临床中，常将菟丝子、巴戟天作为补肾常用药使用。菟丝子偏于补肾益精、固精安胎，性甘平补、不燥；巴戟天偏于补肾助阳、祛风除湿。吴老将两药配合应用，既能增肾精以养肾阳，又可振肾阳以助精化气，在不孕不育治疗中高频使用。

9. 茯苓、白术

茯苓、白术为健脾益气经典对药，吴作君教授治病以重视补脾肾为主导，两药配伍使用甚多，取茯苓甘以补脾、淡能渗湿、药性平和、驱邪不伤正；白术健脾益气，甘温补虚，苦燥利湿，被誉为"脾脏补气健脾第一要药"。作为四君子汤的主药，对脾虚患者吴作君教授首选用之。

10. 石菖蒲、远志

吴作君教授常讲，石菖蒲、远志二药，药性同为辛、苦、温，石菖蒲入胃经，有化中焦湿阻和胃之效，入心经，可开心窍醒神智，侧重化湿开窍；远志同入心、肾二经，开心气，交通心肾，侧重宁心安神。二者共用，开神窍、安心窍，使患者脑清神明，故常用于老年痴呆患者。

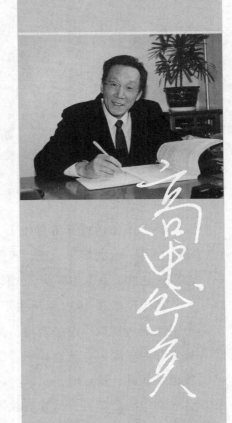

高忠英

临证据五脏特点，施五脏补益

重视人之阳气，善用温热药物

医家简介

高忠英（1938 年 6 月生），首都医科大学中医药学院教授，主任医师，博士生导师；全国第二、三、四批老中医药专家学术经验继承工作指导老师，首都国医名师，北京中医药薪火传承"3+3"工程基层老中医传承工作室专家。

高忠英教授 1938 年出生于中医世家，幼承家训，研习经典，20 岁经北京市卫生局考试取得医师资格，被北京中医医院录用任内科医师，并拜京城名医魏舒和为业师。在从业师学习期间，深得魏老真传，先后对肝病、消化道及呼吸道疾病进行重点研究及诊治，并积累了丰富的临床经验。1984 年调入北京联合大学中医药学院，任方剂教研室主任，后并入首都医科大学中医药学院，任温病教研室主任。1990 年出版独具特色的个人专著《方剂图析》，参与编写了《实用中医营养学》《实用中医学》（获北京市科技奖）、《徐大椿医学全集》的注释工作（获国家新闻出版署优秀图书奖）；发表论文多篇，如"五脏补益法研究""引火归原法的实质与运用""临床处方药物配伍规律探讨"（入编《中国当代跨世纪医学论丛》）等。1992 年主持"脾胃中药方剂知识库"（国家级科研课题之子课题）获北京市卫生局科技成果一等奖。历任北京市中医药学会、基础理论研究会委员，1997 年入选全国 500 名老中医药专家学术经验继承人导师。

高忠英教授的事迹先后被收入《中国人才库·医学分卷》《中国专家大词典》等辞书。2008 年获得北京市"优秀继承人导师"称号。在北京市中医管理局的大力支持下，高忠英教授学术工作传承工作站建立，2011 年 3 月正式纳入"薪火传承'3+3'工程"，工作室成员 20 余人。高忠英教授的治学格言是"勤学医理，精心临证，一世敬业，鞠躬尽瘁"；行医准则为"视疾如仇，不分贵贱，一视同仁"。

学术思想

一、根据五脏特点，实施五脏补益

五脏补益法，是高忠英教授根据脏腑生理特点而提出的补益五脏虚证必须遵守的治疗法则。五脏虚证，不外乎五脏气、血、阴、阳之不足，但是因为五脏的生理条件各异，其产生的病理变化必然有别，所以，在治疗五脏虚证时运用的补益方药就有所不同。正如高忠英教授所说："大凡补益之剂，其组方之法，必以脏腑生理与病理特点为基础，失此则无的放矢，群药无主，补之无益，反受其害。"

1. 脾以阳气为本，根于谷气而喜燥运

脾胃化谷输精、升清降浊的功能，主要依赖中焦阳气的充盛，故脾以阳气为本；人出生之后，必得饮食，脾胃始能健运，故气旺盛又是中气充沛的根本。正如《灵枢·五味》所说："谷不入，半日则气衰，一日则气少矣。"脾在生理上具有"喜燥恶湿"的特点，"燥"是健运化谷的条件、升清化浊的基础，因而补脾之法，需在甘温益气的基础上配以燥脾化湿方为正法。甘温益气药首选党参或太子参、黄芪、甘草，以及健脾化湿药如白术、茯苓、陈皮等。由于脾阳根于中气，脾阳虚主要以气虚重、里寒轻为病理特点，故补脾阳之法须以甘温益气为基础、辛热温阳为辅助，高忠英教授常根据阳虚的程度不同选用炮姜、干姜、附子、肉桂或桂枝等。脾阴亏虚者实为脾阳虚弱不能化生阴液所致，其本仍为中气不足，故补脾阴之法当以益气治本为先，助其生化之能，兼以滋阴润燥治标为辅，如麦冬、天花粉、山药、玉竹等甘酸化阴、增液滋阴之品。

2. 肺以气阴为本，根于脾肾而喜润降

肺主气，居上焦，为"水之上源"，其宣发肃降的功能是以肺气充盛和肺体濡润为基础的。因此，肺脏的生理特点是以气阴为主体。肺的生理特性为清肃，肺体宜常濡润，肺虚则易生燥，燥则肺气失降而致咳逆不休，因而，肺喜润而恶燥。脾为肺气之母，肾为肺气之根，脾肾充实是肺气充足的基本条件，而且肺金与肾水又相生互济，故补肺之法以补脾益肾为要点，同时应助以润燥，切勿温燥太过复伐其阴。基于上述生理特点，在补肺气之时，宜"补土生金"，补

脾肺已虚之气，遵循《难经》"损其肺者，益其气"之旨，首宜参、芪甘温益气为君，同时应补肾填精以化气，壮水以润肺之虚燥，如地黄、阿胶之辈。补肺阳时，再辅以干姜、肉桂或桂枝、巴戟天等温振阳气；补肺阴时，以滋阴润肺为主，并根据阴伤的程度和累及之脏腑不同而有所侧重。阴伤较轻者，多致胃阴损伤，当兼以养胃生津，常用天花粉、玉竹、沙参、麦冬、玄参等药物；阴虚甚者，必损伤肾阴，又当以壮水滋阴为先，宜用百合、地黄、当归、白芍、天冬之类。

3. 心以气血为本，根于肝脾而喜神安

《灵枢·本神》云："心藏脉，脉舍神。"心主血脉而藏神，心之阳气旺盛是血脉运行的根本动力，心之血液充足是神明安守的物质基础。心之阳气源于宗气的贯充，心之阴血依赖肝血及肾水的充养。然而阳气须安附于阴血之中方能发挥其功，否则孤阳难生，脉中无血液之充，阳气何以能贯通其间？因此，补心之法当以培补阴血为先决条件，以充其气血为准则。补心血时以养血安神为主法，一则直补心肝之血，药用当归、桂圆、酸枣仁等；再则双补心脾之气血，方用归脾汤加减，既可补其已虚之血，又可助其生化之源。补心气之法，亦为气血双补之法。补心阳时应重用滋阴养血之品如地黄、阿胶、麦冬、五味子等，以培其根本，在此基础上佐桂枝、附子等温扶阳气之品以通行血脉，诸药刚柔相济，缓补气血及津液，使心阳徐徐而生，自无心火暴虐之患。高忠英教授认为心无实热，所谓"心火亢盛"之说，实系由肝火或胃热等他脏邪热上扰而为；而其虚火，或因心阴不足，或由肾水不济，总由阴虚而阳相对亢盛所致。因而，补心阴之法，当以滋阴壮水为主，以水济火则虚热自平，心肾得以交通。在治疗心悸、心律失常时，高忠英教授常用炙甘草汤加减施治，其特点为地黄用量须大，一般在 60～120g 之间，其机理正是在于心阳以气为本、以阴血为基础，在用参、草等补心脾之气的同时，重用地黄，且助以阿胶、麦冬等群药滋阴养液，以使参、草、桂扶助之阳气能安附于阴血之中，乃阴生阳长之理。

4. 肝以阴血为体，阳为其用而喜条达

肝藏血，贮藏与调节血液以维持人体脏腑各组织的活动。肝之血常需盈满，阴血充足是肝体柔和、气机条达、血行畅通的物质基础，故肝有"体阴用阳"之说，高度概括了肝以阴血为根本的生理特点。肝主疏泄，调畅全身气、血和津液的运行，以保证其疏通、畅达和升发，故肝以升、动、散为生理特性。而其生理特性的发挥是以肝之阴血充足为前提，故补肝之法应根据肝藏血而又调血的生理特点以调补肝血为准则。补肝血时补中有调，补虚当首补其母，即滋

补肾阴以充血之根源，如熟地黄、枸杞子等，或直补肝之阴血，如当归、白芍等养血柔肝；调为行血疏达，使血盈而畅通之意，如用川芎之类。肝之气亦以阴血为依附，补肝气亦需在甘温益气的同时调补肝血，常用圣愈汤加减治疗。肝阳虚为阳虚生寒，是以肝之气血虚证为主证，兼见畏寒肢冷、溲清便溏、宫寒不孕等为特征，故补肝阳之法应遵阳气基于阴血之理，首选温养营血之品，如当归、枸杞子等培其根本，补血生气，使阴生则阳长；辅以暖肝温肾之辈，如吴茱萸、肉桂等温散寒邪，以及川芎、乌药之类温通气血，如此使血充气旺而阳生寒散。肝之阴以所藏血为主体，阴血充足的条件比较复杂，一是肾水的涵养，二是脾胃水谷精微的补充，三需肺输布之津液的濡养，高忠英教授认为，一贯煎融滋水涵木、清金制木、培土抑木三法于一理，贯穿于补法之中。

5. 肾以阴精为本，阴阳互根而须封藏

肾藏精，为真阴、真阳（命门火）之所，肾之阴阳互依互存，相生相长，阴平阳秘是维持机体活动的重要保障。肾精充足，是肾阴、肾阳化生的物质基础，故其生理特点是以阴精为本；肾的生理特点为封藏，其精气得藏而不无故耗伤，是其能在体内充分发挥生理效应所必备的条件。因此，补肾之法应以滋阴填精贯彻始终。《内经》提出"精不足者，补之以味"，故当以厚味及血肉有情之品直补精血，如熟地黄、阿胶、龟甲之类，同时辅以濡养肝血之药物，以使精血互化，无盗伐母气之虑，如山茱萸、枸杞子等，还须兼顾补益脾肺，如人参、山药之属，以后天来补先天，保持后天水谷的充养和上源水的濡溉。由于肾中阳气的消长是以真阴为先决条件，故欲补肾之阳气必须先填补阴精，即为"阴中求阳"法，在此基础之上辅以温肾壮阳。补肾气时，少用桂、附等温扶肾阳之品寓于重剂补阴药之中，温阳药为滋阴药的八分之一，意不在补阳，而在微微生火，蒸化肾阴以生肾气，取"少火生气"之理；补肾阳时，则加强桂、附等药量及补肾壮阳之品，如淫羊藿、仙茅、巴戟天、菟丝子、杜仲、葫芦巴、鹿角胶等，使虚衰之阳速得振奋，因重用温肾助阳药，实为阴阳双补之。

二、重视人之阳气，善用温热药物

中医学认为，"阴平阳秘"，则健康无病，而"阴阳之要，阳密乃固"，突出了阳气在人体的重要作用。基于此观点，高忠英教授在临证中十分注重人体阳气的盛衰，并善于使用温热药物。

1. 温补与温散

温热药主要用于寒证。寒证有虚实之分。寒实证多因阴寒内盛，困遏脏腑阳气，使阳气受阻，不能发挥正常的温煦作用而出现寒盛阳衰的症状；虚寒证则因禀赋不足，或久病耗伤，使体内阳气虚衰，产生内寒，导致阳虚无力发挥温煦作用而出现的症状。根据寒证之虚实，主要分为温补阳气与温散寒邪两大类，一般因虚而寒者，治以温补阳气为主法，兼散寒邪，即甘热温阳法，属中医学补法范畴；寒邪内盛而致阳损者，治宜温散寒邪，兼可扶助阳气，即辛热温散法，属中医学温法范畴。温散法主要有温中祛寒、回阳救逆和温经散寒等不同，因寒实常与阳虚并存，因而温补与温散两法经常并用。如理中汤以参、术、草甘温益气，辅以干姜之辛热，合为甘热之法，其功用以温补阳气为主，应是温补脾阳的代表方。在运用理中汤时，应根据阳虚与寒盛的变化而变通，如脾胃虚寒者出现一时的寒盛，可加附子，则为温补与温散并重。温散药中，高忠英教授较为常用的有附子、桂枝或肉桂、细辛、干姜或炮姜、吴茱萸等。

2. 引火归原法

引火归原是指运用温热药物治疗阳虚假热证候的一种方法，属于"从治"法则，即《内经》"热因热用"治法理论的具体运用。最常用的药物为肉桂。肉桂为甘温助阳之品，是治疗脾肾阳虚、陈寒痼冷的要药。在临证运用中，与人参、黄芪、白术、甘草配合，可治中阳不振、虚火上浮之证；与熟地黄、附子、山茱萸等配伍，以治命门火衰、虚阳浮越之证；与黄芪、人参、升麻、巴戟天配合，治疗阳虚寒逆之口糜顽症；与熟地黄、淫羊藿、巴戟天配合，治疗阴阳两虚之眩晕耳鸣；此外，配当归、川芎、桃仁、红花、益母草等活血化瘀药，以治宫寒血凝之月经不调及不孕；配吴茱萸、当归、枸杞子，治疗肝阳虚之下寒腹痛及闭经；配伍熟地黄、附子、菟丝子、仙茅，治疗肾阳虚衰之阳痿、早泄、精冷无子；配伍知柏地黄丸，治疗下焦湿热，日久伤阴之睾丸湿冷；与补骨脂、肉豆蔻、吴茱萸、山药配合，治疗五更泄泻；与熟地黄、肉苁蓉、补骨脂为伍，又可治疗肾虚二便不利。

3. 温调冲任法

冲任是指冲、任二脉。二者均起于胞中，与妇女的月经有着密切的关系。年轻女子以冲任寒瘀为主，更年期及绝经后妇女以冲任不足为多见。青年女子常易贪凉饮冷或经期受寒，使寒气渐渐聚于少腹胞宫而不觉，致诸症杂生，如唇干、肢冷、痛经等。寒凝瘀血日久，影响脾胃功能，气血生化不足，亦有久病、胎产、月经量多等消耗过多，导致气血亏虚，出现气血虚证，表现为面色不华、神疲乏力、失眠多梦、舌淡脉细等症状。表现虽杂，但大多患者表现为月经不调，多数有诸症经前加重现象，为冲任虚寒，血凝少腹之故。血瘀寒凝，非温不化，非辛不行，治以温通为主法，高忠英教授常用温经汤加减治之。温经汤出自《金匮要略》。方证中暮时身热、手心烦热、唇口干燥均系瘀血特征，极易与阴虚内热混淆，赵以德在《金匮玉函经二注》中解释道："今因血积，神无以养则烦，气无以和则满，口无以润则燥，肠胃无以泽则渴，是皆阳失所配，荣卫不行，津液不化，而为是病也。"所以，诸症的发生均由血结在阴，阳失所依，新血不生，津液失布所致。虚寒为本，瘀血为标，故治疗重点不在于攻瘀，而在温养。高忠英教授在临证使用温经汤时常随证加减，药用吴茱萸、肉桂、当归、川芎、赤芍、太子参、炮姜、半夏、桃仁、益母草等。原方中用桂枝，高忠英教授改用肉桂，既可加强温经散寒之力，又有引火归原之效；炮姜易生姜，长于温经散寒；加用益母草、桃仁，意在调经活血，若瘀甚还可加三棱、莪术之品。全方温经散寒与养血化瘀并用，使血得温而行，血行则瘀消，诸症可愈。但冰冻三尺非一日之寒，散寒化瘀亦非一二剂可达速效，高忠英教授多采用经前服用温经汤煎剂，以散寒祛瘀；经后改用安坤赞育丸、妇科得生丹中成药，以温经养血。对于更年期及老年妇女的冲任逆乱和不足，高忠英教授多采用二仙汤加减治之。二仙汤由仙茅、淫羊藿、巴戟天、肉苁蓉、当归、知母、黄柏组成，具有益肾温阳的功效。高忠英教授认为此时期的妇女处于阴阳逆乱状态，从所表现的症状看，多为月经紊乱、烘热汗出、情绪不稳等，是因肾之阴阳虚衰，冲任不足，虚火内扰所致。因而治疗用二仙汤温肾阳以培其本，当归养血以充冲任，知柏清热滋阴以治其标，再结合其他兼症而加减用药。

临床经验

一、慢性胃炎

慢性胃炎是由多种病因引起的胃黏膜的慢性炎症或萎缩性病变，临床典型症状为中上腹不适、饱胀、钝痛、烧灼痛等，也可有食欲不振、嗳气、反酸、恶心等消化不良症状，属中医学"胃脘痛""胃痞""痞满""吐酸"范畴。本病多因长期饮食不节，或素体脾胃虚弱，或饮食劳倦，或情志所伤，是一个长期的病变过程，病程绵长，反复难愈，具有由实转虚、由腑及脏、由气及血，或虚实夹杂的临床特征。高忠英教授认为中气虚损是本病的基本病机，治疗当以益气健脾为先，从脾论治。

（一）常见证型

1. 脾虚胃燥型

脾胃同居中焦，一脏一腑互为表里。脾为阴脏，性喜温燥而恶湿，以阳气用事，脾阳健则能运化；胃为阳腑，喜润而恶燥，依赖阴液滋养，胃阴足则能受纳腐熟。两脏腑燥湿相济，阴阳相合，方能完成饮食物的传化过程。正如叶天士所云："太阴湿土，得阳始运；阳明燥土，得阴自安。以脾喜刚燥，胃喜柔润故也。"由于脾胃在生理上的相互联系，因而在病理上也是互相影响，无论哪一方先受邪或功能失调，必会影响另一方，最后导致脾胃同病。临床常见食少脘腹胀、瘦弱乏力等脾虚之证，甚至出现喜热饮食、遇冷脘痛或泄泻等脾阳虚证，而其舌象非淡胖水滑，反见舌红或干裂，伴有口干的胃热阴虚证候，此即脾虚胃燥证。高忠英教授认为胃燥多因外界因素所伤，如长期饮酒、饮食辛辣，以及郁火、滞热灼烁胃阴而致。治疗当补脾润燥。健脾补虚首选四君子汤，用太子参补气生津，高忠英教授认为太子参为补气药中的清补之品，可养胃阴、润胃燥；中气虚明显者则选党参。白术补气健脾以助运化，加鸡内金、半夏曲健胃消食而平逆；陈皮、莱菔子行气消胀。反酸胃灼热者，加乌贝散及左金丸（吴茱萸、黄连）；伴有胆汁反流者加郁金、枳实疏利胆道；热燥为主者选贝母、天花粉、连翘清散热结；舌红干裂者为燥伤津液较重，加沙参、麦冬养阴增液；中阳不振，喜热食者，加炮姜、砂仁温中散寒等。

2. 肝胃不和型

肝主疏泄，如肝气郁滞，疏泄失常，就会横逆犯胃，出现肝胃同病，如没有得到很好的治疗，可以逐渐导致肝脾同病。这也是由表及里、由腑及脏的转化。其病理特点是虚实相兼者多，临床可见肝胃不和的症状：胃脘胀痛，也可为隐痛，甚或窜及两胁，与情绪变化有一定的关系，呃逆、反酸；亦兼脾虚见症：食欲不振、腹胀、大便不实等。治疗宜疏肝与健脾并用，在四君子汤基础上加用四逆散或柴胡疏肝散。

3. 肝郁脾虚型

脾胃为后天之本、气血生化之源，如脾胃虚弱，脾失健运日久，必然导致气血亏虚。肝主藏血，又主疏泄，体阴而用阳，如气血亏虚，肝藏血不足而致疏泄不利，气机阻滞，出现胃脘隐痛，时作时止，兼见面色萎黄、形体消瘦、大便溏、神疲乏力等脾虚证候，治疗宜柔肝健脾，常选逍遥散加减。高忠英教授特别强调，因肝血虚而致的肝郁，切忌过多使用疏肝药物，治疗以健脾养肝血为主，以四君子汤加逍遥散。方中四君子汤健脾益气，当归、白芍养血柔肝，薄荷有散肝之功，顺肝之性，升提肝气，又无伤阴之弊。在此基础上加用药力较缓和的行气之品，如枳壳，不宜使用药力较强的疏肝行气药物，如香附、青皮等。此外，根据不同的兼证随证加减。

（二）经验用药

1. 胃痛

寒证，加山奈、高良姜、荜茇。血瘀，舌质暗，加莪术、当归，兼见寒证加降香。气滞有热者加延胡索、川楝子；有寒者加木香、乌药。食滞，加枳实、焦槟榔。气窜，加白芍、枳实。

2. 胃胀

餐前作胀（空腹胀），加厚朴；餐后作胀，加焦三仙、莱菔子、鸡内金。

3. 反酸

加海螵蛸、川贝母；或加刀豆子、瓦楞子有降逆作用的药物，达到止酸降逆的功效。

4. 呃逆

舌红，加代赭石、半夏；舌淡，加柿蒂、刀豆子、半夏。

5. 呕吐

热证，加代赭石、竹茹、枳实、半夏；寒证，加干姜、半夏。

（三）施治特点

1. 太子参（党参）、白术使用频率高

从治疗慢性胃炎病例的用药统计可以看出，参（太子参或党参）、白术使用频率最多。这是因为，中气虚损是慢性胃炎的基本病机，治疗当以益气健脾为先，选用党参或太子参甘温益气、健脾养胃，白术苦温燥湿健脾，两味药即为益气健脾的代表方剂四君子汤的核心，意在加强脾胃化谷输精的运化能力，从而体现了从脾论治的主导思想。

2. 左金丸的应用

左金丸由黄连、吴茱萸组成，两味药也是高忠英教授治疗慢性胃炎的常用对药。此方首见于《丹溪心法》，朱氏用其治疗肝火，但对该方的命名含义及配伍原理未做解释。后世方论诸家根据其"左金""回令"之名，在阐述配伍原则时，多从"实则泻其子"的法则入手，因而形成清心使火不克金，以金制木则肝火自平的说法。高忠英教授认为这种分析是错误的，其问题出在以药测证时，未能抓住口苦吐酸主症的病理实质，既受方名"左金"的干扰，强调肝火为主因，又将黄连清热的作用局限于"心火"之位，忽略了心之邪热皆阴血不足所生虚火，实热均为他脏火邪的犯扰，尤其易与胃火相混同，因而误将黄连清胃解释为清心之实体，出现了清心使火不灼肺，以金制木的谬说。现代名医秦伯未先生为左金丸作注：本方主要作用在胃，类似泻心汤的辛苦合用。与费伯雄"此方之妙，全在苦降辛开"的说法，共同揭示了左金丸配伍的关键所在。因而明确该方证的病理无论系肝火犯胃，或胃热木壅，皆以胃火为主。胃热表现为反酸胃灼热，故重用黄连直折胃火。胃热气壅必然导致肝胆疏泄受阻而成气郁，反佐小量吴茱萸辛散郁气，并可开痞结而降逆气，二药配伍，简洁明快。在这种理论依据下，高忠英教授临证处方常配伍左金丸治疗伴有反酸胃灼热症状的慢性胃炎患者，但已脱离了原方配伍剂量，而是根据不同情况灵活调整，每获良效。辨证胃热重而脾虚寒症状不明显者，黄连可用至10g，吴茱萸一般用3～5g；而当胃有热，舌红苔黄，又兼见食冷即泻等脾寒之证时，予黄连、吴茱萸各5g，寒热平调，相互佐制，从而达到治标兼顾本、祛邪不伤正的治疗效果。另外有研究证明，吴茱萸有胃黏膜保护作用和抑酸作用。

二、复发性口腔溃疡

西医学认为，复发性口腔溃疡与免疫有着密切的关系。有的患者表现为免疫缺陷，有的患者则表现为自身免疫反应，也就是由于各种因素，使人体正常的免疫系统对自身抗原产生免疫反应，引起组织的破坏而发病。确切的病因尚不清楚，但可以肯定的是多种因素所致，如免疫学异常、消化系统疾病、内分泌变化、精神因素、遗传因素、微循环障碍等。

中医学将本病称为口疮，高忠英教授认为其发生与脾胃消化功能有直接关系。正常情况下，脾胃的功能是脾升胃降，清升浊降，不会出现口腔溃疡。当脾胃功能失常，脾不化湿，湿浊停滞，清气不升，浊气不降，浊气反逆于上而发为口疮。因此，脾虚是其根本病机，湿浊是其主要病理基础。在湿浊的病理基础上，有两种转归：一是热化，即湿热型；二是寒化，即寒湿型。后者往往被医家忽视，不能准确掌握其病因病机，因而很难取得疗效。

1. 湿热证

此类型以青年人多见，多因素体脾胃虚弱或饮食不节损伤脾胃，脾气虚损，脾失健运，湿浊内生，又喜食辛辣、偏食肥厚、少食蔬菜等，易热化，而见胃热脾湿的表现：口舌生疮，口臭，大便干稀不调，舌质红或淡红，苔黄腻，脉滑。治疗以清热化湿为法，选用清胃散为主方，加薏苡仁、白蔻仁、茯苓、白术等利湿健脾药物。待湿热去，溃疡愈合，可选用四君子汤加减，以治其本。

2. 寒湿证

此类型以病程久者或中老年患者多见。因脾虚日久，中阳虚衰，从而出现脾胃虚寒甚则脾肾阳虚证。因此，寒湿证又分为以脾阳虚为主及脾肾阳虚证。脾阳虚是由脾气虚进一步发展而来，脾阳虚又可进一步发展为脾肾阳虚。但临证时，无论是否出现肾阳虚的症状，高忠英教授都会选用温补肾阳的药物，因为中阳虚衰，从一开始就会波及诸脏，尤其下焦肾阳虚损不得温化寒邪，亦会自下而上扰，因此，在温补脾阳的同时，兼顾肾阳，补火助阳，使阳气振、寒湿化、湿浊清，呈引火归原之效。选方以四君子汤或保元汤加味。

三、慢性胆囊炎

慢性胆囊炎是临床最常见的肝胆系统疾病，可与胆结石同时存在，也可因胆汁瘀积而致，有时为急性胆囊炎的后遗症，多数病例既往并无急性发作史，就医时即为慢性，表现为反复发作的右上腹或上腹部疼痛，并于进食油腻、多脂食物及饱食后加重，但经久不愈，中医学归属于"胃脘痛"或"胁痛"范畴。

慢性胆囊炎是由多种原因引起的胆汁排泌障碍造成的胆囊慢性炎症。胆居六腑之首，"六腑者，传化物而不藏，故实而不能满"。六腑以降为顺、以通为用，胆汁的化生和排泄，以肝的疏泄功能控制和调节，若肝的疏泄功能正常，则胆汁排泄畅达，脾胃运化功能也健旺；反之，肝失疏泄，导致胆汁疏泄不利，影响脾胃的运化功能，出现胁下胀痛或上腹痛、腹胀、恶心、食欲减退等症。因此，肝胆疏泄不利而导致中焦气机阻滞，是本病的基本病机。高忠英教授在临床上以四逆散为基本方治疗本病，柴胡疏肝理气，调畅气机为君；枳实行气消痞，理脾导滞，调理中焦之气为臣，两味药一升一降，加强疏肝理气散郁之功；芍药养血敛阴，柔肝缓急，使肝气不横逆，疏泄条达，与柴胡相配，一收一散，同为理肝之用；甘草调和诸药，和中缓急，亦可缓和枳实破气的力度。并在此基础上随证加减：兼见脾虚候，与四君子汤配伍；兼见肝阴亏虚者，与一贯煎配伍；肝胆湿热者，加黄芩、滑石、连翘、虎杖；胀痛明显者，加延胡索、川楝子。

四、功能性便秘

功能性便秘是指缺乏器质性病因，没有结构异常或代谢障碍，又除外肠易激综合征的慢性便秘。功能性便秘患者可以有粪便坚硬、排便困难、便不尽感和便次减少等表现。本病的病程较长，多见于女性和老年人，属中医学"便秘"范畴。便秘分虚实两端，实证可见于热证或气滞，而虚秘，高忠英教授指出有气、血、阴、阳之辨。《素问·至真要大论》有"大便难……病本在肾"的记载，《金匮要略》有"亡津液，胃燥，故大便难"的记载，张洁古说："脏腑之秘，不可一概而论，有虚秘，有实秘……有老人津液干燥，妇人分产亡血，及发汗，利小便，病后气血未复，皆能作秘。"皆阐述了虚秘的病机。功能性便秘以虚证为主，临床辨证多分为气虚、阴虚及血虚便秘。

1. 气虚便秘

由于中气不足，脾失健运，传导无力而出现大便秘结，表现为大便数日一行，排便难，大便不干或前端干，舌质淡，脉沉细，以老年人居多，方用补中益气汤加减。方中重用黄芪，其意不单纯补益中气，同时补益肺气，因为"肺与大肠相表里"，患者有大便而无力排下，属中气、肺气均亏虚，故治疗以补气为主；原方基础上加枳壳、厚朴行气宽肠；若无气陷症状，可去升麻、柴胡升提之药；若见喜热畏寒、肢冷身凉、口淡不渴等阳虚证候者，加肉桂、巴戟天、肉苁蓉补火生土，以助补中之力，肉苁蓉可重用，既可温肾益精，又可润肠通便；极虚之人补气为治基本，标急难解，故少用酒大黄助脾胃行传导之力，药后即见大便通畅，是谓标本兼治之功。

2. 阴虚便秘

此证型主要是因脾阴不足而致的便秘。高忠英教授认为，脾脏所具化谷、升清、输布津液诸功能，实际上是胃（化谷）、小肠（受盛）、大肠（传导）整个消化系统功能的体现，所谓脾阴，实质上包括了参与消化过程中的各种津液（唾、涎、胃液、肠液），以及化谷所产生的各种津液与营气。所以，脾阴亏虚而致便秘，除邪热耗伤外，主要是因脾气虚弱不能化生阴液所致。症见便秘不畅、唇干口燥、肤燥消瘦、舌质淡或淡红、黄苔、脉虚弦或沉细。方用玉液汤、清燥汤等。补脾阴之虚，不可简单甘寒滋阴生液，而应注意脾阴的主要来源是水谷精微所化生，过于寒凉反而影响脾气的升华，故补脾阴之虚当以益气为先，助其生化功能，兼以滋阴润燥治标为辅。玉液汤以黄芪为君，补气升清，注重中焦之气化，上可生津润唇口之燥，下可补气通便；生山药补气阴而滋脾肾；天花粉、沙参、麦冬、玉竹滋阴增液；陈皮、半夏、枳壳理气消胀；麻仁、酒大黄润肠通便以治标。高忠英教授在使用大黄时很谨慎，对于大便多日不下者可解一时之难，用量不可大，尤其不能用生大黄，见效即止，不宜久服。

3. 血虚便秘

此证型是因心肝血虚，阴液亏损，肠燥失常而致便秘，除便秘外，可伴有心悸、多梦，女性患者可见月经不调等，舌淡，脉沉细，治疗以炙甘草汤及四物汤等加减。方中重用生地黄，目的在于滋养阴血，同时具有通便功能，一举两得；太子参、黄芪、白术健脾益气，以助脾之运化；阿胶珠、当归、女贞子、麦冬养血益阴，达到滋补阴血、润肠通便的功效。

五、慢性支气管炎

慢性支气管炎临床表现为咳嗽、咳痰，或伴有喘息，具有病程长、反复发作的特点。高忠英教授认为本病发生的病因病机与肺、脾、肾的关系密切。肺为"水之上源"，宜常濡润，故需下源之水上润，即与肾水相生互济。肺宣发肃降的功能，是以肺气充盛和肺体濡润为基础的，因而肺脏的生理特点是以气阴为主体。肺居上焦，禀受宗气的充贯。宗气是由水谷之气上达胸中与呼吸之清气相合而成，故宗气实为肺气的本源，即脾为肺气之母。肾主纳气，肾为肺气之根，脾肾充实是肺气充足的条件。正如沈金鳌《杂病源流犀烛·咳嗽哮喘源流》所说："盖肺不伤不咳，脾不伤不久咳，肾不伤火不炽、咳不甚，其大较也。"高忠英教授宗各家所言认为，由于咳喘日久，耗伤肺气，渐及脾肾，故治疗时应从肺、脾、肾三脏入手，补肺而充卫气，补脾而土生金，补肾而固根本。

据以上病机，高忠英教授治疗久咳以补肺汤加减。补肺汤出自《永类钤方》，由人参、黄芪、熟地黄、桑白皮、五味子、紫菀等组成，功能补益肺气，治短气、喘咳、少气不足以息。高忠英教授在运用补肺汤加减治疗本病时，常用组方为太子参、黄芪、紫菀、五味子、熟地黄（或生地黄）、甘草、桑白皮、半夏、百部、桔梗、白术。原方中人参大补元气，补益肺脾，但人参温燥，一般高忠英教授常以清补之品太子参代替；黄芪甘温，补脾肺之气，补土生金；地黄补肾填精以化气，补下以充上，兼以壮水润肺，济上源实虚燥，从而使肺得以润降；五味子、紫菀、百部敛肺润燥，以平咳喘；桑白皮、半夏化痰止咳。诸药合用，可补肺金、健脾土、滋肾水、润肺燥、敛肺气，土旺生金，金水相濡宜其所利，又能泻肺中水火之气，且祛邪而不伤正，故曰补肺。补肺汤的应用是高忠英教授紧抓咳喘的病机，"肺以气阴为主体"思想在治疗上的体现。

六、心律失常

心律失常患者绝大多数是以心悸、惊恐不安为主诉，属中医学"心悸病"

范畴，故可按照"心悸病"的病因病机进行辨证论治。

心悸的病位在心，涉及肝、脾、肺、肾等脏器，病理变化主要有虚实两方面，为本虚标实证。本虚为心脏亏虚，其标有气滞、血瘀、痰浊、水饮等。高忠英教授认为，虽然导致本病的病邪复杂多变，但心脏亏虚、心脉瘀阻是本病的病机特点。而心脏亏虚是导致心律失常的根本因素，心脏亏虚可分为心血虚、心气虚、心阳虚、心阴虚。临证时首先以"补心"为大法。

1. 心血亏虚

心主血，经有"血府"之名。心血来源有二：一为水谷精微所化生，正如《灵枢·决气》所云："中焦受气取汁，变化而赤，是谓血。"说明脾胃化谷输精是气血生化的来源。其二肝藏血，为心之母脏，心血的充盈依赖肝血的荣养。心血不足的病因，主要有阴血耗伤及来源不足两种。血虚则神失藏守，症见心悸失眠、心烦多梦、面白唇淡等，故补心血之法，当以养血安神为主法。一般因劳思耗伤心血，初起病轻者，多见心肝血虚（即子盗母气），当从虚则补其母法，宜选酸枣仁、桂圆肉、当归等直补心肝之血以安神志，方以酸枣仁汤为代表；若心血化源不足，或血虚累伤脾气者，治法当心脾（气血）双补，既补其已虚之血，又助其生化之源，代表方如归脾汤、养心汤之类。

2. 心气亏虚

心位胸中，其气源于宗气的充贯，正如《素问·平人气象论》所述："出于左乳下，其动应衣，脉宗气也。"心气与肺气皆依赖水谷之气与自然之气源源不断地充养，但心气必以阴血的旺盛为依附，心之阴血充盈，则心气因之旺盛，若血脉亏虚，则心气亦必衰少。临床所见心气虚证表现为心悸胆怯、不寐、脉细，还可见气短自汗、食少息微等，实为气血两虚，神失安守之象，故补心气之法，当尊《难经》"损其心者，调其营卫"的法则，首选参、芪、炙甘草等甘温益气之品，补心脾、培化源，以补气之虚，辅用酸枣仁、当归、五味子等补血之弱以安神志，再以疏调气血之药为佐使，使气血渐渐充盈而能行，防补药之呆滞。代表方如《证治准绳》养心汤，若兼受惊扰而气乱，心神不能自主者，可用《太平惠民和剂局方》平补镇心丹等。

3. 心阳亏虚

心为五脏六腑之大主，主宰者为君，故心阳又称"君火"。心阳必须保持旺盛，是生命的重要保障。正如《素问·灵兰秘典论》所说："心者，君主之官也，神明出焉……故主明则下安……主不明则十二官危。"心阳在生理上必须依靠宗气的充贯，心气充沛，则心阳旺盛，同时还需要阴血盈满以维护，使心阳有所依附，以及相火（命门火）的扶助。因此，心气久虚，阴血耗损，或肾阳式微，均可招致心阳不振。临床所见的心阳虚损，主要为久病损耗心之气血，阳气无以生化所致，症见惊悸甚，怔忡，伴胸闷、胸痛、肢冷、脉结代及心气虚诸症。是故，补心阳之法，当依心阳以气为本、以阴血为基础的生理特点，首选人参、炙甘草等补心脾之气，使气旺则阳复生；重用滋阴养血之品以培其根本，如地黄、阿胶、麦冬、五味子等滋阴以和阳，乃阴生阳长之理。在此基础上佐用桂枝、附子等温扶阳气，通行血脉。其要点在于诸药刚柔相济，缓补气血之津液，使心阳徐徐而生，自无心火暴虐之患。代表方剂以炙甘草汤为佳。高忠英教授认为，仲景治伤寒误汗，心阳随液暴伤，立桂枝甘草汤、桂枝加桂汤，以及后世治大汗亡阳的参附汤等，均属拯危救急、回阳固脱之举，非心阳虚损久服之剂。

4. 心阴亏虚

心阴是心血与津液（包括心液"汗"）的总称。心血来自中焦水谷的生化与肝血的充养，津液是血液重要的组成部分，津液的生成与五脏相关联，在生理上与心阴密切联系的是肾水之上济。若心肾（水火）失于交济，心火上扰，肾水不能上濡，是心阴虚的主要病理。造成心阴不足的病因较多，如焦思积虑，耗损心阴，或郁火上扰，或肾水亏虚，相火上扰，而致心火上亢，自伐阴血，又失肾水之濡溉，故见虚烦不寐、心悸盗汗、舌燥咽干等症。补心阴之法，当以地黄、玄参等滋阴壮水为主，以水济火则虚热自平，心肾得以交通，辅以柏子仁、茯神、远志等品养心神而宁志，不宜苦燥泻火为先，以免重伤阴血。代表方如天王补心丹。若因汗液耗散而致气阴两伤者，则生脉散主之。

高忠英教授指出，虚证虽有气虚、血虚、阴虚及阳虚的区别，但因其相互累伤，则每多错杂之证。形成心律失常的根本因素是心脏亏虚，必要环节是心脉瘀阻，此为标实。因此，临证会根据兼症不同而辅用理气、活血、化痰、通脉等药物治之。

七、原发性高血压

原发性高血压是我国最常见的心血管疾病。中医学认为，本病属"眩晕""头痛"等范畴。历代各家对眩晕论述颇多。《素问·至真要大论》谓"诸风掉眩，皆属于肝"，指出病位在肝。《灵枢·卫气》曰"上虚则眩"，指出"虚"是产生眩晕的病机。《金匮要略》云"心下有痰饮，胸胁支满，目眩"；朱丹溪直接指出"无痰则不作眩"，从此奠定了痰饮能产生眩晕的论点。刘河间还认为风火作眩。总之，眩晕不外虚实两类。先天不足或房劳过度，易致肾虚。肾虚不能涵养肝木，肝阳上扰则眩；而肾虚不能生髓，脑为髓海，髓海不足则眩。此外，饮食伤胃，劳倦伤脾，脾失健运，聚湿生痰，痰气交阻，清阳不升，浊阴不降，亦可导致眩晕。本病病位在清窍，与肝肾关系密切。病性以虚证者居多，故张景岳《景岳全书·眩晕》中说眩晕的病因病机为"虚者居其八九，而兼火兼痰者，不过十中一二耳"。

高忠英教授根据临床实践认为，本病以眩晕为突出表现，其病理机制多以肝肾亏虚，阴阳失调为主，治法当从补益肝肾、调和阴阳入手。

1. 滋阴潜阳法

若阴虚液亏，风阳易升，导致头目眩晕，或伴目胀耳鸣，舌质红，苔少，脉弦，其变动在肝、根源在肾，以平肝治其标、滋肾柔肝治其本。高忠英教授认为此证型多见于高血压病早期，代表方剂为镇肝熄风汤加减。若伴头胀痛、面潮红者，加菊花、钩藤；舌苔黄腻、痰多黄稠者，加胆南星、瓜蒌、竹沥、黄芩；若兼见气虚、心悸者，加太子参、黄芪、酸枣仁。

2. 滋肾温阳法

此法常用于病程较长者。高血压早期因阴虚阳亢引起，渐之肝肾阴虚，久病耗伤，阴损及阳，阴阳俱虚，互难维系，而致阴阳失和。阴阳两虚，症见眩晕或伴头痛，耳鸣如蝉，心悸气短，腰酸腿软，夜尿频多，失眠多梦，畏寒肢冷，舌淡或红，苔白，脉沉细或细弦。治法当补阴益阳，使阴平阳秘。常用处方中独选六味地黄丸之"三补"（熟地黄、山药、山茱萸），加淫羊藿、巴戟天、杜仲，合成阴阳两补之方，为高忠英教授治疗高血压病常用经验方。若血压控制不佳，加磁石、菊花；舌暗有瘀者，加水蛭、丹参、川芎；舌苔滑腻者，加瓜蒌、苍术、半夏、陈皮；伴肢肿，加泽泻、防己。

3. 滋肾温阳，阴阳双补法

本法主要用于原发性高血压病属阴阳两虚者。肾为真阴、真阳之宅，是人体生殖发育的根本，肾之阴阳互依互存，相生相长，阴阳平秘是维持机体活动的重要保障。因肾主藏精，故其生理特点以阴精为本；肾之阳气生化于阴精，并以阴精为依附条件，故阴精充足则阳气旺盛，肾阴亏虚则阳气亦衰，故肾阳被称为"水中之火"。基于肾之生理特点，在治疗肾虚尤其是肾阳虚衰时，需从滋肾温阳入手。

八、月经不调

月经不调是妇科常见病，高忠英教授认为导致本病的病因主要与气血、冲任二脉有着密切关系。月经的产生是天癸、脏腑、气血、经络协调作用于冲任二脉的生理现象。冲脉与肾脉相通，是肾精输注胞宫的通道，在功能上，冲脉能调节十二经脉的气血，有冲为血海之称；任脉为阴脉之海，与三条足之阴经（肝、脾、肾）相会。在功能上，任脉与妊娠有关，故称"任主胞胎"。足厥阴肝经络阴器，与冲、任二脉相通。肝主藏血与血液的调节，肝藏之血常需盈满，肝血有余，下注血海，变化为月经。因此，肝肾为冲任之本，益肝肾即固冲任，冲任固摄有权是月经周期正常的基本条件。若生活上不知调摄，损伤阳气，阳气不足，不能温煦冲任二脉；或贪凉饮冷、人流受寒，或经期冒雨涉水等，使寒气渐渐聚于少腹胞宫，致冲任寒瘀，从而出现月经不调、痛经等病症。血液是月经的物质基础，气是运行血脉的动力，女子以肝为先天、以血为本，肝藏血，主疏泄条达，若肝气郁结，则亦导致月经紊乱。高忠英教授认为，女子一生中经、孕、产、乳，数伤于血，又善愁多郁，而肝经绕阴器而抵少腹，夹胃贯膈、布胁肋，经乳上颠，故肝经与分布汇集于小腹之奇经八脉互相影响，女子发育与生殖功能及乳腺疾病亦常与肝经有关。因此，高忠英教授治疗月经不调时在重视冲任情况下，还强调调肝。临床上常将本病分为冲任寒瘀、肝郁血虚、血瘀气滞 3 个证型，分别以温经化瘀、调肝养血、化瘀行滞为治疗法则。

1. 冲任寒瘀证

症见月经后期，经前或经期腹痛，喜暖，或见口干唇燥等，舌质暗淡，舌苔薄白，脉沉细。高老常用温经汤加减治疗，药用吴茱萸、肉桂、川芎、当归、赤芍、太子参、炮姜、半夏、桃仁、益母草等。治法重在温经而非攻瘀，以吴茱萸配肉桂，温散寒邪，使血得温则行，血行则无瘀血停滞为患，瘀血去，新血生，则月经调而疼痛愈。高老特别强调半夏在方中的位置虽不突出，但却是和降阳明、降逆行血不可缺少的重要药物，不可轻易减掉。

冲任隶属阳明，与足太阴脾经相通，脾胃不健，气血不足，亦可致冲任亏虚，则血海无血可下。因此，高忠英教授在强调益肝肾的同时兼顾脾胃，不忘后天之本的不断补充，体现了临证中整体观念及脏腑同治的特点。

2. 肝郁血虚证

症见月经不调，经前胁肋、少腹或乳房胀痛，心情抑郁，纳少，食欲不佳，脉弦、沉取无力。常用逍遥散加减治疗，药用当归、白芍、柴胡、郁金、白术、益母草等。治法重在养血柔肝而非疏肝，故重用白芍和当归，以突出养血柔肝的作用，柴胡用量最多不超过 10g。

3. 血瘀气滞证

症见月经先后不定期，月经量少、色暗，口干，眠差多梦，心情烦躁，经前乳胀，舌质淡或暗，舌苔白，脉弦滑。治疗常用益母草汤。益母草汤原为益母救急丹，为高忠英教授祖传之方，药用益母草 20g，当归 10g，白芍 10g，川芎 10g，木香 10g，柴胡 10g。方中重用益母草为君药，具有活血通经、祛瘀生新作用，为治疗妇女血瘀经产诸症之要药。当归、白芍、川芎补血和血，为臣药。君臣配合，补中有动，行中有补，血虚能补，血瘀能行。用木香、柴胡为佐使，调畅肝脾之气机，取气行血行之意。诸药共奏活血养血、化瘀行滞之功效。

在诊治月经不调的患者时，高忠英教授必会询问是否有唇干症状，并作为判定下焦瘀血的重要指征。这一理论根据是源于《金匮要略·妇人杂病脉证并治》"妇人年五十所，病下利数十日不止，暮即发热，少腹里急，腹满，手掌烦热，唇口干燥，何也？师曰：此病属带下。何以故？曾经半产，瘀血在少腹不去。何以知之？其证唇口干燥，故知之。"对此，高忠英教授做了进一步阐述：血凝胞宫，瘀血不去，新血不生；肝肾虚寒，阴血乏源，无以上济，二者均造成阴血不足，血亏不能外荣，发挥其濡养作用，故会造成口唇干燥的特有症状。

九、药物配伍规律

高忠英教授长期从事方剂学的教学与研究，因而对处方用药的配伍规律认识较为深刻。构成药物配伍形成规律的因素很多，其中因药物自身的性味、功能、配伍的主辅地位，佐使引升的影响，相互促进与制约的关系等所形成的配伍规律研究尤为重要，研究也更为深入。

1. 药物间促进与制约的配伍规律

药物间相互促进或制约现象，是由药物自身性味、功能所决定的，一般同性同功相促进，性异功异则相制约，但也有些特殊形式的配伍产生新奇的功效。如麻黄辛苦温，辛开苦泄，有发汗、平喘、利尿三大功能，但在不同的方剂中因与不同的药物配伍则其作用发生了微妙的变化。在麻黄汤中，麻黄与桂枝为伍，辛温助阳，突出了散寒发汗的功效，即所谓"桂枝领麻黄之力走表"，成为解表峻汗之剂，古人将此规律称为"麻黄无桂不汗"，简要地说明了麻黄解表发汗功力的大小取决于桂枝的配伍。在三拗汤中，麻黄与杏仁为伍，杏仁领麻黄入肺，突出了宣肺平喘的功效，其解表发汗之力则很小。在麻黄加术汤中，麻黄与白术相伍，从微汗之法，主外湿为病、一身骨节烦痛。其中白术对麻黄与桂枝的发汗之力有强烈的制约作用。规律所示，麻、术相伍，宣肺利水；桂与术相合，通阳利水，散风湿而宣痹。在麻桂各半汤与桂二麻一汤中，因有芍药的制约，故桂、麻、芍三药合用就成为小汗、微汗法的配伍规律。小青龙汤以苓甘五味姜辛汤化饮降逆而平喘，桂、麻、芍微散风寒，即是这一规律的运用。内有寒饮者其阳气必虚，本属麻黄之禁，唯此法表里兼顾为宜。大青龙汤是由麻黄汤倍麻黄加石膏所组成，为发表里双解之名方。其中倍用麻黄的目的有二：一为抵制石膏的约束，加强或恢复其散寒发表的功效，但倍用麻黄后仍不可能达到原麻黄汤的功力。其二，意在宣肺利水，突出麻黄与石膏的配伍而改变原有温散的功效，从而解释为麻黄领石膏走上入肺。再如越婢汤以麻石配伍为核心，主治风水一身悉肿，自汗恶风，无大热，脉浮不渴。因风水之肿是肺部因外邪郁而不宣、水道不得通利所致，故比用麻黄宣肺利水方可解邪，用石膏约束其发汗之力，二药相伍，麻黄领石膏清宣走上，石膏制麻黄发散之过，又生姜发散水气之助，共成宣肺利水之功。又如白虎汤清气生津，专解阳明大热，关键在于石膏得知母的配伍。现代药理研究表明，知母可增大石膏的溶解度，因而加强解热的作用。竹叶石膏汤较之白虎汤其气分实热已衰，但方中石膏量仍用一斤，为何热已轻而药量不减，主要在于石膏无知母之臣辅作用，因而清热解热之力顿减。

高忠英教授在临证时常运用此配伍规律治疗疾病，如白术本为补气健脾、燥湿利水、止汗安胎之品，生用补气健脾，炒用健脾止泻，焦用健脾消滞。当与党参、黄芪配伍健脾益气；与茯苓、桂枝相配燥湿利水；与黄芪、防风合用固表止汗。槟榔具有杀虫消积、行气利水功能，在木香槟榔丸中，其处于大队行气逐滞药中，以攻积为主，用于实证之食积气滞；若置于大量健脾益气药中，则取其助脾运化、除去宿滞的作用。枳实破气消积、化痰除痞，一般用于实证，但配以党参等补气药，则可用于脾虚等证，且补中有通。

2. 药量大小所形成的配伍规律

组方中，药量大小的变化可改变其功效，这是人所共知的。因此，临证组方时对药量应严格要求，不得违其规律而施。常见的规律归纳如下。

（1）药量大者为君，把持主体功效：在一首方剂中药物用量大者为君早有古训。君药是针对主要病因及主证而设，突出其药量以确保主治方向。如麻黄汤中的麻桂药量之比为 3：2，是保证峻汗的最佳比例，不可轻易变动。麻杏石甘汤中石八麻四，越婢汤中石八麻六都有深奥含义。同为温法，方中君药不同，则功效有异：温散之剂重在于散，如四逆汤中用附子量大为君，借干姜之辛热，有回阳破阴救逆之效，故有"附子无姜不热"之说。吴茱萸汤主厥阴寒邪逆上，吴茱萸暖肝胃，逐寒降逆，借生姜温降之助，而收散寒平逆之功；真武汤主寒水逆上，重用附子散寒温阳以制水为君。而温补之剂重在补，如理中汤主治中焦虚寒，寒因虚而生，故以人参补气健脾为君，干姜散寒扶阳为臣，共成温补中阳之效。温散法、温补法中使用温热药量有别，君臣地位各异，不得混淆。

（2）用药剂量大小，依据理法制定：药量大者为君是以药性、功能、针对的病因而言，属于正治法则。但有时方中药量大者是医理或治法的需要而设，如当归补血汤主血亏气血虚发热之证，方中黄芪与当归的药量比例为5：1，重用黄芪为君，虽名为当归补血汤，实际借助黄芪补气培元达到生血的目的。气血源于水谷，药力只能提高人体化水谷、生气血的能力，因而增强饮食的营养是必备的条件，否则生血无望。此符合"有形之血生于无形之气"的道理。又如肾气丸重用地黄先滋精血，少佐桂附而从"少火生气"之理，因而产生"阴中求阳"的配伍规律。亦有因医理的需求，药量大者并非为君药。如炙甘草汤中生地黄一斤，虽为君药甘草药量的四倍，但仅是臣辅之用，是根据心之生理特点而定，在现代临床报道中得到广泛的证实。再如导赤散主心火上炎，清火导赤不用苦寒泄热，而重用生地黄壮水制火为君，亦属因心之生理、病理而制定。又如痛泻要方主肝乘脾之痛泻，因属脾虚肝实，故方中重用白术，从"见肝之病，知肝传脾，当先实脾"上工治未病的法则。

（3）药量灵活变动，随证加减运用：一首方所制定的药物与药量多视为常规，运用时随症加减，则会出现新的规律。以桂枝汤为例，方中桂枝、芍药用量之比为1：1（各三两），散与收相互制约，是调和营卫（阴阳）最佳配伍量，常规不可轻易变动。若表证较重时，可加葛根助其解肌之力，若单一加强桂枝量，则将改变调和营卫的功效，反而失去解表之力。因为桂枝加桂汤为主治误汗心阳暴损之奔豚证，变发表解肌为降逆救阳之剂。若加倍芍药则从缓急，更有小建中汤之衍生；去芍药则治湿温，如果再加上白术，因有苓桂术甘汤的演变。又如柴胡，在小柴胡汤中起清疏少阳郁热而解表的作用，用量宜大（原方用八两），现代常用量为12～30g；在柴胡疏肝散中疏肝行气，用量一般在10g左右；但在补中益气汤中升提阳气，其用量宜小，多在6g以下。

3. 引升佐使药物与配伍规律

方中主药借佐使之助使药力升降走守，直达病所，是方剂配伍特点之一，也是形成配伍规律的重要因素。以石膏为例，辛甘大寒，质重而气轻，专清气分实热，然气分有上焦（胸肺）、中焦（肠胃），以及阳明经热、腑热之区别，如何能使石膏分别对其发挥出最佳效果呢？规律显示，石膏与麻黄等轻空入肺之品相伍，可引石膏清轻之气走上，清宣胸肺之热，如麻杏石甘汤；石膏与知母等甘寒清热之品相伍，专清阳明经热，如白虎汤、三石汤；石膏与苦寒入里走下之品相伍，则清泄胃肠之腑热，如三黄石膏汤、玉女煎等。

"火郁发之"是治疗火邪结于上的法则，里热者主以苦寒之药，然而苦降寒折，其性下行，难以自达病所，欲解上焦之郁热，必借引升之品以运行药力。如清胃散与泻黄散中升麻、防风能引清热的药力上达，成清胃散火法；又如泻青丸主肝经实火上炎，见目赤肿痛等症，方中龙胆草、大黄、栀子清肝泄热，羌活、防风之辛轻引升药力，共收清肝明目、清散火郁之功。此也是眼科常用的配伍规律。

在临证中此配伍规律的运用比比皆是，如升麻辛甘微寒，发表透疹，清热解表，升阳举陷，在清热解毒时量用 10g，而在升阳举陷时量用 6g；治疗口疮、咽痛痒等虚火上炎时与肉桂相配，肉桂引火归原，升麻升提阳气，清解标热，一上一下，使清升浊降，清阳上暖口腔，虚火下归于原位，若为热证舌红之口疮则用与酒大黄为伍。对于月经淋漓，经间出血不断属脾不统血者，则与黄芪配伍，而具有升阳摄血功能。又如半夏反佐于寒冷与补腻药中毫无辛燥之弊，反使诸静药有升动之机，不但可使气阴得补而能行，兼使参、麦补益而无呆滞之虑；同时半夏具有"通阳明"的作用，故凡是与阳明失调有关的病症，如咽喉不利、头痛头晕、恶心呕吐、月经不调、冲任失调等，均可应用。

综上所述，配伍与佐使的不同，则其功效大异，故配伍规律层出不穷。

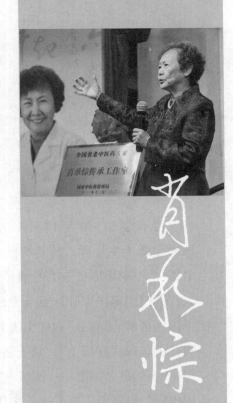

肖承悰

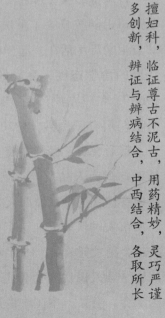

擅妇科，临证尊古不泥古，用药精妙，灵巧严谨多创新，辨证与辨病结合，中西结合，各取所长

医家简介

肖承悰（1940年11月生），北京中医药大学东直门医院首席教授、主任医师，博士生导师，传承博士后导师，享受国务院政府特殊津贴；"京城四大名医"之首萧龙友先生的嫡孙女及学术经验传承人，燕京医学流派主要传承人；原卫生部国家临床重点专科、国家中医药管理局重点专科学术带头人；首都国医名师，第四、六批全国老中医药专家学术经验继承工作指导老师，第二届"白求恩式好医生"，第七届"首都十大健康卫士"，中华中医药学会首届全国15名妇科名师之一；曾任中华中医药学会妇科分会第三届主任委员，现任全国中医妇科联盟首席专家，中华中医药学会妇科分会第四、第五及第六届名誉主任委员，中国民族医药学会妇科分会第一届名誉会长，中国中医药研究促进会中西医结合妇产与妇幼保健分会名誉会长，中国中医药研究促进会专家顾问，中国中医药研究促进会妇科流派分会名誉会长，卫健委妇幼健康研究会妇幼中医药发展专业委员会名誉主任委员等职务。

肖承悰教授1940年11月出生于北京西城兵马司胡同。时值抗日战争，父亲萧璋追随抗日去了重庆，后又应竺可桢先生邀请到浙江大学任教。肖承悰自幼与祖父母生活在一起，朝夕相处，耳濡目染祖父萧龙友先生深厚广博的学识、严谨的治学态度、高尚的医德医风、技艺精湛的医术。萧龙友先生（1870—1960），名"方骏"，字"龙友"，后以字行，号"息翁"，后改号为"不息翁"；祖籍四川省三台县，1870年2月13日出生于四川雅安。萧龙友先生为前清拔贡，精通文史，医文并茂。他一生精研中医古籍，自学成医，丰厚的国学功底、精诚的高尚人品及经年临床实践，造就极高的医学盛誉，与孔伯华、施今墨、汪逢春被誉为"京城四大名医"，并为之首。新中国成立后，萧龙友先生曾出任北京市人民代表、北京市中医师考试委员会委员、中华医学会中西医学术交流委员会副主任委员，1951年被政务院聘为中央文史馆馆员，1954年起历任第一、二届全国人民代表大会代表，并先后任中国科学院生物地学部委员院士，中华医学会副会长，中国中医研究院（现中国中医科学院）名誉院长，中央人民医院（现北京大学人民医院）顾问，北京中医药学会顾问等职。作为中医学家担任中国科学院院士及中央文史馆馆员，萧龙友先生为历史第一人。在学术思想方面，萧龙友先生治学严谨，讲求治病从本，辨证施治，且用药精良，摒弃隅见，融汇中西，不辍钻研，经年磨砺，逐成为一代名医。萧龙友先生一生还致力于发展中医教育事业，积极主张开办中医学校。1930 年，国民党当局试图废止中医，他毅然与孔伯华先生创办北平国医学院，并克服艰难困苦，坚持办学14 年，培养学员 700 余人。1954 年，作为近代著名的中医教育家，84 岁高龄的萧龙友先生在第一届全国人民代表大会第一次会议上，首次提案设立中医学院，终被政府采纳。1956 年，我国首批成立了四所中医学院。萧龙友先生闻此消息后激动万分，写下了"中医学院成立感言"一文，并刊登在 1956 年 6 月 8 日《健康报》上。1960 年 10 月 20 日，一代名医萧龙友先生病故于北京中央人民医院，享年 91 岁。人民政府在北京嘉兴寺殡仪馆为他举行了追悼会，党和国家对萧龙友先生的生平给予了高度的评价，并由当时卫生部副部长傅连暲亲自主祭。萧龙友先生的子女尊重其遗愿，将其生前珍藏的数千册珍贵医书，全部无偿地捐赠给中国中医研究院（现中国中医科学院）及北京中医学院（现北京中医药大学），并将他多年珍藏的文物古玩 150 件捐赠给故宫博物院。为此故宫博物院曾特地举办了专题展览，并向其子女颁发了奖状。2010 年 9 月 9 日，故宫博物院为了纪念萧龙友先生诞辰 140 周年、逝世 50 周年，特隆重举办了其捐赠故宫博物院文物精品展览活动，时任人大常委会副委员长何鲁丽、政协副主席孙孚凌、卫生部副部长兼国家中医药管理局局长佘靖、国家中医药管理局副局长李大宁、故宫博物院院长郑欣淼、国家文物局局长单霁翔等出席并讲话，国医大师陆广莘、中国科学院院士陈可冀也参加了纪念活动，著名画家范曾为萧龙友画像，著名书法家欧阳中石题字，到会媒体 20 余家（包括海外），多家媒体进行了报道。在此次活动的开幕式上，肖承悰教授发言介绍了萧龙友先生生平业绩及对国家的热爱和贡献。

肖承悰教授自幼与祖父生活在一起，祖父的言行对她起着潜移默化的影响，由此对中医药学产生了一些感性认识和浓厚的兴趣。当时每味中药的包裹纸都附有一张小药签说明书（即仿签），她小时很喜欢保存这种中药的小药签，药签上面印的都是红字儿，还印着草药的图形，比如桑叶、菊花、月季花等，很典雅、很漂亮，上面还有性味归经、功能主治的描述，她收集后时常拿出这些药签来学习、辨认。萧龙友先生的医寓设在家里，每日求医者甚多。他应诊时聚精会神，心无旁骛，每遇棘手之症或投药未效时，总是反复思考，夜间披衣阅卷，甚至终宵不眠，许多重病经他妙手诊治，重获新生。少年承惊目睹祖父的大医风采，心中漾满由衷的敬佩。

肖承惊教授的小学、中学时代都在京城的名校度过。幼儿园及小学就读于目前仍是全国重点小学的北京师大二附小（现北京第二实验小学，简称实验二小）。她中学就读于北京女三中（现159中），也是著名中学。1956年初三时，她曾在该中学获得北京市少年乒乓球赛女子组第三名。少年时名校的培养也使她在德、智、体方面全面发展，为她后来的学习、发展打下了良好的基础。

1956年，肖承惊开始了高中生涯，此时虽然父母都回到了身边，祖父仍没有减少对她的关照。身为全国人大代表的祖父每个月有50元的国家补贴，祖父曾要求退还国家，要求被驳回后，祖父用这笔钱给孙女买了一辆双喜牌自行车，并谆谆教诲她不要忘记国家的栽培。时至今日，肖承惊教授忆起这件事仍对祖父的厚爱充满温情。1959年，高中毕业的她即尊祖父意愿第一志愿报考了北京中医学院（现北京中医药大学），并如愿以偿得以录取，以实际行动回报了祖父的养育之恩，也终于圆了自己年少时的梦。

肖承惊教授于1959～1965年在北京中医学院中医系学习，毕业后留任该校附属东直门医院工作至今。在北京中医学院6年寒窗苦读，才使她真正得以步入中医殿堂。作为全国首批四所高等中医院校之一，北京中医学院的学习有两点对她影响最大，一是授课教师集中了当时也是当代的中医名家，如任应秋、陈慎吾、刘渡舟、秦伯未、赵绍琴、董建华、印会河、程士德、王绵之、颜正华、祝谌予、孔光一、周信有、李介鸣等，他们不仅学问兼通古今，而且临床经验丰富，疗效卓著。他们对培育中医后进不遗余力，毫不保留地传授医学经验，很多课程多年以后还使她印象深刻，记忆犹新，不仅培养了她的科学素质，也使她在以后的临床工作中受益颇多。二是当时的学习崇尚经典，在大学的课程安排上，经典学习占了相当的比重。因此，大学期间，对《内经》《伤寒论》《金匮要略》《温病条辨》等经典的学习使她打下了扎实的中医基本功。在进入中医学院的第一学年，她每周回家必见祖父。祖父对她的学习始终关怀备至，常常告诫她要注重经典古籍的学习，培养扎实的中医基本功。对中医的学习，祖父主张消除门户之见，不执着一家之言，要博采众家之长，互相取长补短，不讲究派别。他曾说："有谓余之医学近黄坤载一派，其实余无所谓派，不过于傅青主、陈修园、徐灵胎诸人略为心折而已。"名师的培养和祖父的栽培，无疑对肖承惊教授今后的治学特点及学术思想形成产生了深远的影响。

此外，当时的中医教学体系已比较完备，大学期间，肖承惊教授还系统学习了中医基础理论、中医诊断学、中药学、方剂学、中医四大经典、中医临床各科及部分西医课程，全面系统的学院式教育使其拓宽了视野，特别是西医课程的学习为她以后在临床上综合运用中、西医手段诊疗妇科疾病奠定了基础。需要提到的是，大学第六学期，肖承悰教授随其他同学到北京市西城区护国寺中医门诊部临床实习，在那里，机缘巧合地遇到了刘涵九先生，他是《老残游记》一书作者刘鹗的儿子，也是家学深远。刘涵九中医功底扎实，临床经验独到，且为人谦和厚道。当时他以诊治妇科疾病为主，肖承悰教授跟随刘涵九先生抄方学习了一个学期，目睹了很多妙手回春的医案。这些医案及随诊时刘先生的讲授，是肖承悰教授对妇科临床应诊技能的启蒙培养，也是她进入中医妇科学研究领域的奠基石之一。至今，她不仅保留着当年的学习笔记，而且还不时忆起当时的学习情景。比如第一次应诊子宫肌瘤病患，刘先生边开方边讲解，使她对这一疾病的诊治有了最初的体会。自 20 世纪 80 年代始，肖承悰教授就以子宫肌瘤为研究课题，信心满满地对这一多发和疑难妇科疾病进行挑战，并成功研制出治疗子宫肌瘤的验方"肌瘤内消丸""安宫止血丸"。这两个有效方剂作为东直门医院院内制剂已在临床应用数十年，效果显著，全国各地求药者至今络绎不绝。再比如，刘涵九先生治疗闭经的经验也使她受益终生。肖承悰教授记得当年有一名闭经患者，刘先生治疗之始以滋肾补血为主，几诊后，患者气血充盈，刘先生在方中加两味通经活血的中药——䗪虫、苏木，患者经血如期。刘老先生这一独到经验，肖承悰教授目前仍在临床使用，并随着临床技能的丰满将使用范畴拓展。如有些不孕患者属西医排卵障碍（如卵泡黄素化综合征），肖承悰教授在患者排卵期加入䗪虫、苏木，仅尝试之初，其促排卵的效果就令人瞠目，目前已有很多不孕患者通过肖承悰教授当年学习的技艺而受益。至今，肖承悰教授仍不时感慨，最初接触临床时就幸运地遇到了刘涵久先生，其显著的临床效果和言传身教，使当年的她对中医有了新的认识，许多问题亦有豁然开朗的感觉，并从那时起对中医妇科产生了浓厚兴趣。大学毕业后，肖承悰教授选择了中医妇科作为业医方向，并一直浸润其中。此外，肖承悰教授当年还幸运地跟随傅博恕、江鹤清两位名老中医学习，大学最后一年毕业实习，在内科的半年实习期间，跟随李介鸣先生（施今墨大弟子）学习，外科的 3个月实习期间，跟随方和谦先生学习，针灸科的 3 个月实习期间，跟随谢兆丰、姜揖君等名师学习。这些名师的言传身教，是肖承悰教授志在岐黄，并在中医妇科临床领域经过 50 余年历练，最终取得成就的又一根源。

　　肖承悰教授始终坚持在医、教、研一线，从医 50 余载，仁心仁术，致力于中医事业，经验丰富，衷中参西，临床注重病证结合、辨证施治，形成了自己鲜明、独特的治疗方法和学术观点，对各类妇科疑难杂症有独到认识。多年来倾心研究中医药治疗子宫肌瘤、卵巢囊肿、多囊卵巢综合征、更年期综合征、月经不调、子宫内膜异位症、痛经、不孕症、流产（先兆流产、反复性流产）、产后病、试管婴儿中医辅助治疗及多种妇科疑难杂症，疗效显著。肖承悰教授先后研制开发了"肌瘤内消丸"和"安宫止血丸（缩宫宁）"等院内制剂。发表学术论文数十篇，编著《现代中医妇科治疗学》《中医妇产科学》《中医古籍临床名著评注系列——傅青主女科》《中医妇科临床研究》等著作，其中《中医妇产科学》（任副主编）获中华中医药学会优秀学术著作一等奖，《现代中医妇科治疗学》（任主编）获中华中医药学会优秀学术著作二等奖。肖承悰教授在中医妇科学界享有很高的声誉，在国内外享有很高的知名度，受到广大患者的欢迎，对全国中医妇科的发展起到了引领作用。

2009 年，"全国名老中医药专家肖承悰传承工作室"成立；肖承悰教授2011 年成为第四批全国老中医药专家学术经验继承工作优秀指导老师，2012 年担任第六批全国老中医药专家学术经验继承工作指导老师，2017 年被评为第三届"首都国医名师"，已培养国家级继承人 4 名。肖承悰教授叮嘱弟子要"行己有耻，博学于文"，这也是她的座右铭。她认为，中医需要博学，要有医德与医术，以仁慈济世，精心做事，教导弟子做到四勤，即勤学、勤问、勤看、勤听；四心，即诚心、精心、细心、耐心；四成，即成长、成熟、成材、成事。肖承悰教授终生为传承好、发展好中医药事业而努力。为中医药事业的传承和发展做出了突出的贡献。

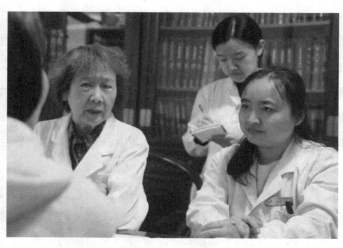

◎ 肖承悰教授与同事学术探讨

学术思想

一、继承传统不泥古，开拓创新不离源

肖承悰教授家学渊源，后又得严格、系统的院校正规教育，对中医经典古籍深入钻研，学术观点及治学思想的形成源自《内经》《金匮要略》等中医经典，又在不断的临床实践中深刻理解经典理论并有所创新。

《内经》论及妇产科相关的条文有数十条，涉及解剖、生理、病理、病证诊法及治法方药等各方面，对妇科学的发展具有深远影响。如对月事不来的论述在《素问·阴阳别论》中有专条："二阳之病发心脾，有不得隐曲，女子不月其传为风消，其传为息贲者，死不治。"对这一经文，历代医学有不同的认识。肖承悰教授认为"二阳之病发心脾，有不得隐曲"的句解，当作为倒装句，即女子"有不得隐曲""病发心脾"。女子因精神抑郁，肝气郁滞，致心脾功能失常，脾主运化，为气血之源，胞脉属心而络于胞中，心脾两伤，可致闭经，即木郁克伤脾土、木郁灼伤心阴，致女子不月为病本；脾土化源不足，转而克肾（水），"经水出诸肾"，肾精亏损也致经闭；脾病而肌肉瘦削，故"其传为风消"。土生金，为母子关系，母病及子，则可引起气息奔冲、呼吸困难之肺部疾患，即"其传为息贲"。可见女子不月系由于精神抑郁而引起，同时可引发病情发展和他病的演变。以《内经》含义来说，古人对妇科疾病与七情内伤对脏腑相互之间的影响是很重视的，肝气郁滞可致月经疾患，并可致许多不良后果。通过此段论述，肖承悰教授强调了七情病因在妇科疾病中所占的重要地位，其范围广，理应引起重视。妇女对情志致病具有明显的易感性，故大力提倡妇女月经期、妊娠期、产后期及更年期的精神调护。调经须调摄情志，治疗月经病调肝也是重要手段。正是调经先须调情志，未病先防畅气机。

崩漏乃妇科常见之疑难重症，肖承悰教授认为《素问·阴阳别论》"阴虚阳搏谓之崩"是崩漏发生之总纲。王冰注此条云："阴脉不足，阳脉盛搏，则内崩而血流下。"明代马莳《素问注证发微·阴阳别论》注云："阴虚阳搏者，亦每时尽寸而言也，尺脉既虚，阴血已损，寸脉搏击，虚炎愈炽，谓之曰崩，盖火逼而血妄行也。"《陈素庵妇科补解·血崩方论》曰："血崩症，虽有内伤、外

感，总以《内经》阴虚阳搏为主……所谓阴虚者，肾水衰也，阳搏者，心火亢也。水亏火旺，水不能制火，心火独亢，迫血下行，而致暴崩也。"张景岳《类经·脉色类》曰："阴虚者，沉取不足，阳搏者，浮取有余。阳实阴虚，故为内崩失血之证。"并在《景岳全书·妇人规》中指出"故凡阳搏必属阴虚，络伤必致血溢"。"五脏皆有阴虚，五脏皆有阳搏。故病阴虚者，单以脏气受伤，血因之而失守也，病阳搏者，兼以火居阴分，血得热而妄行也"。可见各医家对该病的认识，多崇《内经》从热立论。肖承悰教授广阅经典，对该病的认识从古而不泥古。上海蔡氏妇科第七代传人蔡小荪强调崩漏的治疗首别阴阳，"审其阴阳，以别柔刚，阳病治阴，阴病治阳"。齐仲甫《女科百问》谓"受冷而色白者，谓之阴崩"。肖承悰教授认为，虽《内经》对妇人崩症从热立论，但临证有阴崩、阳崩之不同表现，阴崩多寒证，阳崩多热证。肖承悰教授指出：从出血的色质来看，暗淡质稀的属阴，色深质稠的属阳。阴崩是指出现阴性的症状，阳崩是指出现阳性的症状。阳亢者为阳崩，阴盛者为阴崩。阴崩大多阳虚，肾失封藏，不能回摄冲任经血所致；阳崩大多阴虚，常为阴虚生热所致。临床所见崩漏患者以阳崩为多见，即阴虚为本，阴虚内热，热损冲任，迫血妄行。治阳崩者以清热凉血固冲任为主，肖承悰教授临床多用侧柏炭、地榆炭、女贞子、墨旱莲、生地黄、藕节、马齿苋等；崩漏日久，常常导致气阴两虚，肖承悰教授常以其经验方"小西洋汤"（党参、太子参、南沙参）为主，临证加减用药。阴崩者，乃寒证，由于素体阳虚或崩久而致阳虚。阴血之化生全赖阳气以温运摄纳，阳虚而崩的患者多由久崩损伤阳气而致，临床上常用温阳止血之品，肖承悰教授认为附子炭这时可用，此外还可用炒杜仲、炮姜、艾叶炭等，并用黄芪甘温补气升阳，使异常子宫出血归经。肖承悰教授认为，崩漏是妇科月经病之大病、难治病，崩漏患者最苦之症状即出血不止或出血量多。急则治其标，故止血在崩漏治疗中非常重要。此外，治疗中要注意益气养阴，因出血日久必损及气；亦要注意阴中求阳，阳中求阴；临床上，血瘀型崩漏也不少见，祛瘀止血使旧血去、新血生，也是治疗崩漏的常用之法。

肖承悰教授细琢经典，依据中医"异病同治"的原则，独具匠心地将《局方》葫芦巴丸巧妙运用于子宫内膜异位症及腺肌病所致痛经的治疗，临床疗效颇高。

肖承悰教授根据多年临床经验，并对古籍进行考辨，首先提出《灵枢·水胀》所言的肠覃属于妇科疾病，相当于西医学的卵巢囊肿。古代医籍对于肠覃的发病机理侧重于寒邪与卫气相搏，寒凝血瘀痰阻，气机运行不畅，故成此病。

但随着科学的发展，此论点已显不足。肖承悰教授在总结古代医籍文献的基础上，结合多年临床实践，提出肝血不足，肝郁脾虚是本病的致病之本，认为卵巢囊肿一病虽其标属实，但其本为虚。肝血不足，肝郁脾虚为本，气滞血瘀、痰瘀互结为标。根据上述卵巢囊肿的病机特点，肖承悰教授提出养血柔肝、活血化瘀、健脾利湿、祛痰消癥的治疗原则，祛邪与扶正并重，治标与治本兼顾。在养血、柔肝、健脾的基础上，使瘀血能去、痰湿得化，标本兼治而囊肿渐消，拟"新当归芍药散"治疗。新当归芍药散是在张仲景《金匮要略》"当归芍药散"一方的基础上加减而成：白芍、赤芍、当归、茯苓、白术、泽兰、枳实、川牛膝等。其组方性味平和，养血柔肝与祛瘀化痰利湿结合，肝脾两调，气、血、水同治，扶正与祛邪并重，治标与治本兼顾，共奏养血柔肝、健脾化湿、活血化瘀、祛痰消癥之效，为治卵巢囊肿之良方，亦为古方今用之典范。这些学术观点既遵从古籍经典，又在临床的磨砺中有所创新。可见肖承悰教授的学术论点秉承古训，博采众长，又勇于创新，确具中医妇科名家之实力。

二、对中医四诊的新认识

《内经》奠定了中医四诊的理论基础，察色、听声、问病、切脉是诊法中最主要的四个方面，即望、问、闻、切。纵观历史可以看出，中医四诊经历了一个由初始—形成—发展—完善的过程。望、闻、问、切四种诊察疾病的基本方法历来作为中医临床辨证论治的诊断手段。然而这一传统方法，已不能满足现代中医诊察病情的全部需要。随着西医学临床研究的飞速发展，对疾病的诊断也不断深入。现代医学检测手段揭示了疾病的实质状态。现代自然科学及生命科学领域的最新技术成果应用于医学，促进了西方医学关于人体生理功能的认识及疾病诊断治疗水平的飞速提高，对仍以四诊望、闻、问、切为主要病情资料收集手段的传统中医产生了极大的冲击。如果我们仍然停留在传统目察指切的认识上，诊治水平就难以提高。应用先进的检测手段，是发展中医四诊的必由之路。

萧龙友先生在1956年《中医学院成立感言》一文中曾说过："已往中医传授，门户之见较重，且多故步自封，所以近百年来进步较缓，现在中医学院的教学，必须打破门户之见，急起直追，赶上世界先进医学的水平，加强理论实践相联系，进一步发扬中医学，以供世界同用，而成为世界的新医学。"先生晚年虽已执镇京城中医界之牛角，但思想常新，从不循规蹈矩。他力倡中西医结合，所撰《整理中国医学意见书》提倡"今者西学东渐，趋重科学，其术虽未必尽合乎道，而器具之完备，药物之精良，手术之灵巧，实有足称者。今欲提倡国医，如仅从物质文明与之争衡，势必不能相敌。而所谓中医之精粹能亘数千年而不败者，其故安在？必当就古书中过细搜讨，求其实际，列为科学，而后可以自存……总之医药为救人而设，本无中西之分，研此道者，不可为古人愚，不可为今人欺，或道或术，当求其本以定，一是不可舍己芸人，亦不可非人是我"。"至于治病之法，中西医虽不同，其愈病则一"。又说"医无中西，同一救人，不过方法不同耳……"足见其重视西医科学技术，并卓见西医之道不尽乎完美，但器具、技术可为我用，医药本为救人而设，手段无中西之分。

肖承悰教授明确提出：现代医学之诊断技术为中医四诊方法之延伸，在临床诊治疾病中，处处体现了其重视现代医学诊断技术的理念。

如对多囊卵巢综合征患者，肖承悰教授非常重视中药调周治疗，在诊治过程中，认为 B 超监测卵泡和基础体温的测量对中药辨证调治有相当重要的意义。无优势卵泡时，在中医辨证论治基础上，以补肾养血促女精成熟为主要治法；一旦 B 超发现有优势卵泡，则以补肾温阳加入活血通络之品促排为手段；卵泡已排，则采用补肾益气、养血安宫之法，即所谓"双保险"法，非孕则调经促孕，已孕则安胎。

对痛经患者，肖承悰教授根据问诊及 B 超检查，先诊清是否合并子宫内膜异位症或腺肌病，然后在辨证论治基础上确立温阳散寒、祛瘀止痛或活血消瘤之法。

凡此种种，说明肖承悰教授在诊治过程中重视现代医学检测技术，她提出：妇科双合诊检查是中医四诊切诊的延伸，B 超等影像学检查是中医四诊中望诊的延伸。她不但在临床带教时进行强调，更在多次学术活动中作为学术观点明确论证。

肖承悰教授年已八旬，但因临床疑难病症多，患者辗转多数医家诊治效果不好，前来就诊，促使她与时俱进，坚持学习，注重知识更新，通过各种渠道了解中西医发展现状。她看书籍、查资料，参加"学术会议"，向同道取经交谈，甚至向曾就诊于西医的患者求教，她的眼镜盒里常常放有多个小纸条，有些是从患者化验单上抄录准备查阅详情的各种现代最新理化指标，有些是一些理论指标的正常值标记，以备她在临床中运用。她认为，现代仪器设备检测到的有关疾病的微观数据，包括各种化验结果及 X 线、CT、MRI、B 超检查结果、病理检查结果等，都可融入中医学的诊断内容之中，不断丰富和发展辨证论治的内涵，才能进一步明确诊断，防止误诊误治，提高临床疗效，并且有助于早期发现疾病的症结，有利于早期治疗，同时防止疾病传变，在某种程度上体现了治未病、防传变的思想。

三、主张辨证与辨病相结合

肖承悰教授临证时旗帜鲜明地主张辨证与辨病相结合。

这里的辨病主要是指西医病名诊断，不仅是明确病名、确定诊断，而且要认识疾病发展的全过程、总规律。辨证是指中医辨证论治原则，中医的证，不只是一个症状或一组综合症候群，而是指致病因素作用于人体之后产生的病理、生理反应状态及不同疾病的某个阶段。辨证是认识疾病发展过程中某个阶段的具体规律。辨证与辨病的两种观念均是治疗过程中基本的思维方式，两者既有互相论证，又互相补充，才有利于科学的发展。所以，二者的结合才能体现疾病的关键所在，才能深入、全面、正确地认识病情及发展趋势，不至于被某些表面现象所迷惑。

目前临床上有两种病证结合的诊断方法，一是中医辨证与辨病相结合的诊断模式。这种诊断方式是在病名诊断的基础上，再进行证候分类，它的可行性在证而不在"病"。现代中医教材中大多采用这种方式。另一种是西医辨病和中医辨证相结合的诊断模式。以西医诊断方法辨病，明确病名，确定诊断，认识疾病发展的全过程、总规律，并尽可能辨明这种疾病的病理变化，以及相应的生化或分子水平的改变基础，在此基础上以中医诊断思路进行辨证。

肖承悰教授在临床上愈来愈重视后一种诊治模式。她在临床诊治妇科疾病时，不仅谙熟中医辨证论治本领，更强调要明确西医对该疾病认识发展的病理学变化之全过程。如对痛经的治疗重诊断，先明确为原发性痛经还是继发性痛经，即搞清楚是功能性痛经还是器质性痛经。因此，对以痛经为主诉的患者，西医该做的检查肖承悰教授都要求做，在明确辨病的基础上予以中医辨证治疗。并根据此疑难病的多年临床实践，总结出特有的诊治特色，即对疾病的病因病机认识和独到的治疗方药。对于由子宫内膜异位症、子宫腺肌病引发的继发性痛经，根据包块大小及对生育的要求，实事求是，需要手术治疗的建议手术治疗，而处于窗口期及以疼痛为主诉的一类患者，则充分发挥中医药治疗特色，以经验方加减葫芦巴丸治疗，尤其对痛经者颇显奇效。近年来，辅助生殖技术（ART）的发展给成千上万的不孕症妇女带来了福音，其中，体外受精-胚胎移植（IVF-ET）是普遍应用的重要方法之一。30多年来，尽管IVF-ET技术在促排卵、取卵、受精和胚胎培养等方面都取得了很大进展，但最终妊娠率却仅有

30% 左右。大量临床实践表明，胚泡着床障碍是导致 IVF-ET 妊娠率低的主要原因之一，而子宫内膜容受性降低又是阻碍胚泡着床的主要因素之一。肖承悰教授在临床上接诊了大量接受 IVF-ET 失败而要求中医调治的患者。为此，她在古稀之年开始学习新理论，随时追踪辅助生殖技术的新原理及新技术，每每问及是否为一代试管还是二代试管，是长方案促排还是短方案促排时，就诊患者及跟诊医师皆报以惊叹的目光，为如此年长且纯粹的名老中医的现代医学功底而震撼。根据子宫内膜容受性低的西医病理机制，肖承悰教授以中医"肾主生殖"及"胞脉者，属心而络于胞中"理论为指导，临诊治疗在益肾的同时注重活血通络，并拟定经验方"二补助育汤"，不仅从整体上对女性下丘脑－垂体－卵巢－子宫生殖轴进行调理，还改善了子宫的内环境以利于胚泡着床，提高了再次 IVF-ET 妊娠的成功率。近年来，中药药理学的发展促进了中医对辨病治疗的重视，很多中医师在临证处方时借鉴现代药理学研究成果。肖承悰教授临床用药除熟知性味、归经外，也参照现代药理学研究，如常将葛根与升麻二药配伍应用，并非取其解表作用，而是根据现代药理作用，即两药具有植物雌激素样作用，用于雌激素水平不足所致的月经后错、月经量少、闭经等排卵异常及卵巢早衰、更年期综合征患者。

需要指出的是，强调辨病并不意味着否定或弱化辨证，发展中药药理学同样不能替代在中医药理论指导下的辨证用药。肖承悰教授认同病证结合模式是中西医两种医学体系交叉融合的切入点，也是现代医学及社会发展的实际需求。面对现代科技知识背景的强烈影响，中医学家应做到知其门径而不入其圈，知其道而不操其术，知其理而不援其词。识人之长，扬己之长，和而不同，共渡彼岸。肖承悰教授在多种场合都引用过中医名家邓铁涛先生的话：中医要与时俱进，西医能看的病能看，西医看不了的中医也要能看。正是紧随现代医学的发展，了解现代医学最前沿的动态，本着继承发扬的科学态度，肖承悰教授才能在不断出现的现代病、时尚病等疑难杂病的诊治中屡取良效，确立和无愧于京城妇科名家及全国中医妇科学术领军人的地位和称号。

四、用药精妙，灵巧严谨

肖承悰教授从事妇科临床 50 余年，积累了丰富的临床诊治及用药经验，不仅自拟"加减葫芦巴丸""肌瘤内消丸""安宫止血丸""新当归芍药散""二补助育汤"等临床验方，在辨证用药时也独具特色，精妙灵巧，严谨雕琢，灵活变通，谙知药性，常常一药多用，一箭双雕甚至多雕。

此外，肖承悰教授临证重视标本兼治，重视气血的变化，还注重肝、脾、肾与疾病的关系，以及精神情志与疾病的关系，临床疗效显著。

临床经验

一、温通法治疗子宫内膜异位症

子宫内膜是子宫腔内壁的黏膜层，含有腺体、间质、血管及淋巴管等组织。当有生长功能的子宫内膜生长在子宫腔以外的异常部位时，引起的一系列病变，称为子宫内膜异位症。侵入于子宫肌层中未扩散至浆膜层伴有周围肌层细胞代偿性肥大和增生，称为子宫腺肌病。二者主要的临床表现为痛经及月经异常、性交痛、肛门坠痛、慢性盆腔疼痛、不孕等。其发病机制尚不清楚，病变广泛，形态多样，具有浸润、复发和转移性。本病的病因很多，如子宫内膜种植学说；体腔上皮化生学说；淋巴、静脉良性转移学说；直接移植学说；在位内膜决定论；免疫学说；遗传因素与环境因素及炎症等。中医文献中没有子宫内膜异位症这个病名，根据其主要的临床表现是痛经、月经紊乱、不孕及妇科检查可触及包块，当属"痛经""月经不调""不孕""癥瘕"范畴。在中医文献中有些症状的描述与子宫内膜异位症颇为相似。例如，《妇人大全良方》云："妇人腹中瘀血者，由月经闭积或风寒凝瘀，久而不消，则为积聚癥瘕类。"《诸病源候论》曰："血瘕病……令人腰痛，背脊痛，深达腰腹下挛，阴里若生风冷，子门辟（分开），月水不时，乍来乍不来（月经不调，忽来忽止），此病令人无子。"依据西医学对于子宫内膜异位症局部病理变化的认识，异位的内膜为中医学所说的离经之血，停留于子宫腔内层以外的部位，留结为瘀，瘀血停积日久而成癥瘕，故其主要病机是瘀血内停，阻滞胞宫、胞脉、冲任及此外的脉络，气血运行失畅，不通则痛；冲任失调可导致月经紊乱、不孕。此离经之血乃为瘀血，唐容川《血证论》说："既然是离经之血，虽清血、鲜血，亦是瘀血。"此瘀血只能随着肾气、天癸、冲任的变化定期藏而不能正常"排泄"，瘀血无出路，月复一月地堆积，必成癥瘕。导致瘀血的原因有外感寒邪，寒凝血瘀；肝气郁滞，气滞血瘀；经行产后余血留滞，血停而成瘀血；或肾气虚弱，无力运血而成瘀血；或热灼血瘀，瘀热内结。瘀血阻滞，必定导致气机不利，升降条达失司，水液代谢失常，湿浊停聚成痰，造成痰瘀互结。而异位内膜的出血日久，造成周围组织的纤维化及粘连，中医学认为是痰瘀凝聚的癥积。瘀血不能外行，阻于经脉，导致痛经加剧。旧血不去，新血不得归经，新的出血不断出现，终致月经异常，经量多，持续时间长；瘀血阻滞冲任，有碍精卵结合，不能摄精成孕。诸证日久，消耗正气，最后导致气虚，出现正虚邪实、虚瘀同在的状态，严重影响患者的身心健康。

肖承悰教授认为瘀血阻滞是子宫内膜异位症贯穿始终的基本病机。阳气不足，寒凝血瘀是子宫内膜异位症和子宫腺肌病的主要病机。肖承悰教授总结多年的临床经验，仔细分析其临床表现特点，发现多数患者的疼痛以冷痛为主，喜温喜按而恶寒，得温痛减，并伴见畏寒肢冷、手足不温、面色苍白、乏力倦怠等症状，舌质紫暗，但多偏色淡，呈现一派虚寒之象。审证求因，分析患者素体阳气虚，或久病伤阳，阳气不足，血失温运。阳虚之体最易感受外寒，稍受寒凉，则血脉不通，血为寒凝；阳气不足，血失固摄，离经之血流溢脉外，亦形成瘀血。瘀血一旦形成，一方面阻滞气机，使阳气不能通达于外；另一方面失去了血液正常的滋润和濡养功能，"血为气之母"，由于缺乏血液的滋养和承载，气的功能也相对减弱。"气虚者，寒也"，"血得温而行，得寒而凝"，"气既虚必不能达于血管，血管无气，必停留而成瘀"（《医林改错》）。因此，气的功能不足，不仅可以出现四肢不温等寒象，还可导致血液运行迟缓，甚至停滞，或固摄失职，血溢脉外，而成离经之血，无不加重患者血瘀状态，由此形成阳气虚—血瘀气虚—血瘀的恶性循环，而使病情逐渐加重，缠绵难愈。由此可见，瘀血愈重，则虚寒愈甚。寒性凝滞而主痛，《素问》云"寒气入经而稽迟，泣而不行……客于脉中则气不通，故卒然而痛"，"痛者，寒气多也，有寒故痛也"。宋代《太平圣惠方》中也记载了痛经与寒密切相关，"其经血虚则受风冷，故月水将下之际，血气动于风冷，风冷与血气相击，故令痛"。

对于本病的治疗，虽然基本病机是血瘀，但临床上也不应概用活血化瘀行气之品，以免耗伤正气，而应根据本病的病机特点采用温经通脉、化瘀行气止痛之法以治之。其次，虽然瘀血留滞于内，但疼痛多为患者最痛苦的症状。"急则治其标，缓则治其本"，故本病在临证时应首当以止痛为急，兼顾散结消癥。另外，本病病程长，迁延日久，且来就诊时多已在其他医疗单位治疗多日，或单用活血化瘀之剂治疗不效，辗转而来，多数患者表现有正气虚弱，虚实夹杂的复杂证候，故主张在临床用药时扶正与祛瘀并举。基于以上认识，肖承悰教授确立了温阳散寒、祛瘀通脉、行气止痛的治疗法则，简而言之即为温通法。

所用方药在宋代《太平惠民和剂局方》所载葫芦巴丸基础上随症加减。临床证明，其减轻和缓解痛经及盆腔疼痛的效果显著。

《和剂局方》（以下简称《局方》）中载葫芦巴丸："治大人小儿小肠气，蟠肠气，奔豚气，疝气，偏坠阴肿，小腹有形如卵，上下来去痛不可忍，或绞结绕脐攻刺，呕恶闷乱，并皆治之：葫芦巴（炒）一斤，吴茱萸（汤洗十次、炒）十两，川楝子（炒）一斤二两，大巴戟（去心、炒）、川乌（炮、去皮、脐）各六两，茴香（淘去土、炒）十二两。上为细末，酒煮面糊为丸，如梧桐子大。每服十五丸，空心黄酒吞下；小儿五丸，茴香汤下。"《局方》葫芦巴丸中，葫芦巴温肾、祛寒、止痛。葫芦巴最早载于《嘉祐本草》："主元脏虚冷气。得附子、硫黄，治肾虚冷，腹胁胀满，面色青黑；得茴香子、桃仁，治膀胱气甚效。"《本草纲目》载其"治冷气疝瘕，寒湿脚气，益右肾，暖丹田"，又"元阳不足，冷气潜伏，不能归元者宜之"，可"破冷气，祛寒湿"。《证类本草》云其"治元脏虚冷气之最要"。《本草易读》中记载其"治冷气疝瘕"。现代药理研究结果表明，葫芦巴补肾壮阳作用的物质基础是种子中锌、锰含量较高。补肾中药中锌、锰的含量均较高，如果体内缺乏锌、锰，将导致性功能紊乱。葫芦巴种子所含甾体皂苷类有利尿、抗炎的作用。此外，葫芦巴对正常子宫（豚鼠）平滑肌具有双向调节作用，少量可使之兴奋，大量使之麻痹。肖承悰教授认为，子宫内膜异位症的临床表现，与《局方》中描述的"偏坠阴肿，小腹有形如卵，上下来去痛不可忍，或绞结绕脐攻刺，呕恶闷乱"等极为相似，故可以根据中医学"异病同治"原则，采用葫芦巴丸加减治疗。肖承悰教授认为，此方温阳散寒、祛瘀通脉、行气止痛，其中，葫芦巴温肾、祛寒、止痛，吴茱萸散寒止痛、温中止呕、助阳止泻，川楝子行气止痛，巴戟天补肾壮阳、祛寒止痛，川乌祛风除湿、散寒止痛，小茴香散寒止痛、理气和中。此方用来治疗子宫内膜异位症是对症的，但出于用药安全和生育需求考虑，肖承悰教授将略有毒性、不易持续久用的川楝子换成了郁金，将川乌换成了乌药或木香，却主要用药为葫芦巴、巴戟天、吴茱萸、小茴香、郁金、片姜黄、莪术、王不留行等。以上诸药合用，动静结合，使补而不滞，化瘀而不伤正气，共奏温阳散寒、化瘀行气止痛之功，使机体阳气渐充，虚寒渐消，瘀血得行，气血调和，则疼痛自止。肖承悰教授独具慧眼，细琢经典，独具匠心地将《局方》葫芦巴丸巧妙运用于子宫内膜异位症及腺肌病的治疗，临床收效颇高，堪称当代中医妇科"异病同治、审因论治"的典范。

二、补肾疏肝法治疗盆腔炎性疾病后遗症

盆腔炎主要在年轻的性成熟妇女中流行，最常见的发病年龄是 20 ～ 35 岁，发病率占女性育龄期人口的 2% ～ 10%。按其病程及临床表现，本病可分为急性盆腔炎与慢性盆腔炎，以慢性盆腔炎最为常见。慢性盆腔炎常为急性盆腔炎未及时治疗或未彻底治愈，或患者体质较差，病程迁延所致，也可无急性盆腔炎病史，如沙眼衣原体感染所致输卵管炎。临床表现主要为腹痛、坠胀不适、腰痛、带下异常等。本病病情顽固，症状时重时轻，反复发作。由于炎症长期反复发作，在病理上可表现为子宫内膜炎、慢性输卵管炎与输卵管积水、输卵管卵巢炎及输卵管卵巢囊肿、盆腔结缔组织炎，局部黏膜上皮和纤维组织增生粘连、液体渗出、血液循环障碍，结缔组织变硬。因此，本病是临床上造成不孕或异位妊娠的主要原因之一。由于局部缺血影响病变组织的药物浓度，故抗生素治疗效果不理想。

对于本病的命名，西医学既往称为急性盆腔炎、慢性盆腔炎，现统称为盆腔炎性疾病，其中慢性盆腔炎改称为盆腔炎性疾病后遗症。中医古籍中无盆腔炎之名，1983 年《中国医学百科全书·中医妇科学》首次编入"盆腔炎"，1986 年首次提出"盆腔疼痛症"，并列入《中医妇科学》（高等中医院校教学参考书，人民卫生出版社出版），书中将其病因病机分为湿热邪毒（急性疼痛）和血瘀气滞（慢性疼痛），并分证论治。马宝璋教授主编的《中医妇科学》教材首次编入"妇人腹痛"一节。肖承悰教授在 2004 年 4 月由学苑出版社出版的"北京市高等教育精品教材立项项目"《中医妇科学》中提出了"妇人慢性腹痛"的病名，即指妇人在行经、妊娠及产褥期以外所发生的小腹或少腹疼痛，或痛连腰骶，尚能忍耐者。妇人慢性腹痛主要是指西医学的慢性盆腔炎、盆腔瘀血症等疾病所引起的腹痛。此病名的提出更切合临床实际，又不失中医特色，是肖承悰教授中医理论及学术思想创新的一个实例。

根据本病下腹痛、腰骶痛、带下异常等临床表现，一般认为属于中医学"妇人腹痛""妇人癥瘕""带下病"等范畴。早在《金匮要略·妇人杂病脉证并治》中，就已出现有关症状的描述及方药的论述，如"妇人腹中诸疾痛，当归芍药散主之"，"妇人腹中痛，小建中汤主之"。《女科百问》云妇人"……或宿有风冷，搏于血，血气停结，小腹痛也"。

1. 对病因病机的认识

中医药治疗本病方法多样，但对病因病机的认识尚不统一，比较传统的认

识着眼于湿热和血瘀，治疗上着重清利湿热与活血化瘀。而肖承悰教授通过多年的临床实践，结合中医理论和妇女独特的生理病理特点，审证求因，认为肾虚肝郁是本病的主要病因病机，从肝肾论治不仅有坚实的理论基础，而且临床疗效甚好。

（1）肾虚：肾与女性的生理病理关系极为密切。肾为天癸之源、冲任之本，同时肾气主胞宫、胞络。《素问·奇病论》记有"胞络者，系于肾"；《难经》言"命门者……女子以系胞"，说明肾与胞宫、胞络联系密切。又肾经循行中与冲脉下行支相关，与任脉支会于关元，而为冲任之本。冲任皆起源于胞中，胞宫即是子宫内，但胞中可以理解为盆腔部位，故肾与盆腔相系。盆腔炎性疾病后遗症患者病情缠绵不愈，病久及肾，或疾病早期过用祛邪药物而伤肾气，或治疗延误而伤肾。临床观察发现，因为患者大多曾连续或间断服用过清热解毒药，尤其重度患者反复单纯应用抗生素疗效不佳后，迭用清热解毒中药攻逐祛邪，从而导致肾气日虚，正气不足，患者病情缠绵，多在劳累、房事、经期失血后复发或加重，绝大多数患者面色晦暗、体倦乏力、腰痛及腰膝酸软、舌淡脉细，大多有腹痛缠绵，带下量多、色或白或黄、质地或稀或稠等症状。这也提示了肾气虚弱在本病病机中的重要作用，也是本病迁延不愈的根本原因。

（2）肝郁：女子以血为本，肝为女子之先天。肝藏血，主疏泄，体阴而用阳，性喜条达而恶抑郁；肝藏血，脏腑化生之血，除营养周身外，皆藏于肝。换言之，肝脏时刻需要以血濡之柔之，否则将影响其疏泄功能。肝主疏泄的功能主要是指调理气机，促进肝藏血的功能以调节血量，同时调畅情志，使气血调和，精神舒畅。肝主疏泄还有协助肾精封藏，保证精血互化的功能。妇人慢性腹痛除了下腹疼痛外，临床也常伴有心烦起急、情绪不畅、经行乳房胀痛等症，均是肝郁不疏的表现。《灵枢·经脉》云："肝足厥阴之脉……循股阴，入毛中，环阴器，抵少腹，夹胃，属肝络胆，上贯膈，布胁肋……"可见肝经在循行中与冲脉交会于三阴交，与任脉交会于曲骨，通过冲任与胞宫及带脉相联系。从肝经的循行来看，肝与盆腔也关系密切。育龄期妇女处于家庭、工作等多种生活压力下，常常情绪抑郁，易致肝气郁结，肝脏疏泄功能失常或湿邪未尽，留滞于内，从而使病情迁延，反复发作；而疾病缠绵难愈，腹痛时作，又致精神抑郁，即"久病致郁"。如此恶性循环。肝郁乘脾，致脾失健运，湿从内生，湿郁化热，任带损伤而使带下异常；湿热之邪蕴结胞中，阻滞气血并与气血相搏，使冲任气血运行不畅，不通则痛；腹中炎性包块者，为瘀积日久，形成癥瘕，或湿热阻滞冲任，冲任不畅，渐结包块。

2. 治疗

基于对本病病机的认识，肖承悰教授对本病的立法以补肾疏肝为主，辅以清热活血散结。临床常用主要药物为续断、牛膝、夏枯草、郁金、赤芍、败酱草、红藤等。续断性微温，味苦，入肝、肾经，补肝肾，畅血脉，调冲任，续筋骨，消肿止痛，活血而不动血。《本草经疏》云其"入足厥阴、少阴，为续绝伤、补不足、理腰肾之要药也"。《本草汇言》认为其"补续血脉之药也……补而不滞，行而不泄"。川牛膝性平，味苦酸，入肝、肾经，补肝肾、强腰膝、利血脉，性善下行，可引诸药下行，作用于盆腔。夏枯草性寒，味苦、辛，入肝、胆经，清肝泻火，消郁散结。《本草图解》认为"夏枯草苦辛微寒，独入厥阴……散结气。此草补养厥阴血脉，又能疏通结气，皆系肝证，故建神功"。据现代药理研究表明，夏枯草能增强肾上腺皮质及巨噬细胞吞噬功能，增加溶菌酶含量，从而扩张血管，改善血液循环，促进炎症吸收，提高机体免疫功能。郁金性寒，味辛、苦，入心、肝、胆经，行气解郁，活血止痛，清热散结。《本草衍义补遗》谓其"治郁遏不能散"。《本草备要》谓其"行气，解郁泄血，破瘀，凉心热，散肝郁"。现代药理研究表明，郁金有抗炎作用。赤芍性微寒，味苦，入肝经，清热活血，祛瘀止痛。《本草纲目》谓"赤芍散邪，能行血中之滞"，现代药理研究表明其亦有解痉镇痛及抗炎作用。败酱草性微寒，味辛、苦，入肝、胃、大肠经，清热解毒，化瘀止痛。现代药理研究表明，败酱草有抗炎、镇痛作用，且可防止急性发作，有"防病于未然""上工治未病"之妙。红藤清热活血散瘀，解毒止痛。红藤煎剂对金黄色葡萄球菌、链球菌、大肠杆菌、白色葡萄球菌、绿脓杆菌有抑制作用，并能抑制血小板聚集，抑制血栓形成。

对于本病的治疗，肖承悰教授随症灵活加减：对B超检查盆腔有积液者，以柴胡疏肝散加用泽兰、大腹皮、益母草等活血利水之品，每能获得良效。对于输卵管积水及输卵管卵巢囊肿，加茯苓、泽兰、马鞭草、皂角刺以利水活血消肿。对输卵管阻塞或通而不畅，加地龙、路路通、王不留行、枳实以活血通络祛痰。对腰痛如折，腰骶酸痛明显者，加杜仲、川续断、桑寄生以补益肝肾。对急性发作者，肖承悰教授自拟二花二草二藤汤，即金银花、野菊花、败酱草、鱼腥草、红藤、忍冬藤，临床疗效颇佳。

三、滋肾养肝、交通心肾治疗更年期综合征

更年期综合征是妇女在绝经前后由于雌激素水平波动或下降所致的以植物

神经系统功能紊乱为主，伴有神经精神症状的一组症候群，主要表现为潮热汗出、月经紊乱、五心烦热、头晕耳鸣、头胀头痛、心悸失眠、烦躁易怒、肌肉关节酸楚或疼痛、皮肤麻木刺痒或有蚁爬感、尿频尿急等，多发生于 45 ～ 55 岁之间，平均为 50 岁左右。随着社会的发展和人口老龄化，女性在生活及工作中所承受的各方面压力越来越大，从而导致更年期综合征发生率上升。国外资料统计表明，有 84.2% 的妇女在更年期出现症状，国内资料显示，更年期妇女 91.7% 有症状，其中有 10% ～ 15% 的妇女因症状严重而被迫就医。随着中国经济实力的增强，生活条件和营养状况的明显改善及医疗保险事业的进步，我国妇女的平均寿命延长至 75 岁，甚至更长，可以说，人生的 1/3 时间将从更年期开始。因此，对该病的防治有着重要的社会意义。

西医学认为，更年期综合征神经精神症状的发生与卵巢功能衰退、雌激素水平下降有关。但雌激素水平低下并不是发病的唯一因素，认知原因、生活环境的刺激及人格因素等，也是导致其发生的重要原因。现代神经生理、神经生化等学科的研究表明，5- 羟色胺（5-HT）与人类的情绪、睡眠、学习、记忆、摄食及性行为等有关，大脑 5-HT 水平异常可能与精神疾病、偏头痛等多种脑功能和行为异常有关。

对于该病的治疗，西药激素替代疗法虽疗效明显，但长期服用有较严重的副作用，而中医药治疗有其独到之处，即依据中医整体观念，采用辨证论治的方法，重在调理，且对缓解临床症状、防治骨质疏松方面有一定的疗效，并具有调节神经、内分泌、循环系统的综合作用。因此，中医药治疗更年期综合征已逐渐成为医学界的一个热门课题。目前中医治疗方法主要以辨证治疗为主。本病以肾虚为主，主要表现为肾阴阳失调，并可累及其他脏腑，其中以心、肝、脾为主。肾阴不足，不能上济心火，则心火独亢，乙癸同源，肾阴不足，精亏不能化血，肝失柔养，则肝阳上亢，肾阳虚不能温煦脾阳，导致脾肾阳虚。治则常有补肾为主，调整阴阳；滋肾养心，交通心肾；滋养肝肾，平肝潜阳；补肾健脾。随着医学模式的改变，人们逐渐认识到心理和健康的相互作用及影响。情志因素是更年期综合征发病不可或缺的因素。因此，心理疏导对于更年期综合征的治疗显得尤为重要，心理治疗等也取得了一定疗效。

肖承悰教授认为，本病的发生与心肾不交密切相关。绝经前后妇女处于肾气渐衰、天癸渐竭、冲任二脉渐亏虚的特殊生理时期，加上这一时期妇女承受来自社会、家庭、工作的压力越来越大，劳心耗神，使心火独亢，故可导致潮热出汗、心悸、失眠多梦、五心烦热、心烦不宁诸症。因此，本病之病机与心、脑、肾相关。而且，更年期综合征患者常有血脂异常、心电图心肌缺血改变、血压波动，这些临床指标也提示本病的发生责之心脑。此外，肾归坎卦，五行属水，位居下而属阴，以上升为顺；心归离卦，五行属火，位居上而属阳，以下降为和。心火下降于肾，则温煦肾阳，使肾水不寒；肾水上济于心，则滋助心阴制约心火。如此坎离既济，水火相交，精神互依，维持人体的阴阳平衡。此外，心主神明，主管人的精神活动，又为元神之府。心藏神，肾藏精，肾藏精而主骨髓，精能生髓，髓通于脊，上达于脑，为髓之海。因此，心、脑、肾为神之所藏处。精能养神，神能驭精，是以精髓足，才能心脑神明；心脑神明，才能驾驭生精。可见，心肾之间的功能协调，即"心肾相交"，是维持人体阴阳平和的重要生理，也是精神、神志清明的重要生理基础。若心肾不交，可致神明失序而出现心悸怔忡、失眠健忘、心烦不宁等精神情志症状。肝藏血，肾藏精，"精血同源""肝肾同源"。若肾阴不足，则可引起肝血不足，阴不制阳，而导致肝阳上亢；如肝阴不足，亦可使肾阴亏虚，而致相火偏亢。肝藏血，心主血，心肝两脏互相配合，共同完成维持血液的正常运行之功能，气血充沛，使心有所主，肝有所藏。又肝主疏泄，调畅情志，心主神明，两脏在情志上互相影响；木为火之母，火为木之子，母病及子，子盗母气，故临床上肝火常可引动心火，心火亦常引动肝火，从而导致更年期综合征一系列临床症状。因此，临证以滋肾宁心为法治疗本病，常能获得卓效。

　　肖承悰教授在治疗方面认为要紧紧抓住更年期妇女的生理病理特点，从肝、肾、心三脏着手，以滋肾养肝、交通心肾为法则，着重滋补肝肾之精血，使肾水渐充，肝得柔养，水火相济，而绝经前后诸症得平。具体治疗中，以一方为主，随症加减。其主要组成为女贞子、墨旱莲、生地黄、白芍、枸杞子、盐知母、盐黄柏、生龙骨、生牡蛎、丹参、百合、莲子心等。其中女贞子味甘，性平，善补肝肾之阴，补而不腻；墨旱莲味甘，性平、寒，功能滋阴益肾凉血。二药合用，即为二至丸，是补肾养肝、滋阴清热之要药。白芍味苦酸，性微寒，功能养血敛阴，柔肝平肝。生地黄性甘寒，入心、肝、肾经，清热凉血，养阴生津。以上生地黄、女贞子、墨旱莲、枸杞子、白芍五药合用，可滋肾养肝、益阴清热，为本方主药。现代药理研究证实，补肾养肝药物可稳定雌激素内环境，提高患者下丘脑-垂体-卵巢轴的稳定性，并对植物神经功能具有整体调节作用。知母味苦甘，性寒，药性柔和，滋阴润燥，清热泻火，用盐水炮制，又可以引药入肾经，清命门之相火。百合味甘，性微寒，功能清心安神、宁心定志，并滋阴清热。百合配知母，为百合知母汤，配地黄为百合地黄汤，二方皆为《金匮要略》治疗百合病的著名方剂，"百合病者……常默默，欲卧不能卧，欲行不能行，欲饮食，或有美食时，或有不用闻食臭时，如寒无寒，如热无热……"等症状的描述与更年期综合征精神神经症状相似，故药物配伍运用甚为巧妙。生龙骨味甘涩，性微寒，功能平肝潜阳、镇静安神、收敛固涩。生牡蛎味咸涩，性微寒，功能平肝潜阳、镇静安神，又收敛止汗，根据现代药理研究表明，二药含丰富的钙质，正可治疗更年期妇女由于缺钙导致的骨质疏松症。莲子心味苦，性寒，归心、肾、肝经，清心安神，交通心肾，并能清热平肝，《温病条辨》谓其"由心走肾，能使心火下通于肾，又回环上升，能使肾水上潮于心"。茯苓交通心肾、宁心安神。丹参味苦，性微寒，功能养血活血凉血，安神定志。《滇南本草》谓其可"补心生血，养心定志，安神宁心，健忘怔忡，惊悸不寐"。在诸滋阴补益药中加一味活血之丹参，可防补阴之品过于滋腻之弊。总之，诸药相伍，补而不滞，寓通于补，使肾水充、心神宁，水火相济，心肾相交，则诸证得平矣。

四、多囊卵巢综合征

多囊卵巢综合征（PCOS）是妇科临床常见的内分泌失调性疾病，是一种发病多因性、临床表现呈多态性的内分泌失调综合征，以雄激素过多和持续无排卵为主要临床特征，主要表现为月经失调、不孕、多毛、痤疮、肥胖、黑棘皮症等。目前本病的病因尚不清楚，根据其主要内分泌特征（雄激素过多、雌酮过多、促性腺激素比率失调、胰岛素过多），认为可能机制涉及以下几方面：①下丘脑-垂体-卵巢轴调节功能异常。②高胰岛素血症和胰岛素抵抗。③肾上腺内分泌功能异常。西医学对本病的治疗以药物治疗为主，根据患者的生育要求和病情程度采用不同的治疗方案。对有生育要求的患者进行促排卵治疗，常用药物包括克罗米芬、促卵泡刺激素、促性腺激素释放激素激动剂及生长激素；对无生育要求的患者采用调节月经周期或抑制治疗，可采用达英-35、氯他胺、螺内酯及二甲双胍等药物，但仍存在复发等问题。而中医药通过调整内分泌失调治疗多囊卵巢综合征，取得了较好的疗效。

根据本病的主要临床表现，将其归属于中医学"闭经""月经后期""不孕""崩漏""癥瘕"等范畴。目前多数医家认为本病的病机以肾虚痰湿为主，主要涉及肾、脾、肝三脏的功能异常。以肾虚为本，痰湿为标，兼见血瘀或肝郁。

肖承悰教授秉承整体理念，辨证论治，对本病施以个体化治疗。根据月经不同时期的生理特点、阴阳变化，充分结合现代医学检查技术（如超声检查及基础体温测定）界定真机期，采用中医辨证论治的思想进行中药序贯给药治疗。在改善临床症状和提高妊娠率方面疗效显著。

1. 对病因病机的认识

肖承悰教授认为，本病的病机多为肾虚痰瘀，涉及脾虚肝郁。古今医家多认为女性月经与肾息息相关，调经多从肾入手。肾气虚则精不化血，或肾阴虚则精亦无以化血，精血不足，冲任血海匮乏，而致月经后期、月经稀发、闭经、崩漏及不孕等；肾阳虚，气化失司，水液代谢失常，湿聚成痰，痰浊阻滞冲任、胞宫，亦可致月经后期、闭经、不孕等。有关痰浊阻滞导致闭经的论述，朱丹溪指出肥盛妇人"躯脂满溢，闭塞子宫"致"经水不调，不能成胎"。傅山也曾论及肥胖痰湿之人易患此病："且肥厚之妇，内肉必满，遮子宫，不能受精"。痰浊的产生还与脾主运化和肝主疏泄功能有关，脾虚则体内津液代谢失常，停聚于内而成痰，肝失疏泄则全身气机不畅，津液输布失常，而成痰聚于内。瘀血的生成还责之于气滞。本病患者多苦于不孕，求子不得，多有肝气郁结。气为血之帅，气行不畅则血行受阻，停于体内为瘀血，日久则痰瘀互结。痰瘀为内生的病理产物，其产生根据有二：一是肥人素多痰湿，日久必成瘀，二者根据多囊卵巢综合征B超的变化，双卵巢增大及卵巢白膜增厚，从中医微观辨证属于痰瘀互结之癥瘕范围。

2. 注重真机期变化

明代王肯堂在《证治准绳·女科·胎前门》中指出："天地生物，必有氤氲之时，万物化生必有乐育之时……此天然之节候，生化之真机也……凡妇人一月经行一度，必有一日氤氲之候于一时辰间，气蒸而热，昏而闷，有欲交接不可忍之状，此的候也，于此时逆而取之成丹，顺而施之则成胎矣。"文中所述氤氲之候即的候，为月经四期中之经间期，也称为真机期，即西医学的排卵期。经后末期阴长至盛，呈重阴状，即将发生重阴转阳，阳气萌发，氤氲之状生，适时和合，便能受孕。西医学认为，此期卵巢排出成熟卵子，输卵管伞部拾卵，可受孕。此期虽短，然为阴阳转化的关键时期。而多囊卵巢综合征多表现为月经后期、漏下、闭经或者崩闭交替，均不排卵，因为卵泡不成熟，故不能按常法区分四期，理论上讲总是处于经后期（西医学即所谓卵泡期），子宫内膜生长缓慢，卵巢内很多小卵泡，却没有一个能发育成优势卵泡，自然不能顺利完成排卵，无法实现从经后期到真机期的过渡和阴阳转化，故而该病患者不能形成规律的有排卵的月经。肖承悰教授在调治本病时常以经后期补肾养精血为主，促进子宫内膜和卵泡的生长，同时监测超声及基础体温，待真机期即将到来之时补肾温阳活血、促排卵，借力完成从经后期至真机期的顺利转变，指导同房，以助受孕。之后尚不能确定患者是否成功妊娠，肖承惊教授常予双保险处理，治以补肾益精健脾之法，安固胎元，方选寿胎丸加味，若未受孕可调经促孕，若受孕可安任固胎。

3. 用药特点

肖承惊教授在治疗多囊卵巢综合征方面"继承传统不泥古，开拓创新不离源"，严格遵循传统的中医辨证论治宗旨，结合现代医学的理论与检测手段，临证思路新颖独特，每获佳效。处方轻灵纯正，补中寓散，用药以甘温平性为主，尤忌大寒大凉之品损伤脾胃功能。对于以痰瘀为重的患者，可先行消法以祛除体内痰浊瘀血，治标为主兼顾其本，常取苍附导痰丸化裁；临证对以本虚为重的患者则予肾肝脾同调以固其本，待子宫内膜和卵泡生长到一定水平，于真机期补肾温阳活血，促进形成有排卵的月经周期。排卵期加用紫石英、石楠叶补肾活血，苏木、䗪虫活血通瘀，促使卵泡冲破卵巢之白膜以助孕，用到种植窗期。肖承惊教授遣方用药独特，常用药对。桑寄生补肝肾、强筋骨、安胎，续断补肝肾、强筋骨、止血安胎、疗伤续折，二药同补肝肾而益精血，补而不腻。《医学衷中参西录》寿胎丸即有此药对，其曰："此方乃思患预防之法，非救急之法。"多囊卵巢综合征患者多为育龄期妇女，其求子之心迫切，多处于试孕阶段，此二药合用，实为顺势而为，未孕时可补肝肾以养精血而调经，已孕可益肾以固胎之本。女贞子、墨旱莲为二至丸，平补肝肾，润而不腻。枸杞子、狗脊亦同补肝肾，于静中求动，补而不滞。淫羊藿、巴戟天补肾壮阳，与上药同用，则阴阳互生。白术健脾益气、安胎，茯苓健脾宁心，二药合用入脾、胃经，益气血之源。临证时应病、证结合，选择合适的药对，肾、肝、脾同调，气、血、精共生。肖承惊教授还特别强调心理疏导，与患者沟通之际，总是能于言语之间明察秋毫，一针见血地点破问题所在，使患者宽心，从心理上辅助临床疗效。

4. 衷中参西

关于多囊卵巢综合征的诊断，必严格参照诊断标准，对于尚不符合诊断标准而有多囊卵巢综合征倾向的患者，亦谨慎对待。肖承惊教授临证非常重视现代医学的诊疗技术，尤其注重妇科 B 超在该病诊治过程中的作用，以子宫内膜的厚度判断疾病所处时期，协助辨证论治；通过卵泡大小及基础体温以判断真机期。对于月经两三月不潮者，必查妇科 B 超，若子宫内膜仍处于卵泡期，则予以补肾养精血，促进卵泡生长；若子宫内膜长至黄体期水平，可予以理气活血，促进月经来潮，或者加用孕激素撤退出血。本病的一个重要特点就是不能形成优势卵泡，以 B 超监测排卵对于备孕患者来说很重要，经调治后当卵泡发育至 1.5cm 左右，子宫内膜达 0.8cm，肖承悰教授认为真机期即将到来，在滋肾养精血的基础上加以活血之品，促进卵子排出，实现重阴转阳，顺利过渡到经前期（即西医学所谓之黄体期）。

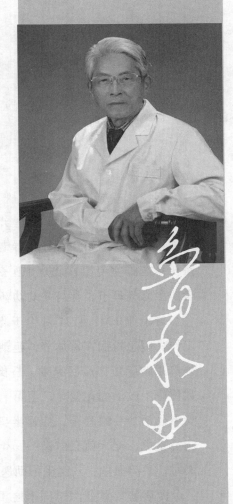

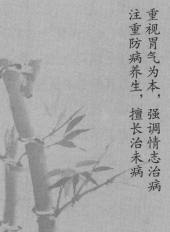

重视胃气为本，强调情志治病

注重防病养生，擅长治未病

医家简介

　　鲁承业（1941 年 11 月生），主任医师，北京市级名老中医，北京市第四、第五批师承"双百工程"指导老师，北京中医药薪火传承"3+3"工程基层老中医传承工作室专家；北京中医药学会内科委员会委员，西城区老医药卫生工作者协会常务理事；参与《幼幼新书》点校。

　　鲁承业 1941 年 11 月生于北京，初中毕业后从师学习刨床工作，后在工厂工作。因患胃病在家休养，延请中医治疗显效，后在家养病。时正值年底腊月，鲁母采购年货，晨回家中，昏倒在地，不省人事，呼吸急促，痰声辘辘，延请数位医生救治而无变化，至第七位针灸医生刘椒园到家施治，针后即呼吸平稳，痰声已消，一眼睁开，症显半身不遂。刘医生说："这是中风脑溢血（脑出血），病情重危，七天就会病逝……生还机会很小。"刘医生每天来家诊治，当到第 6 天时，病势显危，刘医生帮助送往医院，第二天晚 8 点病逝，正好七天整。

　　此事使鲁承业深感医事之重要，医德医道之高深，突发学医之念，第二年便弃工从医，考入北京石景山钢铁公司医士学校。其间在同学好友的帮助下，延请国医学院古文老师范鸿宾先生介绍，拜入施今墨先生门下，拜施少航先生（京城四大名医施今墨的叔叔）为师，业余学习中医。由于成绩优秀，鲁承业在班内任中医科代表；毕业后分配到北京市公安局劳改单位从事全科医疗兼公安工作，其间曾在北京中医医院内科跟随鲍友麟老中医学习 1 年。1972 年，因其中医知识扎实优秀，被中国中医研究院（现中国中医科学院）破格录取，正式参加原卫生部主办的"全国第二期西医学习中医班"学习，得脾胃病专家步玉如、心血管病专家李介鸣、"小儿王"王伯岳、妇科专家钱伯煊等名医随诊亲传，言传身教，受益匪浅。1979 年 4 月至 1980 年 12 月，鲁承业作为北京联合大学后备中医学校教师，考入北京市卫生干部职工学院中医部"中医师资进修班"学习，并晋升为"医师"，毕业后调转到西城区中医医院（现北京中医药大学附属护国寺中医医院）内科，任中医师。鲁承业于 1982 年 6 月参加中医研究院文献研究所主办的"中医古籍进修高级班"学习；1987 年 11 月在重庆"全国中医急症学习班"学习；1992 年参加北京科干局、北京中医学会举办的"专业技术干部高级研修班"，参与了《幼幼新书》的点校，并于同年晋升为副主任医师；1995 年参与编写《实用中西医结合诊治丛书·头痛》；1997 年获国家教委授予的高等学校教师资格证书，同年在全国脾胃病专业委员会第九次学术交流会上发表"脾胃不和的诊疗体会"；1998 年任《百病临证指南》副主编，同年参加全国中医继续教育内经经方临床应用培训班；2001 年晋升主任医师。

鲁承业从医 50 余年，品端术正，中医专业功底深厚，擅长以四诊合参为据，判断病之真与伪、常与变、轻与重及预后。在学术上，鲁承业重视经典和前贤诸家之经验，善于博采众家之长，融会贯通，从而形成了自己的诊疗思维体系。他主张临证要参天地、阴阳、气血、形神之变，以及三因、禀赋、主次之宜；法无定法，以切中病机为要；方无定方，以恰合证情为度，要知常达变。他还强调人体的整体观，注重对亚健康的调治，提出了四位一体的养生理念；遵阴阳大法，辨证精准，谨守病机，用药考究，轻灵适度。鲁承业擅治脾胃病、时令病和内科疑难杂症，又广泛涉猎妇、儿、皮科的常见疾病，同时对于亚健康状态的调治和减缓身体衰老、提高生命质量具有丰富的经验。

鲁承业乐善好施，甘于奉献，曾为危重老人义务出诊，收到"品端术正"的赞扬匾额；亦曾使用 5 年中药辅助治疗一位中年女性白血病化疗患者，现患者已存活 10 余年，体如常人；在巴塞罗那奥运会之前，我国一位著名运动员得了一种怪病，整个舌面脱皮赤红，食水难进，常法未效，鲁承业用犀角地黄汤加减数剂而使之痊愈。鲁承业曾为一位急腹症患者会诊，以脉静为据，诊为虫积腹痛，并以单方安蛔后，再服用驱虫药，使患者下蛔虫数十条而愈。

虽然医术高明，慕名就诊者络绎不绝，但鲁承业出诊一视同仁，平易近人，甘于奉献，默默无闻，不求闻达，不求重金回报，只求患者康健。

学术思想

一、整体观念，辨证论治，四诊合参，审证求因

鲁承业注重整体观念，辨证论治。鲁承业认为，人体是一个有机整体，不仅人体内部有机地联系和结合在一起，而且人体与自然环境和社会环境也是统

一的。人体的健康不仅与精神、饮食、劳逸、运动因素有关，而且与外部环境密切相关。

"治病必求于本"，就是指要抓住本质，找到疾病的根本原因。倘若不求其本，不知病之所在而治之，则病必不愈，重者甚至导致患者死亡。因此，鲁承业特别强调临证一定要四诊合参，审证求因。他指出，中医的理论体系是辨证论治的基础，必须在中医理论的指导下用中医的思维方法诊治患者，而不是按照西医的诊断结果来治病。这其中的关键就是要辨证论治。中医的"证"与"病"是有区别的。所谓证是机体在疾病发展的过程中某一阶段的病理性概括，包括了病变部位、病因、病性，以及邪正关系，反映出疾病发展过程中某一阶段的病理变化的本质。病是在病因作用和正虚邪凑的条件下，体内出现的具有一定发展规律的邪正交争、阴阳失调的演变过程，具体表现出若干特定的症状或体征，以及各种相应的证候。中医认识并治疗疾病，既要辨病又要辨证。一种病可以包括几种不同的证，不同的病在其发展过程中可以出现同一种证，要采取"同病异治"或"异病同治"的方法来诊治。要找到并抓住疾病的根本原因，临证必须四诊合参，审证求因。

鲁承业认为要辨清疾病的病因病机就要四诊合参，中医的诊疗手段主要是望、闻、问、切四诊。四诊各有特点和作用，是相互联系、相互补充、相互参合、不可分割的。临床运用时，必须四诊合参，环顾整体，才能做出全面、正确的判断。若片面强调某"一诊"的重要，或舍弃其他"三诊"不用，就得不到全面、客观的资料，就会导致诊断的片面性，甚至发生错误。四诊中尤为重要的是望诊和切诊，"望而知之谓之神"，所以，他总强调望诊的重要性。通过望诊，可以判断一个人的精气神，分析出疾病的预后和转归，从而对临床治疗有更好的指导意义。在临证中，他曾指出不同人种，肤色也不一样，但应该知道每个人的主色、客色和病色；通过看鼻子，分析疾病的深浅，"鼻准明，山根亮"是正气足的表现；望神察色，便知寒热虚实、气血盛衰；"切而知之谓之巧"。脉诊中测脉定位当以浮、中、沉、重按四部来分，以更好地确定病位。诊脉若能辨别浮、中、沉与重按之异，则病之表里、寒热、虚实纵然错综复杂，也不会出偏差。通过脉诊可以判断病情、决生死；而立法用药则会做到丝丝入扣，切入病机。鲁承业精于脉诊，曾诊断一位患者，因急性腹部疼痛来就诊，曾被其他医生诊断为多种疾病，经治无效。鲁承业脉诊，发现腹痛难忍时，脉促弦，腹痛不明显时，脉静，遂诊断为胆道蛔厥证，经过安蛔与驱虫处理，腹痛止，便出很多蛔虫。

1. 舌诊

鲁承业认为，望诊居四诊之首，而舌诊在望诊中又占有极其重要的地位。舌诊主要包括四部分，即舌质、舌苔、舌体、舌下脉络，而舌体、舌下脉络也可归入舌质的范畴。望舌质、舌苔、舌体、舌下脉络，而知病在何脏何腑、病势深浅、阴阳盛衰。舌质和舌苔是一个有机统一体，若把舌苔比作量，舌质比作质，则量变就必定有部分质变，质变就必定发生量的改变。总体而言，舌质分虚实，虚者浮胖而娇嫩，实者坚敛而苍老。舌质嫩红主阴虚，舌质淡胖主气虚、阳虚，舌质纹理粗糙主实证。望舌苔要看苔色、厚腻、润燥等，以判断寒热虚实及津液的盈亏。在舌诊中要特别注意体质差异在舌象上也有不同的表现。阴虚体质者舌质多偏红，阳虚体质者舌质偏淡胖。即使是正常的生理情况下，舌象也受气候、性别、年龄、精神因素等影响，如春季舌苔多薄白而质红润，夏季舌苔多薄而微干、舌质偏红，长夏苔多黏腻、舌质多淡红，秋季舌苔多薄白而润、舌质淡红，冬季舌苔薄润、舌质偏红。此属四季正常舌象，临证中要细细揣摩，明辨于心。

2. 脉诊

脉诊是四诊中的重要部分，是辨证论治的重要依据。鲁承业常说，诊脉必须诊出脉的病位，脉的虚实、寒热、表里、气血，再辨明病证是有余还是不足，先治何病、后治何病。这在脉中全部可以诊出。譬如，表有病不论风寒风热，脉一定是浮脉，但单凭浮脉不能断定是什么病，必须再仔细体会，如浮滑是风痰，浮弦是风邪夹郁，浮数是风热等。鲁承业认为，测脉定位当分浮、中、沉、重按四部，以更好地定表里、定功能与实质。以浮定表为例，中以定偏里，沉是属里，重按则为深层极里。浮、中主功能方面疾病，沉与重按主实质性疾病。温病的卫、气、营、血四个阶段，就可以用以上四部脉来划分。浮脉的取脉法是指轻轻按在患者桡动脉皮肤上即得，表示病在表分。中部脉是从浮位加小力，诊于皮肤之下即是中部，表示病在气分，或定位病在肌肉，或在胃；沉部脉是从浮、中再加重力量，按在肌肉部分，反映邪在里之病，主营分、主阴；重按是从沉部加力向下切脉，推筋着骨，已按至筋骨，表示病已深入，主下焦、主肾、主命门。诊脉若能辨别浮、中与沉、重按之异，则病之表里、寒热、虚实，纵然错综复杂，也会了然于心。脉象与舌象一样，亦受体质、气候、性格、精神等因素影响，如四季主脉不同，《内经》即有"春浮夏洪，秋毛冬沉"之说。人的形体、性格不同，则脉也各异，胖人偏沉，瘦人偏浮，性急则脉急，性缓则脉缓等，但这些都属于常脉。因此，在诊脉过程中，首先要辨明常脉与病脉，其次再按四部诊脉法判断疾病的性质。

二、胃气为本，辨证调理

脾胃为后天之本、气血生化之源，脾主升，胃主降，脾为阴土，喜燥而恶湿，胃为阳土，喜润而恶燥，脾属于足太阴脾经，胃属于足阳明胃经，二者在经络上相互络属，生理上联系密切。《临证指南医案》说："脾宜升则健，胃宜降则和。"脾胃在饮食的消化吸收方面起着重要的作用，正如《素问·经脉别论》所说："饮入于胃，游溢精气，上输于脾。脾气散精，上归于肺，通调水道，下输膀胱。水精四布，五经并行，合于四时五脏阴阳。"如果脾不主升清，胃不主顺降，容易引起腹胀、腹泻、胁痛等症，因为脾胃在病理方面存在密切的联系。例如，脾为湿困，运化失职，清气不升，即可影响胃的受纳与和降，可出现食少、呕吐、恶心、脘腹胀满等症；反之，若饮食失节，食滞胃脘，胃失和降，亦可影响脾的升清与运化，可出现腹胀、泄泻等症。

鲁承业重视脾胃在人体生命活动中的重要性，重视顾护脾胃之气，认为脾胃之病不仅是脾胃自身的病变，还关系到全身其他脏腑；其他脏腑有病都与脾胃功能有着密切关系；提出了对脾胃不和的病机与证治的体会，以及其在防病养生中的意义。他认为，根据脾胃的生理功能特点，其病理变化可以概括为"脾胃不和"四个字。前人虽多提及脾胃不和之称，却没有系统论述过其病机及病证特点。鲁承业根据多年的临床经验，将脾胃不和总结为几种病证：胃强脾弱、胃弱脾强、升降失调、脾湿胃燥。

在治疗方面，鲁承业认为脾胃不和的治疗大法即治疗总则，当属调理脾胃，这是历代医家的共识。在调理脾胃时也要注意脾胃的阴阳平衡，对不同证型的脾胃不和应当具体分析，有针对性地调理。如胃强脾弱者，当泻胃扶脾；胃弱脾强者，当健胃泻脾，但清胃不可伤脾，补脾不可碍胃；升降失调者，当升清降浊，调理气机，但降气不能抑升，提升不能滞降；脾湿胃燥者，应健脾化湿，养胃润燥，但燥湿不能损阴，养阴不得助湿。只有这样，才能使脾胃和合，清升浊降，奉养周身，以健后天之本。

三、诸病从郁论治，强调情志治病

在常规就诊过程中，医生诊治开药后，向患者略加解释或说明，即告就诊过程完结。用药物治疗固然重要，但更重要的是患者随病情出现的心理问题屡见不鲜。鲁承业针对此类情况尽量多向患者解释，包括对病情的解释，服药后减轻的程度及需要注意的问题等。他认为，七情可致病，也可治病。人的情志活动与内脏气血有密切的关系，脏腑的功能活动主要要靠气的温煦、推动和血的濡养。不同的情志变化对各脏腑有不同的影响，而脏腑气血的变化，也会影响情志的变化。中医认为七情（喜、怒、忧、思、悲、恐、惊）是人体生病的重要原因，七情本身可以致病，可以影响身体阴阳的自稳功能，而减退人体的抗病能力，而易受外邪侵犯。医生向患者多加解释，尤其是有针对性的解释，就是心理治疗。这样使患者对自己的病性有所了解，减轻了心理负担，再加上药物调理，就会使病好得较快。如果在临床工作中，医生能热情接待患者，使其感到温暖，可减缓七情激荡；给患者以疏导和安慰，可使气血趋向和平，正气得复；给患者以信心，能使肝气得疏，气血畅达，促进正气的增长；给患者以欢乐，就能使阳气舒展而疾病减轻。

四、注重防病养生，不治已病治未病

《素问·四气调神大论》云："是故圣人不治已病治未病……夫病已成而后药之……譬犹渴而穿井，斗而铸锥，不亦晚乎？"俗语说："病来如山倒，去病如抽丝。"任何一种疾病发生后，切实达到治愈都有一定的难度，而且需要一定的时间。例如极简单的皮肤划伤，发生时间不足 1 秒钟，而达到基本愈合就以 3 天为计，就是 259200 秒；有些内科疾病甚至可伴随人生几十年。医治过程漫长且复杂，患者还要接受各类痛苦。鲁承业认为，防病要胜于防火。火灾后，皆成废墟，原物不可复生，生命更是如此。所以，防病极为重要。诸病都有其产生的原因和过程，因而针对发生疾病的原因和过程采取措施，使之不形成疾病，或将其消灭或控制在萌芽状态，是预防疾病的自然规律。张景岳说："盖造化之机，不可无生，亦不可无制。"除去先天禀赋的遗传性疾病难以预防，凡是后天形成的疾病绝大多数是可以防治的，这就是中医学所倡导的"治未病"，是中医最根本也是最重要的治疗原则。

鲁承业认为，目前"治未病"的一些具体事宜划入了现代的中医养生学范畴，可以说是中医防病系统工程的一项重要措施。从现代医学临床角度看，凡是各类检查和化验基本在正常范围，构不成疾病的诊断，但是自觉有一些不适和症状，中医通过"四诊"可以判断出产生不适和症状的原因与形成的机理，以及阴阳失调的情况，已构成了中医的"疾"，属于现代医学亚健康的范畴。但是必须看到，许多疾病的隐匿阶段都蕴含在亚健康之中，诸如高血压病、各类肿瘤、癌症等，必须给予治疗。对于自觉无明显症状和不适者，如果从"四诊"

中发现异常状态，以及明显的阴阳失调，也应给予针灸、中药、按摩等方法进行调治，就可以扭转其发展趋势，使之不产生疾或病。

平时注意对身体阴阳的调理，不仅可以防病，而且有利于减缓衰老的进程。在临证中发挥古圣先贤"治未病"的远见卓识做法，在当代再放异彩，会更有意义。"治未病"的总原则是尽量驱除和避免一切有碍人体生理阴阳平衡的因素，更重要的是调动和激发身体的正气功能，提高身体的抗病能力和恢复能力。关于病菌和病毒，只不过是产生疾病的一个重要因素，是形成不同病种的重要因素。更关键的是，不给予病菌、病毒发作的体外环境和体内环境，使之无法对身体造成影响。要尽量不损害身体的所有生理功能，而且要有利于恢复和提高身体的健康程度，更不可出现"治一经、损一经"的利弊参半的情况。其治疗主要方法要以针灸、按摩和中药为主体，同时要向患者提示在生活和工作中的养生方法。治病要求本，用之得当，认真实施传统治法。

鲁承业在日常的诊疗过程中，随时向患者和学生传授养生思想。他认为，很多疾病都是因为不注重日常保健，身体出现情况后，才想到就诊和治疗，当症状明显减轻的情况下，就盲目地认为自己已经好了，不需要调理了，就像杯中水一样，水完全没过杯子流出来后，才想到把过多的水弄出去，只是刚把水弄出去了一点点，杯子中的水不外流了，就认为完全好了，等过一段时间水还是会出现外流，如同病没有完全治好。要想不让杯子中的水不流出去，就要倒掉杯子中大部分的水，而且要经常倒一倒，养生保健也是如此，贵在坚持，持之以恒。鲁承业注重治病和养生相结合，强调饭不可多吃，过多易伤胃，尤其是晚上，饮食过多会加重脾胃的负担，不仅引起脾胃自身的病变，还容易造成失眠，长期下去，对消化系统和神经系统都有影响。他对沐浴对人体的影响也有研究，认为洗澡不可洗得太频繁，在八大节气中，四立、二至、二分禁忌洗澡，在房事后、在大汗后、在季节更替交换时及大风降温时不可洗澡，容易损伤正气，易患疾病。对便秘和大便溏薄者，也有相应的自我按摩指导方法：腹泻患者在肚脐周围，随呼吸按逆时针方向按摩腹部，一呼一吸为一回，每次按摩50回，5～10分钟，然后点压双侧的足三里穴位；对便秘者，则朝着相反的方向按摩，再结合用药，患者的症状改善会很明显。

临床经验

一、用药经验

近年来，中药处方的用药剂量似乎有增大的趋势，似乎剂量越大疗效越好，鲁承业认为不然。他认为"用药如用兵，在精不在多，用之得当，旗开得胜，药到病除，用之不当，损兵折将，贻误病情，后果不良"。鲁承业临证用药强调顾护胃气，用药精当而不失疗效，既考虑到方药的口感，也考虑到患者的脾胃承受能力，治病尽量减少对正气的损伤。

鲁承业师出"施门"，善用"药对"。所谓"药对"，就是两味中药配伍应用，不但可以增强疗效，还可以减少药物副作用，药味少而精，达到"事半功倍"的效果。另外，鲁承业注重宫廷用药，在临床用药中，擅长使用花类药物，应用也非常讲究。例如玫瑰花、月季花的应用。玫瑰花入气分，具行气疏肝的作用，月季花入血分，二者一是入气分，一是入血分，气血同治；并且，月季花在经期中忌用，玫瑰花多用于肝郁气滞，横逆犯脾胃所引起的腹胀、胁痛。厚朴花和代代花联合用于脾胃虚弱，运化不利所引起的腹胀、乏力等，具有促进脾胃运化的功能。合欢花用于治疗肝郁所引起的心胸憋闷及情绪的不宁，合欢花与合欢皮联合应用，效果会更加明显。菊花和川芎相配伍，上清肝阳，清肝明目，也有疏散风热之功，常用于肝阳上亢引起的头晕及头痛等。

（一）用药剂量

鲁承业用药量少而精，常以用药轻灵、疗效颇佳的蒲辅周先生为楷模。鲁承业强调，辨证准，用药才能起到四两拨千斤的功效。他还常说："用药不在多，而在准。每味药应用得恰如其分，如同钥匙开锁，用当通神。"他常根据患者禀赋的强弱、身体的轻重、邪气的盛衰、病势的缓急来决定"七方"（大、小、缓、急、奇、偶、复）的选用及药量的大小。例如，成人在遇有风温初起（属感冒或流感）发热时，银翘散中荆芥仅用6g，栀子、豆豉也只用9g，就能达到热退病愈的目的；当归小量用于虚劳引起之咳逆上气，大剂用于血虚肠燥引起的大便秘结。

1. 剂量与疗效

鲁承业认为，剂量与疗效并不完全成正比，有些药物治疗某种病证，甚至出现相反的效果。例如，桑叶小剂量有散风清热、发汗的作用，大剂量却有敛阴止汗之功；白术小剂量有燥湿止泻的作用，大剂量则能治老年或产后气虚便秘；柴胡量小有升提、和解之功，量大可清肝胆之热。药物的量变会引起质变，剂量大小要根据病情需要，不能信手开重剂大方。

2. 剂量与体质

体质强弱和个体差异不同，对药物的耐受程度也不同。鲁承业认为，儿童和老年人的药物用量应少于壮年，妇女的药物用量应轻于男子。根据不同体质和个体差异，用药必须审慎。例如，以寒凉药治热病，属阳盛体质者，可投大寒之品，用量守常或稍增；属阴盛体质者，则宜用微寒之品，用量不宜过大。再如，患者因外感风寒而引起咳嗽，一般不会应用金银花、连翘等辛凉解表药，即使患者外感风热，也会考虑金银花、连翘同用或单独应用的问题，不会叠加使用同一类药物。

3. 剂量与疾病

病有轻重、虚实之别。一般轻病用量要轻，重病用量要重。因为病轻药重，药力太过，必伤正气；病重药轻，药效不足，难免延误病情。虚证多属慢性病，治疗需要调理，一般不必重剂。但属虚证欲脱者，或重病邪实者，则施药剂量可加倍。因此，药量要根据病证的具体情况而定。一味地使用大剂量，实不可取。由此可见，用药剂量有一定的原则。用量大小，要依据药物性质、配伍关系，患者病情、体质强弱等多方面因素全面考虑。鲁承业认为，"真正管用的药物或方子，在病人停药后，疗效还会持续很长一段时间"，不必长时间用药，用药过久反而损伤脾胃，引起其他不适。

（二）立法用药

鲁承业在立法用药上，贯彻了"汗而毋伤，下而毋损，凉而毋凝，温而毋燥，补而毋滞，消而毋伐"的原则，配方严谨，药味可，剂量小，价格廉，收到较好的疗效。

1. 谙熟药性，知药善用

所谓知药，就是在中医药理论指导下，研究掌握每一味中药的性能主治、应用配伍、用法用量及使用注意。只有这样，才能准确选择，灵活应用。鲁承业十分重视合理应用多功能药，每每从多种角度考虑，在发挥药物主效应的同时，尽量将药物的负效应转化为正效应，或设法克服负效应，选药求"精、当"，避免专其一点不及其余。如牛膝味苦酸、性平，功能活血祛瘀、补肝肾、强筋骨，若见腰膝酸软、下肢无力即投牛膝还不够全面，必须询问患者是否便秘或便溏，若兼便溏即不宜投，而兼便秘者则用之为佳。这是因为牛膝性较滑润，有通便的作用，凡是大便溏软、湿邪明显者，虽然有腰膝酸痛等适应证，但也要慎用或忌用，而另选续断、杜仲等同类药物。如患者无湿邪为患，反而有肠燥、大便偏干的表现，又当适用或多用牛膝。

鲁承业亦善用平和药。他认为，临证治病不能唯以克伐为用，应以调节脏腑功能、调动机体内在因素为要，绝不能因用药再伤正气，造成机体功能新的紊乱。倘若用药孟浪，势必伤正气，而使用平和之药，既能驱邪又不伤或少伤正气。其解表喜用桑叶、菊花、荆芥、紫苏叶等，清热喜用金银花、连翘、栀子、竹叶等，利水湿喜用茯苓、生薏苡仁，理气喜用白芍、陈皮、厚朴等，止咳喜用杏仁、前胡、竹茹、枇杷叶等，补气喜用太子参、黄芪、党参、山药等，滋阴喜用沙参、麦冬、玉竹、熟地黄等。

2. 不拘成方，按证调配

鲁承业治病从不为成方所局限，常根据患者的具体病情，针对主证确立治疗大法，再参以不同的兼证，合理组合遣药。即使选用成方，也常因方中药物与病情不完全相符，而只取其中几味主药，再根据病情酌配他药，绝不原方照搬。而治疗复杂病证，常将数个成方融为一体。如治感冒发热、咳嗽痰多、头痛、鼻塞流涕、咽痛喉痒、胸闷不畅，常将桑菊饮、杏苏散、止嗽散三方合为一体，药用桑叶、菊花、紫苏叶、杏仁、前胡、连翘、桔梗、甘草等，共奏辛凉解表、清热解毒、化痰止咳之功。

3. 三因制宜，随机变通

鲁承业认为，疾病的发生发展与转归每受时令气候、地理或居处环境及个体体质等多种因素影响，治疗中就要考虑这些因素，随时变化用药。如治感冒无汗，秋冬多用荆芥、防风发汗，夏季则用藿香、香薷。麻黄在南方最多用量3g，而在北方则多 4～6g。

二、脾胃不和的诊断与治则

"脾胃不和"属于中医学的证候诊断范畴，是以脾与胃为定位，脾胃同时发病，出现功能失调所形成的一系列症候群。

明代《医学入门》载："脾性湿，主乎血，阴也；胃主化，主乎气，阳也。太湿则气滞，太干则血燥，湿热调停则能化而气血生旺。苟或寒湿伤脾则饮难化，或不思食；燥热伤胃则停食不消，善食而瘦。由是脾胃不和，交相为病……"明确阐述了"脾胃不和"的概念。

清代《笔花医镜》指出："胃伤则不能纳，脾伤则不能化，二者俱伤则纳化皆难，而恶心胀满、面黄倦怠作矣。"显然脾胃最易同时发病。

"脾胃不和"证包含了西医学消化系统、神经系统、呼吸系统等多种疾病过程中的某些病理变化和病证表现，绝不可将"脾胃不和"证与西医的某个疾病等同起来或对号入座，如"脾胃不和"相当于慢性胃炎、消化功能紊乱等，这是不对的，也与临证所见不完全符合。

脾胃不和应包括以下几种病证和病机。

1. "胃强脾弱"证

主要病机是胃的受纳与脾的运化功能失调，以纳食偏于亢进而运化无力为主，多因胃伏火邪犯，则消谷善饥；脾气虚弱，则运化失司，而见消瘦便溏；同时可见舌苔白粗，舌体有齿痕；脉象可见右关偏大，沉取、浮取较细。

2. "胃弱脾强"证

主要病机是胃的受纳与脾的运化功能失调，以纳食力弱而消化较快为主，多因饮食损胃，胃气虚弱，则见不思饮食，少食即饱，甚则反胃；脾强则因脾热而消谷，大便欠畅，或见食少反胖；同时可见舌苔薄白而欠润，脉象有关稍沉而有力。

3. "升降失调"证

主要病机是脾的升清与胃的降浊功能失衡。胃气宜降反见上逆，出现痞满、反胃、呃逆、纳呆，或呕或吐；脾气宜升反见下陷，则见便溏不约、飧泄或者短气、头目昏蒙。

"升降失调"亦有"升少降多"和"升多降少"之别。升少，是清阳不振，使清宫失养，则见头空、短气、脑转、耳鸣；降多则腹中气动，矢气而欲大小便，或大便溏薄。升多，是阳气亢盛，使邪塞清宫，则见头目昏胀、胸脘胀满，或气上冲胸；降少，多浊气不降，气滞中焦，则见心下痞满、脘腹撑胀、大便不畅、矢气则舒，同时可见舌苔偏厚，脉象右偏大，可兼弦滑。

4. "寒热失调"证

脾胃的寒热失调可见"胃寒脾热"和"胃热脾寒"及"寒热凝滞中焦"三种情况。

（1）胃寒脾热证：胃寒多因寒凉克胃，症见呕吐清水或冷涎，胃脘作痛，胃中觉凉，得热稍舒；脾热多因热邪碍脾，症见唇红，咽干，心烦，腹满，大便秘结，舌苔白而润，质可偏红，脉象右关弦，沉取有力或兼滑。

（2）胃热脾寒证：胃热多因火热犯胃，症见牙龈肿痛，口舌生疮，颊肿，口臭；脾寒多困脾阳素虚，或寒湿伤脾，症现腹中觉凉，食后不化，大便轻薄，食凉则甚；亦有胃伏火邪而能食、脾气虚寒而肌弱者。

（3）寒热凝滞中焦证：为寒热之邪相激共伤脾胃，可因饮食之有热，亦可因天气之寒热所致。症见脘腹作痛，其痛可有凝滞之感，常伴腹鸣泄泻，实属脾胃两伤，舌苔白滑或白腻，脉象弦滑。

5.“脾湿胃燥”证

“脾湿胃燥”证为润与燥的失调。脾属阴而用阳，主运化而喜燥，湿邪过重则见湿困脾阳诸症（略）；胃属阳，必赖阴液润化，主受纳而喜润。胃之阴津不足则见口干、喜饮、纳少，或不欲饮食。同时可见舌红少苔而欠润或少津，脉象细弦。

上述诸般不调，皆为脾胃不和之表现类型，而在临证之中经常交错出现，还须细细分辨。在疾病发展过程中，诸般不调均在不停地演化，并非固定不变，也应仔细辨认，不可忽视。舌象、脉象是辨证的重要依据，脉象主要表现在右手“关”部，浮、沉、弦、滑、细均为常见，并相兼出现。“脾胃不和”的治疗大法，即治疗总则，当属“调理脾胃”，是历代众多医家的共识。对不同证型的“脾胃不和”应当具体分析，有针对性地调理。例如对“胃强脾弱”者，应当“泻胃扶脾”。对“胃弱脾强”者，应当“健胃泻脾”。对“升降失调”者，应当“升清降浊，调理气机”。对“升少降多”者，应重在“提升中气，佐以和胃”；对“升多降少”者，应重在“降气和胃，佐以散邪”。对“寒热失调”者，应“调治寒热”。对“胃寒脾热”者，当“清胃温脾”。对“润燥失调”者，应“调其润燥”。对“脾湿胃燥”者，应“健脾化湿，养胃润燥”。各类“脾胃不和”证，亦常相并出现，治当相并治之，不可泥于一方一法。临证中亦常有兼夹证出现，如寒热虚实的交错出现。不同的兼夹证，反映着不同的病机，在治疗立法时不能忽视。夹有食滞，则应佐以消食导滞；夹风则当疏散等。在治疗时必须做到主次分明。

用方要充分体现出“调和”之意，要以固护胃气为要则。脾胃既病，更要减轻脾胃之负担。用药过重过偏均可影响治疗效果，甚至损伤胃气，不利于疗效的巩固。其主要原则是药量适中，寒热协调；君臣佐使，切合病机；升降适度，以平为期。做到治脾而不碍胃，疗胃且勿伤脾，用补而忌呆滞，用温而避燥烈，用消须防克伐正气，苦寒败胃之品不可妄用重投，行气破血之药也应施之得当，以防流弊，从而达到调偏救弊、调和脾胃之目的。总之"调理脾胃"用药贵在"调偏救弊"，遣方用药切合病机，做到"丝丝入扣"即可取得综合性长久疗效。

三、阴虚型萎缩性胃炎诊治经验

阴虚型萎缩性胃炎在临床表现上可以有隐痛、痞胀、嘈杂、灼热等症状。胃黏膜萎缩性病变可伴有肠上皮化生、幽门螺杆菌感染、少数异型增生，也可同时出现部分黏膜糜烂性病灶，或伴有胃食管反流性病变。由于病程较长，症状繁多，病情反复，故本病病机较为复杂。鲁承业认为，本病的病位在胃，多涉及肝、脾、胃，胃阴不足，或兼有阴伤郁热的情况临床较为多见。

清代医家叶天士治胃善用酸甘濡润法，其所创养胃汤甘凉生津、养阴益胃，治疗阴虚胃痛颇有效验。鲁承业也根据长期的临床经验，体会到阴虚型萎缩性胃炎是以胃阴不足为其主要特点的一种涉及肝、脾、胃三脏的慢性疾病；并且注意到，用酸甘化阴法治疗阴虚证型的同时，要注意活血化瘀药物的使用，每可获得满意的效果。

酸甘化阴法主要通过将酸味药与甘寒药配伍以达到养阴生津的目的。这一疗法的功能是滋助五脏之阴，而尤以养胃阴为其特长。吴鞠通说："复胃阴者莫若甘寒，复酸味者酸甘化阴也。"此说为酸甘化阴法提供了理论根据，并指出其主要作用是滋养胃阴。酸味药与甘寒药合用，不但可以加强养阴的作用，而且还能化阴生津。因为酸能敛阴生津，甘能益胃滋阴，酸甘配伍，一敛一滋，则可两济其阴。相互合用，更能促进脾胃生化阴液的功能，即酸得甘助而生阴。同时由于某些酸味药与甘味药具有"酸先入肝，甘先入脾"的特性，故酸甘化阴法尤以养脾胃津液和补肝阴为其特长。

另外，气为血帅，若阴虚不能充养气血，可导致气血亏虚，如《灵枢·本神》云"阴虚则无气"。津能化气，故津液不足也是导致气虚的重要原因。而气虚则无力推动血行，血液在脉道内运行不畅，则可留滞而为瘀血。阴虚型萎缩性胃炎患者大多合并此证。因此，治疗此类疾病时，适当佐以活血药物是鲁承业治疗本病经验中的亮点。

如上所述，阴虚型萎缩性胃炎病位涉及胃、肝、脾，三脏相互影响，且日久多夹血瘀之证。治疗时，当选用入脾胃和肝经的酸甘类药，补养肝胃之阴，并兼顾血瘀证。鲁承业根据临床经验认为，欲补肝者当用酸味为主，欲缓肝者当用甘味，欲补脾胃则当用甘味为主，欲开胃气则应佐用酸味之品。治用酸味敛阴生津，且防胃虚肝气相乘，并取甘寒润泽之品，如生地黄、石斛、天冬、麦冬、天花粉、知母等，以滋阴润燥。至于老年患者，因肾亏肝旺、阴虚血燥，耗伤胃液，又当进一步重用滋养肝肾之品。如因火盛伤津而胃热内炽，胃脘中烧灼、热辣疼痛急迫、心中懊恼、口苦咽燥、渴而多饮、唇赤、苔黄而舌质红、脉细数者，可在大队酸甘凉润的滋阴药中酌情少佐黄连、黄芩、栀子等苦寒之品清胃泻肝，取酸苦相伍、泄热存阴、苦甘合化、泄热润燥之意。在纠正阴虚证候的同时，佐以丹参、赤芍、川芎等活血药物，对于改善病情多有裨益。

一般而言，如果慢性萎缩性胃炎患者表现为胃脘部胀痛加上舌质光红少津、口干欲饮、大便秘结等典型的胃阴不足证候，选用养阴润胃法比较容易掌握。问题是，这种典型的案例临床并不常见，更多的是胃阴耗伤常常兼夹在其他证候之中，如果不注意分析细微，掌握不了辨证要点，则很容易疏忽，致使治疗效果受到影响。

鲁承业认为，对于久用益气健脾或香燥理气方药后胀痛不消，症状改善不明显，而舌苔薄白、质偏红、中有细裂，脉细者，即可考虑已有胃阴不足的存在，可择机选用生地黄、沙参、麦冬、玉竹、石斛、天花粉等滋养胃阴；再配以少量玫瑰花、佛手等理气而不伤阴之品，使之滋而不腻，流畅气机，往往收效良好。也可以根据辨证在益气健脾、理气和胃的基础上，加入少量阴柔濡润的药物，有时可收到良好效果。

如果脘腹胀痛而胃中兼有烧灼感，舌质偏红，往往由阴虚郁热所致，宜在甘凉濡润的基础上，酌加炙乌梅、白芍、木瓜、生山楂、炙甘草等酸甘化阴之品，以增强养阴的效果。一般情况下，胀痛及烧灼感均能较快消失。倘若兼见口苦、苔黄，郁火明显者，再加少量川黄连、炒栀子、煅瓦楞子等，以增强清泄的作用。

阴虚型萎缩性胃炎病机多为胃病日久，或因寒邪化热，或气郁化火，或胃热素盛，或治疗上长期使用温燥之品，或肝阴虚，肝阳亢，迫灼胃阴，下汲肾水，而致胃液枯涸，郁火内盛，故常见胃脘灼痛、口燥咽干、烦渴思饮；阴伤肠燥则大便干；舌红少津、脉弦细数，亦是阴虚内热的征象。此时可以酸甘化阴法为主，滋养胃阴，随证配以活血、理气、缓肝、清热等，在临床应用中行之有效。

四、诸病兼从郁治

"郁"之所见甚广，有"百病兼郁"一说。"郁"有气、血、痰、火、湿、食之异，也有"五志""七情"、脏腑之别，相互掺杂合并，变化多端。"郁"虽有广义和狭义之分，但两者关系甚密甚广，不能完全割裂开来。从西医学角度出发，内科多种疾病均不同程度地并发抑郁症。抑郁症属于中医学狭义之"郁"的范畴，如高血压、关节炎、心脏病、糖尿病和慢性肺部疾病等。仅糖尿病患者中，就有1/4并发抑郁症。若从广义"郁"的角度而论，临证所见之"郁"甚为广泛，也是许多疾病的兼夹病证。因此，既有"百病兼郁"的病机，必有诸病从郁论治的治疗法则，并已为临床所验证。从"百病兼郁"的病机出发，深入研究探讨现代心理性疾病、功能性疾病和器质性疾病的内在联系是非常重要的研究思路。诸从郁论治的法则，不仅是传统中医治则的精髓，也是论治疑难杂病、拓宽中医治疗视野、继承和发展现代中医的重要途径之一。

五、外感咳嗽证治

1. 病因病机

咳嗽是以咳与嗽为主症的一类临床疾病。其病位在肺，宗张景岳在《景岳全书·咳嗽》篇中所言："咳嗽之要，止唯二证。何为二证？一曰外感，一曰内伤，而尽之矣。"咳嗽分为外感、内伤两类，临床又以外感咳嗽最为常见。

肺为娇脏，位处最高，其气宜清不宜浊，主宣发肃降，外合皮毛，内为五脏华盖，不耐寒热。当外感六淫之邪（时疫）从口鼻或皮毛而入时，肺脏首当其冲。风邪常为其先导，如《内经》所言"风者百病之长也""风者，百病之始也"。风邪或夹寒、夹热、夹燥，侵袭肺系，使肺气被郁，肺失宣降，致上逆作声、咯吐痰液，表现为风寒、风热、风燥相合为病。其中尤以风邪夹寒者居多，张景岳曾说："六气皆令人咳，风寒为主。"然而临证时，外感咳嗽还常兼夹其他病邪，如兼夹里热、痰浊、宿滞等，故而治疗时，须细审兼夹，治当兼治，以驱邪达表宣肺为主，兼夹为从。

单纯只有外因，不足以发病，即《素问·评热病论》所谓"邪之所凑，其气必虚"。清代名家程钟龄在《医学心悟》中说得非常清楚，"肺体属金，譬若钟然，钟非叩不鸣，风寒暑湿燥火六淫之邪自外击之则鸣"。这是讲外因致疾的一面。《素问·至真要大论》指出"诸气膹郁，皆属于肺"，蒲辅周先生认为，"膹"为气上逆，"郁"为闭塞，可见肺为外邪闭塞而失于肃降是发生咳嗽的重要外在原因。

关于内在原因，从根本上讲是正气虚弱，具体说有气虚、血虚、阴虚、阳虚等不同。

2. 外感咳嗽的分类

外感咳嗽一般分为风寒咳嗽、风热咳嗽、凉燥咳嗽、痰湿咳嗽四类。根据临证文献记载，外感咳嗽仅分四类不能适应临证的需要，可细分为伤风咳嗽、风热（温）咳嗽、伤暑咳嗽、伤湿咳嗽、伏暑咳嗽、凉燥咳嗽、温燥咳嗽、伤寒（风寒）咳嗽、时疫咳嗽，实际治疗时，还需再细分辨才能提高疗效。除了前面所讲的"正气"虚的四个方面，还常兼气滞、食滞、痰饮、营卫不和、内热、腑实等，情况非常复杂。此外还有病情转化，如风邪化热、燥热伤津，或由于失治误治导致寒凉郁肺等。如此细致的辨证反映着中医学时空观，也是中医学术的特色和精髓。

各个分型的主症：①伤风咳嗽：恶风，清涕，苔薄白，脉浮缓。②风热咳嗽：发热，口渴，有微汗，痰黄，咽痛，苔薄淡黄，脉浮数。③伤暑咳嗽：头身热，咳而痰黏，气逆胸。《名医验案》认为：阴暑咳嗽，为暑月感凉伤肺所致。④伤湿咳嗽：咳嗽痰盛、稀白，骨节烦疼，四肢重着，脉浮细或濡，苔白滑。⑤伏暑咳嗽：发热咳嗽，烦闷，溺痛便溏，脉浮滑细数。⑥凉燥咳嗽：干咳无痰，微恶风寒，苔薄白、欠润。⑦温燥咳嗽：干咳无痰，或痰少偏黄，鼻燥咽干，身热，不恶寒，苔薄淡黄、欠润，舌尖红，脉浮细数。⑧伤寒咳嗽：恶风寒，无汗，身痛，苔薄白，脉浮紧或浮弦。⑨时疫咳嗽：壮热恶寒，咳嗽咽痛，相互染易，苔淡黄、欠润，脉浮数或浮有力。

3. 辨证论治

（1）辨八纲：需先辨表里，再辨寒、热、虚、实，程度几分。例如表寒证，无汗恶寒有程度之分，身居暖室，身着重衣、重被而伤恶寒者，属于重证。较轻者则稍感怕凉，或身觉发紧或发皱，如久未沐浴之状，脉亦有浮紧、浮弦、稍浮之异。再如里热，有口渴微甚之别、苔黄有深浅之异、津有伤之轻重不同。

（2）辨痰：痰有稀稠、多少、有无、黄白、有块与否、有血无血等不同，都反映着不同的病机，如稀痰主寒主饮，稠痰主热主燥，无痰主阴虚津伤，黄痰属热，白痰多属湿与寒，痰中有血则肺经受伤，又有血热、血瘀之别。

（3）辨兼夹：主要是抓住与本病关系最密切的那些反映着正气盛衰的证候，是指气虚、血虚、阴虚、阳虚等。前面提到过，虽然咳嗽是以感受六淫为主，但必有正虚方能使邪气滞留。因此，外感与内伤在实际临证中也不是截然分开的，只不过就是证候的表现侧重不同。正气的盛衰直接关系到病程、轻重、治疗等，法不可不辨，否则疗效必受影响。

对于时令咳嗽的治疗，一方面要抓住不同时间、不同地点、不同体质和不同兼夹分别对待，才能取得较好疗效，绝不可不加区别，认为都是感冒咳嗽而只取一方一法，否则势必贻误病机。正如宋代陈言所说："顾世治嗽之药极多，而卒不能遍效者，盖其致病之因不一。"另一方面，也要注意其共性。凡属时令咳嗽，都以外邪郁闭所致。因此，治疗时就要以宣通肺气、透邪外出为首要，"解表法"为首先必用之法。药性宜辛（今人多食肉类厚味、身居暖室，内有郁热，外为寒凉所扼）。邪在表，最忌苦寒凉遏，黄连、黄芩之类不宜早用，虽有内热也不宜多用。急性病者同样要以胃气为本，不要因病重而用药过于寒凉、过于猛峻而损伤脾胃，就是要重视胃气；邪未入里，无里热，绝不可轻用苦寒凉泻之法，以防凉遏伤胃而敛邪，形成后遗。

4. 用药经验

外感咳嗽大多都伴有咽痒，咽痒则咳作，是外感咳嗽的重要特征。鲁承业认为，痒为寒热相激使然，故用药不能纯用辛温，而要辛温、辛凉散风药同用。另外，根据咽部干、痒、痛之不同而区分风、寒、热、燥邪的所占比例，以指导用药分寸。外感咳嗽一般多以邪实为主，治疗当宣畅肺气、疏散外邪。因"上焦如羽，非轻不举"，故多用植物的花、叶以轻清上达，且不主张药量过大，常用3g、6g或9g"轻举"以托邪外出。避免过早使用酸敛收涩镇咳药，以免闭门留寇。表邪未消，也不可过投滋阴厚腻之品，以免邪恋不尽，咳嗽缠绵难愈。另外，治外感咳嗽要辛散透达，药味多芳香，一般煎煮时间在水开后10～15分钟，不宜久煎，以防药效损失。而且，服药需少量多次，不必拘泥于每天早晚两服，可分三至六次，宜餐后少量分服，尤其是儿童，量大易导致呕吐，不利于药力的发挥。

鲁承业治疗外感咳嗽常以四五对药物为基础随症加味组方，常用的药对如下：①苏叶配桑叶：二药为鲁承业常用的疏风解表、宣肺止咳对药。苏叶辛温香窜，入手太阴肺经气分，疏散肺寒、散风解表；桑叶质轻气寒，轻清发散，既能疏散在表之风热，又能轻泄肺热、滋肺燥、止咳嗽。二药合用，疏风解表而无寒热之弊。咽痒为主时，苏叶可用9g，桑叶用6g，若咽痒且痛，则为风寒化热或风热为主，此时苏叶和桑叶用量相等，皆用6g；若咽痛甚而不痒，则桑叶用9g，苏叶用3g。二药合用，疏风散邪，相辅相成，正合肺之机宜。②杏仁配前胡：前胡功专下气降火，清肺热，散风邪；杏仁既有发散风寒之能，又有下气除喘之力，且温润通腑。二药合用，有利于恢复肺之肃降功能，用量各6g。若患者同时因燥结而便干者，杏仁可用至9g，另可加莱菔子、当归，既润肠降气又有止咳作用。肺与大肠相表里，大便的通畅有利于恢复肺的肃降功能，故咳嗽患者问二便尤为重要。③生甘草配桔梗:《伤寒论》曰:"少阴病,二三日,咽痛者,可与甘草汤,不差,与桔梗汤。"甘草生用,凉而泻火,清热解毒,消痈肿而利咽喉;桔梗辛开苦泄,宣肺散结,利咽止痛,为肺脏之舟楫,且可升提气血,防邪内陷。二药合用,在《伤寒论》中虽出现在少阴病篇中,但临床治疗咳嗽时,无论外感或是内伤咳嗽,均可配伍应用,不必计较是否为少阴病,皆可取其利咽止咳之功。④竹茹配枇杷叶:枇杷叶味苦、性平,入肺、胃经,泻肺降气,化痰止咳;竹茹味甘淡、性微寒,归肺、胃、胆经,清化热痰,除烦止呕。二药同归肺、胃经,合用则能清肺胃郁热痰结,降肺胃上逆之气。若咳嗽兼有恶心欲呕者,竹茹可用至15g,因《本草分经》言竹茹能"开胃郁,清肺燥,凉血,除上焦烦热……"以上四组药物是鲁承业治疗外感咳嗽最常用的,无论属于风寒、风热或是风燥咳嗽均可配伍应用。

另有兼夹者,如咳嗽痰白者,加半夏曲、茯苓、橘红;痰黄者,加胆南星、瓜蒌、天花粉;咽干唇燥,舌红苔少者,加沙参、麦冬、天冬;咳嗽有块痰,咯吐不利者,加海浮石、旋覆花;恶风身紧者,可加荆芥、防风、炙麻黄;若咽痛甚,舌红苔薄黄,脉象浮滑数者,为风热犯肺较重或已化热毒,加牛蒡子、射干、板蓝根、金银花等清热解毒消肿;连续三年以上秋冬容易感冒,咳嗽不易愈,偏虚有寒热结气者,加黄芪、防风、白术、炙紫菀、炙百部、炙白前等药,补肺卫以固本。

六、下焦湿热证治疗经验

《难经》云:"三焦者,水谷之道路,气之所终始也。"又云:"有原气之别焉,主持诸气。"三焦具有总领五脏六腑、营卫、经络、内外、上下之气的功能,五脏六腑的气化功能都是通过三焦来实现的。三焦是人体气机升降出入的道路。《素问·灵兰秘典论》云:"三焦者,决渎之官,水道出焉。"也就是说,三焦是水液运行的道路。因此,三焦还具有疏通水道、运行水液的作用。综上所述,三焦的病变会直接导致五脏六腑的病变。另外,中医整体观念决定了三焦中任何一焦的病变都会影响其他两焦,使之产生病变。因此,下焦湿热除了可导致身体下部诸多疾患,如溺频、阴囊湿,亦可引起胃痛、头晕、咳血、脘痞等疾患。人之患病,绝非一因,内因、外因、不内外因可分别致病,亦可合而为病。如下焦湿热、上焦风热者,属于内外二因合而为病,前者为内因,后者为外因。临床上常见二因、三因合而为病,下焦湿热就常和其他病因一起合而致病。鲁承业认为,湿热既是致病因素,也是病理产物,临床表现有时是主证，也有时是兼证，随其所在部位不同，其导致的临床病变也各异，不能尽数，但就其病机而言，不外下焦湿热，此即治病求之本也。同时鲁承业认为，无论何病，凡见湿热之邪，无论是标是本、是主是从，都应全面考虑，一并治之。此外，湿热之邪还有暂久之别。短暂易于清化者，病情较轻或为小疾，亚健康人群中多有之；久积难以清化者，多为邪盛羁留，正气不足，有化毒入络之忧，多为顽疾、痼疾，虽各项理化检查未见异常，也不可轻视，要认真体会病证生克、顺逆之趋势，以防误诊和不测。

下焦湿热所导致的病变在临床上很常见，如痢疾、泄泻、淋浊、癃闭、阴痒、带下，以及下肢痿软麻木等。鲁承业采用异病同治、治病求本的方法，取得了很好的临床效果。鲁承业治疗下焦湿热时辨证要点为舌红，舌苔色黄（亦可淡黄），舌根部腻（可厚、可薄）。舌红、苔黄为热象，苔腻为湿象，舌根部为下焦主位，故上述特征为下焦湿热的征象。治疗下焦湿热，鲁承业常使用三妙丸清利下焦湿热。

七、典型医案

1."脾湿胃燥"所致胃脘痛案

宋某，男，66 岁，于 2006 年 3 月 18 日就诊。患者胃痛剧烈两月余，饭后尤重，某医院胃镜检查示食管炎，慢性浅表性胃炎；Hp 阳性。服西药治疗无效。现症见胃痛进食减少，反酸，夜间口干，肢体困重，小便赤，大便两三日一行，舌苔薄白滑、中剥，质红暗，脉浮弦滑。

诊断：胃脘痛。

辨证：阴虚湿郁络阻，属脾胃不和之脾湿胃燥证。

方药：北沙参、茯苓各 12g，熟地黄 15g，麦冬、川楝子、炒白芍、菊花、桑叶、当归、丹参各 9g，砂仁 4g，降香、鸡内金各 6g，焦三仙各 10g。6 剂，水煎服。

3 月 23 日二诊：胃痛明显减轻，但觉饭后胃部不适，反酸，咽不利，大便日一行、量少而黏，舌薄白、质红暗、微有齿痕，脉浮弦滑。

方药：丹参、乌贼骨、川楝子、半夏曲、炒白芍各 9g，降香、防风、厚朴花、代代花各 6g，焦三仙各 10g，砂仁 4g，茯苓 12g。6 剂，水煎服。

3 月 30 日三诊：胃痛基本未发作，晨起反酸，咽不利，口中有味，头晕，腰酸，小便赤减轻，大便黏，舌薄白滑、质红暗、微有齿痕，脉浮弦滑。

方药：丹参、炒白芍、菊花、半夏曲各 9g，防风、厚朴花、代代花、降香、陈皮各 6g，茯苓 12g，桑寄生 15g，焦三仙各 10g，川芎、砂仁各 4g。

服药 6 剂，病告愈。

按语： 本案患者久病，累及胃、肝、脾三脏，相互影响，且日久出现血瘀之证。治疗时，当选用入脾、胃和肝经的酸甘类药，补养肝胃之阴，并兼顾血瘀证的治疗。鲁承业在临床上进一步总结经验认为，欲补肝者当用酸味为主，欲缓肝者当用甘味，欲补脾胃则当用甘味为主，欲开胃气则应佐用酸味之品。治用酸味敛阴生津，且防胃虚肝气相乘，并取甘寒润泽之品，故取北沙参、熟地黄、麦冬等以滋阴润燥。又因胃热伤津，出现胃脘疼痛、小便赤，在大队酸甘凉润的滋阴药中少佐菊花、桑叶疏散风热，以清解肝之热。川楝子等清胃泄肝，行气止痛，取酸苦相伍、泄热存阴、苦甘合化、泄热润燥之意。同时在甘凉濡润的基础上，加白芍、山楂等酸敛肝泻火，调和气血，补脾阴，以增强养阴的效果。一般情况下，胀痛及烧灼感均能较快消失。在纠正阴虚证候的同时，佐以丹参、当归等活血药物，对于改善病情，多有裨益。再配以少量砂仁、降香等理气之品，使之滋而不腻，流畅气机，往往收效良好。也可以根据辨证在益气健脾、理气和胃的基础上，加入少量阴柔濡润的药物，有时可收到良好效果。二诊、三诊病情减轻明显，阴虚症状已不明显，故多予以健脾护胃、理气活血之品。

2. 外感风寒兼内热案

潘某，男，50 岁。3 天前，患者参加聚会，饮酒三两，在回家路上因车窗打开受凉，次日即咳嗽频剧，咽干微痛，稍痒，微恶风寒，无发热，头痛，口干苦，胃中嘈杂，不欲食，大便日一行，舌尖红，苔淡黄厚腻，舌上脉络瘀滞，脉弦滑、寸浮。

诊断：外感咳嗽。

辨证：湿热内蕴，风邪犯肺。

治则：清热化湿，宣肺止咳。

方药：苏叶 6g（后下），桑叶 9g，杏仁 6g，前胡 6g，连翘 9g，赤芍 6g，甘草 6g，桔梗 6g，石菖蒲 6g，郁金 9g，土茯苓 12g，胆南星 6g，白芷 6g，升麻 6g。

患者服上方 4 剂而愈。

按语： 鲁承业认为，无内热不招外感，当今纯粹的风寒为病已不多见，更多的是外寒内热或寒热错杂为病。生活环境的过分改善和饮食、作息习惯的不科学，导致今人体内常蕴湿热或郁热，玄府开合之机失当，营卫失和，稍一遇

鲁承业

495

风着凉，即病入肺卫，致宣降失司，气逆为咳。任何疾病都要全方位考虑其内因、外因、不内外因，做到三因极一来辨证论治。治疗时应表里兼顾。此例患者素喜饮酒，喜食厚味炙煿，湿热内蕴中下焦，风邪犯上焦，故疏风驱邪的同时用石菖蒲、郁金、土茯苓、胆南星清体内湿热、涤痰解郁消积；舌尖红，为上焦伏热，用连翘、赤芍清伏热。当然，体内湿热不是几剂药即能清理干净，但若只疏表不顾里，则外邪也不易速去，故疏风解表同时当清化内里湿热，而不宜过用寒凉以防冰伏。

3. 痰郁血瘀痫病病案

邢某，男，48岁，1999年6月18日初诊。半年来，患者夜间时发生四肢轻微抽动，曾在某医院查CT、脑电图，诊断为癫痫。近日来常感头晕、乏力、易怒，每于劳累后四肢出现抽动，并出现口渴不欲饮，纳呆腹胀，多梦易醒，大便不畅。查之少言寡语，郁郁不欢，面色黑黄，舌苔淡黄偏厚腻，质暗，脉沉弦滑。

辨证：痰郁血瘀，气血逆乱，清窍被扰。

治则：清热化痰，活血化瘀，醒神开窍。

方药：白芍9g，菊花9g，天花粉9g，胆南星6g，石菖蒲6g，郁金9g，川芎6g，赤芍6g，半夏曲9g，厚朴9g，远志9g，柏子仁9g，焦三仙各30g。6剂，水煎服。

药后头晕、四肢抽动均有减轻，心情已渐开朗。近日出现发热恶寒、咳嗽痰白，体温39℃，舌象同前，脉象弦滑。以解表宣肺、理气和中、清化痰热之剂治其标。

服药6剂后发热恶寒、咳嗽等表证已不明显，四肢抽动未作，精神转佳，情绪稳定，舌苔转薄、淡黄略腻、质稍暗，脉弦滑、左寸稍浮。证属痰热犹在，表邪未净。继拟化浊、清热化痰之剂。

服药6剂后肢体抽动未再发作，夜眠转安，二便调匀，舌苔薄、淡黄略腻、质暗，脉略浮滑。治以清热化湿、除痰宁心之剂。

方药：生地黄12g，川黄连3g，六一散9g（包煎），牡丹皮6g，石菖蒲6g，郁金9g，胆南星6g，焦三仙各30g，竹叶6g，琥珀粉0.75g（随药分冲）。4剂，水煎服。

病告痊愈，至今未发。

4. 湿热血瘀闭经案

李某，女，2004年3月22日初诊。患者自述已3个月未来月经，但每月至应行经之际均有腰酸和小腹下坠，有欲来月经之感觉，并有头晕头胀，胃脘满闷，饮食不香，大便略软，每日一行，小便稍黄。查舌苔淡黄、根部偏厚，舌质略暗，脉象弦滑、寸略浮、尺沉细。

辨证：气滞血瘀，下焦湿热，风邪犯首，冲任失调。

治则：益肾养血，理气通经，清化湿热，疏散风邪。

方药：菊花9g，川芎5g，白蒺藜9g，桑寄生15g，杜仲9g，苍术6g，川柏6g，茯苓12g，生薏苡仁15g，大腹皮9g，当归9g，月季花6g，焦三仙各30g，鸡内金6g。5剂，水煎分2次服，日1剂。

当服药至3剂时，月经已行，诸症明显减轻。服至5剂，诸症基本消失。经观察3个月，前症未再复作，月经调畅。

按语： 本例闭经主要原因为气郁，气郁又与湿热郁结有关，形成气郁血瘀、湿热郁滞，而致经脉失和，月经闭阻。经络失和，风邪易从上犯，阳络受之。用药切合病机，内外上下兼顾，气血速趋平和而疾病自除。

5. 男子阴吹案

阴吹之病始见于《金匮要略·妇人杂病脉证并治》，又见于王叔和《脉经》。两书均载有"胃气下泄，阴吹而正喧，此谷气之实也"。诚然，《脉经》所载可能为张仲景《伤寒杂病论》一书之佚文，但《金匮要略》未言脉法，《脉经》则有"少阴脉弱而微，微则血少，弱则生风，微弱相搏，阴中恶寒"的记载。证脉合参，实有本虚标实之意，故用猪膏发煎导之，后人亦多宗此。

今见《上海中医杂志》（1982年1月）"补中益气汤治疗阴吹症"一文，该作者认为，有非因谷气实而为中气下陷所致者，故不用润肠而以补中益气汤加减治疗，并曾用该方治疗一女性患者，看来本病可能多见于女性。

吕某，男，61岁，中学老师，于1982年8月2日来诊。患者自述近10余天感觉尿道中有气感，溺时有气从溺孔出，静时气感明显，动时感觉不著，时有自汗，大便尚调，矢气较多，平素夜眠不实，常服安眠药品。诊之，舌稍暗，苔薄白，脉象弦滑。

证属肺气不足、肝气疏泄不利、膀胱气化失常，病似阴吹，但苦于读书过少未敢妄断。拟予补中益气丸，每服10g，日服2次，共服360g，经追访得知斯病已愈。

偶读《余听鸿医案》，得知该病亦有见于男子者，方能确立己见而断之，良感幸矣。

按语： 这种西医学尚难以解释的疾病在中医学文献中却有着明确的论述。

从对本病的诊治，又印证了前人经验的实在与可靠。由此可见，认真整理中医文献，使之更好地为临证服务是非常必要的。对于疾病的诊断命名，亦显示出中医学之独有特色。诚当奋发读书，方无愧于今人矣。

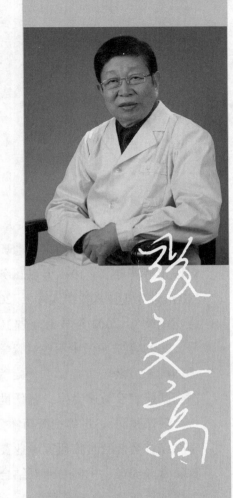

张文高

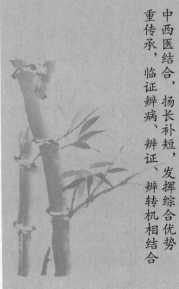

中西医结合，扬长补短，发挥综合优势
重传承，临证辨病、辨证、辨转机相结合

医家简介

　　张文高（1943年10月生），山东中医药大学教授，中西医结合临床专业博士生导师；广州中医药大学兼职教授、博士生导师；北京市鼓楼中医医院京城名医馆特聘专家。1993年获国务院颁发终身享受政府特殊津贴，1995年选拔为"山东省专业技术拔尖人才"，2001年获中国中西医结合学会颁发的"中西医结合贡献奖"，2003年被山东省卫生厅、人事厅授予"山东省名中医药专家"称号，2008年被中国中西医结合学会授予"中西医结合先进个人"称号，2004年被国际东方药膳食疗学会评定为"国际高级药膳食疗师"，2017年被任命为中国药膳研究会首席专家；曾任世界中医药学会联合会老年医学专业委员会副会长（现任顾问）；世界中医药学会联合会心血管病专业委员会理事；世界中医药学会联合会药膳食疗研究专业委员会理事；中国医师协会中西医结合医师分会首届常务委员；中国中西医结合学会第五届常务理事，心血管病专业委员会第三届副主任委员（现任顾问），养生学与康复医学专业委员会第一、二届副主任委员（现任顾问）；国际东方药膳食疗学会常务理事；中国药膳研究会常务理事，专家委员会常务副主任；中国生物医学工程学会自然医学与中医药工程分会常务委员；全国中药外治专业委员会副主任委员等；担任《中国动脉硬化杂志》《中国中西医结合急救杂志》《中西医结合心脑血管病杂志》《中医外治杂志》《生物医学工程研究》《东方食疗与保健》等期刊的编委；国家自然科学基金评审专家、高等学校博士学科点专项科研基金评审专家。

　　张文高教授1943年10月出生于河南省嵩县，1962年考入山东医学院（现山东大学临床医学院），1968年毕业分配到山东省广饶县从事基层临床工作10年，1975～1976年到山东省第三届西医离职学习中医班学习，1978年调入山东中医学院（现山东中医药大学）作为临床教师在附属医院（山东省中医院）内科工作，1982～1983年在中国中医研究院（现中国中医科学院）西苑医院进修；1985年1月～1998年10月任山东中医药大学科研处处长，后任西医教学部主任兼中西医结合系主任，管理与医教研专业"双肩挑"。其开创了山东省中

西医结合学科博士点，首位学科带头人和博导，培养中西医结合博士研究生 10
名，硕士研究生 28 名，其中有两名学生的学位论文被山东省学位委员会评为山
东省优秀硕士论文。

张文高教授主要研究中西医结合防治心血管病与老年病，中医药养生保健、
药膳食疗、外治疗法等；主持完成国家自然科学基金、高校博士学科点专项科研
基金等多项国家级和省部级科研课题，并通过鉴定的科研成果 20 余项，其中作为
首位研究人员的 12 项；获第 20 届日内瓦国际发明展览银牌奖（首位），国家星火
奖二等奖与省级科技进步一等奖各 1 项（第二位），省部级科技进步奖 9 项，厅级
科技奖 7 项；主编《中医优势病种特色诊疗丛书》（总主编），《中国药膳》《自我
保健》《中医老年卫生保健》《中风病中医特色诊疗》等著作 8 部，副主编《实用
中医保健学》《实用中医老年病学》《实用中药辞典》《中国药膳辨证治疗学》《常
用中药成分与药理手册》等著作 7 部，参编著作 10 余部，发表论文 200 余篇。

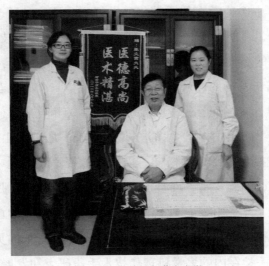

◎　张文高教授与学生合影

学术思想

一、注重传承，扬长补短

张文高教授认为，学习、运用中医药学，首要的和最基础的是继承。做好

继承，打好基础，方可言应用、提高和创新、发展。张文高教授系统学习中医药学40多年，在坚持学好《内经》《金匮要略》《伤寒论》等经典医著的同时，认真阅读了一批与专业相关的古代重要医著，包括综合性医著、本草著作及医话医案等；同时坚持尊贤勤学，多向中医、中西医结合前贤师长及同道学习。张文高教授还认为，学好中医的关键在于学习和践行中医的辨证思维方法，并在这方面狠下功夫。

"西学中"的经历，使张文高教授深深懂得，一方面要发挥西医学基础较好的优势，关注相关学科的国内外新进展，不能落伍掉队；另一方面要下更大的力气学好中医药理论，补己原本之短，绝不在中医药方面示弱。向扬长补短、融汇中西、优势互补、和谐结合的方向努力，以此作为自己的方向和使命。

创新是民族兴旺的灵魂，也是中华民族医药学发展的必由之路。中医药学发展的历史是在继承的基础上不断创新的历史。世界科技，特别是生命科学在日新月异地发展，中医药学在传承精华、做好宏观研究的同时，注重理论学术和技术手段的创新，才能适应时代发展的要求，跟上当代科技发展步伐。

对中医药学术的整理继承，以及对包括西医学在内的科学技术的学习借鉴，是实现中医药学创新发扬的两个重要基础。西医学与中医药学在对疾病诊治研究的发展和创新中，应当而且完全可能相互借鉴，相互启发。走继承、结合和创新发扬之路，应当是中医药学术的方向和希望。从进入山东省中医院开始，张老就以周次清教授为老师、为榜样。周次清教授不仅精通中医典籍，博览历代名著，医术精湛，经验丰富，而且反对墨守成规、抱残守缺，提倡勇于创新，积极探索，十分注重学习和掌握现代医学知识技能，主张中西医结合，扬长补短，长于结合医学研究新成果，对中医的许多问题提出新的见解，极力倡导尽可能地利用包括西医学在内的多学科现代技术手段研究和发展中医。

张文高教授始终强调科学研究的生命在于创新，从事中医药科研，必须有创新才有意义。张文高教授认为，中医药科研创新之路还是比较宽广的，如学术理论的新观点，病机治则的新探讨，新的方药和疗效的提高，疗效机理的新发现，新的、有价值的观察指标的应用等，并且有意识地在这些方面做出努力，尽量不低水平重复前人、他人已经做过的工作，从而能使中医临床研究与中西医结合研究，在追求继承传统与发扬创新的和谐统一中，与时俱进，不断前行。

二、融汇中西，发挥综合优势

1. 临床诊疗注重三辨——辨病、辨证、辨转机

张文高教授临证深受周次清教授学术思想的影响。周次清教授善于将精当的中医辨证同西医学的辨病求因和微观分析有机结合，提出了首先辨病，再辨证，第三辨人的"三辨"原则，临床疗效卓著。张文高教授将周次清教授的学术思想进一步深化，在临诊医疗和临床研究中，将辨病、辨证、辨转机相结合，以此"三辨"为临证指导。

"辨证与辨病相结合"已在医疗实践中得到中医学界的认同和体现。所谓"辨转机"，即辨别中医病理机转及西医学病理生理过程的关键性环节，抓住关键性转机，予以有力的干预，才有可能截断病证加重、恶化的病理过程，扭转不良的病势，促使疾病向有利的方面、向病愈的方向转变。所以，"转机"就是干预疾病过程的关键性的转折和必须抓住的机遇。"辨转机"在急重危症中更有特别重要的意义。

在中医临诊处方用药时，张文高教授在中医辨证论治理念指导下，注重充分考虑中药的现代药效学研究成果，辨证选用有明确药效作用的中药，使治"证"和治"病"和谐统一，可望取得更好的疗效。同时在临床诊疗中，张文高教授亦注重实现宏观辨证与微观辨证结合，注重合理应用客观指标，促进中医临床研究发展。这也是"辨证与辨病相结合"的一种体现。

2. 急重疑难疾病，注重病机与治法方药创新性探索

张文高教授认为，对于某些现代社会高发的心血管病急重危症，以及某些新出现的病证，或随着现代医疗技术发展而出现的新的疑难问题（如冠脉成形术后再狭窄），应当采取中西医结合创新性研究思路，注重病机分析的新认识、治法方药的新思路，建立科学假说，进行临床与实验研究探索。关注现代医学、现代科学的新进展，善于思考、联想，有助于启迪中医药、中西医结合创新性思维。

3. 倡导"和谐养生"，慢病重在综合调理

在保健强身，延年益寿方面，张文高教授倡导"和谐养生"。中医学对维护生命健康的基本理念，如"天人相应""和于阴阳""调其阴阳""阴平阳秘""调其虚实""调其血气""和其中外""和其逆顺""和调于五脏""和喜怒而安居处"等，体现了"和"与"调"是维护生命健康最重要的方法。维护健康，养生保健，就是实现生命机体内外及其内部和谐的过程。生命机体的和谐有赖于生命体与自然环境的和谐，个体与社会环境的和谐，机体与精神心理的

和谐，机体之脏腑经络气血的和谐。因此，张文高教授提出养生保健的"四和"理念：精神和悦，阴阳和调，气血和畅，脏腑和济，倡导通过综合式、全方位、个体化的，重视心理心态、注重生活方式的，以中医为主、中西医结合的养生调理，实现"和谐养生"。

在慢性疾病的治疗、重病善后方面，张文高教授认为重在综合调理。综合调理的内容是多方面的，包括协调阴阳、扶正祛邪、兼顾标本、和调脏腑、和畅气血，以及情志调节、饮食调理、药膳食疗，还包括内服外治兼用，如药浴、敷贴、膏药、药枕等传统外治与中药内服兼用；剂型和给药方式也不必拘泥于汤剂，在慢病的调治和病后康复调理方面，常用蜜丸、水丸、代茶饮、微粉煮散等，颇受欢迎。

4. 重视外治疗法，探讨现代科学机理

张文高教授非常重视中医外治疗法的应用，反复研读《理瀹骈文》等中医外治专著，在几十年临床工作中，经常应用药浴（熏洗、足浴等）、敷贴、热熨、含漱、药枕等外治法，简便实用，价廉而有效。在研究整理清代宫廷医案的过程中，张文高教授特别关注清宫外治方药，并在陈可冀院士主持下，与田思胜教授共同完成了《清宫外治医方精华》（人民卫生出版社于 1996 年出版）。

按照与身体接触方式分类，中药外治可分为直接接触与非直接接触两大类。前者如膏药、药浴、药物敷贴等，后者如中药取嚏法、嗅闻法等，以及药枕、药物兜肚、药物护膝、护腰之类"中医药外治保健用品"（中医药保健用品或外治保健品）。非直接接触中药外治法是实施中药外治法的一种独特的手段和重要内容，也是中成药的一种特殊形式。从严格的意义上讲，中药外治保健用品及包含中药外治的保健器械的相关现代科学研究起步甚晚，在研究技术手段、方法思路上，无古人经验可循，而且对于不与皮肤、黏膜直接接触的特殊外治方式，研究观察其客观效应确有较大难度。鉴于此，在主持研发、研究药枕、元气袋等多种中医药外治保健用品、中药与远红外及（或）磁疗相结合的中医保健器械过程中，以及主持及参与相关产品科研观察评价中，在同事的协助下，张文高教授应用激光多普勒微循环检测、红外热像、阻抗血流图（或导纳图）、胃肠电图、肺功能仪、气相色谱仪及气相色谱–质谱联用仪等各种现代技术手段研究中药外治产品的临床效应、客观指标和作用机理，经过多年的思考、探讨和实践，总结整理了"中药外治保健用品实验研究的思路与方法"（详见《中医外治杂志》1998 年第 3 期），即多侧面的全面研究；寻求适当的高新技术手段；多种技术指标结合应用；严密的科研设计。通过多侧面研究，张文高教授

发现某些保健用品确有一定的局部调节、远隔调节、整体调节和双向调节作用，并阐明了其防治疾病、保健康复的部分原理，其成果分别获得国家星火奖二等奖、4 项省级科技进步奖和多项厅级奖。

三、创新性科研探索研究成果

（一）心血管病现代治疗新的疑难问题的中医药干预研究思路

心血管病手术和介入治疗等新的疗法发展很快，但随之出现一些新的问题和难题，如体外循环心内直视手术等情况下的心肌缺血再灌注损伤、冠状动脉成形术后的再狭窄等，对传统中医药来说是前所未有的新挑战。对此，有必要从中医、中西医结合角度进行创新性探讨。通过 10 多年在这一领域的探索，张文高教授认为，关注和借鉴心血管病现代前沿领域新的研究进展和新发现、新问题，善于思考、联想，进行中西医结合病机、治则、辨证和防治方案探讨，提出假说，通过严谨的临床与实验研究验证假说，发展新的理论与实践，不失为中西医结合科研的切入点和创新研究思路。

1. 经皮腔内冠脉成形术后再狭窄中医病因病机与中医药干预探讨

20 世纪 90 年代中后期，张文高教授协助邵念方教授指导其博士进行一项省级课题，从抑制内皮素合成、分泌，调控原癌基因 c-myc 与抑癌基因 p^{53} 表达，调控血管平滑肌细胞凋亡与增殖等方面，阐明经皮腔内冠脉成形术后再狭窄发生的机理；提出"气阴两虚、血瘀痰阻"是其基本中医病机，以"益气养阴、活血祛瘀、化痰通脉"为治则，用心脉通胶囊（主要由人参、何首乌、水蛭、丹参等组成）防治再狭窄，取得显著疗效。该成果获 2003 年山东省高校优秀科研成果一等奖。

2. 体外循环心脏手术心肌缺血再灌注损伤中医病因病机与中医药干预探讨

张文高教授在指导其研究生对于体外循环心内直视手术心肌缺血再灌注损伤的研究中，首次提出"心气虚衰为本，心血瘀阻、浊毒内生为标"的中医病机，以及"益气养心扶正以固本、活血化瘀解毒以治标"的治则，提出术中静脉注射给药（黄芪注射液配伍川芎嗪注射液）的益气活血方案、体现益气活血解毒治则的术前口服护心宝（人参、三七提取物与牛磺酸配伍）药理性预适应方案。临床与实验研究结果表明，益气、活血、解毒配伍，改善效果优于单纯的益气、活血、解毒及益气活血配伍，并初步阐明作用机理。该成果获首届中国中西医结合学会科学技术奖、两项山东省教育厅科技进步奖和 2002 年山东省优秀硕士学位论文。

3. 介入检查、治疗情况下的中医辨证及中药干预研究

张文高教授指导其研究生对急性冠脉综合征患者行冠脉内支架术的研究表明，患者冠脉内支架术前后均以气虚证、热毒血瘀证为主要证型；冠脉内支架术可明显降低本虚证及标实证证候积分，阳虚证、血瘀证、热毒证及痰浊证减少而气虚证增多；多支冠脉血管病变与气虚、热毒、痰浊密切相关；左室射血分数与气虚证、阳虚证相关；C反应蛋白（CRP）、白细胞计数与热毒证相关；D二聚体与血瘀证相关。张文高教授指导其研究生对进行冠脉造影的冠心病患者的研究表明，中医辨证由气虚、阴虚至阳虚，或由气滞血瘀、痰阻血瘀至寒凝血瘀，冠脉病变及内皮依赖性舒张功能损害均依次加重；冠脉造影可造成一过性血管内皮功能损害，应用黄芪注射液则对内皮损害有显著保护作用。这些研究为益气活血治疗冠心病、益气活血解毒治疗急性冠脉综合征，以及介入治疗后的中医药调治提供了科学依据。

（二）益气活血解毒治疗冠心病的系列研究

1. 周次清教授指导下的益气活血治疗冠心病研究

20世纪70年代末，出现了活血化瘀被滥用的倾向，周次清教授指导张文高教授共同分析冠心病的病机，认为气虚血瘀为其基本病机，主张益气活血法治疗。张文高教授据此整理撰写了"以益气活血法为主辨证治疗冠心病44例疗效观察"一文（发表于《山东中医学院学报》1980年第1期），首次披露基本方"健心灵"：黄芪45g，党参30g，丹参30g，片姜黄（或郁金）9g，延胡索9g，桂枝9g，炙甘草6g。临证以上方随证加减，疗程1～3个月，疗效显著。此后，周次清教授组织科研组及时总结经验，明确冠心病"益气活血通阳"治则，精炼调整"健心灵"处方为黄芪30g，丹参30g，川芎12g，桂枝6g。

1983年，周次清教授拟定另一首治疗冠心病的益气活血方"冠心灵"（由生黄芪、葛根、丹参、生山楂等六味药组成），列入山东省科技发展计划。张文高教授负责基础研究方案设计和多数实验项目的实施，并在李连达教授直接指导下进行了"冠心灵"预防或治疗性给药的动物实验，证明了该方的抗心肌缺血作用和对心脏血流动力学的良性影响，以及减少心肌耗氧、耗能是该药保护缺血心肌的重要机制。相关论文发表于《山东中医学院学报》1987年第1期与1988年第2期。该科研成果得到专家的高度评价。

2. 单味益气药西洋参治疗老年冠心病的研究

张文高教授指导其硕士研究生完成单味益气药西洋参治疗老年冠心病的研究。研究表明，老年冠心病患者存在细胞免疫功能低下，体液免疫功能亢进，

自身抗体增加，并处于高炎症状态，随机对照临床研究显示，益气养阴良药西洋参能显著改善心电图和临床证候，还具有增强细胞免疫功能、抑制体液免疫功能亢进及抗炎等作用，可能是其抗心绞痛的相关机制之一。

3. 单味活血化瘀药水蛭、三七及降脂红曲制剂治疗不稳定性心绞痛的研究

不稳定性心绞痛属于急性冠脉综合征，具有进行性恶化的趋势，易移行发展为急性心梗甚或猝死。不稳定性心绞痛临床往往有明显的血瘀证表现，属于活血化瘀中药治疗的范畴。张文高教授指导其研究生分别进行了单味活血化瘀药水蛭（及其微粉）、三七（及其微粉）及单味降脂红曲制剂治疗不稳定性心绞痛的随机对照临床研究，前两者还进行了大鼠急性心肌损伤实验研究，在肯定其可靠临床疗效基础上探讨了上述药物保护血管内皮、抑制血小板活化、抗炎等重要机制。

4. 益气、活血及其配伍治疗不稳定性心绞痛对比研究

张文高教授指导其研究生完成益气、活血及其配伍治疗不稳定性心绞痛对比研究。在冠心病心绞痛气虚血瘀病机和益气活血治则的指导下，以体现益气活血治则的黄芪注射液与三七总皂苷粉针剂配合（黄芪三七组）治疗不稳定性心绞痛，并与两者单独应用（黄芪组及三七组）和常规西医对照组做随机分组对比研究，还相应进行了急性心肌损伤大鼠模型实验研究。结果表明，黄芪注射液和三七总皂苷均可显著改善患者临床症状、心电图表现，并具有保护血管内皮功能、抑制血小板活化、抗氧化、改善心功能、抗心肌损伤、调节机体细胞免疫功能等多方面作用，两者的作用有一定差异，两者配伍应用显著增强上述作用，且作用显著优于单用其中任何一种。该研究为验证益气活血配伍防治不稳定性心绞痛的合理性和有效性提供了科学依据。

5. 不稳定性心绞痛中医病机、治则创新探讨与益气活血解毒法治疗研究

（1）益气活血解毒化浊方"脂欣康"治疗不稳定性心绞痛研究："脂欣康"胶囊是张文高教授主持设计研发的复方中药现代制剂，为原卫生部批准的正规保健食品。其以现代工艺分别从人参、银杏叶、三七、绿茶中提取人参皂苷、银杏叶提取物、三七总皂苷及茶多酚，加入牛磺酸制成，体现了益气活血、解毒化浊法则。张文高教授指导其研究生于2001年完成的随机对照临床研究结果表明，"脂欣康"胶囊具有明显的抗心肌缺血、缓解心绞痛的作用，其疗效机制可能与抗脂质过氧化、保护血管内皮、抑制血小板活化及调节脂质代谢、降低心肌耗氧量、改善心功能等多环节因素有关。

（2）不稳定性心绞痛的毒损心络病机的新探讨：张文高教授指导其研究生

对不稳定性心绞痛患者检测外周血肿瘤坏死因子、C 反应蛋白及血小板 α- 颗粒膜蛋白 140、血管性假血友病因子含量，结果表明均较健康对照组显著增高。这提示不稳定性心绞痛患者体内炎症损害、血小板活化及血管内皮损伤程度明显增高，因而存在着较严重的斑块不稳定、血栓形成和冠脉痉挛的危险。以此为重要依据，率先明确提出不稳定性心绞痛作为心绞痛的特殊类型还具有毒邪致病的特点。毒损心络为不稳定性心绞痛的重要病机，因而解毒亦为其重要治法。据此，提出心气亏虚、心血瘀阻、毒损心络是不稳定性心绞痛的基本病机，气虚血瘀、毒损心络是不稳定性心绞痛的基本证型，益气活血解毒为不稳定性心绞痛的基本治则，并拟定益气活血解毒法治疗不稳定性心绞痛的方案。

（3）益气活血解毒法治疗不稳定性心绞痛的方案及其临床研究：张文高教授指导其研究生按照上述基本病机、基本治则的假说，拟定益气活血解毒法治疗不稳定性心绞痛的方案，即黄芪注射液、三七总皂苷注射剂（络泰）配伍自制解毒护心胶囊（由黄连微粉与绿茶提取物茶多酚组成）。随机对照临床研究结果表明，益气活血配伍与益气活血解毒配伍均可改善不稳定性心绞痛痛患者临床症状、心电图表现，并可降低血小板 α- 颗粒膜蛋白 140、血管性假血友病因子、肿瘤坏死因子、C 反应蛋白水平，改善左室收缩、舒张功能指标。益气活血解毒组体现的解毒与益气活血配伍在治疗不稳定性心绞痛的多个环节（抗炎、改善左心室舒张功能、降脂）和改善中医症状等方面显著优于益气活血，表明解毒治则的主要治疗机理在于抗炎及降脂等方面，也提示解毒与益气活血合理配伍可更好地发挥多途径、多部位、多靶点的综合调治效应，反映了益气活血解毒治则的优越性。其治疗机制可能与保护血管内皮功能、抑制血小板活化、抗炎、降脂等作用，从而减轻斑块破裂后诱发的血栓形成和血管痉挛有关。该研究结果于 2002 年 9 月在第六次全国中西医结合心血管病学术会议上做报告，部分内容发表于《山东生物医学工程》2002 年第 1 期。相关硕士学位论文荣获 2003 年山东省优秀硕士学位论文奖。

6. 急性冠脉综合征瘀毒证研究

张文高教授指导其博士于 2010 年完成急性冠脉综合征瘀毒证研究。该研究对急性冠脉综合征患者按照中医标实证进行辨证，与冠脉造影指标、炎症指标血清高敏 C 反应蛋白及肿瘤坏死因子进行相关性分析。结果表明，急性冠脉综合征标实证中以血瘀证及热毒证最多，且血瘀证与热毒证冠脉病变程度及范围均较重，其病变积分明显高于痰浊证、气滞证及寒凝证；与其他证相比，血瘀证和热毒证的高敏 C 反应蛋白、肿瘤坏死因子均明显增高；随着冠脉病变最大狭窄程度加重、病变支数增加，高敏C反应蛋白、肿瘤坏死因子呈升高趋势；高敏C反应蛋白、肿瘤坏死因子与冠脉病变积分均呈正相关。这提示热毒证与血瘀证都是急性冠脉综合征的重要标实证，瘀毒互结是急性冠脉综合征的主要病机，故解毒活血可望成为急性冠脉综合征的重要治法。本研究为急性冠脉综合征瘀毒病机探讨、瘀毒证的微观指标、瘀毒证辨证的客观化与量化，以及解毒活血治疗方案的设计，提供了科学依据。

（三）高脂血症与动脉粥样硬化的研究

1. 三种中药复方治疗高脂血症的研究

（1）"降脂调压颗粒"治疗高脂血症及防治血管内皮损伤的临床和实验研究。肝肾阴虚、瘀血浊毒内蕴是高脂血症的重要病机，据此拟定补肝益肾滋阴、清肝化浊、祛瘀解毒治法，研制成"降脂调压颗粒"（由何首乌、枸杞子、决明子、山楂、菊花、绞股蓝、荷叶、茶叶等组成）。张文高教授指导其研究生完成的临床与实验研究结果表明，"降脂调压颗粒"具有降脂、抗氧化作用，调节血管活性物质及血管内皮保护等作用。

（2）山楂与虎杖配伍方案治疗中老年高脂血症合并脂肪肝的临床研究。张文高教授指导其研究生完成的研究结果提示，山楂与虎杖配伍所体现的活血解毒配伍方案治疗中老年高脂血症合并脂肪肝疗效可靠，优于单纯应用山楂（活血）或虎杖（解毒），具有调脂、抗炎、改善肝功能及超声影像表现等作用。

（3）"消克康"胶囊干预40岁以上2型糖尿病及合并高脂血症的临床研究。张文高教授提出气阴两虚、肝肾不足、火旺瘀浊是2型糖尿病及合并高脂血症的中医病机，研制了可益气养阴、清热祛瘀化痰的创新制剂"消克康"胶囊（由黄芪、桑叶、苦瓜、女贞子、三七5种中药有效成分的提取物及三价有机铬制成）。张文高教授指导其研究生完成的临床研究结果提示，40岁以上2型糖尿病及合并高脂血症患者在原有治疗基础上加服"消克康"胶囊，具有降糖、调脂、抗炎、改善胰岛素抵抗等作用，疗效可靠。

2. 降脂红曲及其制剂"血脂康"治疗高脂血症与动脉粥样硬化的研究

（1）降脂红曲微粉对高脂血症临床疗效的对比研究。张文高教授指导其研究生完成的研究肯定了降脂红曲微粉的降脂疗效，以及抗氧化、保护血管内皮、改善内皮相关分泌功能和内皮依赖性舒张功能等作用，安全有效、节省药材。

（2）"血脂康"胶囊防治高脂血症及其血管内皮保护作用的临床与实验研究。张文高教授指导其研究生完成的研究结果提示，"血脂康"胶囊降脂与缓解临床症状疗效肯定，安全有效，且改善血管内皮分泌功能与内皮依赖性舒张功能。

（3）"血脂康"胶囊与洛伐他汀治疗高脂血症、动脉粥样硬化的对比研究。张文高教授指导其研究生完成的临床与实验研究结果表明，"血脂康"胶囊具有显著降脂、抗氧化、减轻动脉粥样硬化、改善内皮依赖性舒张功能。并且，"血脂康"胶囊抗氧化作用优于洛伐他汀，其他作用与洛伐他汀相当。

（4）降脂红曲微粉抗动脉粥样硬化的临床研究及对载脂蛋白 E 基因敲除小鼠动脉粥样硬化模型的干预研究。张文高教授指导其博士完成的临床与实验研究结果提示，降脂红曲微粉具有显著的降脂、减轻动脉粥样硬化、稳定斑块、抗氧化、改善血管内皮功能，以及抗平滑肌细胞增殖等作用，而且剂量可以较常规粉碎者减半。

3. "脂欣康"胶囊治疗高脂血症、动脉粥样硬化及其机理研究

（1）"脂欣康"胶囊治疗高脂血症及保护血管内皮作用的临床和实验研究。高脂血症属本虚标实证，脾虚失运，痰浊瘀血内蕴为其主要病因病机之一，故可以具有益气健脾、化痰降浊、活血通络的"脂欣康"胶囊（由人参皂苷、银杏叶提取物、三七总皂苷、茶多酚及牛磺酸制成）治疗。张文高教授指导其研究生完成的临床与实验研究结果表明，"脂欣康"胶囊对高脂血症疗效确切，其保护血管内皮细胞作用的机制可能与调节脂类代谢、抗氧化、调节血管活性物质、抑制脂质过氧化等因素有关。

（2）"脂欣康"胶囊干预动脉粥样硬化易损斑块及平滑肌细胞泡沫化的分子机制研究。张文高教授指导其博士完成的实验结果提示，"脂欣康"胶囊能够通过过氧化物酶体增殖物激活受体 γ 活化，从转录水平调节下游靶基因白细胞分化抗原 36 配体、腺苷三磷酸结合盒转运体 A1 的表达及相关炎症因子肿瘤坏死因子 –α 和白介素 –1β 等的释放，从而抑制平滑肌源性泡沫细胞形成，阻断动脉粥样硬化的进程，稳定斑块。"脂欣康"胶囊有望成为中医药领域新的、特异性较高的过氧化物酶体增殖物激活受体 γ 激动剂，其作用机制为益气活血与解毒化浊配伍，使平滑肌细胞内蕴藏的痰浊瘀毒得以疏布排泄于外，抑制血管平滑肌细胞增殖和泡沫化细胞形成，起到抗动脉粥样硬化、稳定易损斑块的作用。

4. "脉心康"调脂、抗动脉粥样硬化作用及其机理研究

张文高教授根据中医辨证理论，结合血脂异常的流行病学调查，提出高脂血症（血脂异常）的病因病机为脾肾亏虚、痰瘀毒三邪内蕴，属本虚标实证，从而提出补益脾肾，祛痰、化瘀、解毒治法，并研制"脉心康"（由人参、银杏叶与绿茶的提取物和经超微粉碎的降脂红曲制成）治疗。

（1）"脉心康"治疗血脂异常和保护血管内皮作用的临床和实验研究。张文高教授指导其研究生完成的临床与实验研究结果提示，"脉心康"具有降脂、调节脂蛋白（a）和载脂蛋白的水平、保护血管内皮作用及抗氧化功能，从而防治动脉粥样硬化形成。"脉心康"疗效优于单味降脂红曲制剂"血脂康"，说明其组方用药符合血脂异常的辨证论治原则，较单味中药制剂更具优势和合理性。

（2）"脉心康"调脂与抗动脉粥样硬化作用及干预载脂蛋白 E 基因敲除鼠动脉粥样硬化的研究。张文高教授指导其博士完成的临床与实验研究结果提示，"脉心康"具有确切的降脂、保护血管内皮、抗氧化、抗炎、降低血黏度、抗平滑肌细胞增殖、保护心肌、保护超微结构、调控动脉核因子 –κB mRNA、基质金属蛋白酶 –9 mRNA 表达及降低肝细胞内的钙负荷、调控线粒体膜电位 JC–1 等作用，从而能够调脂、抗动脉粥样硬化及稳定动脉粥样硬化斑块，对防治高脂血症、动脉粥样硬化和预防急性冠脉综合征等心脑血管事件有重要意义。

（3）"脉心康"干预载脂蛋白 E 基因敲除小鼠动脉粥样硬化及其巨噬细胞泡沫化的分子机制研究。张文高教授指导其博士完成的实验研究结果显示，"脉心康"能使载脂蛋白 E 基因敲除小鼠动脉粥样硬化病理形态学及超微结构改变减轻，有助于斑块缩小稳定。进一步对照研究提示，其通过增加过氧化物酶体增殖物激活受体 γ、腺苷三磷酸结合盒转运体 1 mRNA 表达，增加过氧化物酶体增殖物激活受体 γ、腺苷三磷酸结合盒转运体 1 蛋白表达，降低白细胞分化抗原 36 配体 mRNA 表达和蛋白表达，减少巨噬细胞内胆固醇及胆固醇酯的含量，降低巨噬细胞钙超载，减少巨噬细胞释放肿瘤坏死因子 α、白介素 –1β，达到抗炎、降低巨噬细胞的趋化性、抗细胞泡沫化，从而保护动脉、保护超微结构、抗动脉粥样硬化及稳定斑块，对防治动脉粥样硬化和预防急性冠脉综合征等心脑血管事件有重要意义。

5. 解毒、活血及其配伍干预动脉粥样硬化斑块及其机理研究

（1）黄连微粉干预颈动脉粥样硬化斑块的临床研究。张文高教授指导其研究生完成的研究结果表明，黄连微粉显著改善患者临床症状，显著减小脉内膜 – 中层厚度，增大内径，抑制 Crouse 斑块积分的增大，抑制动脉粥样硬化及斑块的发展和管腔的狭窄；显著提高收缩期峰值流速、舒张末期流速，改善颈动脉血流；显著降低高敏 C 反应蛋白，具有抑制炎症作用；具有防止血脂正常患者总胆固醇水平升高的作用，提示清热解毒药黄连能够抑制颈动脉粥样硬化斑块的发展，有利于斑块的稳定，长期应用有可能促进动脉粥样硬化和斑块的消退，可用于防治颈动脉粥样硬化斑块及以动脉粥样硬化为病理基础的心脑血

管疾病，其作用机制可能与抗炎、改善血流动力学和调脂等有关。

（2）大黄微粉干预颈动脉粥样硬化斑块的临床研究。张文高教授指导其研究生完成的研究结果表明，大黄微粉显著改善患者的临床症状；减小颈动脉内膜－中膜厚度，增大内径，抑制斑块发展；提高收缩期峰值流速、舒张末期流速，改善颈动脉血流；调节血脂；降低高敏C反应蛋白、可溶性细胞间黏附分子－1、可溶性血管细胞黏附分子－1，抑制炎症反应；降低基质金属蛋白酶－1及基质金属蛋白酶－1/基质金属蛋白酶抑制因子－1，减少细胞外基质降解，提示清热解毒活血药大黄具有抑制及稳定动脉粥样硬化斑块的作用，其作用机制可能与抗炎、减少细胞外基质降解、调节血脂等有关，可以用于防治颈动脉粥样硬化斑块及以动脉粥样硬化为病理基础的心脑血管疾病。

（3）大黄、红曲配伍方案干预颈动脉粥样硬化斑块的临床研究。张文高教授指导其研究生完成的研究结果表明，大黄红曲微粉显著改善患者的临床症状；减小颈动脉内膜－中层厚度，增大血管内径；提高收缩期峰值流速、舒张末期流速；调节血脂；降低血压；降低高敏C反应蛋白、可溶性细胞间黏附分子－1、可溶性血管细胞黏附分子－1；降低基质金属蛋白酶－1及基质金属蛋白酶－1/基质金属蛋白酶抑制因子－1比值，提示大黄、红曲配伍解毒活血方案具有抗动脉粥样硬化、调脂、降压、抗炎、减少细胞外基质降解、稳定斑块的作用，疗效优于单纯解毒或活血，值得临床推广应用。

（4）解毒活血配伍方案对颈动脉粥样硬化斑块稳定性的干预作用及机理探讨。张文高教授指导其研究生完成的研究结果表明，心血管危险因素、颈动脉内膜－中层厚度、内膜－中膜横切面面积、平均内膜－中层厚度、斑块积分、管腔内径、管腔狭窄程度、颈动脉血流动力学改变、血清高敏C反应蛋白、可溶性细胞间黏附分子－1、可溶性血管细胞黏附分子－1、基质金属蛋白酶－1、基质金属蛋白酶－1/基质金属蛋白酶抑制因子－1与颈动脉粥样硬化斑块稳定性密切相关。解毒活血配伍显著改善患者症状，显著减小颈动脉内膜－中层厚度、内膜－中膜横切面面积、平均内膜－中层厚度、斑块积分，增大管腔内径，缓解管腔狭窄程度，改善颈动脉斑块超声病理分型及颈动脉血流动力学，同时具有调脂、降压、抗炎、减少细胞外基质降解等作用，从而减轻颈动脉粥样硬化和稳定斑块，且疗效优于单纯解毒或活血。本研究优选抗动脉粥样硬化、稳定斑块的合理中医治则与治疗方案，并从调脂、降压、抗炎、减少细胞外基质降解等角度，探讨解毒活血配伍方案稳定斑块的作用机制，为中医药防治动脉粥样硬化不稳定斑块提供创新性的理论指导、有效方案和科学依据。

（5）解毒活血干预动脉粥样硬化易损斑块的综合研究。张文高教授指导其博士从中医理论与中西医结合角度探讨，提出易损斑块及其作为病理基础的急性冠脉综合征的瘀毒病机、解毒活血治法及体现此治法的虎杖配伍芍药胶囊的新方案，并进行了相关实验。结果表明，解毒活血配伍方能显著降低载脂蛋白E基因敲除小鼠的血脂水平；显著降低载脂蛋白E基因敲除小鼠血液高敏C反应蛋白、单核细胞趋化蛋白-1、白细胞分化抗原40配体等炎性因子的水平；显著降低载脂蛋白E基因敲除小鼠主动脉核因子-κB和基质金属蛋白酶-9表达；显著抗平滑肌细胞增殖、抗动脉粥样硬化斑块形成，保护主动脉的形态结构特别是超微结构，稳定斑块，提示解毒活血配伍方具有确切的调脂、抗炎、抗动脉粥样硬化与稳定易损斑块等作用，优于单纯解毒或活血，可以作为稳定动脉粥样硬化斑块、防治急性冠脉综合征的有效中医药治法和干预措施，其作用机理可能与调脂、抗炎、抗动脉粥样硬化、抑制基质降解等有关。

（6）解毒活血抗动脉粥样硬化的分子机制研究。张文高教授指导其博士完成的实验结果表明，解毒活血中药配伍能够减轻氧化型低密度脂蛋白及脂多糖对细胞内部超微结构的损害；拮抗巨噬细胞内钙离子水平的增高；显著降低巨噬细胞内总胆固醇、游离胆固醇及胆固醇酯的浓度；提高巨噬细胞内过氧化物酶体增殖物激活受体g、三磷酸腺苷结合盒转运子A1的mRNA表达，降低白细胞分化抗原36配体的mRNA表达；减少Toll样受体4、核因子-κB、肿瘤坏死因子-α及白介素-1β的表达，其综合作用优于单纯解毒或活血中药，相当于或优于洛伐他汀及罗格列酮。这提示，解毒活血中药配伍通过以上途径干预巨噬细胞泡沫化过程，延缓动脉粥样硬化的发生与发展。

（四）引入基因敲除动物模型，推进心血管等疾病的中医实验研究

在中医药现代研究中，动物模型已经成为检测药效、探讨作用机理等方面不可或缺的重要工具。动脉粥样硬化及老年性痴呆这类疾病的发病都涉及多种后天因素和遗传因素的综合作用，其发病机理尚有许多不明之处，给防治策略、防治方法、干预药物的研究带来许多困难。相关的动物模型多不够理想，在不同程度上制约了疾病防治措施的研究。为探讨将更适合的相关疾病动物模型用于中医药研究，张文高教授开始关注国外先进的基因工程动物模型。

美国洛克菲勒大学生化遗传与代谢实验室和北卡罗来纳大学病理遗传实验室应用胚胎干细胞基因敲除技术，于1992年培育成功的载脂蛋白E基因敲除小鼠，在正常饮食下即可形成明显的高脂血症及弥漫纤维增殖性动脉粥样硬化损伤病灶。其所致的动脉粥样硬化模型是缘于遗传因素损伤，其病变更接近于人类动脉粥样硬化，与进食高脂饲料发生动脉粥样硬化的动物有根本区别，具有自然发生、渐进发展、病理形态典型等特点，成为研究动脉粥样硬化发病机理和干预措施较理想的动物模型，也是筛选抗动脉粥样硬化药物及机理研究的良好实验平台。

有感于此前广泛所用食饵性高脂血症和动脉粥样硬化动物模型的不足，张文高教授于2000年率先将载脂蛋白E基因敲除小鼠动物模型引入中医、中西医结合研究，得到2001年山东省自然科学基金（Y2001C14）、2004年国家自然科学基金（30472275）及2006年高等学校博士学科点专项科研基金（20060441002）等资助。张文高教授的多位研究生做了大量的临床及实验研究，表明益气活血降浊解毒复方"脂欣康"胶囊、"脉心康"胶囊、单味活血中药降脂红曲及其制剂"血脂康"胶囊，以及解毒活血配伍（虎杖与芎芍胶囊配伍）等，具有较好的降脂、防治动脉粥样硬化的作用，发表相关论文30余篇，其中有10余篇在《中国动脉硬化杂志》等专业期刊发表。这些研究为中医药防治遗传因素相关的高脂血症、动脉粥样硬化及稳定易损斑块提供了科学依据，并为多层次、多靶点探讨中医药作用机理奠定了基础。

在进行上述研究的初期，结合国外文献及进一步研究，张文高教授认为老龄载脂蛋白E基因敲除小鼠的学习记忆等认知功能障碍、氧化应激与胆碱能神经功能损害，以及脑组织病理形态学方面多种异常改变，与老年性痴呆的特征表现多有相似，而胆碱能神经受损也是老年性痴呆认知功功能障碍的主要原因之一。因此，老龄载脂蛋白E基因敲除小鼠可以作为一种研究老年性痴呆病理机制及其干预措施颇有价值的动物模型，率先将这一基因工程动物模型引入中医药干预老年神经功能障碍疾病研究当中。张文高教授指导其博士研究发现，连续34周将"脂欣康""脉心康"或"血脂康"用于实验小鼠，其脑组织病理形态学异常有不同程度减轻；"脂欣康"能够明显改善实验小鼠的学习记忆能力等认知功能，提高脑内抗氧化酶活性，减少脂质过氧化物的生成，改善乙酰胆碱代谢异常，减轻神经损害，且疗效优于维生素E，与维生素E间存在协同作用。该研究提示其作用机制可能在于拮抗氧化应激、改善胆碱能神经功能、维护突触结构及调控突触重建。

（五）通过临床疗效对比评价研究，打好微粉中药推广基础

1. 微粉中药的概念

中医临床使用传统饮片大约两千年的时间，一直没有实质性变革，存在着诸多问题：传统饮片汤剂煎煮服用不方便，耗费中药材资源较多；用传统饮片

制作丸、散、片、胶囊等内服剂型加工困难，因而使用局限，疗效常欠理想；用传统饮片实施外治较困难，不方便，因而使用不广泛。这些问题已经成为限制中医药推广应用的瓶颈，也不利于中医药的可持续发展。通过中药超微粉碎技术，或许会成为解决上述问题的可行途径。

我国《药典》规定的中药粉末分等的最细者为"极细粉"，指能全部通过八号筛（筛孔内径平均值 90±4.6μm），并含能通过九号筛（筛孔内径平均值 75±4.1μm）不少于 95% 的粉末。既往中药材粉碎的常规设备难以制备更细的药粉。现代粉体工程的超微粉碎新技术可以制备比"极细粉"更细微的中药粉体，称为中药微粉（或超细粉，亦称超微粉、超细微粉）。被粉碎为这种细微状态的中药材，称为微粉中药（或超细粉中药，亦称超微粉中药、超细微粉中药）。

微粉中药应用于临床具有明显优势：提高了有效成分的溶出度、利用度，有助于提高药效学指标和临床疗效；避免高温处理和提纯过程中损耗有效成分；保持中药的基本药性"原汁原味"不变，保持"一味中药就是一个小复方"的特点不变，保持中药的多效性和多部位、多靶点综合调节的特色不变；提高中药材利用率，节省中药材，有利于中药资源的保护和可持续发展。

2. 单味微粉中药治疗心脑血管病临床疗效对比研究

微粉中药临床应用研究报道甚少，特别是缺乏微粉中药临床疗效、应用剂量折算和安全性的科学严谨客观评价的报告。传统中药饮片经过超微粉碎之后，剂量如何把握，安全性如何，均无章无据可循，成为制约其临床应用的主要瓶颈之一。针对此问题，张文高教授进行了文献搜集分析、学术探讨和多项临床与实验研究。在 2002 年 9 月召开的"微粉技术在中药制药中的应用研讨会"上，张文高教授应邀做了题为"微粉中药研究现状及其临床应用"的报告（与其研究生共同撰写）。此后，张文高教授指导其研究生进行了水蛭微粉、三七微粉、西洋参微粉、降脂红曲微粉、黄连微粉及大黄微粉 6 种单味微粉中药对早期脑梗死、不稳定性心绞痛、老年冠心病、高脂血症及颈动脉粥样硬化疗效评价的研究课题。结果表明，上述单味中药微粉的临床与客观指标疗效显著优于等剂量的普通粉，表明微粉中药临床疗效确有显著提高；三七、西洋参、降脂红曲等单味中药微粉，减半剂量服用，即可达到普通粉常规剂量的临床与客观指标疗效，表明应用微粉中药可以在保证临床疗效的前提下显著减少服药剂量；这些微粉中药未见明显毒副作用，临床应用是安全的。这项研究为更多微粉中药临床疗效、剂量与安全性的对比研究提供了可行的研究模式，将有助于加快其临床推广应用，对中药资源的节约和可持续发展有重要意义。

3. 提出微粉中药研究与推广应用的建议

基于相关研究，张文高教授多次向上级主管部门和在学术会议上提出研究与推广应用微粉中药的建议，并具体提出"中药配方微粉""微粉中药汤剂""微粉中药丸、散、片剂与胶囊制剂""微粉中药外用制剂"等概念，以及其特色、意义与推广建议，特别强调在广大农村的新型合作医疗和城市社区医疗中，中药微粉技术和微粉中药将大大有助于中医药的推广应用。乡镇医院、城市基层医院乃至乡村和社区的卫生所，只要有中药微粉碎设备，就可以很方便地加工符合辨证施治的、个体化的微粉中药汤剂或丸、片、胶囊等制剂，在保证疗效的前提下，大幅度降低医药费用，是一件节约中药资源、节省医药费用、普惠广大群众的大好事。

中药微粉技术是 21 世纪初期中医药现代化的一个重要的、可行的途径之一，是将对中医药事业产生重大影响的当代高新技术之一，是中药现代化发展的重大课题之一。微粉中药的科学研究正在兴起，微粉中药的临床应用已经起步，这一中医药高新技术的研究应用是中医药进入新世纪的必然和机遇。微粉中药涉及学科领域很广，有关研究和应用刚刚起步未久，积累资料尚少，未知领域还多，发展不平衡，临床、毒理、药代等研究十分薄弱，还有艰巨的研究工作亟待开展，任重道远。

临床经验

一、高血压病

（一）辨证治疗的基本认识

高血压病属中医学"眩晕""头痛"等范畴，若有明显并发症则可兼他证而更加复杂。

就高血压病的病程和病机而言，早期多属实证，病变重点在肝；中期多虚实夹杂，属本虚标实证，病变以肝肾为主；晚期则多以虚证为主，病之脏腑重点在肾。

高血压病的早期或较年轻患者多表现为实证，病变重点在肝，常见肝郁化火、肝郁气滞、肝阳上扰、肝阳化风等证，治疗当以调肝为主，有疏肝解郁、疏肝泻火、平肝潜阳、凉肝息风等治法。疏肝解郁常用柴胡疏肝散加减化裁；疏肝泻火常用丹栀逍遥散加减化裁；平肝潜阳常用天麻钩藤饮加减化裁；凉肝息风常用羚角钩藤汤加减化裁。

高血压病的中期或中年患者、发病时间较长者，表现多本虚标实证，或虚实夹杂证，病变脏腑多由肝及肾，肝肾同病为主，常见阴虚阳亢、阴虚火旺、阴虚风动等证，女性则多见冲任失调证，治疗当注重调肝肾或调冲任，兼以潜阳、降火、息风等法，以兼顾标本。阴虚阳亢证常用镇肝熄风汤加减化裁；阴虚火旺证常用知柏地黄汤加减化裁，阴虚风动证常用大定风珠加减化裁，女性冲任失调证常用二仙汤加减化裁。

高血压病的晚期或中老年长期患病者，多以肾虚为主的肝肾同病，阴阳失调，又可兼及他脏，常见肝肾阴虚、脾肾阳虚、阴阳两虚等证，治当重在补肾肝，调阴阳。肝肾阴虚证常用杞菊地黄汤加减化裁；脾肾阳虚证可用济生肾气丸和六君子汤加减化裁；阴阳两虚证常用金匮肾气丸加减化裁。

（二）肝阳上扰证与阴虚阳亢证的辨证治疗

张文高教授注意到，无明显并发症的青中年高血压病患者，临证常见肝阳上扰证与阴虚阳亢证。针对这类高血压病，张文高教授在中医辨证论治的原则下，尽可能选用已经药理实验或临床证实有可靠降压疗效的中药组方，自拟了两种证型的基本方。

1. 肝阳上扰证

表现为头痛，头胀，眩晕，烦躁易怒，面赤，口苦咽干，失眠，舌质红，苔薄黄或黄燥，脉弦而有力。

基本方：钩藤 18～30g（后入），黄芩 12g，石决明（或珍珠母）30g，怀牛膝 12～30g，桑寄生 12～30g，菊花 15g，夏枯草 15～30g，槐米 12g。

方解：方以钩藤、菊花、黄芩、夏枯草平肝清热，石决明镇肝潜阳，桑寄生、怀牛膝补益肝肾，后者又引血下行，槐米凉血，共奏平肝潜阳之效。

2. 阴虚阳亢证

阴虚阳亢证即肝肾阴虚，肝阳上亢证，表现为眩晕，耳鸣，失眠多梦，腰腿酸软，头昏，头痛，视物模糊，眼干涩，心慌易惊，口燥咽干，心烦不宁，舌质红，少苔，脉弦细数，或沉弦，或弦细。

基本方：生地黄 15g，玄参 12～24g，杜仲 12～18g，桑寄生 12～30g，怀牛膝 18～30g，白芍 15g，钩藤 18～30g（后入），菊花 15g，石决明（或珍

珠母）30g。

方解：方以生地黄、玄参滋阴，白芍敛阴平肝，杜仲、桑寄生、怀牛膝补益肝肾，后者又引血下行，钩藤、菊花平肝，石决明镇肝潜阳，共奏滋阴潜阳之效。

两个基本方都重用了药理实验或临床实践证实有明确降压作用的药物，如钩藤、菊花、黄芩、夏枯草、桑寄生、怀牛膝、玄参、杜仲等。

张文高教授认为，对高血压病的治疗，不能单纯着眼于降压，而必须紧紧抓住调整机体阴阳特别是肝肾阴阳平衡，从而解决本病发生发展的根本内在原因；不仅要用西医学的检查方法对高血压病辨病、分期及摸清心、脑、肾损伤情况，而且要按照中医学基本原理辨证论治，才可能提高本病的疗效。多年的临证实践表明，中西医结合的辨证组方，对于高血压病的不同分期或不同中医辨证，都能够取得较好的症状疗效和降压疗效。

（三）肝郁化火证的辨证治疗

初患高血压病者，特别是较年轻患者，发病多与情志因素有关。人的精神情志活动与肝的疏泄功能有密切的关系，长期的精神紧张或者抑郁，会导致肝气郁结，肝失疏泄，进而气机不利，滞而不行。气有余便是火，肝气郁结，久则可化火；肝阳疏泄太过，亦可木火内生。这就是常见的肝气郁滞、气郁化火之证。此证多见于早期高血压病患者。患者血压不稳定，其变化与情绪波动有很大关系。其临证表现以烦躁易怒最常见，可视之为肝郁化火证所必备；还有头晕、头胀、头痛、胸胁胀满、精神抑郁不舒等；火热、津伤之证候诸如目干涩、面红、口干苦、小便赤少、大便秘结、心烦等；舌边尖红，舌苔薄黄，脉弦数是肝气郁滞、气郁化火的表现。

此类患者治宜疏肝泻火为主，方以丹栀逍遥散加减化裁的自拟方"逍遥降压汤"：牡丹皮、栀子、黄芩、菊花（或野菊花）各12～15g，柴胡15g，白芍、茯苓、钩藤、夏枯草各15～30g，当归9～12g，薄荷9g。

方中牡丹皮之能入肝胆血分者，以清泄其火邪；栀子亦入营分，清上焦心肺之热而除烦，二者合用，以伐其实也。柴胡苦平，疏肝解郁，使肝郁得以条达；白芍酸苦微寒，养血敛阴，柔肝缓急；肝伤则血病，当归所以养其血也。当归、白芍、柴胡同用，补肝体而调肝用，使血和则肝和，血充则肝柔。木盛则土衰，木实则火燥，茯苓所以健其脾、宁其心；薄荷则助柴胡散肝郁而生之热；黄芩、菊花（或野菊花）、钩藤、夏枯草均属清肝泻火之品。

随证加减及用药经验：肝火、心火亢盛显著者，还常加决明子、桑叶、莲子心、黄连，以增强清泻心肝之火之功；肝郁气滞显著者，酌加香附、郁金或甘松、玫瑰花；失眠多梦者，加炒酸枣仁或首乌藤；心悸明显加柏子仁或莲子心；头痛、项强，屈伸不利，肢体麻木者，加川芎、葛根；若有伤阴之象，症见两目干涩、口干咽燥，酌加玄参、何首乌、知母；腰膝酸软者，加桑寄生、怀牛膝；伴有肢体水肿者，加用泽泻、桑白皮，取其利水消肿之功；个别患者血压升高明显，伴有显著肝阳上亢见证，酌加代赭石、石决明或生龙骨、生牡蛎等重镇潜降之品；若患者血脂增高，或有颈动脉粥样硬化（甚至有斑块形成），或有脂肪肝者，加用山楂与虎杖。

在中医辨证论治理念指导下，在组方用药时注重充分考虑中药的现代药效学研究成果，辨证选用有明确降血压药效作用的中药，达到治"证"和治"病"的和谐统一。在疏肝泻火法治疗高血压病的方药中，常用的牡丹皮、栀子、黄芩、菊花、野菊花、柴胡、钩藤、夏枯草、当归，以及决明子、莲子心、黄连、川芎、葛根、玄参、甘松、桑寄生、怀牛膝、何首乌、山楂、虎杖、桑白皮、泽泻等，现代药理学研究均已证实有降低血压的药效作用。

（四）利水法在高血压病治疗中的应用

张文高教授在辨证论治原则指导下，对部分有水肿、水饮证候的高血压病患者用利水法治疗，取得良好效果。临床所见高血压患者的水肿、水饮，多为本虚标实证，水邪为标，本虚在脾肾，也有部分与血瘀有关，或瘀水互结。因此，治疗高血压病之利水法，当分别从脾、从肾和从血论治，多用兼顾标本之法。

1. 健脾利水法

本法适用于高血压病患者证属脾不健运，水湿停滞者。

主症：头晕目眩，倦怠，纳呆，脘腹胀满，四肢或面部浮肿，大便溏薄，小便短少，舌质淡，舌苔腻，脉沉缓，或沉弦细。

方药：选用《金匮要略》防己茯苓汤（防己、茯苓、黄芪、桂枝、甘草）、防己黄芪汤（防己、黄芪、白术、甘草、生姜、大枣）、《伤寒论》五苓散（茯苓、猪苓、泽泻、白术、桂枝）或苓桂术甘汤（茯苓、桂枝、白术、甘草）等方加减。药用茯苓、猪苓、泽泻、防己、黄芪、白术、桑白皮、益母草、车前子（或车前草）、玉米须等。

2. 温肾利水法

本法适用于高血压病患者中晚期，证属肾阳虚衰，气化失权，水湿内停，水气上逆者。

主症：眩晕耳鸣，心下悸动，喘息憋闷，面目肢体浮肿，兼见腰膝酸软，四肢沉重无力，畏寒肢冷，小便不利，舌淡胖，舌苔白滑，脉沉，或沉迟。患者常有一定程度的心功能不全。

方药：选用《伤寒论》真武汤（附子、白术、白芍、茯苓、生姜）加减。若伍用健脾利水法，或加肉桂、淫羊藿、仙茅、杜仲等温阳药，更能增强疗效。常用药有熟附子、肉桂、淫羊藿、仙茅、巴戟天、补骨脂、茯苓、白术、泽泻、大腹皮、桑白皮、车前子（或车前草）、葶苈子、玉米须等。

3. 活血利水法

本法适用于高血压病患者既有血瘀，又有水湿停滞证候者，多属瘀血化水，瘀水互结之证，可用瘀水同治之法。

主症：眩晕心悸，喘憋，咯痰，口唇紫暗，下肢浮肿，小便短少，严重者夜间阵发喘咳、憋闷，不能平卧，舌质紫暗，或有瘀斑、瘀点，舌苔白腻，脉弦滑，或促、结、代，多见于高血压病合并高血压性心脏病左心衰竭，或合并冠心病心衰者。

基本方：丹参 30g，泽兰、益母草、泽泻、车前子、茯苓、黄芪各 15～30g，桑白皮 15g。由于水瘀停滞之标实证常因脾肾阳气亏虚所致，故宜在辨证运用健脾益气或补肾温阳之方（五苓散、防己茯苓汤或真武汤）的基础上，合用上述活血利水基本方，取标本同治、瘀水同治之效。

中医利水法治疗高血压病，可能是通过利尿减少血容量和回心血量等因素而降压，并可能改善患者的心脏、循环及微循环功能。凡高血压病患者有水气、水饮证候者，均可用利水法治疗。面目肢体浮肿、尿少等水湿停滞表现，为应用本法的主要指征。具体运用本法时，应强调标本兼顾，扶正祛邪，辨证施治。

（五）"降脂调压颗粒"治疗高血压病

张文高教授认为，临床常见的高血压病、高脂血症阴虚阳亢证患者往往兼有血瘀证，因而针对肝肾阴虚、阳亢血瘀病机，拟方研制了具有滋补肝肾、平肝化瘀功效的降脂调压颗粒。

药物组成：何首乌、枸杞子、决明子、山楂、菊花、绞股蓝、荷叶、茶叶等。

临床观察显示，降脂调压颗粒对高血压病患者降压总有效率 89.3%，其中显效率 35.7%；症状改善总有效率 89.3%，其中显效率 71.4%。动物实验研究提示，降脂调压颗粒对高血压并发症有一定的防治作用，可以保护高血压状态下的血管内皮功能，可能通过其降脂和抗氧化功能发挥其内皮保护作用。

二、心律失常

（一）辨治要点

心律失常是临床常见疾病，病因十分复杂，属中医学"心悸"范畴。临床主要表现为心慌，心中动悸不安，可伴有气短、乏力、倦怠、胸闷、胸痛、不寐等，脉象多见结、代、数、促、疾等。体虚劳倦、饮食不节、七情所伤、感受外邪等是其发病主因。心律失常之病位在心，病机有虚、实两端，有器质性心脏病或中老年患者多因脏腑气血阴阳之本虚，特别是心之气、血、阴、阳虚损，或因本虚而致标实；无器质性心脏病者（或曰功能性者）或年轻体健者，多表现为实证，或因实致虚。其本虚，在于诸虚使心失所养，而动悸不安；其标实，多属瘀、毒、痰、火、郁、水为病，阻滞脉络，或扰动心神而发病。

临证所见器质性心脏病所致心律失常，多属本虚标实之证，其本虚多以气虚为主，或兼有血虚与阴虚、阳衰，而致心失所养，心神不宁；标实证则多以血瘀为主，或兼有气滞、火邪、痰浊、水湿为患，诸邪阻于心脉，则心失所养，邪阻脉道，则血行不利，邪扰心脏，则心搏不齐。基于此病机认识，本病应标本兼治，治本首重补益心气，酌情结合养血、滋阴或温阳，补心固本以稳心安神；治标重在活血化瘀，酌情结合行气、清火、祛痰、利水，祛邪护心以调律复脉。灵活辨证应用益气活血复脉、疏肝解郁复脉、益气温阳复脉等法治疗多种心律失常，每获佳效。

常用的益气药有黄芪、人参、党参、西洋参、炙甘草等；活血药有丹参、三七、赤芍、当归、川芎、延胡索、郁金等；疏肝理气药有甘松、玫瑰花、香附、香橼等；温阳药有桂枝、肉桂、附子、细辛、补骨脂等。

气虚血瘀证为主者，常见于冠心病等器质性心脏病早搏患者，治以益气活血养心复脉法，以自创健心复脉灵方（黄芪、桂枝、丹参、川芎、甘松）为基础方，随证加减。

肝郁化火证为主者，常见于部分快速性心律失常，治以疏肝清火养心复脉法，常用丹栀逍遥散化裁。

证属阳气虚衰者，常见于缓慢性心律失常，治以益气活血温阳复脉法，常用保元汤合麻黄附子细辛汤化裁。

张文高教授在辨证论治理念指导下，善于应用现代药效学研究证明有调律宁心复脉作用（即有抗心律失常药效）的中药，以达到治"证"和治"病"的和谐统一，有助于提高中医药治疗心律失常的疗效。对于此类中药，主张按其药性功效分类辨证选用，如清热作用的苦参、黄连、山豆根、莲子心、葛根、地龙、黄柏、茵陈等；活血作用的当归、延胡索、三七、红花、山楂等；行气作用的甘松；安神作用的酸枣仁；祛痰作用的半夏；补益肝肾的桑寄生；辛温补阳以提高心率的附子、补骨脂、麻黄、细辛等。

（二）益气活血复脉方药抗心律失常研究

张文高教授发现，益气活血法在治疗冠心病的过程中，对某些患者的过早搏动也有疗效；还发现早搏患者多有心肺气虚及血瘀见证，因而提出了"益气活血法治疗早搏"的设想。张文高教授从甘松抗心律失常实验研究文献中受到启发，在周次清教授所拟"健心灵"方（黄芪、桂枝、丹参、川芎）基础上，加行气而又能抗心律失常的甘松，组成新的复方，兼有改善症状与抗早搏之效。此方定名"健心复脉灵"（黄芪 30g，丹参 30g，甘松 30g，川芎 12g，桂枝 6g）。实验研究证明，"健心复脉灵"有抗心律失常、耐缺氧等作用；临床用此方治疗早搏患者 60 例，均获较高的疗效，左心功能显著改善。

（三）快速性心律失常的治疗

临床所见快速性心律失常常见三大类，第一类心率快（心动过速）而未必有节律不齐；第二类由异位节律所致节律不齐而未必心率快；第三类则上述两种情况兼而有之，即心率快而又节律不齐。

对于第一类，有器质性心脏病者多属本虚标实，常见气阴两虚，往往兼有痰、火、瘀、水为患，治当益气养阴，兼泻火祛痰，或化瘀利水，而宁心安神，在黄芪生脉饮基础上化裁，常用黄芪、人参、麦冬、丹参、川芎、郁金、三七、当归、红花、益母草、茯苓、黄连、葛根、炒酸枣仁等。无器质性心脏病者多属实证，常见肝郁化火或痰火扰心，前者疏肝解郁、泻火宁心，用丹栀逍遥散加减，药用牡丹皮、栀子、柴胡、白芍、茯苓、当归、薄荷、香附、黄连、莲子心、葛根、炒酸枣仁等；后者用黄连温胆汤加减以化痰泻火而宁心，药用黄连、半夏、陈皮、茯苓、竹茹、胆南星、郁金、瓜蒌、莲子心、栀子、炒酸枣仁等。

对于第二类，有器质性心脏病或中老年者多见气虚血瘀，脉涩而结代，治当益气活血复脉，以自创"健心复脉灵"为基础化裁，常加人参（或西洋参）、当归、延胡索、三七、山楂、黄连、莲子心、苦参等；较年轻而无器质性心脏病者常见肝郁气滞，脉结代，治当疏肝理气复脉，常用柴胡疏肝散加减，药用柴胡、香附、川芎、赤芍、枳壳、甘松、延胡索、当归、红花、玫瑰花、炙甘草等。

第三类的辨治，则结合上述两类综合调治。

（四）窦性缓慢性心律失常的治疗

窦性缓慢性心律失常包括窦性心动过缓、窦性停搏和病态窦房结综合征等，依据其主要临床症状（心悸、胸闷、头晕、乏力等），当属中医学"心悸""胸痹""眩晕"等范畴；而其心搏缓慢则脉象呈迟脉特征。古典医籍多认为阳气虚衰乃本病致病之本，心阳不振、心气亏虚而致心搏迟缓无力，脉来迟涩，甚或结代。虚则补之，寒则温之，故本病的主要治法当益气温阳、温振心阳以鼓舞心搏，益气培元以助血行脉。

本病常以保元汤合麻黄附子细辛汤化裁，或保元汤合参附汤化裁，基本方药为人参、黄芪、桂枝、熟附子、干姜、淫羊藿、细辛、炙甘草、三七、郁金等。保元汤为补气温阳之方，以桂枝易肉桂，以温振心阳；参、附主治元气大亏，阳气暴脱，有回阳、益气、救脱之功。本病的治疗常重用参、芪、附、桂等。黄芪甘温，补气升阳，益心气令血行；人参甘温，大补元气；附子大辛大热，温壮元阳；桂枝辛甘而温，温通经脉，助阳化气。另外，常用温补药如淫羊藿温补肾阳；干姜辛热，温中散寒，回阳通脉；细辛辛温，散寒止痛；炙甘草益气复脉。

治疗本病应善于辨证应用提高心率、增强窦房结功能的中药，如辛温补阳的附子、补骨脂、麻黄、细辛等。本病患者，因心气心阳虚衰，推动血行乏力，常有血瘀表现，如舌色多暗或有瘀斑，脉涩或有结代，或有胸痛，故临床常适当应用活血化瘀药，如三七、川芎、郁金、丹参等。治疗本病的方药偏于温燥，患者服药后或有伤津表现，如口干口渴，可适当辅以麦冬、玉竹、黄精、枸杞子等养阴生津。

对窦性缓慢性心律失常患者，应注意根据病情进行适当的西医学检查，以明确西医学诊断，注意了解窦房结病变严重程度，心脏传导系统及冠脉供血等情况，必要时进行适当监测监护，以做到病证结合，以人为本，合理选择中医药辨证治疗、中西医结合治疗，以保证患者的安全、有效、优化治疗。

三、心力衰竭

心力衰竭（简称心衰）是多种心血管疾病的最终共同通路和主要死亡原因之一，病死率及病残率都高，在老年人群中尤为突出。心衰的中医病机，既往的观点可表述为"心气（阳）虚损，饮、瘀聚留"，其中医治法归纳为"温阳益气以复其本，活瘀利水而疗其标"。结合中医毒邪致病理论和现代医学新进展，张文高教授对心衰的病因病机进行了创新探讨，认为心衰具有起病急骤、病情多变迅速、易于恶化等毒邪致病的特点，提出毒邪损心是心衰的重要病机的假说。心衰的病机以气（阳）虚为本，血瘀、毒邪为标，其中毒邪损心是其标实证病机的重要方面。解毒护心在心衰治疗中有重要意义，进而提出益气活血解毒为中医基本治法。

（一）老年心衰中医辨证演变规律及其客观指标

张文高教授指导其研究生完成充血性心力衰竭中医辨证演变规律与客观指标研究。该研究对 90 例老年心衰患者按其主要临床证候进行中医辨证分型，分别归类为心气亏虚、气虚血瘀、气虚瘀毒 3 组，各有 30 例；另设同龄健康对照组 20 例。分别观察各组中医证候特点、心功能情况等，检测脑钠肽（BNP）、左室射血分数（LVEF）、D- 二聚体、C 反应蛋白（CRP）等。结果表明，随着本组老年心衰患者病情由轻到重的逐渐进展，心功能损害逐渐加重，中医辨证呈现从心气亏虚证到气虚血瘀证，再到气虚瘀毒证的一种演变规律，且心功能逐渐恶化，心衰指数增高，并与 BNP、LVEF、D- 二聚体、CRP 等多项客观指标密切相关。

（二）对心衰病机与治法的创新探讨

心衰由轻到重病情进展所呈现"心气亏虚—气虚血瘀—气虚瘀毒"的中医辨证演变规律，提示毒邪损心是心衰（特别是重症心衰）的重要病机，毒邪可以作为加重心衰的独立危险因素。内毒与外毒皆伤心脏之体，既加重本虚，亦加重血瘀，故常导致心衰病情急剧变化，迅速恶化。毒邪损心作为贯穿疾病全过程的重要病因病机而存在，并与内外诱因相合而致本病猝发、加重。

结合现代医学研究进展分析，张文高教授提出毒邪损心与炎症产生炎症介质的大量释放、组织代谢失常产生的一系列的有害代谢产物增加，从而损伤心脏、加重心衰密切相关；并提出心衰患者 TNF-α、CRP 等炎性介质明显升高，既是毒邪致病的佐证，又可作为毒邪损心的客观辨证指标。上述观点与近年来现代医学关于炎症与心衰关系的研究成果是相通和可以相互借鉴的。

根据以上分析，张文高教授提出了心衰病机是以心气（阳）亏虚为本，血瘀、毒邪为心衰标实证的主要体现，也是病情演变加重的主要机制。心衰的中医基本治法为益气补虚以扶正固本，活血化瘀、排毒解毒以治标祛邪，即中医药治疗心衰的新思路——益气活血解毒治法为心衰的中医治疗大法。

心衰之水饮内停一般属气虚、血瘀、毒邪所引起继发的病理产物，上述基本治法可使气充、血活、毒解，虽未直接治水，亦可收消水蠲饮之效，临证治疗时适当辅佐利水之品则有助于提高疗效。

从"治未病"和"已病防变"出发，在心衰的早期轻症（心气亏虚）适当配伍应用活血化瘀及清热解毒药，在心衰的气虚血瘀证阶段适当配伍应用清热解毒药，有望截断心衰的进展，提高疗效。

（三）益气活血解毒治疗老年心衰疗效评价与机理

张文高教授指导其研究生进行大黄配伍参麦注射液治疗老年充血性心力衰竭的研究。选 195 例老年心衰气虚血瘀、毒邪损心证患者，按心功能分级和中医辨证分层随机分为西药对照组、参麦组（加用参麦注射液静脉滴注）、大黄参麦组（加用参麦注射液静脉滴注及生大黄粉 3g 开水闷泡服）。各组均给予统一的常规西药治疗，疗程 5 天，观察患者的临床症状、心电图疗效、BNP、肿瘤坏死因子（TNF-α）、CRP、动脉血气分析及乳酸、凝血指标、心功能、六分钟步行试验等。结果显示：老年心衰气虚血瘀、毒邪损心证患者存在明显的炎性损伤、氧代谢失调、心脏舒缩功能下降及体力运动下降。大黄伍用参麦注射液及单独应用参麦注射液均可显著改善心衰的临床症状、心电图表现，降低 TNF-α、CRP，改善心功能及 BNP、氧代谢的指标，改善体力运动能力。多数指标显示大黄伍用参麦注射液优于单用参麦注射液，显示大黄这味药对心衰的治疗确有重要价值。

大黄配伍参麦注射液的中医药治疗心衰方案，独创选用有泄热通腑、凉血解毒、逐瘀通经功能的大黄，与益气养心扶正的参麦注射液配伍，是益气活血解毒治法的精妙体现。在心衰治疗中妙用大黄，既有活血化瘀之良效，又长于清热解毒、通腑泄浊。一味药针对心衰的两个主要标实证，是本研究的创新独特之处（未见相关文献报道）。临床研究结果提示，参麦注射液补益心气，能改善氧代谢，改善心功能和呼吸肌功能；大黄解毒排毒、活血祛瘀，能显著降低炎性反应、降低炎性介质，改善循环，是阻断心衰进展的主要机制；两者配伍，兼可降低心肌耗氧，改善肺通气、氧代谢，降低炎性介质，而获更佳治疗效果。

（四）益气活血解毒治法在心衰治疗的应用

经过多年的实验研究与临床实践，张文高教授认为，心衰治疗的关键在于处理好扶正与祛邪的关系。补益心气，调补阴阳，治本之法不可忽视；活血化瘀，解毒排毒，祛邪治标以护心体亦很重要。临证应标本兼顾，扶正与祛邪结合，每以益气活血解毒为主，适当辅佐调补阴阳、利水宁心之品。

补益心气为首选、重用之药，多选用人参、黄芪，有时还用黄精、灵芝、党参等。心衰患者常有心阴不足或心血亏虚，常用玉竹及麦冬、黄精等。温阳扶心多选用熟附子、桂枝等。活血化瘀药常选用丹参、三七粉、郁金、川芎，以及益母草、泽兰等。所用清热解毒药常用黄连、熟大黄、葛根，以及莲子心、黄芩等。通过清热解毒中药的"解毒护心"作用，保护心脏，改善心衰，是中医药治疗心衰的重要新思路。清热解毒中药通过抗炎作用，可减轻炎症因子对心脏的损害，改善心脏功能。但需注意清热解毒药的用量应适度，以免过用苦寒而伤正。利水化饮常用葶苈子、猪苓、茯苓、泽泻、车前子等。临床经验表明，适当辅佐利水之品有助于尽快消除水肿，提高疗效。

偏于阳衰者，基本方药：黄芪、红参、桂枝、熟附子、玉竹、三七、郁金、川芎、大黄、黄连、葛根、茯苓、葶苈子、大枣等。

偏于阴虚者，基本方药：黄芪、红参、麦冬、玉竹、黄精、三七、郁金、川芎、大黄、黄连、葛根、茯苓、葶苈子、大枣等。

【验案举隅】

马某，71岁，反复发作胸闷、气短、憋喘、心慌8年余。于2010年8月23日就诊时见气短，乏力，活动后加重，偶咳嗽，咯白痰，双足不温，双下肢凹陷性水肿，眠差，记忆力减退，反应迟钝，舌紫暗、胖大、边有齿痕，苔薄黄，脉沉弦结代。心率104次/分，律绝对不齐，心尖部及胸骨下缘闻及双期杂音。既往高血压病史27年。此前心电图检查示心房纤颤；心脏彩色多普勒超声示左室肥大，二尖瓣反流，主动脉瓣反流，左室收缩功能降低，左室舒张功能降低。治以补益心气、温阳滋阴，活血解毒，补肾利水。

方药：黄芪30g，红参6g（单煎），桂枝12g，熟附子10g（先煎），黄精15g，玉竹15g，益母草20g，丹参30g，川芎24g，郁金15g，三七粉3g（冲服），黄连10g，熟大黄10g（后入），何首乌12g，枸杞子18g，茯苓24g，猪苓24g，泽泻30g，葶苈子12g，大枣6枚。14剂，水煎服，日1剂。

后经三次复诊，黄芪增量45g，一度加淫羊藿、车前子、茯苓皮以加强温阳利水之功。诸症明显减轻，胸闷、憋喘未发作，体力、精神、思维均明显改善，下肢水肿基本消退，心率减慢至77次/分。患者病情基本稳定，配水丸巩固治疗。

按语： 本例患者为心衰重症，在服用西药不能控制的情况下，配合中药治疗，获得了良好的临床效果。患者阳气虚衰，饮瘀聚留，故选用参附汤与黄芪益心气，温心阳；五苓散加减利水渗湿，温阳化气；葶苈大枣泻肺汤泻肺中痰水；丹参、川芎、益母草、郁金、三七化瘀畅脉；久病伤阴，加之长期服用利尿药物等，亦加重患者心阴亏虚，故以玉竹、黄精等滋养心阴；而应用黄连、大黄等清热解毒药，则是"解毒护心"学术新见解的体现。

四、代谢综合征

（一）病因病机及辨证的基本认识

随着社会的发展和人们物质生活水平的提高，各种与生活习惯（如饮食结构）不合理相关的疾病如肥胖、糖尿病、高脂血症、高血压病等，发病率逐年升高，严重影响了人们的身心健康，此类多病症兼杂的代谢综合征患者也为中医临证所常见。代谢综合征是一组由遗传因素与环境因素共同决定的临床症候群，包括肥胖特别是中心性肥胖，糖尿病或糖调节受损，以高甘油三酯血症及低高密度脂蛋白胆固醇血症为特点的血脂紊乱，以及高血压。

中医学没有代谢综合征的病名，按其临床表现，与"消渴""肥胖""眩晕""痰饮""胸痹""心悸"等密切相关。本病常由情志所伤，肝气郁结，肝郁及脾，或气郁化火；或过食辛辣肥甘厚味，损伤脾胃，运化失职，痰浊内生；或中老年肝肾亏虚，阴精不足，水不涵木，肝阳上亢；或增龄、久病耗伤气血，气不帅血，而致血瘀。概言之，本病的主要病机为脏腑失调或虚衰，运化失职，气滞血瘀，而致痰浊、气滞、血瘀、郁火（热）等病理改变。临床表现较复杂，中医辨证可有肝郁脾虚、气郁化火、脾虚痰湿、肝肾亏虚、阴虚阳亢、气阴两伤、气虚血瘀、痰瘀互结等。代谢综合征是中医面临的新问题，有必要积累临证经验，探讨其辨证论治规律。

（二）代谢综合征肝肾亏虚证的辨证治疗

肝肾亏虚为代谢综合征常见证型之一，多见于中老年脏腑功能衰退之际。肾精亏虚，肝血不足，脑髓失充；肝肾阴虚，水不涵木，肝阳上亢，上冒颠顶，水不制火，心肝火旺，火热灼津，而致诸证。患者常见眩晕耳鸣，头昏头痛，两目干涩，视物模糊，口干口渴，腰膝酸软，健忘失眠；或见面部潮红，手足心热，心悸心烦；舌质红或暗红，脉多弦细。

治当以滋补肝肾为主，常在杞菊地黄丸（枸杞子、菊花、熟地黄、山药、山茱萸、茯苓、牡丹皮、泽泻）基础上加减化裁，常用基本方药（杞菊女黄方）：枸杞子、菊花、女贞子、生地黄、生山药、茯苓、山茱萸、牡丹皮、泽泻、决明子、何首乌、桑寄生、怀牛膝、桑叶、桑白皮、黄连、郁金、生山楂。方中枸杞子、菊花、决明子养阴平肝，滋水明目；女贞子、生地黄、生山药、山茱萸、何首乌共奏滋补肾阴、益肝补脾，兼清虚热之功；泽泻、牡丹皮、茯苓泻肾浊，清肝火，渗脾湿；桑寄生、怀牛膝补肝肾，壮腰膝；桑白皮清郁热，利水消肿，黄连、桑叶清心肝而降火；郁金、生山楂理气疏肝，活血祛瘀。全方补泻相合，标本兼顾。

若阴虚内热，消渴证候明显者，常用滋阴润燥药玉竹、玄参、天花粉等及清热降火药。若阴虚火旺，或有肝经郁火者，常用清热降火药黄连、栀子、莲子心、桑白皮、桑叶、葛根、虎杖、地骨皮等。若肝肾阴虚而致肝阳亢盛甚至有阳亢化风之势者，常用清肝潜阳息风药莲子心、地龙、钩藤、夏枯草、槐花、白蒺藜等。若有血瘀证候，常用活血化瘀药山楂、郁金、三七、丹参、当归等。兼有痰湿为患者，常用健脾化痰祛湿药茯苓、半夏、昆布、泽泻、玉米须、防己等。

在代谢综合征的中医治疗中，应在坚持辨证论治处方用药的前提下，选用经现代药效学或临床研究证明具有明确降血糖、降血压、降血脂等作用的中药，以兼顾显著改善中医证候和显著降低患者血脂、血糖、血压。例如，滋阴补肝肾的女贞子与清热降火的黄连兼能降低血脂、血糖、血压；何首乌、桑寄生兼有降血脂、降血压作用，而生地黄、熟地黄、枸杞子、玉竹等兼能降低血糖、血压。这样就可望在改善患者症状与降低各项检验指标两方面都获得良好的治疗效果。

（三）代谢综合征气虚血瘀证的辨证治疗

代谢综合征气虚血瘀证的临床表现，以气短乏力，胸闷胸痛，活动后加重，或伴口干、眩晕、心慌、心烦，肢体浮肿，舌暗或有瘀斑，脉沉弦为主要表现。此证型常见于合并冠心病者，并常兼有肝肾阴虚，虚火内热，或痰湿水饮为患。

在针对气虚血瘀证采用益气活血治法的基础上，还应考虑其常兼有阴虚内热之证，以及本病病机的复杂性，如早期多以气郁、痰浊，渐有气郁化火或痰郁化热之变，临证需注重清解内热。因此，益气活血清热法为其基本治法，常用基本方药（益气活血清热方）：黄芪、丹参、郁金、川芎、当归、三七、生山楂、虎杖、决明子、黄连、莲子心、桑叶、桑白皮。黄芪健脾益气补中，利水消肿；丹参活血祛瘀；川芎、郁金活血行气，疏肝解郁；三七化瘀定痛；当归养血行血；山楂散瘀消积；虎杖清热解毒化瘀；桑叶清热平肝明目；桑白皮泄热行水；决明子清肝明目；黄连清热泻火解毒；莲子心清心平肝降火。诸药共用，补益正气，活血祛瘀，清热降火，兼顾标本，如血瘀、火（热）、气滞、水饮等多种病理因素。

如胸痛明显，重用郁金，酌加延胡索、姜黄等；兼有肝郁气滞表现，如两胁胀痛、胃脘胀闷不舒，酌加香附、枳壳等；兼有肝肾不足表现，如视物模糊、眼干涩、耳鸣，酌加女贞子、山茱萸、何首乌、枸杞子等；水肿明显者，酌加泽泻、防己等；热邪较盛者，重用黄连、莲子心，酌加栀子、玄参等；夜寐不佳者，重用莲子心，酌加首乌藤、炒酸枣仁等；大便秘结者，重用决明子，酌加熟大黄、何首乌等。

代谢综合征是一种与生活行为方式密切相关的慢性发展性疾病，有效的中西医治疗，可以控制或延缓疾病的进程与心脑血管病的发生或加重，改善患者的生活质量和长期预后。而有效防治代谢综合征，降低心血管疾病和 2 型糖尿病发生的危险，更需要提倡健康的生活方式，如清淡适量饮食、减轻体重、保持心情舒畅、适量运动。

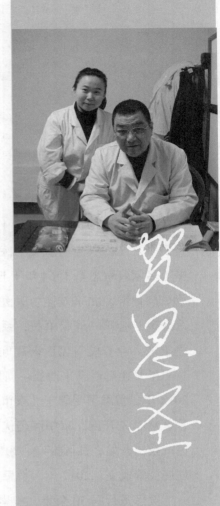

贺思圣

出身中医世家，传承贺氏管针术，临证针药并用，重视气之本及肝脾调治

医家简介

　　贺思圣（1944年3月生），首都国医名师，出身于中医世家，乃京城名医贺惠吾之子。其自幼从父学医，师承林芝藩、关幼波、王乐亭、赵锡武、姚正平等名家。贺思圣1964年于北京中医学校毕业，先后在解放军医院、国防大学第二门诊部、北京鼓楼中医医院担任医师；是针灸管针术学术带头人，曾任北京针灸学会第一届秘书长；系马来西亚医疗合作中心的终身顾问、新加坡温馨之家老人疗养院首席医药顾问；北京中医疑难病研究会副会长。1990年以来，贺思圣受邀远赴马来西亚、新加坡、巴西等国家行医、授课，推介针灸管针术。2012年，贺思圣受聘于北京市鼓楼中医医院京城名医馆。2013年，北京市中医管理局率先开展北京中医药优秀传统技法传承推广项目，贺氏管针术作为优秀传统技法开始在社区推广。2014年，"贺思圣名医传承工作站"被北京市中医管理局授牌成立。2017年，贺思圣被评为"首都国医名师"。

　　贺思圣行医50余年，积累了丰富的临床经验，学术上擅长针药并用，善治消化系统疾病、中风及半身不遂、痹证、痿证、老年病、杂症等。贺思圣发表学术论文多篇，其中"针灸治疗胃下垂241例临床观察"一文被第一届世界针灸学术大会评为优秀论文。

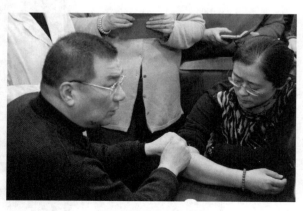

◎　贺思圣为患者治疗

学术思想

贺思圣临证强调"脏腑分类，经络辨证"，主张"气乃动力之根，诸疾之源，调气乃治病之本"，"虚者求脾，实者责肝"，讲究"阴阳相配，循经取穴"，根据针刺的方法、方向、角度、深浅、频率及力量等不同，将手伎分为七伎，又有五种补泻手法。

一、气乃动力之根、诸疾之源，调气乃治病之本

贺思圣在辨证论治中，十分强调"气"，指出气不仅是人体生命活动的动力，也是营养人体的物质基础。因为气禀受先天父母之精而生，又赖后天水谷精微而养，是人体生命存在的根本。气既能濡养脏腑，又赖脏腑化生，入心则主神明，入肺则主肃降，入肝则主疏泄，入脾则主运化，入肾则主开阖，入胃则主受纳，入小肠则主传化，入大肠则主传导，入膀胱则主藏津，入三焦则主气化；营得气而养，卫得气而保，津得气而化，血得气而行。在病理变化方面，外感、内伤均会引起气病，如外邪伤肺，则肺气失宣；寒邪直中肠胃，则中气失调；热邪袭入心包，则心气逆乱；怒则气上，喜则气缓，悲则气消，思则气结，惊则气乱，恐则气下；饮食伤脾则脾失健运，胃气失和；房劳伤肾，则肾气虚惫，失于固摄等。另一方面，气病也必定反映脏腑之疾患。如心气逆乱（实），则神昏狂癫；心气不足（虚），则心悸怔忡；肺气不宣（实），则气逆喘咳；肺气不足（虚），则神疲气短；脾气困滞（实），则胀满肢重；脾气失运（虚），则腹泻便溏；胃气上逆（实），则嗳气呕恶；胃气不足（虚），则食少纳呆；肝气郁结（实），则胁痛胀满；肝气不足（虚），则胆虚易惊；肾气湿热（实），则尿溲短赤，茎中热痛；肾气不固（虚），则早泄滑精；气郁伤血（实），则咳血痛经；气失统摄（虚），则淋沥紫癜等。或气逆，或气郁，或气结，或气滞，或气虚，表现各异，但都不离虚实二端。因此，临证重在调气。虚者当补之不足，实者当伐之有余，以期"阴平阳秘，精神乃治"，为治病之本。

二、虚者求脾，实者责肝

1. 气之病"虚者求脾"

贺思圣尊崇李东垣提出的"人以胃气为本"的观点，对《灵枢·本神》"脾气虚则四肢不用，五脏不安"领悟颇深，指出脾与肝，多表现腹胀饱满、不思饮食、肠鸣腹泻、舌苔白腻、脉弦缓等脾虚肝郁之症；脾与心，多表现面色萎黄、气短神怯、健忘怔忡、食少乏力、寐差易醒、舌苔淡白、脉细无力等心脾两虚之症；脾与肺，多表现倦怠少气、肢软无力、纳差便溏、咳嗽痰多、苔白薄腻、脉濡且弱等脾虚及肺之症；脾与肾，多表现神疲肢软、畏寒喜暖、腹胀少食、便溏滑泻甚则完谷不化、舌质淡、脉沉迟等脾肾两虚之症。脾与五脏兼见的实证，在临床上所见甚少，大都以虚为主。因此，贺思圣在临床上常以中脘配胃俞、章门配脾俞加足三里组成基本穴组，随症加减，治疗多种疾病。如加曲池、血海、行间健脾柔肝以理气；加神门、内关、三阴交治脾养心以安神；加命门、大肠俞、关元治脾益肾以助阳；加膏肓、肺俞、中府治脾益肺以平喘；加大包、公孙、内庭治脾润胃以和中；加大肠俞、支沟、行间治脾涤肠以润便；加中极、膀胱俞、三阴交治脾利尿以消水；加天枢、气海、大肠俞治脾补中以升阳；加血海、复溜、阴陵泉治脾降火以养阴等，以调气治郁、调气治火、调气治血、调气治神、调气治精、调气治痰、调气治痿、调气治痹，均收到了较好的临床效果。

2. 气之病"实者责肝"

贺思圣认为，气之病与情志密切相关，而肝之疏泄条达正常与否，常是影响气病病机的一个重要因素。如肝气郁结，则气滞不行，不仅出现胁痛苦满的肝脏症状，而且能横逆脾胃，出现纳少胃呆、胁胀、腹痛、嗳气、口苦等肝胃不和，肝脾失调的症状。肝郁生热化火，侮肺则肃降失司，肺阴受损，出现口苦咽干、阵咳无痰或咳痰带血、胸满胁胀等肝火伐金的症状。肝肾同源，又可出现头眩目干、腰膝酸软、两颧嫩红、咽喉干痛等肝肾阴虚的症状。母伤子脏，肝火乘心，则使心神受扰，出现心烦狂躁、神昏谵语、寐差多梦、口苦胁满等肝心火盛的症状。而肝气郁结时，最易化火，故五志化火，皆归于心而源于肝。如贺思圣认为，鼓胀（亦名单腹胀）是气郁伤肝而致。脾虚失运，腹胀不能食仅是兼症，而肝郁气滞，心下如盘、触之不硬不痛、但自感阵发性隐痛、心烦易躁才是主症，治肝乃为治本，治法取泻肝郁、破气滞、补脾阳、理中气。取肝经期门、太冲用泻法以解肝郁；取三焦经支沟、胆经阳陵泉用平补平泻法以理气破滞；取脾经章门、太白用补法以振中阳；取胃经足三里用平补平泻法以理中气。如此则郁散滞破、脾气舒展，其病则愈。

贺思圣认为，气为统帅，气虚、气滞、痰阻、血瘀是肝脾脏腑经络气化功能失调造成的病理产物，可以通过针灸调理，以调气为主。气之病"实者责肝""虚者求脾"。

三、贺氏管针术的进针方法及特点

1. 进针方法

用一个长约 6cm 的针管作为进针器。在治疗时左手寻穴，右手将针装入针管内，然后将针尖端接触所刺穴位，叩针刺入皮内后，将针管摘除，再施用手法，具体操作如下。

（1）单手装针法：将针管放在右手，无名指和小指轻屈把持，再用拇指和食指持住针柄，对准针管装入。

（2）管内持针法：针装入管内，不露出针尖，针柄端顶在手心中间，使之倾倒时针体不能脱落，然后将针管的针尖端放在穴位上。

（3）叩针法：用左手的拇指和食指捏针管下端，固定在穴位上，用右手食指靠放在中指边缘上，再以食指轻弹针柄，使针刺进皮肤。

（4）去管施针法：针刺入皮肤后，即将针管摘除，用右手中指、无名指和小指轻屈推住针管，用拇指、食指捻针刺进肌肉，然后施以手法。

2. 管针术的特点

（1）易固定穴位：针尖对穴位准确，固定后不易移动。

（2）进针稳：对小儿及痉挛患者易进针。因小儿易动，痉挛多抽，难固定穴位，普通针法不易进针；而管针不论小儿是否活动或抽搐，能放置穴位上，叩针即下。

（3）进针不痛：怕疼是患者的普遍心理，管针因叩力迅速，突破痛点，未感痛针已进入，故患者易于接受。

（4）不留针：重在七伎五法的运用。

四、贺氏管针术的七伎五法

（一）七伎

1. 调气术

杨继洲、张景岳等古代医家强调下针时令患者咳嗽一声，贺思圣认为咳可引动脏腑之气机，振三百六十骨节，有松肌筋、通经脉之效；随咳下针，于促动经气有重要意义。贺思圣将随咳下针演化为"调气术"，即针刺过皮肤后勿进针，令患者自然呼吸，并将针左右平衡捻转 5～6 次，每次不超过 240°，然后再继续刺入肌腠。其作用既可使医者"令志在针""无忘其神"，又可通过孙络的调节，使气血宣散，肌肉松弛，减少针刺过皮的痛苦。

2. 雀啄术

雀啄术的动态似鸟啄食，将针体上下进退移动，频率较快，手法柔和，力量均匀。此术有两种用途：第一种为进针手技，针刺入皮肤后，以雀啄手技进针，针体上下进退时，应进多退少。此术的优点是进针快而不痛。第二种为治疗手技，具有候气快、促经气流动、加强针感的优点。

雀啄术在临床施用中有 3 种方式。

（1）针体移动雀啄术：针刺皮肤后，以雀啄手技将针刺到所需深度，针体上下移动运行，达到候气目的。根据所需要的刺激量又分为一般雀啄术和弱雀啄术。前者进退的深度范围在 0.5～1cm 之间，手部动作的力量稍强；后者进退的深度范围不超过 0.5cm，手部动作的力量稍弱而柔和。针体移动雀啄术适用于四肢、躯干等部位，如中脘、曲池、足三里等穴位。

（2）针体固定雀啄术：针刺应达部位后，针体基本不动，进退的深度范围不超过 1cm，仅以手的微小雀啄动作带动针体，达到候气的目的。此法适用于头颈部位及耳区，如人迎、扶突、耳门、听宫等穴位。

（3）针柄雀啄术：针刺应达部位后，针体不动，而用食指、拇指的指端上下摩擦针柄，仍如雀啄之势，以达候气目的。此法适用于眼区部位，如睛明、承泣等穴位。

3. 捻转术

针刺应达部位，采取柔和的力量将针体左右旋捻达到候气的目的。此法称为捻转术，是"以手指捻针也。务要记住左右，左为外，右为内"。旋捻角度适宜，力量柔和，左右旋捻反复不已。此术得气较快，针感传播稳定，是达到"气至病所"的主要手段。临床应用有 3 种。

（1）对应捻转术：针体左右旋捻的角度及力量基本相等，所需的治疗刺激量较大时，则旋捻的频率就较快，角度也较大；所需的治疗刺激量较小时，则旋捻的频率就较慢，角度也较小。此法可以作为进针、退针之法。

（2）右三左二捻转术：将针在左右旋捻时，其力量和角度皆有差异。右三则向右旋捻力量强，角度大；左二则向左旋捻力量弱，角度小，而不是向右捻三下，向左捻二下，应混合捻转。

（3）左三右二捻转术：此法和"右三左二捻转术"的操作方法相反，左三则向左力量强，角度大；右二则向右力量弱，角度小。

捻转术的优点是候气柔和，针感稳定，而且由于针在体内偏重一侧捻转，而使肌肉纤维缠住针体的现象得到缓解。

4. 提插术

针刺应达部位，将针体较大幅度地上下进退运行，频率较慢，进退的程度基本上保持上多下少。但每次提插时针体的上移差距不超过 0.1cm，当由于提插而使针体逐渐上升到所刺深度的 1/2 时，可将针再刺到原来的应达部位，继续施用提插术。此术的针感不同于雀啄术，是由酸、胀、沉之感转变成麻木。提插术适用于四肢、躯干部位的腧穴。但背部十二椎以上的各脏腑背俞穴和两侧胸胁部穴位禁用提插术。临床具体操作分以下 3 种。

（1）对等提插术：即针刺至所需深度后，将针体大幅度地上下进退运行，提与插的力量、速度、进退深度均等。本法与雀啄术的区别在于深度大、频率慢、力量强。

（2）下三上二提插术：下三则插时力量强、速度快，上二则提时力量弱、速度慢。此术多用于以补为主的平补平泻法中。

（3）上三下二提插术：上三则提时力量强、速度快，下二则插时力量弱、速度慢。此法多用以泻为主的平补平泻手法中。无论哪种提插术的针感都比较强，对于候气较慢的患者尤为适用。

5. 回旋术

针刺应达部位并已候气，针感也较明显时，将针体朝同一方向旋捻，或左捻或右捻。其针感强烈，易传导，有加强候气、增强刺激力量、延长针感时间等特点。但旋捻的力量不宜过于峻猛，仍以柔和为好。旋捻的角度每次为针柄捻转半圈至一圈（180°～360°）之间，此为旋捻 1 次。临床施用回旋术时以针感的强烈来决定旋捻几次。运用时一般回旋 2～4 次即可。此术的作用是加强针感传导，延长针感时间。

6. 摇针术

将针急刺到所需深度，用拇指、食指轻摇针柄，手腕不动，其势如磨盘之状，力量稍强而均匀，速度中等。此术的泄热作用较强，在临床常配合泻法，治疗阳经实热时可重复应用。

京城名医馆 名医经验集②

7. 弹针术

凡补时用指甲轻弹针，使气疾也。弹时力量柔和，不可过重，约每秒钟或两秒钟轻弹 1 次，可控制、调节、激发经气有节奏地运行，多在治疗目疾、耳疾及面口疾病时应用。

（二）五法

五法是管针术在临床上所使用的 5 种补泻手法，即补、泻、迎、随、平补平泻。其中随法归属于补法之内，迎法归属于泻法之内。所谓的补泻就是指不同的刺激，人体内各组织器官所做出的反应不一样，故气机就有不同的调整，能使气不足者得以鼓舞，气有余者受到抑制，从而达到治病的目的。由于贺氏管针术的手法是以完成一次补泻为一个回合，故又称"回合补泻"。

1. 补法

针刺入皮后施用调气术以候经气，再施用三进刺。

（1）一进刺：针刺到天部，根据患者的体质和耐受程度选用"雀啄术"或"下三上二提插术"，以促进经气流动，再用"左三右二捻转术"沟通经脉以候气。当患者感到局部酸胀，并沿经脉走行扩散时即用二进刺。

（2）二进刺：将针继续刺到人部，则重复一进刺的手法，候气后即用三进刺。

（3）三进刺：将针继续刺到地部，仍重复一进刺的手法，候气后施用"回旋术"，向右捻 2～3 次增强针感，然后趁患者吸气之际（自然呼吸）乘势出针，扪其穴孔，勿令气泻，此为补法的第一回合。

补法一般应用于脏腑功能低下和气血津精不足而致的各种虚证，多在腹、背部取穴。例如，治疗胃下垂针刺中脘穴时施用补法；治疗腰肌劳损（肾虚型）针刺肾俞穴，施用补法。

2. 泻法

针刺入皮后施用调气术以候经气，施用三退刺。

（1）一退刺：将针急刺到地部，用"右三左二捻转术"疏通经气，再用"上三下二提插术"边提插、边捻转，当医者感觉到针下由沉紧有力、经气潮涌不断而逐渐转变成松软如刺在棉絮之中，患者也感局部松弛舒适，此时则提多插少，将针退至人部即用二退刺。

（2）二退刺：重复一退刺的手法，待出现上述针感，将针退至天部即用三退刺。

（3）三退刺：仍重复一退刺的手法，待针感出现后，患者不适症状明显消

毕尽余生奋斗篇

538

失，医者也感针尖下平和时则用"摇针术"，边摇动针柄，边趁患者呼气时（自然呼吸），徐徐提插出针。勿扪穴孔，令邪气外泄。此为泻法的一次回合。

泻法一般应用于脏腑功能亢奋及各种原因导致的气血不宣、津精瘀积、经脉不通而致的实证，多在腹、背部取穴。例如，治疗胃痉挛针刺中脘穴，施用泻法；治疗急性腰痛（肾结石）针刺肾俞穴，施用泻法。

3. 迎法

迎法是一种诱导手法，属于泻法范畴，是"迎而夺之"，使病态的亢奋通过诱导手法而受到抑制，逐渐恢复常态。本法有调和虚实、平衡阴阳的作用及只泻其邪、不伤其正的优点，适用于阴虚阳亢或阳虚阴盛而致的本虚标实之实证。操作分两个阶段。第一个阶段是针刺方向朝经络循行之始端，急刺到应达部位，用雀啄术候气后，以"上三下二提插术"为主要手段，与"摇针术"同用 2～3次，候气后医者觉针下阵阵沉紧，患者觉针感向经脉循行的末端扩散。此时则边摇针、边提插、边出针到所刺深度的 1/2 时，开始第二个阶段。第二个阶段的手法内容同前，待针退至皮下约二分处时，可缓慢出针，勿扪穴孔，令邪气外泄。此法虽属泻法，但多用在四肢，如治疗高血压病针刺曲池穴，施用迎法。

4. 随法

随法是一种反射手法，属于补法范畴，是"随而济之"，使病态的抑制通过反射手法而得到兴奋，逐渐恢复常态。本法有调和虚实、平衡阴阳的作用及只扶其正、不助其邪的优点，适用于虚实相兼、虚中夹实或实中夹虚而致的气血不宣之虚证。

操作时针刺方向朝向经络循行的末端，用雀啄术，采取急刺急进之法，刺到应达部位，上下进退的频率稍慢于补法，进多退少，力量较强。候气后将"雀啄术"和"右三左二捻转术"同时并用，在术者感针体紧涩，患者针感开始扩散时，即急速出针，扪其穴孔，勿令气泻。

随法虽属补法范畴，但多用于四肢及虚实相兼的患者，如治疗低血压病针刺曲池穴，施用随法。

5. 平补平泻法

平补平泻法是一种调整手法，既不是泻邪实之余，也不是补正虚之损，而是使脏腑经络的错杂之虚实、逆乱之气血的病态，通过柔和的良性刺激予以调整，以达到平调通顺的常态。平补平泻法有鼓舞经气、善通经络的作用及养益营卫、扶正祛邪的优点，适应于营卫失和或痹证而致的各类疼痛。

操作时将针缓刺缓进到应达部位后，施用雀啄术，候气后，即以对称捻转术为主要手伎，与雀啄术同用。手法要柔和，频率稍慢，针感或走线或走面，在局部扩散时（此针感以患者感舒适为准），用对称捻转术轻缓出针。例如，治疗下肢痹证针刺环跳穴，施用平补平泻手法。

临床经验

一、慢性胃炎

慢性胃炎系指由于胃黏膜的病理改变而致以胃脘腹部疼痛为主要症状的慢性全身性疾病。其发病率在消化系疾病中占有很高的比例。根据病理表现可分浅表性、肥厚性、萎缩性三型。本病则属中医学"胃脘痛""胃痞""嘈杂"等范畴。本病之因有饮食不节而致者；有素日脾虚胃弱者；有肝郁气滞而伤脾胃者。虽病因各异，然气滞血瘀为根本，只不过形成的过程不同，胃痛的表现不一。因此，本病各型的治法虽不相同，但都需有行气活血之法以佐之。一般情况下，本病的病程较长，病情易反复发作。

（一）病因病机

胃的主要功能是受纳和腐熟水谷，其生理特点以下降为顺。胃和脾互为表里，脾主运化水谷，其生理特点以升清为宜。胃中消化的水谷精微，依靠脾的功能输送全身。脾与胃共同主管人体消化功能，同时也受到肝的疏泄条达功能的制约。暴饮暴食、冷热杂食而伤胃气，以致食滞不化，停阻中焦；或因素日脾虚胃弱，运化失常，浊阴上逆，困阻中焦；以及七情刺激，肝气失于条达，犯逆脾胃等诸种因素，均为本病发生的机理。

（二）分型论治

1. 胃伤食滞型

症状特点：腹部胀满，胃痛拒按，伴有嗳腐酸臭、恶心欲吐、心烦便秘，舌苔厚腻，脉数有力。

治法：①取穴：上脘、中脘、下脘、通谷、天枢、足三里。②手法：三脘穴用平补平泻法；通谷、天枢用泻法；足三里用泻法。

分析：本型多有饮食诱因，或暴饮暴食，或食不易消化食物，或过食生冷，导致胃气受损，食滞不化，困阻中焦，清阳不能升，浊阴不能降，营卫失调的实证。治疗取穴首选三脘，因中脘穴是六腑之会，胃的募穴，上脘、下脘是任脉与足阳明胃经于太阳小肠经、手少阳三焦经等诸经的交会之处。"三脘穴"相配可治一切胃疾，《针灸甲乙经》云："饮食不下，隔塞不通，邪在胃经，在上脘则抑而下之，在下脘则散而去之。"因本型是胃气受伤，食滞不化，补之则助邪，泻之则伤正，故手法采用平补平泻法，以调补营卫、疏导浊气、通畅经络，助胃化食。

通谷穴虽属足少阴肾经，但位置在胃脘之上，而肾的元阳有益助五脏功能之力，用补法可助肾的元阳，调和肾与脾胃间的联系，用泻法可祛脾胃之邪，有消食助送之功，故取通谷穴用泻法以加强"三脘穴"的作用。

天枢是大肠的募穴，属足阳明胃经，有分理水谷、消导一切浊滞的功用，采用泻法以通肠送垢，调肠胃之气，使气得上下、清阳得升、浊阴下降，胃强食化，血脉和利，则胃痛自缓。

足三里是足阳明胃经的合穴，用泻法引胃气下行，降浊导滞，以达祛邪扶正的目的。

2. 胃弱脾虚型

症状特点：胃痛隐隐，腹胀肠鸣，喜暖喜按，得温则痛缓，伴有呃逆嗳气、畏寒体倦，大便溏薄，日泻数次，舌苔白腻，脉细弦或弦细。

治法：①取穴：中脘、天枢、神阙、胃俞、足三里、三阴交。②手法：中脘、天枢、胃俞、足三里、三阴交均施补法。神阙穴用灸法，灸5～10分钟，患者以感腹部暖而舒，胃肠蠕运加强，治疗后有饥饿感为宜。

分析：本型为因长期脾虚不得运化，胃弱腐熟失职，中气不足，升降失调所致的虚证，治疗宜健脾益胃、温中助运为主。只有振兴脾阳，才能发挥"后天之本"的作用，并使营卫和调，升降正常，经络畅通，改善脾虚胃弱的状态。因此，选用了几组直接补益脾胃的穴位，如中脘配胃俞、中脘配天枢、中脘配足三里、足三里配三阴交等，临床可针灸并用，其补益之力更大。

脾的运化还需命门肾火的温煦，若肾虚命门火衰，也可导致本型。所以，凡脾肾两虚者，可加刺关元、命门等穴，施用补法。针后可灸5～10分钟，以达脾肾双补之效。

3. 肝胃不和型

症状特点：胃痛连涉胸胁，或感胀痛，或感刺痛，或感闷痛，吸气时疼痛明显，每逢情绪激动时疼痛加剧，伴有嗳气吞酸、口苦食欲甚差，舌苔薄白或苔黄，脉弦。

治法：①取穴：中脘、膻中、章门、期门、阳陵泉、足三里。②手法：中脘、章门、足三里施用平补平泻法；膻中、阳陵泉、期门施用泻法。

分析：本型多由七情刺激，肝气郁结不舒所致。脾胃不虚者，多见胀痛或刺痛的实证；素日脾虚者，多见闷痛的虚证。而本型虚实交错出现，不易明显划分。因肝气郁结，横逆脾胃，而使气机受阻，升降失调，气血紊乱，运化失司，故治疗时应疏肝理气、健脾和胃为主。只有疏理气机，通畅无阻才能健脾和胃，自司其职。在选穴上则以募穴为主，如胃的募穴中脘、脾的募穴章门、肝的募穴期门。募穴是脏腑在胸腹部经气汇聚的地方，针刺募穴重在调理经气，如期门穴配阳陵泉用泻法以疏畅肝气、调理气机；中脘、章门配足三里用平补平泻法，调理脾胃、升清降浊，两者相合即能疏肝健脾；再取气的会穴膻中，用泻法通导一切阻滞之气，使气得上下，以助诸穴之力，达疏肝健脾、理气和胃之功。

（三）讨论

西医学认为，慢性胃炎主要是因胃黏膜的病理改变而致。胃黏膜是组成胃壁的最里面一层，面积比构成胃壁的其他各层要大得多。在胃排空时，黏膜呈现许多皱襞，而在胃膨胀时，皱襞消失，在正常下，胃黏膜皱襞有一定样型，全表面布满为数极多的胃小凹，在凹底有腺体布满占据。这些腺体由主细胞和壁细胞构成。主细胞多而小，分泌胃蛋白酶，壁细胞少而大，分泌盐酸。胃壁有病变时，黏膜皱襞的正常样型及腺液（胃液）的分泌则发生改变，临床常见有浅表性、肥厚性、萎缩性三型。

浅表性胃炎的病理改变主要是黏膜充血水肿，或伴有渗出物、糜烂、出血等，腺体一般正常。肥厚性胃炎的病理改变是因黏膜层间质内大量细胞浸润，上皮细胞过度增殖或腺体大量增生而致黏膜皱襞粗大肥厚。萎缩性胃炎的病理改变是黏膜皱襞平滑，黏膜层变薄，细胞浸润可涉及黏膜下层，腺体大部消失。

以上论述在中医学文献中是无法找到的，一则因历史及科学条件所限，再者理论系统也不一致，若把西医学对慢性胃炎的认识和中医学的脏腑经络学说结合为一体，实为牵强附会。但在某一个问题的论述方面，两者也有比较接近的地方。如中医学肝的疏泄条达与脾胃的相互制约关系，以及七情因素的影响，就与西医学的大脑皮质对胃神经的调节及对胃体运动、胃液分泌的影响有相似之处。运用中医学的脏腑经络学说，如脾主运化、主肌肉，脾胃相表里，肝主疏泄条达，肝脾相互制约，经络循行的相互络属等理论，对指导慢性胃炎的治疗有一定帮助。为此，根据针灸治疗的特点，慢性胃炎可暂分为胃伤食滞、胃弱脾虚、肝胃不和三型，通过临床验证，可以较好地消除如胃痛、胃胀、嗳气、吐酸、食欲差、消化不良等症状。通过分型辨证采用针刺治疗，能在较短的时间内缓解或消除症状，同时对胃黏膜的恢复也有较好的效果。

二、胃下垂

胃下垂是指胃的位置异常，胃下极明显降低而言，中医学谓之"胃下"症。《灵枢·本脏》云："肉䐃不称身者，胃下，胃下者，下管约不利。"其中的"肉䐃不称身"是说腹肌和胃周围的韧带松软无力，不称其职而导致胃下。胃下即指胃下垂。本病的发病率迄今没有明确统计，但在临床上是常见病。

（一）生理病理

胃的正常位置在右季胁部和心窝部，小部分在腹上部正中线右侧，凭借着韧带固定。在胃的前部有4条位置较浅的韧带，其中由胃小弯向上至肝的韧带称胃肝韧带，由胃体中侧至膈的韧带称胃膈韧带，由胃体左侧至脾的韧带称胃脾韧带；在胃后有两条位置较深、连接胰与小肠的韧带称胃胰韧带。这六条韧带由各方面将胃包围起来，在胃周围形成一个完全的韧带环，与腹部肌肉相应，使胃体稳定在正常的位置上。

如果因为饮食不节制，造成胃功能的紊乱，或因有慢性胃炎，或腹部肌肉过度劳损，以及过多生育的产妇等种种原因，使这些韧带松弛无力（主要由于胃肝韧带和胃膈韧带的松弛无力），以及腹部肌肉松弛，不能固定胃体，则发生胃下垂。

（二）症状特点

小部分轻度胃下垂患者，临床症状不很明显，但大部分患者消化系统症状较为典型。

临床上以单纯胃下垂为最多，部分兼有慢性胃炎，少数病例兼有溃疡病。其症状特点如下。

1. 胃脘隐痛、腹胀不舒、食欲不振、食量很少，经常食后症状加重。

2. 胃脘隐痛时伴有明显的嗳气，气体以嗝出为快。其疼痛用碱性药不能缓解，部分病例胃液分析胃液低于正常至零。

3. 体位的改变可以影响疼痛的减轻或加重，如仰卧、垫高臀部可使疼痛明显减轻，站立或运动可使疼痛加重。重度胃下垂患者还可感到小腹坠痛，部分患者还有尿频感。

4. 体重明显下降。

（三）诊断依据

望诊：患者立位或仰卧位时可见下腹部隆起、中上腹部凹陷，立位较仰卧明显。

触诊：患者立位，可在胸骨剑突下进行触诊，其压痛明显；再嘱患者仰卧位，用手托胃体底部向上移动，再进行触诊，则压痛减轻或消失。

胃肠 X 线钡餐透视检查：胃下极低于髂嵴联线 5cm 以上者便可明确诊断。根据下垂的不同程度，可分成 3 度：①轻度：胃下极在髂嵴联线下 5 ～ 8cm 之间者。②中度：胃下极在髂嵴联线下 8.5 ～ 12cm 之间者。③重度：胃下极在髂嵴联线下 12.5cm 以上者。

（四）治疗

1. 取穴

上脘、中脘、下脘、不容（左侧）、承满（左侧）、胃俞（双侧）、足三里（双侧）。不能针刺不容穴者，可针刺梁门穴。

2. 手法

（1）三脘、不容、承满穴用补法（三进刺）：针刺皮肤后，用调气术，即施一进刺，将针刺入 5 分深，施弱雀啄术，候气后，用"右三左二的捻转术"为主要手伎，时时加入弱雀啄术，在术者感针尖下深紧、患者感到局部的疼胀，并向中上腹扩散时施二进刺，将针继续深刺到 1 寸，重复上述手法。上述针感更加显著后施三进刺，可将针再深刺到 1.5 寸，仍重复上述手法，此时患者有胃体疼胀紧缩、蠕动加快，甚至有向上纠痛的感觉，再以回旋术向右捻数次（每次角度不超过 360°）增强针感，趁针尖深紧时，缓慢出针。

（2）胃俞穴用补法：针刺皮肤后，用调气术，即将针刺入 5 分深，用弱雀啄术，候气后，用"右三左二捻转术"为主要手伎，时时加入弱雀啄术，待患者感局部疼胀而舒适，并向周围扩散时，把针体略向上提，将针尖斜向下方深刺 1.5 ～ 2 寸，相当于胃俞与三焦俞穴的中间，再用弱雀啄术，候气后，用"右三左二捻转术"，力量较强，捻转角度稍大，患者感到胃部蠕动加快，甚至感到纠痛，局部疼胀扩散到腰背部，趁针尖深紧、针感扩散时，轻缓出针。

（3）足三里穴用补法：针刺入皮肤后，用调气术，针尖微向上方刺入 1 寸深，用雀啄术候气后，先用"右三左二捻转术"，力量较强，角度稍大，刺激数下后再以回旋术向右捻数下，趁针感强烈扩散时轻缓出针。

3. 疗程

第一疗程 10 次，每日针 1 次；第二疗程 10 次，隔日针 1 次。两个疗程结束后，X线钡餐检查判断疗效。一般可停止治疗，少数需巩固者可酌情再进行第三疗程，仍隔日针1次，共10次。

4. 疗效标准

①治愈：临床症状消失，X线钡餐显示胃下极回复到正常位置。②显效：症状基本消失，胃下极较治疗前有显著上升（5cm以上），但位置仍低于正常者。③有效：症状明显减轻，但胃下极上升不明显（不足5cm者）。④无效：治疗前后症状改善不明显，或虽有改善但不能巩固，胃下极无上升者。

（五）讨论

从西医学的角度看，胃的位置凭借韧带和腹肌而固定。引起胃下垂的主要原因是韧带和腹肌张力松弛。虽然中医学文献中没有胃下垂病名，也没有X线钡餐等检查手段，但在长期的医疗实践中，通过对症状的观察、治疗摸索及对病因的探讨，逐步总结了一些感性认识。如《灵枢·本脏》曾记述："脾应肉，肉䐃坚大者，胃厚；肉䐃么者，胃薄；肉䐃小而么者，胃不坚；肉䐃不称身者，胃下，胃下者，下管约不利。肉䐃不坚者，胃缓；肉䐃无小果累者，胃急；肉䐃多小果累者，胃结，胃结者，上管约不利也。""肉䐃不称身"是指腹部肌肉失去了正常功能，松软无力而不称其职，导致"胃下"。胃下即指胃下垂。胃缓是指胃弛缓症（无力型胃均属胃下垂，多见于先天性）。

"肉䐃不称身"只是笼统地描述腹部肌肉失其功能，不称其职，并没有细致的阐述，而西医学弥补了中医学论述的不足。但是西医学在治疗上却无进展，有的医生甚至称胃下垂不是病。中医学治疗本病积累了一定的经验，如从病因上认为饮食不节，易损伤脾胃，而情绪刺激也可直接或间接地影响脾胃的功能等。从病理机制上认为中气下陷是导致胃体下垂的主要因素，而中气就是脾胃功能的合称。脾主运化升清，胃主受纳降浊，如果胃气弱，胃浊不降而上逆，脾阳虚，其清不升而下陷，这种病理状态就称中气下陷。从治疗上来看，中医总结了如补中益气汤、益胃升阳汤等健脾和胃、升提中气的经验方剂，对治疗胃下垂有一定的疗效。

胃的组成结构及凭借固定位置的韧带和腹肌，从大的范畴来讲都属于肌肉。中医学认为，人身之肌肉都由脾所主。如《素问·太阴阳明论》记载："四肢皆禀气于胃，而不得至经，必因于脾，乃得禀也。今脾病，不能为胃行其津液，四肢不得禀水谷气，气日以衰，脉道不利，筋骨肌肉，皆无气以生，故不用焉。"这里着重提出了脾胃功能与肌肉之间的生理及病理关系，说明了脾健胃强，才能水谷精微充足，津血旺盛，内养脏腑，外濡肌肉；反之脾虚胃弱，精微津血不足，则脏腑、肌肉失其濡养而发生病理改变。胃下垂之病因即是由于饮食不节，或肝郁伤脾，或下元亏虚而造成脾虚胃弱，中气下陷，治疗则应条达冲任之气，补益脾胃，增强冲任气血，调理升降之功能。因此，治疗胃下垂，改善各条韧带及腹肌张力的松弛无力，应该从治疗脾胃入手，首先考虑直接补益脾胃的穴位。在脏腑经络学说的基础上，根据辨证取穴的原则，运用针灸学的俞募配穴法，以胃的募穴中脘、俞穴胃俞二穴为主，配用上脘和下脘穴，足阳明胃经的不容、承满、足三里等穴，以雀啄术、回旋术、捻转术三种手法同时并举，交替运用。其作用不仅在于补益脾胃、升提中气，而且也调整与脾胃有关联的诸条经脉，鼓舞正气，调动体内的积极因素，调节血液、神经、淋巴、体液、肾上腺等各系统的关系，促之更加协调，进行有机配合，纠正偏盛与偏衰的病理现象，改善和加强营养状态，促进韧带和腹肌张力的恢复。

精神因素对胃下垂也有着密切的影响，解除思想负担，并在治疗中参以疏肝和胃、疏畅气机的药品有重要意义。另外，在饮食方面要禁止暴饮暴食，提倡少食多餐。同时逐渐加强腹肌的锻炼，对胃下垂的治疗和巩固，均有很大的帮助。

三、"脑血管意外"

"脑血管意外"是脑血管和脑血液循环发生障碍所引起的神经系统急性病症，因发病急骤、变化多端，如风之善行数变，故中医文献类比而称"中风"，主要表现为神志昏迷、口眼㖞斜、半身不遂、语言障碍等症。

（一）病因病机

本病有痰热内盛，外卫偶疏，邪乘虚而入者；有体肥湿盛，腠理致密，气道壅塞，为邪所中者；有阴虚阳亢，肝血亏虚，虚风渐袭，肢体麻木蔓延日久，忽然暴发者。以上因素使机体气血紊乱，上下升降失调，脏腑阴阳失去平衡，在情志抑郁，忧思恼怒，心烦意躁，或劳累，或嗜酒，或房事过度，或体虚受风等诱因作用下，以致风阳煽动，心火暴盛，气血紊乱上逆，攻作于脑。其表现有气盛血热，迫血溢出脉外者；有血气瘀滞，困阻脉络者；有热煎湿浊，成痰阻窍者；有气血逆乱，阳衰虚脱者。临床表现的程度也有轻重之分，轻者仅中经络，重者或中脏腑，需辨证施治。

（二）辨证施治

1. 出血性中风

病机：肝风内动，独阳上亢，煽助心火，气血随风火上逆，气盛血热，迫血妄行，溢于脑部脉外。

症状特点：①多在过度劳累、饮酒或情绪波动后突然发病。②即见较深重的神识昏迷，并多伴有发热、面赤气粗、两手握固、喉中痰鸣、声如拽锯，多数病者还可见呕吐，舌苔黄腻，脉弦实有力。③舒张压、收缩压均明显偏高。④脑脊液呈血样，压力增高。

治则：清泄肝热，引血下行，醒神开窍。

取穴：百会、四神聪、太阳、曲池、阳陵泉、行间、复溜、三阴交。

手法：先取百会、四神聪、太阳针刺放血，每穴放血量需在 0.5mL 以上。后取曲池、阳陵泉、行间，均刺双侧，施用泻法。再取复溜、三阴交，均刺双侧，施用补法，并用艾灸，每穴灸 5 分钟。

分析：气血随风火冲逆于上，血脉压力骤增，在气盛血热的状态下，易迫血妄行，溢于脉外，在百会等穴放血，可清除风热，降低脉管内压力，阻止血行脉外，使气血在脉道之中畅行。曲池、阳陵泉等穴用泻法，以清除肝胆之热，使肝阳归位，心火减弱，引血下行，使上下升降恢复正常。复溜、三阴交用补法并加艾灸，以增补肝肾之阴，促脏腑的阴阳平调。

2. 非出血性中风

临床分闭证、脱证二型。

（1）闭证

病机：肝肾之阴素亏，肝阳易亢，阴不制阳，化火生风，风阳煽动，气血逆行于上，由于阴虚血不充盛，使气血瘀滞，困阻经络而致。

症状特点：①发病较为缓慢，多发生在睡眠或休息后。②本型很少出现昏迷，轻症（中经络）可见一侧偏瘫，头晕足软，腰膝无力，脉弦缓。③重症（中脏腑）可见不同程度的昏迷，并伴有牙关紧闭、两手握固、面赤气粗、二便不通，脉弦有力。④舒张压和收缩压不高或略偏高。⑤脑脊液清亮，压力正常。

治则：疏肝潜阳，通经活络，破瘀行气。

轻症取穴：风池、风府、肩髃、曲池、环跳、阳陵泉、三阴交。手法以风池透风府，施用平补平泻法；其余穴，健侧用泻法，患侧用平补平泻法；三阴交用补法；针后可艾灸 5 分钟。

风池系胆经穴，风府系督脉穴，风池透风府既可疏散上逆之风阳，又可清泻胆经之郁火；肩髃配曲池、环跳配阳陵泉，可参见相关论述；三阴交用补法，以养阴潜阳。

重症取穴：百会、十宣、人中、风府、太冲、丰隆。手法以百会、十宣针刺放血；人中用补法；风府、太冲、丰隆用泻法。

百会、十宣针刺放血使血行畅通，促进新陈代谢，并可清泄肝胆风阳之热；人中穴用补法以开关解噤，通阳安神；风府用泻法以搜舌本之风，疏三阳之络，有开窍醒脑作用；泻太冲平肝潜阳，泻丰隆降逆豁痰，以达通经活络之目的。

（2）脱证

病机：气血逆乱，真气衰微，元阳暴脱，脏腑阴阳离决所致。

症状特点：①发作急骤，即见神昏和呼吸、循环衰竭，表现如呼吸微弱，汗出如珠，四肢厥冷，脉沉细弱，甚至脉微欲绝。②可见与闭证相反之表现，如目合、口张、手撒、遗尿等。

治则：回阳固脱。

取穴：关元、神阙、气海、内关、复溜。

手法：关元、神阙、气海均用大艾炷灸，以汗收、肢温、脉起为限。再取内关、复溜二穴，施用补法。针后加灸5分钟。

方解：元阳暴脱之证，需从阴中以救阳，此系补阴以制阳，使阳有所附的理论而定。首选任脉之穴。任脉是人身阴经之海，神阙位在脐中，是生命之根带，为真气之所系；关元为三阴经和任脉交会穴，藏精之所，联系命门真阳；气海为气血之会、生气之海，三穴大灸以回阳固脱。后取内关、复溜以沟通心肾、温补其阳，以达阳复其位、阴平阳秘之目的。

（三）讨论

中风系中医学一大病症，各代医家论述极多，有"内虚邪中"论者、有"心火暴盛"论者、有"正气自虚"论者、有"湿痰生热"论者、有"内伤积损"论者、有"肝阳偏亢"论者，等等。综诸家之说，取其长、补其短，我们认为中风主要系人体血的病理改变所致。其证型也各异，有气盛血热，迫血溢出脉外者；有血气瘀滞，困阻脉络者；有脾虚湿盛，成痰阻窍者；有气血逆乱，阳衰虚脱者等。中风的症状主要有神志昏迷、口眼㖞斜、半身不遂、语言障碍等。其程度有轻重之分，轻者仅中经络，重者已中脏腑。

根据不同之病机和症状，本病的常规治疗分为4型：①出血型中风：见前述。②瘀滞型中风：多由素日肝肾阴亏，血不充盛，气行无力，造成气血瘀滞，困阻经络。本型发病较为缓慢，多见头晕足软，腰膝无力，口眼㖞斜，一侧偏瘫，少有昏迷，舌苔薄黄，两脉弦缓，治疗宜益阴养血、通经活络、破瘀行气。先取风池，风府穴，针风池透风府，施平补平泻法，疏散上逆之风阳，清泄虚热。再取复溜、三阴交等穴，施用补法并加艾灸，益肾养血。后取肩髃、曲池、环跳、阳陵泉穴，健侧用泻法，患侧用补法，调补气血，通经活络，破瘀祛滞。③痰阻型中风：此型患者体型多胖或常食膏粱厚味，脾伤气虚，湿邪内盛，成痰阻窍，气道阻塞，经脉不通，又为外邪所中所致，多见头晕心悸，乏力肢倦，多痰胸闷，语言受阻，口眼㖞斜，半身不遂，舌苔白腻，两脉濡细。治疗宜健脾助运、祛湿化痰、通经活络。先取内关、足三里、丰隆、阳陵泉等穴，施用补法，以强心健脾、益气助运、祛湿化痰。再取肩髃、环跳等穴，用平补平泻法，以通经活络。若见神昏舌强等重症，可首先取人中穴，用补法，以开关解噤、通阳安神；再取风府，用泻法，以搜舌本之风、疏三阳之经、开窍醒神；丰隆穴改用泻法以降逆豁痰；余穴同前。④阳脱型中风：见前述"非出血性中风之脱证"。

无论是补虚扶正、活血化瘀、散风通络，还是治痰祛浊，或是补阴潜阳，以及清除风热等，其目的都在调整补益气血，使经脉通畅，脏腑协调。根据这一认识，我们在临床上将本病分为出血性中风和非出血性中风两大类型，非出血性中风又有闭证、脱证之分，闭证又分轻症、重症，但总的内容并未突破旧框架，治疗也未有新的创见。尤其在治疗方面，多系中西医结合，针药并用，很少单独用针者。

关于半身不遂的治疗，可参考闭证轻型。

中风后遗症的主要临床表现是半身不遂，同时还兼有口眼歪斜、舌强语謇等症。由于患者自身体质有虚实的差异，发病的机制也不尽相同，故半身不遂的表现也不是一致的，有的为拘急强直，有的为固滞挛缩，有的为萎废不用。仅从足的症状来看，就有足内翻、足外翻、足尖下垂之分。中医学认为，本病的病位多在三阳经，治疗时可分取手足三阳经穴为主穴。由于阳明经为多气、多血之经，故取三阳经穴，以阳阴经为主治关键。根据经脉循行路线的不同，将半身不遂分为3型：①足内翻：症状特点为不遂一侧肢体拘急强直，手指紧缩、握拳不张；足内翻弧步行走，过劳或精神紧张则手足震颤不能自控。治疗取手足少阳经穴。上肢取肩中俞、肩外俞、肩贞、小海、后溪（平补平泻法），配外关、内关；下肢取秩边、承扶、殷门、委中、承山（平补平泻法）配三阴交、绝骨。②足外翻：症状特点为不遂一侧肢体痿软无力，肩端下垂，手指不握；足外翻拖步行走，身体侧行。治疗取手足太阳经穴。上肢取肩髎、臑会、支沟、外关、中渚（补法）配内关、合谷；下肢取环跳、风市、阳陵泉、绝骨、丘墟（补法）配复溜、委中。③足尖下垂：症状特点为不遂一侧肢体困滞挛缩，肩端上抬，手指挛缩如鸡爪；足尖下垂马步行走，活动时上下肢有节奏地内外摆动。治疗取手足阳明经穴。上肢取肩髃、曲池、手三里、合谷、三间（平补平泻）配阳池、大陵；下肢取髀关、伏兔、梁丘、足三里、解溪（平补平泻）配悬钟、三阴交。④随症加减：舌强语謇，舌体失灵者，加刺廉泉、哑门；偏热者，可点刺经外奇穴金津、玉液；偏虚者，可灸涌泉穴。眼歪斜，目闭不合者，加刺阳白透眉中、四白透地仓、下关透颊车、颊车透地仓。口角下垂，流涎不止者，加刺地仓、承浆。肩臂不举，活动困难者，加刺条口、液门。手指麻木，不能伸屈，加刺八邪，并穴点刺。

治疗中风后遗症疗程较长，故每次治疗选穴，头面及上下肢共选十几个腧穴交换使用，这样有利于治疗，也会增加效果。例如，治疗中风前兆。此病在中风即发之际，患者头晕胀痛，目眩头痛不敢摇动，肢体麻木，足软不能覆地，心虽明但言不达意，两脉弦数，舌质稍红而苔厚。此为阴虚阳亢之证，标病位在肝，本病位在肾。《灵枢·终始》云："阴虚阳盛，先补其阴，后泻其阳而和之。"贺思圣认为标本缓急的根本治法应是急则治标，缓则治本。本病阴虚是本，阳亢是标，若用先补后泻之法，岂不助标而更伤其本？因此，贺思圣根据针灸治法的特点，用先泻后补法，首泻肝阳上亢之气，后补肾虚之阴。取百会、太阳、行间用泻法。其中百会、太阳针后放血约 0.5mL（神昏肢软失控者为重症，可加刺十二井穴放血），再取涌泉、复溜用补法，后取曲池、环跳用平补平泻法以梳理气机。

四、痹证

痹证系指人体关节、肌腠受到外邪侵袭后，由于病邪留著不去，气血失于调和，经络不能畅通而导致以肢体的关节、肌肉疼痛肿胀甚至变形，或重者麻木等为主症的慢性全身性疾病。西医学的良性关节炎、风湿性关节炎、类风湿关节炎、风湿热、骨关节炎、关节周围纤维组织炎等疾病，均与痹证相类。本病在临床上无论男女老幼，都极为常见，由于感受外邪不同，又有虚实之分，临床辨证可分实痹、虚痹，而实痹又包括寒痹和热痹。因此，针灸治此病分为寒痹、热痹、血痹三型。

（一）病因病机

久居潮湿寒冷之地，或由于外感雾露淋雨，或因气候急剧变化，或因风寒湿邪超越常度，而人体正气又有不同程度的虚弱，加之防卫不固，即风寒湿之邪侵袭人体，乘虚流注经络，闭阻不通，致气血不和，筋骨肌肉失其濡养，生理功能失去正常而成痹证。

风邪为百病之长，多与他邪相兼而致病，其特点易开泄而善行数变；寒为阴邪，易伤人体阳气，其特性易凝滞而主痛（凝滞则气血不通，不通则痛）；湿也为阴邪，善伤脾阳之气，其特性重着而黏滞（缠绵不休之意）。三邪多相兼致病。但三邪之中也有以一邪为主，故临床症状也各有侧重。根据病邪的不同特点，风胜为行痹，寒胜为痛痹，湿胜为着痹，统属"寒痹"范围。

由于人的体质不同，有偏寒、偏胜之分。若病者素日阳盛有热，再加以风寒湿邪外来，邪不得宣达而内郁，郁则生热，热与湿相乘，流注经络，伤及气血，则成热痹。

又因病程有长短之分，正气有强弱之差，故痹证也有虚实之分，临床需辨证施治。

（二）辨证施治

1. 寒痹

多因素日体虚，阳气不足，肌腠失养空疏，卫阳不固，风寒湿邪乘虚侵体，流注脉络，经气闭阻不畅，筋骨肌肉失其濡养而致痹。

症状特点：①若感受风气胜者，发为行痹，风性善行而数变，故肢体关节疼痛，痛点游走不定；若感受寒气偏胜者，发为痛痹，寒气客留于肌肉筋骨之间，迫使气血凝滞不行而痛点不移，疼痛剧烈，得热则缓，遇寒加重，局部不红不热；若湿气胜者，发为着痹，湿气潴留不去，使肢体关节重着肿痛，举步难移，肌肤麻木，反复发作，缠绵不休。②指、腕、肘、膝、踝等关节屈伸不便，肿大甚至变形，肌肉萎缩。③多伴有形寒畏冷、手足汗出、舌苔薄白而腻、脉弦缓或弦紧。

治则：祛风散寒，扶正除湿，补益气血，通经活络。

治法：诸痹均可取穴肩髃、曲池、合谷、环跳、阳陵泉、委中、下廉、太冲（平补平泻）。

行痹：取穴曲池、三阴交、阳陵泉、风市（泻）。

痛痹：足三里、三阴交、复溜、绝骨（泻）。

着痹：下廉（寒湿补、实热泻）、委中（泻）、足三里（寒补热泻）、阳陵泉（泻）。

分析：由于寒痹是风寒湿邪流注经脉而致，气血不通，不通则痛，通则不痛，故治寒痹需除邪外出，补益气血，疏通经脉。根据病邪侵袭及经络循行的部位取肩髃、曲池、合谷、环跳、阳陵泉等，用平补平泻法，上下沟通。其目的则以疏通阳经为主，鼓舞阳气，坚护腠理，促气平血和，驱风寒湿邪外去，则痹证可除。此为以阳制阴之法。

2. 热痹

患者素日阳气旺盛，阴血相对亏虚，热邪内蕴，又复受风寒湿之邪侵袭，热被寒郁，气不得通，久之寒亦化热，形成风湿热之邪流注经络关节，阻遏气机，滞血不畅，血瘀气阻，经络不通而成热痹。

症状特点：①发病急剧，可在一个关节或多个关节处发病，关节红肿灼热疼痛，其痛不可触近，日轻夜重，得冷则舒，关节活动受限。②多伴有身发热、恶风寒、口渴心烦、尿黄便干、舌苔黄燥、脉滑等。

治则：清热利湿，凉血解毒，通经活络，消肿止痛。

治法：①取穴：大椎、曲池、合谷、血海、阳陵泉、内庭。②手法：曲池、血海施用平补平泻法，余穴均施用泻法。

分析：由于热痹是风湿热之邪流注经络关节，气滞血热而成，关节红肿灼热胀痛尤为突出，治疗重点在清热除湿，兼以活血散瘀，待湿热已除后，用调补气血之法。首选诸阳之会穴大椎，配合谷穴用泻法，曲池穴用平补平泻法以解表驱邪，又清除内热，以达表里双解之效。配内庭用泻法，清泻肝胆脾胃实热，且舒筋活血；后取血海穴用泻法，以疏风活血，调脾助运。此为以阳制阴之法，手法宜采用疾刺疾进，必须泻力充足，其效才显。热痹虚证，针刺上述穴应用平补平泻法，以助消除热邪。

3. 虚痹

风寒湿热诸邪流注脉络、侵犯关节，久之则损阳耗阴，动气伤血。虽诸邪大部已退，急性期已过，但气血已虚，血虚则气无以生源，气虚则血行无以动力，以致气滞血瘀，在脉络关节处，形成虚痹。

症状特点：①关节肿胀或消或未以全消，但已不灼热，关节周围肌肉或有不同程度萎缩或无萎缩。②疼痛较恶性期明显减轻，但仍感疼痛，或隐痛，或疼痛只有不慎遇冷或偶然用力时又有剧痛发生，其疼痛大多受到气候变化的影响。③部分患者关节活动依然受限，多伴有形体虚弱、气短乏力、畏寒喜暖、手足汗出、脉弦细而弱等。

治则：补益气血，活血化瘀，通经止痛。

治法：①取穴：大椎、肩髃、曲池、环跳、足三里、肾俞。②手法：曲池、环跳用平补平泻法，余穴均用补法。

分析：虚痹是因病程迁延而阳损阴耗，气血两伤，气滞血瘀所致。不通则痛，故虚痹是以关节疼痛隐隐为主症，并兼见全身性的虚弱症状，如气短乏力、畏寒喜暖、手足汗出、脉弦细等。治疗宜用补益气血、活血化瘀之法。只有气机旺盛，才能新血生，瘀血散，血液行，故治疗虚痹应取补气壮阳之穴。大椎是督脉穴，为诸阳之会，纯阳主表，补之则助一身之阳。肩髃、曲池是手阳明大肠经穴。大肠经属阳主气，补之可助阳制阴、益气养血、活络生肌。环跳穴是足少阳胆经穴，是胆经循行之枢纽，能承上启下，补之有宣散风寒湿邪、理气调血、疏通经络的作用。足三里是足阳明胃经穴，补之可助脾运，脾运则气生而统血。肾俞是足太阳膀胱经穴，补之可益肾助阳。六穴相配，益气助阳，调补气血之效甚强，气旺则血行，血行则瘀散，瘀散则脉通，通则不痛，痹证可除。

（三）讨论

痹证为中医学的一大病种，无论男女老幼，临床极为常见，历代医家皆有评述，文献资料极为丰富，积累了很好的治疗经验。

痹证的内容非常广泛，从致病因素来看，有外因、内因之分，外因有风、寒、湿、热诸邪乘袭；内因有气虚、阳衰、血少、阴伤等多方面的因素，使外邪乘虚而入。久病迁延或禀赋不足，或气血双亏，多属虚证；新病及旧病急性发作，或体质尚健，多属实证；因风寒湿邪侵体致病，表现为"行痹""痛痹""着痹"等，多属寒证；热邪与湿相兼流注经脉，伤其气血，无论虚实，只要有热象者，都属热证。从病证分型来看，有行痹、痛痹、着痹、热痹、虚痹之分，用药皆有侧重。从病的性质来看，痹证也有虚实之分，实痹有寒热之别，虚证又有偏阳虚、偏阴虚、偏气血两亏的不同。从发病部位来看，颈项腰背、肩肘腕指、踝膝肌腠皆可发病；有一个关节单独发病，也有多个关节同时发病；有局部症状，也可有全身症状。从治疗原则来看，有疏风、散湿、祛寒、助阳、益阴、补气、养血、化瘀、清热、通经、活络等治则，临床有单用，也有并用，有攻有补，或攻补兼施。

贺思圣在治疗痹证时，不拘于前人所分证型，根据临床表现和针灸治病的特点，提出三型分治，在实践中是可行的。至于治痹证的手法，宜采用平补平泻法系我们的体会，仅供参考。

根据病的部位，可在原取穴基础上，酌情加减。

痹在肩背者：肩井、肩贞、风门、巨骨（平补平泻）。

痹在腰脊者：命门、肾俞、大肠俞、委中（平补平泻）。

痹在胸肋者：章门、支沟、阳陵泉（泻）。

痹在腿股者：曲泉、阴市、风市（平补平泻）。

痹在膝髌者：膝眼、委中、阴陵泉、阳陵泉（平补平泻）。

痹在足踝者：昆仑、解溪、八风、上廉、太溪（平补平泻）。

痹在肘臂者：手三里、天井、外关（平补平泻）。

痹在手腕者：阳池、阳溪、阳谷、大陵、列缺（平补平泻）。

痹在手指者：三间透后溪、八邪、中魁、大小骨空、合谷（平补平泻）。

五、"心神病"论治

《灵枢·灵兰秘典论》云："心者，君主之官也，神明出焉。"君主即一国之主，用此类比法形容心的生理功能及病理表现在人体中占有极为重要的位置。神明即指神志思维活动。心主神明是心的生理功能之一，神志疾病则是心主神明的病理表现，故《素问·六节藏象论》云："心者生之本，神之变也。"本文所论的"心神病"，即西医学所谓的"神经衰弱"，属心主神明病变范畴之内。

心神病的主要表现有失眠、多梦、健忘、怔忡，甚至癫狂、昏迷等。由于人是一个整体，脏腑之间无论生理、病理皆相互影响，"心动则五脏六腑皆摇"，故心神病的症状也几乎涉及所有的脏器系统，各类症状兼并出现，如心烦焦虑或抑郁、精神不振、困乏易倦、情绪易波动、性格易怒多疑、男子早泄阳痿、女子月经不调等。

又由于心神病的诱发因素不同，故临床表现也有侧重之分，如心血不足则虚烦不眠、眠而易醒；心火亢盛则头晕舌痛、心烦懊恼；心中气郁则忧郁忧愁不定、胸闷抑郁；心阳虚衰则神怯体弱；风痰入心则神昏不省；肝火扰心则躁怒狂乱；心脾两虚则入睡困难；心肾阳虚则阳痿早泄等。治疗心神病有心气、心阳、心血、心阴之别，但有一共同的基本治则，即定心神。针刺取穴以内关、神门、天柱、风池为主穴，据证应用，虚者补之，实者泻之。

天柱属足太阳膀胱经，位在"侠项后发际，大筋外廉陷中"；风池属足少阳胆经，位在"颞颥后发际陷中"。临床验证针此二穴对迷走神经、副神经、舌咽神经、迷走神经上颈节等均有良好的调节效果，善于治疗头痛头晕、失眠健忘、痫证、神经衰弱等疾病和症状，是健脑之名穴。

临床辨证配穴加减如下：兼见虚烦不安者，配肩髃、曲池，用泻法；再配三阴交穴用补法，以通气、养血安神。若见心悸、懊恼、怔忡，配曲池、合谷，用泻法，以清心安神。若见心乱无主、心悬若饥，配百会、巨骨，用泻法，以镇心定神。若见忧愁不乐、默然不语，配肩髃、曲池、合谷、阳陵泉，用泻法，以理气解郁。若见神情恐怖，配然谷，用补法，配涌泉、少府用泻法，以益肾补心定神。若见梦遗频泄，配关元、命门、三阴交，用补法，以补肾固精。若见不省人事，配人中，用补法，再配百会、十宣刺出血，后取合谷、太冲用泻法，以开胸、通窍、安神。

上述所取配穴，如肩髃、曲池、合谷，泻之能行血清热；三阴交补之能滋阴养血；泻百会可镇惊安神；泻巨骨以宣肺理气；泻涌泉引火归原；泻少府有清心中实火之效；补然谷有壮水中之火能力；风痰入心不省人事，除十宣、百会放血外，补人中能开关解噤，通阳安神；泻合谷，太冲有调理气血之功。根据病证之变，辨证施治，可加减配穴以治之。

六、面瘫

面瘫，西医学称面神经麻痹，中医学称"口眼㖞斜"，《灵枢·经筋》对本病的特点有"卒口僻，急者目不合"的论述。本病多发生于春、秋两季，以青壮年，尤为男性多发。下面主要论述周围性面瘫。

1. 病因病机

本病多由脉络空虚，气血不足，风寒之邪乘虚侵袭阳明、少阳之络，使经气受阻，脉络不通，经筋失养，筋肌纵缓不收而致病。

2. 症状特点

多在睡醒后，突然发病，面部表情呆板，额纹一半消失，不能皱眉，眼睑不能闭合，鼻唇沟平坦，颊部肌肉麻木、松弛，不能正常活动，不能耸鼻，口角向健侧㖞斜，鼓腮时患侧口角泄气，饮水、漱口，水从口角流出或流涎，因味觉减退而使饮食无味，甚之面颊或耳部前后疼痛或浮肿，兼有头晕、口苦、两胁胀满、大便干，舌红少苔，脉弦。

3. 治则

散风祛寒，通经活络，扶正补气。

4. 治法

以阳明经、少阳经穴位为主，取穴颊车、下关、地仓、迎香、翳风、合谷等穴，手法不宜过重，平补平泻。

可选用六透穴：①阳白透鱼尾（经脉奇穴，在眉正中央）。②四白透迎香。③下关透地仓。④地仓透颊车。⑤颊车透下关。⑥耳门透听宫、听会。再配用翳风、承浆、风池、合谷、外关。

重症者，可在患侧颊内黏膜用三棱针将增厚的黏膜表层划破出血，以达解肌通络之效。

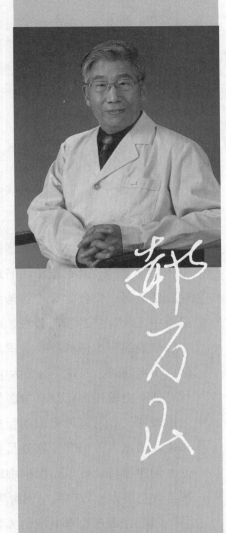

郝万山

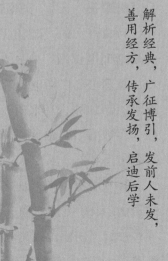

解析经典，广征博引，发前人未发，
善用经方，传承发扬，启迪后学

医家简介

郝万山（1944年11月生），北京中医药大学教授、主任医师、博士研究生导师，著名中医学家，首都国医名师，第六批全国老中医药专家学术经验继承工作指导老师，北京市中医管理局中医药传承"双百工程"指导老师，仲景书院国医导师；曾任北京中医药大学伤寒教研室主任、中医临床基础系主任；为捷克中医学院终身客座教授、马来西亚柔佛中医学院永久客座教授、法国柃针中医学院终身客座教授、美国加州中医药大学博士生导师、香港中文大学中医学会学术顾问、福建中医药大学客座教授等。

郝万山教授多年从事中医教学、临床和科研工作，为北京中医药大学优秀主讲教师、北京市教育创新标兵、北京市名老中医、国家中医药管理局全国优秀中医临床人才培养专家委员会专家及优秀指导教师、教育部精品课程《伤寒论》创建项目负责人、国家中医药管理局中医经典著作全国示范教学项目《伤寒论》主讲人；为中央电视台《百家讲坛》《文明之旅》《健康之路》，北京卫视《养生堂》，山东教育电视台《名家论坛》，河北电视台《家政女皇》，福建电视台《健康每一天》，安徽卫视《超级诊疗室》，湖北卫视《饮食养生汇》，江苏卫视《万家灯火》，深圳电视台《天天养生堂》，以及天津电视台、网易健康视频、新华新闻电视网、中央人民广播电台、捷克国家电视台、美国旧金山湾区电视台、美国星岛广播电台等相关栏目的主讲嘉宾；多次应邀在韩国、法国、美国、捷克、新加坡、马来西亚、澳大利亚、新西兰，以及包括台湾、香港在内的国内大多数省市自治区讲学，是享誉世界的中医教育家、中医学术和中医文化的著名传播者。

其专著有《郝万山伤寒论讲稿》《伤寒论理论与临证》（台湾）、《郝万山话中医》《郝万山说健康》《不生气就不生病》（中文版、韩文版）、《走进中医》等；主编《伤寒论理论与实践》（全国高等中医药院校研究生规划教材）、《伤寒论选读》（本科教材）等14部著作。副主编或合著《实用经方集成》《伤寒论讲解》《伤寒论校注》等16部著作。在国内外发表有影响的论文100余篇。主讲并已出版的音像作品有《郝万山伤寒论精讲》《亚健康与养生》《千古中医故事——张仲景》《郝万山说健康》《郝万山话中医》等。

临床上，郝万山教授对心身性疾病、某些精神疾病、妇儿科疾病和发热性疾病等的治疗有丰富经验。

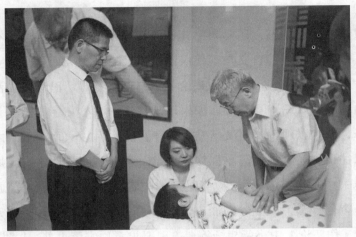

◎　郝万山教授给患者诊病

学术思想

郝万山教授在解析中医经典方面，探隐索微，广征博引，发前人所未发，对后学颇有启迪。这里仅选其部分学术观点，以飨读者。

一、论成才之路——学好伤寒，救治疑难

郝万山教授认为，"熟读经典，多临证，问道明师，有悟性"，是中医临床家成才的必由之路。在中医的经典著作中，《内经》和《伤寒论》尤其重要。中医纳入正规高等教育 60 多年来，凡是某个时期忽略了中医经典的学习和教育，随后 10 余年就会看到中医疗效滑坡，中医队伍萎缩，中医名医减少，中医创新不增多。不读经典，很难真正进入中医的殿堂。

就学习《伤寒论》而言，在学习内容上，要重点学习《伤寒论》中理法方药的基本知识、辨证鉴别的思维方法、灵活用方的思路和组方遣药的技巧。在学习方法上，要做到常读诵，记胸中；训词句，明本义；跟明师，多思考；勤

临床，深体会；读注家，增智慧。

郝万山教授认为，对于经典，一定要熟读默诵，熟记胸中。书读熟了，很多时候其中深奥的道理也就自然明白了。这就是"书读百遍，其义自见"的意思。经典娴熟于胸中，临到用时，信手拈来，就可以达到左右逢源、得心应手的境界。

但是只读熟了还不够，还要明白其中的文理和医理。中医经典有两千多年的历史，其中许多字词的含义在现代汉语中已经有了很大变化，需要有一定的训诂知识才能懂得其本义。如《伤寒论》中有杏仁熬黑、巴豆熬去油、虻虫熬去翅足、白粉（白米粉）熬香等，如果用现代汉语"熬"字的意思（小火慢慢煮）去解释，就难以理解。西汉杨雄《方言》说："凡以火而干五谷之类，自山而东齐楚以往谓之熬，关西陇冀以往谓之焙，秦晋之间或谓之㷉（炒）。"仲景是楚人，他书中所说的"熬"，应当是楚地方言，意思就是今天普通话所说的"炒"，于是杏仁炒黑，巴豆炒去油，虻虫炒去翅足，白粉炒香，就完全可以理解了。又如《伤寒论》中小柴胡汤等七方，要求煮后去滓再煎，"煮"字大家理解，"煎"是什么意思？《方言》说："凡有汁而干谓之煎。"就是把液汁加热浓缩的过程叫煎，在《伤寒论》中有时也叫"空煮"。"蜜煎方"是把蜂蜜加热浓缩，所以用"煎"字，而不叫蜜煮方。但在《金匮要略》里，许多应该用"煮"字的地方，都换成了"煎"字，显然已经不是仲景书的原貌，而是经过晋唐人抄书的时候，根据当时的语言习惯改换的，据此推测，抄书人显然也不是张仲景的同乡。

据此，郝万山教授认为，读经典一定要用和经典同时代或者时代相近的工具书，而不能用《现代汉语词典》《现代汉语字典》《辞海》《词源》一类的工具书。郝万山教授推荐了7本工具书：①西汉杨雄《方言》，今用清代钱绎撰集《方言笺疏》。②东汉许慎《说文解字》，今用清代段玉裁《说文解字注》。③东汉刘熙《释名》，今用清代王先谦撰集《释名疏证补》。④清代郝懿行《尔雅义疏》。⑤魏张揖《广雅》，今用清代王念孙撰《广雅疏证》。⑥清代阮元编《经籍籑诂》。⑦《十三经注疏》（十三部儒家经典注疏本的合刊本）。这些书现代都有影印本，都可以买到。《郝万山伤寒论讲稿》对《伤寒论》中的疑难字词都进行了训诂注释。刘渡舟教授主编的《伤寒论校注》中，字词的训诂注释也全部是由郝万山教授执笔编写的，可以参考。

但是，中医经典毕竟是中医专业书籍，不仅要理解字词的本义，更要注重对医理的理解。解释医理，郝万山教授认为，一定要前后联系，并且要结合临床实际，这样才不至于发生断章取义的误读。以第146条为例，"伤寒六七日，发热微恶寒，支节烦疼，微呕，心下支结，外证未去者，柴胡桂枝汤主之"。多版本科教材皆将其解释为太阳与少阳同病，而且二经病皆轻，故用小柴胡汤剂量的二分之一与桂枝汤剂量的二分之一相合来治疗。这种解释似乎合情合理，但如果和第101条"伤寒中风，有柴胡证，但见一证便是，不必悉俱"结合起来看，这种解释就有问题了。第101条明确说，在太阳伤寒或者太阳中风的病程中，只要见到一两个少阳病的临床症状，就不需要再用麻黄汤或桂枝汤，只用小柴胡汤就可以了，用小柴胡汤就可以达到"上焦得通，津液得下，胃气因和，身濈然汗出而解"的效果。可是第146条为什么一定要把桂枝汤拉进来呢？原来是上述解释忽略了"支节烦疼"这个症状。这里的"烦"字怎么解释呢？汉代郑玄注《周礼》说："烦，犹剧也。""烦"字在特殊的语言环境下，可以当"剧烈"的意思来讲，"支节烦疼"就是四肢肌肉关节剧烈疼痛。这是什么病？可以是太阳病，太阳伤寒表实证就有头痛、身痛、腰痛、骨节疼痛，但如果是太阳伤寒表实证的话，其恶寒应当很重，可是第146条原文明明说是"微恶寒"，显然"支节烦疼"就不是太阳伤寒表实证。那是什么病证呢？第274条说："太阴中风，四肢烦疼，（脉）阳微阴涩而长者，为欲愈。"脾主四肢，当风寒邪气侵袭四肢而导致四肢剧烈疼痛，又没有全身的发热，不能诊断为三阳病，张仲景就称其为"太阴中风"。在太阴中风的病程中，如果动态地观察脉象，脉由浮而转微，正符合《内经》所说的"大则病进，小则平"，是邪气退的表现。脉由沉涩而转为端直以长，是正气恢复的特征。正复邪退，提示病可自愈。如果自愈，在什么时段会好呢？第275条说："太阴病，欲解时，从亥至丑上。"在半夜阴尽阳生的时候，正气借助阳气来复的时机驱邪外出，肢节疼痛缓解了，病就自愈了。不能自愈怎么办？第276条说："太阴病，脉浮者，可发汗，宜桂枝汤。"这里的太阴病不是一般教材上所说的太阴里虚寒证兼有太阳表证，如果是，仲景一定要按照"虚人伤寒建其中"的原则，先用理中汤。即使是里虚程度不重，也不会直接用桂枝汤，而会选用桂枝人参汤表里同治。这里不是太阴里虚寒证兼有太阳表证，那是什么呢？其实就是太阴中风证。其完整的意思是，太阴中风，四肢烦疼，脉浮者，可发汗，宜桂枝汤。也就是说，桂枝汤可以治疗四肢被风寒邪气所伤而见肌肉关节剧烈疼痛的太阴中风证，这种证候，只用小柴胡汤是没有疗效的，一定要把桂枝汤拉进来。在临床上我们用桂枝汤加减治疗风湿、类风湿、痛风和无器质性原因的肢体疼痛，确实有很好的效果。讲到这里我们就可以明白，第146条"伤寒六七日，发热微恶寒，支节烦疼，微呕，心下支结，外证未去者，柴胡桂枝汤主之"是太阳病、少阳病、太阴四肢烦疼证都存在，在这种情况下，就需要小柴胡汤和桂枝汤同用了。可见，要想明白医理，就应当统观全书，前后联系，再结合临床，才不至于发生断章取义的误解。

《伤寒论》原文中体现的辨证思维过程，也是非常值得学习的内容。第63条"发汗后，不可更行桂枝汤，汗出而喘无大热者，可与麻黄杏仁甘草石膏汤"。第162条"下后，不可更行桂枝汤，汗出而喘，无大热者，可与麻黄杏仁甘草石膏汤"。这两条原文，初读会觉得平淡无奇，仔细玩味，就可以体会到，仲景用"汗出而喘"除外了无汗而喘的麻黄汤证和外寒内饮的小青龙汤证。用"不可更行桂枝汤"，除外了中风兼喘的桂枝加厚朴杏子汤证。用"无大热"除外了阳明里热里实迫肺的汗出微喘、喘冒不得卧证。看起来平淡无奇的两条原文，居然把《伤寒论》中的主要喘证都进行了排除诊断。这种鉴别诊断的思路和方法显然值得我们学习。

关于用方思路的学习和思考，《伤寒论》同样值得研究。第12条"太阳中风，阳浮而阴弱，阳浮者热自发，阴弱者汗自出，啬啬恶寒，淅淅恶风，翕翕发热，鼻鸣干呕者，桂枝汤主之"，是辨为太阳病的中风证。第135条"伤寒六七日，结胸热实，脉沉而紧，心下痛，按之石硬者，大陷胸汤主之"，是辨为结胸病的热实证。这都是辨病辨证，根据证候用方。这个程式流传到今天，就是我们教学要求的规范的辨证论治程式。但《伤寒论》并不局限于这种程式，而是多种多样的。如第3条"太阳病，头痛，发热，汗出恶风者，桂枝汤主之"；第379条"呕而发热者，小柴胡汤主之"，就是抓主症，针对症状用方。第100条"伤寒，阳脉涩，阴脉弦，法当腹中急痛，先与小建中汤。不差者，小柴胡汤主之"。第102条"伤寒二三日，心中悸而烦者，小建中汤主之"。这两条是抓病机，根据病机用方。因为腹中急痛和心中悸而烦，症状完全不同，只不过病机都是脾气虚，气血不足，故可以用同一个方子。如果把"抓主症"和"抓病机"结合起来用方，那就更完美了。比如真武汤适应证中症状很多，但抓住一个症状，再结合阳虚水泛的病机，就可以用于治疗一个系统的疾病。水浸四肢可见"四肢沉重疼痛"，据此可用真武汤治疗各类水肿；水气凌心可见"心下悸"，于是可以用真武汤治疗心脏疾病、心功能不全；水邪犯肺，肺失宣降可见"咳"，可以用真武汤治呼吸系统疾病；水邪浸渍胃肠可见"吐利"，可以用真武汤治消化系统疾病；水邪上冒清阳而见"头眩"，可用真武汤治疗各类眩晕；水邪浸渍经脉肌肉可见"身瞤动，振振欲擗地"，可用真武汤治神经系统疾病；肾阳虚气化失司或阳不摄阴而见"小便不利或利"，于是可以用真武汤治疗肾病、肾功能不全。但原文中的副症有时候对于某个患者来说，可能是他最痛苦的症状，这时就要抓副症，探求病本用方。第156条就是这样的范例。"本已下之，故心下痞。与泻心汤，痞不解，其人渴而口燥烦，小便不利者，五苓散主之"。心下痞对该患者来说，是最痛苦的主诉症状，但通过医生的反复观察思考，发现患者是下焦蓄水，下窍不利，水邪上逆，阻滞中焦气机，于是出现了心下痞的症状。对五苓散证来说，其主症是小便不利，少腹苦里急，渴欲饮水，心下痞只是五苓散证的副症，这时就要通过寻求副症的病机，找到最适宜的治疗方法。

关于《伤寒论》中组方思路的学习和思考，也是重要的学习内容。方药配伍中的君臣佐使，在各种教材中都讲到了，这里只举一个教材中没有讲到的例子，那就是关于缓峻并用的问题。郝万山教授在40多年前，收到表弟寄来的一封信，信中说他莫名其妙地患了胸水，胸闷憋气，动则气喘、心悸。医院要抽水，他拒绝，找到了郝万山教授的父亲。郝万山教授的父亲给了他10粒胶囊，让他每天早晨6～7点之间，空腹用10枚大枣煮水送服2粒胶囊，连服5天。他回到家后，认为胶囊也吃不出苦味来，为什么那么麻烦煮枣水送服？于是自作主张直接用白水送服。第一天早晨6点半服药，到上午10点半左右突然感到肚子痛，然后出现水样泻。午饭后又泻了一次。就这样服了五天药，泻了五天，可是胸闷、憋气、气短、心悸的症状丝毫没有缓解，反而感到全身更疲乏无力了。于是，他到医院检查，发现胸水一点都没有消退，又找到郝万山教授的父亲。当听说没有用枣水送服胶囊时，郝万山教授的父亲告诉他，必须用枣水送服，否则没有效果。于是又给了他10粒胶囊。这次用枣水送服后一直到下午6点钟左右才出现了大便，但不是水样便，而是大量稀糜样大便。泻后，他顿时感觉胸中畅快了不少，如此连服五天，好像所有的症状都消失了。又过了两天，他到医院检查，胸水基本消失。于是，他给郝万山教授写信讲述了这个治疗过程，并且很困惑，同样的胶囊，用白水送服和枣水送服，疗效为什么会有那么大的差异？

郝万山教授后来见到了父亲，问给表弟用的药是什么，父亲说就是十枣汤。郝万山教授问父亲，十枣汤用大枣的作用是什么，父亲让他自己去思考，自己去查文献。后来，郝万山教授查了不少书籍，有的对大枣的作用避而不谈，有的认为方中芫花、甘遂、大戟有小毒，用大枣制约其毒性，保护正气，并没有将大枣重要的不可缺少的治疗作用讲明白。后来，郝万山教授想明白了，十枣汤是用来治疗悬饮的，悬饮就是胸腔积液，就是胸水。胸水要排出体外，需要经过胸膜的吸收，进入血液循环，再通过肠黏膜的分泌、肾小球的分泌，才能排入消化道和泌尿道，进而排出体外，可以说是"路漫漫其修远兮"。如果只用芫花、甘遂、大戟三个泻下逐水的峻烈猛药，将会直下肠胃，三四个小时就会泻下，但胸水还来不及吸收，药力已经没有了，就很难达到泻胸水的效果。用10枚甘缓的大枣煮水送服三个泻下逐水药，就可以使药效温和，药力持续时间延长，药力缓缓发出，大约十多个小时才发生泻下作用，就有足够的时间使胸水缓缓被吸收，最后排出体外。可见，大枣在这里是驾驭三味泻下逐水药来达到治疗效果的，不用大枣，就达不到治疗效果。因此，张仲景才名之以十枣汤，而不名之以甘遂汤或者大戟汤。当郝万山教授将自己的理解讲给父亲听的时候，父亲高兴地说：只有你自己想明白的事情，才会印象深刻，终身不忘。因此，多思考，善于思考，就叫有悟性，也是中医成才的基本条件之一。

再比如大陷胸丸，是治疗水热互结的大结胸证病位偏上的，类似于今天见到的急性渗出性胸膜炎甚至某些肺水肿，所用药有大黄、芒硝、甘遂、葶苈子、杏仁，显然这些峻猛的药物如果不用甘缓的药物来制约、驾驭，也会是直下肠胃，达不到排泄胸膈间水热邪气的效果，所以，要用白蜜二合之甘缓，使药物作用温和，药效持续时间延长，从而来达到治疗效果。四逆汤中用甘草、调胃承气汤中用甘草，都是这样的治疗作用，而不是简单地制约其他药物的毒性、保护正气。

"纸上得来终觉浅，绝知此事要躬行"。郝万山教授经常用宋代诗人陆游的诗句督促他的学生，读经典一定要结合临床实践，在临床中用《伤寒论》的思路和方药治好了某些疑难病症，才能深刻地体会到经典的伟大和学经典的重要性。而且问道明师，向真正懂得经典的老师、前辈学习，也是学好经典所必需的。

自从宋代国家校正医书局刻印《伤寒论》，使其有了定本以来，学者和注家蜂起，研究《伤寒论》的著作之多，是任何一部中医典籍所不能比拟的。读这些著作，同样可以开拓我们的眼界，增进我们的智慧。郝万山教授推荐的注家著作有金代成无己《注解伤寒论》、明代方有执《伤寒论条辨》、清代柯韵伯《伤寒来苏集》、清代尤在泾《伤寒贯珠集》、清代吴谦等《医宗金鉴·订正仲景全书》，当代诸多《伤寒论》研究者的著作都可以学习参考。

二、论阴阳五行——遵循经典，追本溯源

（一）看天地变化识阴阳本源

郝万山教授强调，仰观天文，俯察地理，中知人事，是中医研究问题的基本方法。自从地球有人类以来，人们就会看到天空有太阳的东升西落，地面有昼夜、四季的交替往复。白天是明亮的、温暖的，被称作阳；夜间是黑暗的、寒冷的，被称作阴。春夏日照时间渐长，气温渐升，这就是阳。秋冬日照时间渐短，气温渐降，这就是阴。于是大自然就有了阴阳之分。阳气不亢不烈，阴气不冰不寒，阴阳二气此消彼长，此进彼退，交替运行，协调稳定，经过几十亿年的演化，化育了万紫千红的生命世界。所以，《内经》说"生之本，本于阴阳"，"阴阳者，天地之道也，万物之纲纪，变化之父母，生杀之本始，神明之府也"。如果地球上没有阴阳之分，那就不可能有生命的诞生和存在。显然，阴阳既不神秘，也不迷信，原本描述的是自然规律，是化育生命的自然条件，属于自然知识范畴。

美国宇航局（NASA）在地外寻找人类宜居行星（或者说可能有生命的行星）的早期，提出要具备的最基本的条件有四：一是和恒星保持适当距离的行星，二是由岩石或者其他固体物质组成的行星（而不是气体行星）。这两个条件提示，人类宜居行星，必须有阴阳二气。恒星的光和热提供了阳，岩石和其他固体物质能隔绝光和热，就提供了阴。三是表面温度介于 $-17℃$ 到 $93℃$ 之间，四是表面存在液态水。这两个条件提示阳气不亢不烈，阴气不冰不寒。于是就可以把神秘莫测的阴阳学说和现代的自然科学联系起来，阴阳的由来就很容易理解了（后来，NASA 将在地外寻找人类宜居行星的基本条件进行了细化补充）。

阴和阳是一种质的差异，具体到阴或阳中，还有量的区别。在《内经》中，用三阴（太阴、少阴、厥阴）、三阳（太阳、阳明、少阳）来区分阴气和阳气量的变化，这一变化实际是根据四季和昼夜地面上接受阳光的多少来划分的，春季和一天中的寅卯辰三个时辰（3～9点），阳光和煦，称少阳、一阳。少是小的意思，少阳就是小阳，一阳就是一份阳气。夏季和巳午未三个时辰（9～15点），阳光强烈，称太阳、三阳。太是大的意思，太阳就是强大的阳气，三阳就是三份阳气。秋季和申酉戌三个时辰（15～21点），太阳逐渐西沉，阳光渐弱，称阳明、二阳。明是显著的意思，阳明就是阳气显著，二阳就是两份阳气。冬季，尤其是夜间，地球隔绝了太阳的光和热，阳气潜降，阴气主事。《内经》称亥子丑（21～3点）为太阴、三阴。太阴就是强大的阴气，三阴就是三份阴气。

子丑寅（23～5点）为少阴、二阴，就是阴气已经减少，是两份阴气。丑寅卯（1～7点）为厥阴、一阴，厥是尽的意思、极的意思，厥阴就是阴气少到了极点，少到了尽头，一阴就是一份阴气。三阳各占三个时辰，三阴则两两重叠两个时辰，厥阴和少阳也重叠两个时辰。这就是《内经》对三阴三阳的划分。

阴阳既然是化育生命的基本条件，那么地球上所有的生命也就会打上阴阳的烙印。阴阳的烙印在哪里呢？郝万山教授认为，任何植物的叶子、花瓣都有正反阴阳两面。我们肌肉的收引和舒伸、肺的呼出和吸入、心脏的收缩和舒张、细胞的同化和异化、精神状态的兴奋和抑制、觉醒和睡眠……任何一项生理活动，都存在着阴阳二气既相对立又相协调的运动变化。所以说，阴阳无处不有，无处不在。阴阳是天地大自然化育生命的本源，是天地之道。其原本的自然科学属性已经是不言自明了。

因此，中医用阴阳来描述人的生理功能、病理变化，用三阴三阳来命名脏腑经络及病名、病证，就是顺理成章的事情了。

（二）从物理知识，谈气的本质

中医学处处用到"气"字，如阴气、阳气，三阳是对阳气量变的区分，三阴是对阴气量变的区分。那么，中医学中的"气"到底是什么意思呢？郝万山教授解释道：传统物理学认为构成宇宙万物的是物质、能量和信息三个要素，中医学中的一个"气"字，就可以概括这三个要素。气是物质的，构成宇宙的是气，构成人体和万物的是气。气是携带有能量的，通常说某小伙儿很有力气，说明他携带的能量多，就可以干更多更重的力气活。气又是信息的载体，病气、冷气、热气、药气，就是携带有病理的、冷的、热的、药理等信息的气。但是美国布鲁斯·利普顿所著的《信念的力量》中说："20世纪到来之际，新一代物理学家发展起来，他们的任务是探测能量和物质结构之间的关系"；"物理学家遗弃了牛顿力学物质宇宙的信念，因为他们认识到，组成宇宙的是能量，而不是悬浮在虚空空间的物质"；"原子由看不见的能量组成，而不是可感知的物质。因此，在我们的世界中，物质实体是从子虚乌有中出现的。"这就是最先进、最现代的量子物理学的观点。这个观点认为，能量构成了宇宙万物，物质只是能量的凝聚，是能量的一种表现形式，物质由分子构成，分子由原子构成，原子由看不见的能量构成。而中医学中的"气"字，就可以直译为量子物理学中的"能量"。从这个角度来说，中医学中的"气"道观念，足可以与最先进、最现代的量子物理学媲美。更让人惊奇的是，《道德经》第四十章说："天下万物生于有，有生于无。"有人把这句话解释为"把没有的说成有，比喻毫无事实根据，凭空捏造"。这是对老子观点的误解。这句话原本应当是老子对宇宙万物成因的解释,其本意应当是,我们看得到、摸得着的物质世界,是从"有"中产生的,但是这个"有"是从哪里来的呢?是从看不见、摸不着的"无"中产生的。这个看不见、摸不着的"无",就是中医学所说的"气",就是现代量子物理学所说的"能量"。由此可见,2500多年前的中国人的观念,直接深入地阐述了物质世界的本质"有生于无"。老子的观点和现代量子物理学的认识异曲同工,殊途同归。

(三)观四季变化谈五行本义

郝万山教授认为,讨论五行,需要仰观天文,俯察地理。仰观天文是观察北斗七星,俯察地理是观察春夏秋冬气候和物候的变化。《灵枢·九宫八风》记载了以北斗七星斗柄的指向来确定方位和季节。司马迁《史记·历书》所说的"黄帝考定星历,建立五行",指的应当就是这篇文章。尽管司马迁可能没有见到过已经编辑成册的《内经》,但在《内经》编辑成册之前的一篇篇重要文章,司马迁不可能一篇都没有看到过。张仲景在《伤寒论·伤寒例》中有"四时八节二十四气七十二候决病法",更为详尽地记述了斗柄指向和四季、二十四节气的关系,张仲景称之为"斗历"。

由于地球的自转和公转,生活在北半球的华夏先人,在傍晚仰望星空的时候,很容易观察到北斗七星的周日视运动和周年视运动。随着地球自转一圈,我们看到北斗七星的斗柄也转一圈,称北斗七星的周日视运动。由于地球自转的同时,还在绕着太阳公转,于是观察到斗柄所指的方向,每天会逆时针向前移动一度,360天以后,就又回到了原来的位置,称北斗七星的周年视运动。依照斗柄周年视运动来确定二十四节气具体时间的历法,称斗历,也称星历。星历的一年是360天。

仰观天象,当北斗七星的斗柄在傍晚时分指向东方的时候,俯察地理,地面是春季;指向南方的时候,地面是夏季;指向西方的时候,地面是秋季;指向北方的时候,地面是冬季。这就是四方和四季相对应的由来。这种对应,适用于北半球,到南半球就正好相反了。当然,南半球的高纬度地区是看不到全部的北斗七颗星的。

仰观天象,斗柄指东,俯察地理,地面为春。春风和暖,冰雪消融,气温由低逐渐上升,由于热胀效应,大自然的气(能量)就处于展发运动的状态,使植物的营养和水分向根的末梢和枝条的末梢输送,人们看到的现象是,种子生根发芽,草木根须下扎,枝叶上展,于是就得出了结论,春季是气的展发运动主导并控制着自然界一切生物的生命活动。《素问·四气调神大论》说"春三月，此谓发陈"。发就是展发，陈就是陈列、布陈。这就称为春生，是生根发芽的生，不是上升的升。《内经》将春季气的展发运动状态，命名为木行、木气、木运。"行"就是运动、运行的意思。现代汉语中的自行车、步行街、人行道等的"行"字，都是运行、运动的意思。因此，"木"字在五行中，并不是指具体的树木或木材，而是代表春季大自然之气的展发运动。

气（能量）的运动是看不见摸不着的，但是可以应验在动植物的生长活动现象上，于是《黄帝内经素问》就专门有一篇文章称《阴阳应象大论》。像这样研究事物的现象，以求得知识的过程，在中国古代称"格物致知"。

仰观天象，斗柄指南，俯察地理，地面为夏。气候炎热，气温持续偏高。人们观察到植物的根须生长减缓，枝叶却繁茂地生长，营养向顶端输送的特征非常明显。由此可以推知，夏季是气的上升运动主导并控制着自然界一切生物的生命活动。《素问·四气调神大论》说"夏三月，此谓蕃秀"。蕃是兴旺兴盛的意思，秀是高出、突出的意思。这就称为夏长。于是用"火"字代表气的上升运动，因为火性炎上，在《内经》中则称火行、火气、火运。

仰观天象，斗柄指西，俯察地理，地面为秋。气温由高渐渐降低，由于冷缩效应，植物的营养向果实、种子和枝干内收贮藏，果实饱满了、种子成熟了，粗枝主干的木质化程度提高了，根须、枝叶的末梢却因缺少营养和水分而逐渐干枯。由此可以认为，秋季是气的内收运动主导并控制着自然界一切生物的生命活动。《素问·四气调神大论》说"秋三月，此谓容平"。容就是容纳、收纳，平是与夏气的上升运动相比较，不再上升了。这就称为秋收。于是用"金"字代表气的内收运动，因为金属密度大、质量重，象征着收敛、密集，在《内经》中则称金行、金气、金运。

仰观天象，斗柄指北，俯察地理，地面为冬。气候寒冷，万物深藏，植物的种子埋藏于土中，树木幼芽包藏在鳞内，都处于滞育状态。由此推知，冬季是气的潜藏下降运动主导并控制着自然界一切生物的生命活动。《素问·四气调神大论》说"冬三月，此谓闭藏"。闭就是内闭、封闭，藏就是潜藏、下降。这就称为冬藏。用"水"字代表气的潜降运动。水性就下，水往低处流，在《内经》中则称水行、水气、水运。

随着天空的斗转星移和地面春夏秋冬季节的更替，气的展发运动和上升运动、内收运动和下降运动，交替轮换，周而复始。于是地面上的气候有了风、热、燥、寒的有序变化，植物有了生、长、收、藏的生命节律，动物有了生、长、老、已的生命历程。《内经》最初讨论这个规律的时候，只有四行，因为一年只有四季。《素问·四气调神大论》讲的就是四气，春气"发陈"，夏气"蕃秀"，秋气"容平"，冬气"闭藏"。可是，当四行和阴阳结合以后，人们意识到，展发和上升是气的阳性运动，内收和潜降属气的阴性运动，气的运动由阳性转为阴性的时候，中间必然会有平稳地过渡，如同往空中扔球，当球升到最高点要转为下降的时候，就会有一个极其短暂的停顿。这个明显的转折时段，是在夏季的最后 18 天，《内经》将这段时间称为"长夏"。

在长夏，暑热未退，秋风未至，阴雨连绵，气候闷热潮湿，植物已经开花结果，果实正在逐渐成熟。此时气的上升运动和下降运动相均衡，展发运动和内收运动相均衡，气的运动处于相对平稳地状态，古人就用"土"字来代表，因为土象征着厚重、稳定，在《内经》中则称为土行、土气、土运。于是就有了五行。

再后来，人们又发现，当气的运动由春季展发转为夏季上升的时候，由秋季内收转为冬季潜降的时候，由冬季潜降转为第二年春季展发的时候，气的运动都有一段相对平稳的过渡，分别在春季、秋季和冬季的最后 18 天，于是就有了"土旺四季"的说法。"土旺四季"并不是《内经》的原文，而是人们根据《素问·太阴阳明论》所说的"脾者土也，治中央，常以四时长四脏，各十八日寄治，不得独主于时也"总结出来的。这里的"季"字，不是季节的"季"，而是孟仲季的"季"。孟仲季是对一个季节早中晚的排序，如孟春是早春，仲春是春季的中间阶段，季春是春季的最后阶段。所谓"土旺四季"，是指季春、季夏、季秋、季冬这四个"季"，都是土行占主导地位的时候。这样 4 个 18 天合起来是 72 天，其他四行各主时 72 天，合起来正好是 360 天，是斗历、星历的一年。

《素问·阴阳应象大论》说："天有四时五行，以生长收藏，以生寒暑燥湿风。"《素问·六微旨大论》说："非出入，则无以生长壮老已；非升降，则无以生长化收藏。""四时五行"是万物生长化收藏的根源，"升降出入"是万物生长化收藏的根源，显然"五行"就是气的"升降出入"运动，五行和气的升降出入是一回事，是同义语。《素问·六元正纪大论》说："天地升降，不失其宜，五运宣行，勿乖其政。""不失其宜"和"勿乖其政"义同。"天地升降"和"五运宣行"对举，直接将气的升降出入和五行对偶起来讲述，是非常清楚明确的表达。而教材所说的"大自然是由木火土金水五种物质、材料、元素构成的，是符合朴素唯物主义的"。这是没有理解中医经典原义的说法，招致了当代对中医的诸多诟病，甚至中医界也有不少人主张淘汰五行学说，实在是中医发展史上的一场悲剧和无奈。这和没有搞清《内经》的阴阳五行原旨有很大关系。

（四）从气的运动论五行生克

既然五行不是五种物质、材料、元素，那么对五行的生克和分类又该怎样理解呢？《素问·宝命全形论》说："木得金而伐，火得水而灭，土得木而达，金得火而缺，水得土而绝，万物尽然，不可胜竭。"就是用五种具体物质材料之间的关系解释五行的生克。郝万山教授认为，《内经》毕竟不是一个人写的，有不同的认识和说法，是正常的。在《素问》和《灵枢》两本书中，也只有这条原文是用形而下的器来解释形而上的道，尽管最后有一句"万物尽然，不可胜竭"，还是想上升到形而上的道。毋庸置疑，这里的说法和《内经》绝大多数文章关于五行的论述是背道而驰的。

五行为什么能够年复一年地保持基本稳定的状态？古人考虑到五行之间应当有相互养助和相互制约的关系，于是就有了五行生克的思考。相生，就是相养、相助；相克，就是相抑制、相制约。生克的次序是什么呢？西汉大儒董仲舒在《春秋繁露》中说五行之间"比相生而间相胜也"。比就是相邻，间就是相隔。相邻的季节相生，相隔的季节相克。春季过去是夏季，春季木气的展发运动，为夏季火气的上升运动提供了前提，创造了条件，这就是"木生火"。

如果今年春季气温比较低，植物的根和枝叶长得都不好，木气展发不足，就会影响夏季植物地面部分的生长，这称为木气虚，不能生火，火气就会不足。秋季金气的内收运动，使植物的种子、果实饱满，使植物枝干的木质化程度提高，就为冬季植物的潜藏过冬提供了前提，创造了条件，这就称为"金生水"。如果秋季金气的内收运动不足，种子、果实没有成熟，营养储备得少，枝干木质化程度低，在冬季就很容易被冻死。这称为金气虚，不能生水，水气就会不足。

冬季水气的潜降，为种子、果实和植物蓄积储存了营养和能量，为第二年春季木气的展发，使植物更好地生根、发芽提供了前提，创造了条件，这就是"水生木"。如果冬季水气的潜藏不足，能量有无辜地消耗，就会降低对第二年木气展发的支持力度，就会导致木气的展发不足，这就是水气虚，不能生木，木气就会不足。其他以此类推。可见五行之间，是按照季节的次序相生的。

五行按照季节的次序相生，但生得过头，就不平衡了，所以要引进五行的相克。春季木气太旺，展发太过，植物的根和枝条长得太疯，到夏季地面部分就可能更加疯长，所以必须引进一个制约的机制。为了保证木气的展发不要过度，靠什么来制约呢？靠金气的内收运动来制约，这就称为金克木。夏季火气的上升运动太过也不行。如同夏季雨水多，肥又充足，葡萄的枝叶生长旺盛，果实就会纷纷掉落。这是因为营养只向枝端输送，就会影响结果，需要用剪掉枝头的方法控制它的长势，这就是用下降的水气来制约上升的火气，这就称为水克火。其他以此类推。《素问·六微旨大论》将这种情况称"亢则害，承乃制，制则生化"。如果某种气的运动趋向过亢，就会导致祸害，就需要用能够克制它的气的运动趋向来制约，能够得到制约，才能够继续生化万物。清代医学家黄元御在《四圣心源》中说："其相生相克，皆以气而不以质也，成质则不能生克矣。"黄氏所说的"气"，就是指能量的运动趋向，"质"则指具体的材料和物体。黄氏说："相克者，制其太过也。木性发散，敛之以金气，则木不过散；火性升炎，伏之以水气，则火不过炎；土性濡湿，疏之以木气，则土不过湿；金气收敛，温之以火气，则金不过收；水性降润，掺之以土气，则水不过润。皆气化自然之妙也。"这亦是从气的运动趋向之间的制约关系，来认识五行相克的。

　　但是我们应当清楚地知道，五行之气之所以年复一年交替稳定地运行，是因为太阳光热辐射的恒定，地球自转、公转轨道和速度的恒定，并不是五行之间生克制化的结果。但是古人通过观察地面上动植物的活动情况，提出五行生克制化的规律，也属难能可贵。

　　五行有相生，就不至于导致气的某种运动趋向不足。五行有相克，就不至于出现气的某种运动趋向太过。生克制化，就使五行之气由展发到上升，由上升到平稳，由平稳到内收，由内收到下降，由下降到第二年的展发。于是就保持了年复一年有序、协调的交替运动。经过几十亿年的氤氲演化，化育了万紫千红的生命世界，于是，所有的生命也就被打上了五行的烙印。这就是"道"，就是化育生命的自然规律，或者说是化育生命的基本条件。

　　五行的烙印在哪里可以找到呢？我们先来看看树木的年轮。春季木气展发，在春季新生的树的细胞开始变大；夏季火气上升，在夏季新生的树的细胞长得最大；秋季金气内收，树的细胞开始变小；冬季水气潜降，树的细胞长得更小。细胞大的时候，密度低，颜色浅，细胞小的时候，密度大，颜色深，这样就留下了一圈年轮。大鱼的鳞片上有年轮，乌龟的背上有年轮，就连南极洲的冰层上都有年轮，都有五行的烙印。所以说，五行无处不有，无处不在，地球上的任何事物都要受五行这一自然规律的支配。有人用电子显微镜观察石首鱼的耳石，发现不仅有年轮、季轮、月轮，还有日轮。如果这条鱼在某一天遇到的是风平浪静，食物丰富，吃得饱，伙伴多，玩儿得高兴，它的日轮就宽宽的、亮亮的，发育很好。如果有一天遇到狂风恶浪，没有食物，它又漂落到一个孤苦伶仃的海湾，紧张，焦虑，孤独，饥饿，结果这一天的日轮，就是黑黑的一条极细的线，发育很差。根据鱼耳石电子显微镜下的日轮，就可以将这条鱼一生所在海域的气象日记追述出来，可以说是"岁月留痕"。

大自然有序地敷布了展发、上升、平稳、内收、潜降五种气的运动趋向，才使植物有了生长化收藏的生命节律，动物有了生长壮老已的生命过程。人体禀受了木火土金水五种常规的气的运动趋向，才化育了以五脏为核心的五大生理系统。可见，五行学说是揭示大自然气的运动趋向及其变化规律的学说，是沟通人类和万物与天地之间关系的纽带，也可以看作是大自然这一生命的摇篮，所赋予人类和万物的"遗传密码"之一。因此，五行和阴阳一样，都是化育生命的基本条件。正如《素问·天元纪大论》所说："夫五运阴阳者，天地之道也，万物之纲纪，变化之父母，生杀之本始，神明之府也，可不通乎？"《灵枢·阴阳二十五人》说："天地之间，六合之内，不离于五，人亦应之。"《伤寒卒病论集》说："天布五行，以运万类，人禀五常，以有五脏。"

（五）从情绪感受谈五色分类

关于五行的分类，过去一直是从"五材"的角度来解释的，其中牵强附会，不能自圆其说的地方很多。郝万山教授是如何理解和解释五色的呢？由于篇幅所限，这里仅整理其关于五行和五色分类的解释。

郝万山教授说，颜色是光线照在物体上之后，物体表面所反射出的不同波长的电磁波在人类视网膜上的反映。这种不同波长的电磁波对人类和动物的细胞有没有作用，人们还没有研究清楚，即使有作用，这种作用也是微乎其微的。但有一点是比较明确的，就是某种颜色大面积渲染的时候，对人的心理、情绪会有一定的影响。有人从量子力学的角度，解释日月星辰的运动和人体健康之间的关系，解释不同颜色对人体气的运动的影响，是值得进一步探讨的研究思路。

古人认为，既然大自然有阴阳五行，才有了万事万物，于是就可以将万事万物按照阴阳和五行来分类。颜色也是事物之一，故颜色也要按照五行来分类。一般来说，树叶色绿，火焰色红，土地色黄，秋霜色白，都可以理解，但说水色为黑，就难以理解了。这种从"五材"角度来谈五色的五行归类，是以形而下的器来解释形而上的道，肯定不能自圆其说。郝万山教授认为，当某一种颜色大面积渲染的时候，可以影响人的气的运动，从而就会有心理情绪和生理的反应，这才是五行和五色归类的依据。

草原、海滨大面积绿色、蓝色的环境，有利于人的气机展发，使人心情舒畅，郁闷得到宣泄，焦虑得到缓解。于是古人就根据这样的身心体验，就将青色，也就是蓝色、绿色系列，归属于展放的木行。红色利于气的上升，使人兴奋，那些特别偏爱红色服饰的人，一般多是气虚，血压偏低，精力不足的人，会本能地喜欢选择红色系列的服饰，以提高自己气的上升能力。而年轻夫妇的卧室粉饰成淡粉色，则有利于提高性兴奋的程度。但精神分裂症患者，如果处于大面积红色渲染的环境中，就可能会引起狂躁发作。于是，红色就和上升的火气联系了起来。白色利于气的内收，利于人们冷静地思考和内省，所以，教室、图书馆、会议室和一般的家庭中，都把墙壁涂成白色，使人能冷静地学习和思考。于是就把白色和内收的金气联系了起来。黑色利于气的下降，利于人的入静和安眠，所以，晚上睡觉的时候，要把窗帘拉上、关掉灯，房间所有的物体没有光源的照射，变成了漆黑一片，人很快就睡着了。于是就把黑色和下降的水气联系了起来。灵堂布置只能用黑白二色，利于人体气的内收和下降，使在场的人能够静下心来，深切地追思往生者留下的精神财富。黄色利于气的稳定，给人以平稳庄重的心理感受，古代选用黄色作为皇帝的服饰、皇家居所的主色，寓以统治稳定、天下太平、社会和谐，于是就把黄色和平稳的土气联系了起来。

这应当是五色和五行归类的内在原因，是从气的运动趋向和人的心理情绪感受的角度来归类的，而不是从"五材"颜色的角度来归类的。郝万山教授要强调的是，颜色只有大面积渲染的时候，才能对人的心理情绪和气的运动发生微小的作用，而不是一粒小小的种子、果实或者一棵小小的植物的颜色不同，就会产生不同的作用和功效。由于五行中又有五行，故大自然的阴阳五行化育了千姿百态的生命世界以后，各种动植物都有着五彩斑斓的颜色。如果把动植物的药用功效，都教条地用颜色来解释，那就会陷入荒谬的境地。比如有人说，凡是红色的东西都入心，黑色的东西都入肾……事实并不是这样。大枣色红，不入心，却入脾；枸杞子色红，不入心，却入肝脾；绿豆色绿，并不入肝，却入心胃；寒水石色白，并不入肺，却入胃和肾；莲子心色绿，不入肝，却入心；珍珠色白，并不入肺，而入心、肝；黑大豆色黑，入肾但也入脾；黑芝麻色黑，入肾还入肝、肺、脾。而白芝麻和黑芝麻的功效归经相近，并不因为色白就有了归经和功效的很大差异。因此，中药的作用，是从实际效果中总结出来的，并不是依据颜色的不同而教条地划分的。如果按照五行配五色的规律教条划分，那就麻烦了。西瓜皮绿、瓤红、子黑，应当归哪经？马齿苋是治疗痢疾肠炎很有效果的食疗药，用它的全草，其根是白的、茎是红的、叶是绿的、花是黄的、籽是黑的，五色俱全，故又有五行菜的别称，应该归哪经？因此，我们既应当知道五行配五色的由来，还应当知道事物的复杂性和多样性。中药的归经和功效，是从临床实践检验中总结出来的，并不是以其表面的颜色来决定的。

中医经典用阴阳区分气的性质，用三阴三阳区分气的量变，用五行区分气的运动方向。这一学说阐述的是地球上化育生命的基本条件，这一条件和美国宇航局在地外寻找人类宜居行星的条件完全一致。这就是《素问·宝命全形论》所说的"人以天地之气生，四时之法成"。这个条件失衡，就意味着太阳系的毁灭，意味着地球生命的终结。古希腊哲学家柏拉图说过："不随着万物的变化而变化就是超越。"中医的阴阳五行学说讲述的正是不随着万物变化而变化的自然规律，原本是自然科学学说，只是后来的人们把它和思维知识、社会知识结合起来，上升到了哲学的地位。而中医学原本的自然科学属性显然是毋庸置疑的。

临床经验

一、从仲景用大柴胡汤论少阳腑实

大柴胡汤是《伤寒论》中的一张名方，由于人们囿于其治疗少阳不和兼阳明腑实的说法，不仅在解释《伤寒论》原文上受到掣肘，而且与临床应用也有一定的脱节。郝万山教授在综合研究仲景运用大柴胡汤原文的基础上，发现仲景不仅将大柴胡汤用于治疗少阳不和兼阳明腑实，而且主要用于治疗少阳胆腑热实证，也就是少阳腑实证。

大柴胡汤由柴胡、黄芩、芍药、半夏、生姜、枳实、大枣、大黄组成，实际上是小柴胡汤去人参、甘草，加芍药、枳实、大黄。翻刻宋版《伤寒论》所载大柴胡汤药物组成中没有大黄，但是方后有"一方，加大黄二两，若不加，恐不为大柴胡汤"的说法，意思是说，既然称大柴胡汤，那就一定要用大黄。小柴胡汤有和解少阳的作用，枳实和大黄又可以看作半个承气汤，有通泄里实的功效；芍药养血柔筋，缓急止痛。所以说，大柴胡汤具有和解少阳、通泻阳明的作用是顺理成章的。毫无疑问，仲景用大柴胡汤治疗少阳不和兼阳明里实，如《伤寒论》第104条"伤寒十三日不解，胸胁满而呕，日晡所发潮热……此本柴胡证，下之以不得利……"胸胁满，是少阳经气不利；呕吐是胆热犯胃，胃气上逆。这显然是少阳经腑受邪而同病的表现。日晡所发潮热，是典型的阳明里实证的热型。这就是少阳不和兼有阳明里实。因此，仲景说"此本柴胡证"，即这原本是大柴胡汤的适应证。如果要用大柴胡汤来和解少阳、清泻阳明，还需要有一个症状，那就是"不得利"，也就是大便不通。所以，第104条的前半条"胸胁满而呕，日晡所发潮热"，再加上"不得利"，就是大柴胡汤的适应证之一。第136条"伤寒十余日，热结在里，复往来寒热者，与大柴胡汤"。热结在里是热结在阳明，往来寒热，是少阳有邪，可见此证也是一个少阳不和兼有阳明里实，故用大柴胡汤治疗。这是人们熟知的问题，此不多赘。

仲景用大柴胡汤的第二个方面，是治疗少阳胆腑热实证。应当说，传统注家并没有"少阳胆腑热实证"的说法，但郝万山教授认为，少阳胆腑作为六腑之一，也可以有热实证。第103条"太阳病，过经十余日，反二三下之，后四五日，柴胡证仍在者，先与小柴胡汤。呕不止，心下急，郁郁微烦者，为未解也，与大柴胡汤下之则愈"。不少人认为，这里的"呕不止，心下急，郁郁微烦"是少阳不和兼有阳明里实，是阳明热壅胃实。但就"呕不止"这个症状来说，郝万山教授认为是少阳病小柴胡汤证"喜呕"这个症状的加重，并不是阳明腑实证的临床特征。阳明腑实证的临床表现中不仅没有呕吐，还曾有"伤寒呕多，虽有阳明证，不可攻之"（第204条）的禁忌。可见呕吐这个症状不仅不属阳明病的本证，而且在阳明病的病程中，见到呕吐者，还应当禁用承气汤攻下，故不能将"呕不止"当作阳明里实证的表现来看待。"心下急"就是心下拘急疼痛，是不是阳明腑实证的表现呢？阳明腑实证中腹部的实证表现是腹满、腹胀满、腹大满不通、绕脐痛、腹满痛，没有一处提到心下胀满疼痛。所以，阳明腑实证的病位在腹部而不在"心下"。其病位不仅不在心下，而且《伤寒论》还警告"阳明病，心下硬满者，不可攻之"（第205条），也就是说，在阳明病的病程中，如果兼见心下硬满，就不可以用承气汤攻下。由此可见，不能将"心下急"当作阳明腑实证的表现。心下急这个症状，应当是小柴胡汤适应证中"心下支结"的加重。"心下支结"是胃脘部有一种支撑结聚的感觉，为少阳胆腑气机结滞所致，见第146条"伤寒六七日，发热微恶寒，支节烦疼，微呕，心下支结，外证未去者，柴胡桂枝汤主之"。所以，"呕不止，心下急"，从病位来说，并没有离开少阳，可是为什么症状加重了呢？这是由于少阳胆热伤津，津伤化燥，因燥成实，邪热与胆腑精汁相结，从而形成了少阳胆腑热实证的缘故。

　　阳明胃属于六腑之一，少阳胆也属于六腑之一。邪在阳明，邪热伤津，津伤化燥，因燥成实，邪热和阳明的糟粕相结，我们称其为阳明腑实证。热在胆腑，热盛伤津，津伤化燥，因燥成实，邪热和胆腑的精汁相结所形成的证候，我们为什么不可以把它称作少阳胆腑的热实证呢？郝万山教授认为甚至可以将其称作少阳腑实证。我们今天在临床上见到的急性胆囊炎、胆道结石症的急性发作及急性胰腺炎一类的病证，在临床表现上大多可属于胆腑热实证的范畴。对于这些病证，我们从中医学的角度来看，能说是阳明腑实证吗？显然不能。

　　人们囿于阳明主燥，邪气易从燥化；少阳主火，邪气易从火化的说法，一般认为少阳只有热证而没有实证，其实阴阳中各有阴阳，五行中各有五行，脏腑中皆各有五化，并不是只有阳明才可以燥化，少阳热盛津伤，同样也可以化燥成实而形成少阳腑实证。何况"阳明腑实证"一词出自后人，并不见于仲景原文，为什么不可以将少阳胆腑的热实之证也称作"少阳腑实证"呢？

　　小柴胡汤适应证之一是胆腑的郁热证，大柴胡汤适应证之一是胆腑的热实证。大柴胡汤中用小柴胡汤清解少阳郁热，毕竟热邪已经和胆腑中的精汁相结，而出现了实象，所以才加了大黄、枳实，使胆腑的实热邪气通过肠道排出体外，给邪气以出路。因为胆汁（也包括胰液）原本就是排入十二指肠的，故胆腑的实热邪气也通过消化道排出体外。用芍药养血柔筋，缓急止痛，治疗上腹痛（包括了胆绞痛和胰腺炎的上腹部剧烈疼痛一类）。至于"郁郁微烦"，是由于邪热和胆腑精汁相合，使热邪内收、内敛、内聚，因此从表面现象来看，心烦的症状反而不太重了，所以说郁郁微烦。"与大柴胡汤下之则愈"，是"下"什么呢？不是下阳明的里实，而是下少阳胆腑的实热。

　　第165条云："伤寒发热，汗出不解，心中痞硬，呕吐而下利者，大柴胡汤主之。""心中痞硬"是少阳实热邪气郁结于胆腑的表现；呕吐是胆腑实火犯胃，胃气上逆的表现；下利是胆腑实火下迫肠道所致。因此，这也是一个少阳胆腑热实证。从临床上看，急性胆囊炎、胆道结石的急性发作、急性胰腺炎患者没有不心下硬满疼痛并伴见呕吐、下利的。

　　由此我们又想到了少阴急下三证中的第321条"少阴病，自利清水，色纯青，心下必痛，口干燥者，可下之，宜大承气汤"。其实这里不应当是阳明燥热下伤少阴阴液的少阴病，而应当是少阳燥热下伤少阴阴液的少阴病。在临床上急性胆、胰疾病导致的少阴亡阴失水证十分常见。其下利清水，色纯青，应当是淤积的胆汁下排的一种表现，既不是有的注家所说的"黑水泻"，也不是其他注家所说的"热结旁流"。郝万山教授曾多次遇到胆道结石症的患者，尤其是结石梗阻性胆管炎的患者，在治疗的过程中出现下利青绿色胆汁的情况，以至于把白色的内裤都染成了黄绿色。那么，既然是少阳燥热下伤少阴阴液，为什么在这里不用大柴胡汤而用大承气汤呢？在《伤寒论·辨可下病脉证并治》中有"少阴病，下利清水，色纯青，心下必痛，口干燥者，可下之，宜大柴胡、大承气汤"，就明确提出仲景在治疗这个病症的时候，首选的是大柴胡汤。而《金匮要略》"按之心下满痛者，此为实也，当下之，宜大柴胡汤"，论述的也是同一个问题。这里的"心下必痛"和"心下满痛"，病位都在心下而不在腹部，都属少阳胆腑热实证而不属阳明腑实证，故都应当用大柴胡汤而不应当用大承气汤。如果用大承气汤，实际上就违背了第205条"心下硬满者，不可攻之"的禁例。第321条用大承气汤，是自违其例，故当存疑待考。

大柴胡汤的现代临床应用也证实了这一点。许多医家，包括郝万山教授常用大柴胡汤加鸡内金、郁金、金钱草、海金砂、芒硝等治疗急性胆囊炎和胆道结石的急性发作，疼痛重者，再加延胡索、川楝子，疗效很好。大柴胡汤也常用于治疗急性胰腺炎，如清胰汤（天津市南开医院方）由柴胡、黄芩、芍药、大黄、黄连、木香、延胡索、芒硝组成，大柴胡汤的关键药物都有了，曾用其治疗急性胰腺炎400余例，在急性期配合输液和相应的西医保守疗法，效果显著。这都证实大柴胡汤的主要适应证就是少阳胆腑热实证，或者说是少阳腑实证。

二、治疗精神抑郁症的经验和体会

郝万山教授在治疗呼吸系统、心血管系统、消化系统难治病证，妇科月经病、不孕症、更年期综合征，儿童多动症、抽动秽语综合征，以及精神抑郁症、躁狂症、强迫症、起床困难综合征、心理情绪因素所导致的奇病怪症等方面，都有丰富经验，这里仅简要记述其部分临床经验和体会。

精神抑郁症是情感性精神障碍，以情感的低落并伴有相应的思维及行为改变为主要特征。郝万山教授认为，患抑郁症的人大多是聪明、敏锐、敏感又力求完美者。如果身体素质差，个人又力求完美，过度敏感，当其他疾病出现时，或者遇到困难挫折时，就会抑郁焦虑。精神抑郁症轻者，学习工作效率下降，重者则社会能力受损，病者痛苦，家人烦恼，有自杀企图和行为者，则危险性更大。所以，寻求疗效好、副作用小的治疗方法很有必要。

那么，精神抑郁症是心理问题还是身体问题呢？郝万山教授通过大临床案

郝万山

577

例分析发现，感冒、骨折、外伤、手术、病后、月经前后、妊娠产后、过度减肥、青春期、更年期、老年期等，皆可引发本病，即使有事业受挫、婚恋失意、亲人亡故等精神诱因，但也是在身体健康失衡的基础上发生的。抑郁症和身体健康状况密切相关。相关研究也表明，在抑郁症患者的大脑中，血清素（5-HT）等活性物质的分泌减少，而这些物质使人精神振作、心情愉快、全身放松。因此，郝万山教授的结论是，治疗身体才能平复情绪、振作精神。

在中医辨证方面，目前尚未见到对本病统一的辨证分型标准。据其临床表现，本病虽可归属中医学"郁证"范畴，但以郁证的气、血、痰、火、湿、食六郁分证及虚实分证方法来辨本病，多不相合。郝万山教授据其共有特征，将本病辨为少阳不足，三焦失畅，肝气郁结，痰浊蒙蔽，采用了温少阳、畅三焦、疏气机、化痰浊、宁神志、定魂魄的治疗方法，选用柴胡桂枝汤、四逆散、温胆汤、定志小丸组合加减，名"柴桂温胆定志汤"，疗效确切。

主要药物有北柴胡、黄芩、桂枝、赤芍、白芍、法半夏、生姜、陈皮、茯苓、人参、石菖蒲、制远志、枳壳、竹茹、炙甘草等，并随症加减化裁。

郝万山教授为什么选择这样一些方剂组成合方治疗抑郁症？郝万山教授认为，中医治病，核心在于抓病机，故从分析病机入手，或者可以找出治疗本病的有效方法。首先，郝万山教授看到大量的本病患者有晨重夜轻的昼夜节律变化和春季易复发的四季节律特征。日照时间较少的北欧、北美地区，本病的发病率明显高于日照时间较长的地区。长期在地下室工作或居住的人群，发病率也明显偏高。这使郝万山教授意识到，本病的病机或许与人体的少阳阳气不足有关。

《素问·生气通天论》说："阳气者，一日而主外，平旦人气生，日中而阳气隆，日西而阳气已虚，气门乃闭。"揭示了人体阳气与脏腑活动有昼夜盛衰的时间节律，而且这一节律和自然界阳气的消长和运动趋向同步。《内经》还将一年之中的春季和一天之中的寅卯辰（凌晨 3 点至上午 9 点）的阳气称少阳，运动趋向是展发，用木行来代表。

《灵枢·顺气一日分为四时》说："春生，夏长，秋收，冬藏，是气之常也，人亦应之。以一日分为四时，朝则为春，日中为夏，日入为秋，夜半为冬。"就四季而言，春季为少阳主时，阳气的量为一阳，阳气的运动趋向是展发、展放，于是使自然界的种子生根发芽，树木根须迅速向下伸展，树木的枝叶迅速向上展放。这是向四周展发的气的运动，在春季支配着自然界一切生物的生命活动。这就是木行。就一日而言，早晨为少阳主时，在寅卯辰这三个时辰，太阳从东方逐渐升起，阳光洒满了大地，但此时阳光并不强烈，故称之为少阳、一阳，运动趋向是展发。大地在少阳展发之气的推动下，就由夜间的沉寂状态转为白天的活跃状态。

在自然界，如果春季少阳之气不足，温度太低，木气展发不足，就会影响植物的生根发芽，以至于影响一年的生长。所以说，一年之计在于春。如果清晨太阳虽然已经高出了地平线，可是天空乌云密布，地面雾霾弥漫，大地仍然不能立即兴旺活跃起来。因此说，一天之计在于晨。

而人体五脏六腑中的大多数脏器的新陈代谢由夜间的相对沉静，转成白天的相对活跃，人的精神状态由夜间的抑制、睡眠，转为白天的兴奋、觉醒，也要依赖人体少阳阳气的展发功能来推动和激发。因此说，一人之计在于少阳胆和三焦。

在人体，胆与三焦的阳气为少阳。少阳胆腑与肝相表里，有藏精汁、主疏泄、主决断、寄相火四个方面的功能。藏精汁和主疏泄的功能正常，则胆腑精汁储藏和排泄有规律，就使胃气可以降浊，脾气可以升清，里气调和。主疏泄、主决断和寄相火的功能正常，则处事果断而少犹疑，精神愉快而少抑郁，身心放松而少焦虑，思维敏捷而少迟钝，对人的精神情志的调畅有重要作用。而主疏泄和寄相火的功能正常，则五脏六腑气机调畅，新陈代谢旺盛。因此，《素问·六节藏象论》才说："凡十一脏，取决于胆也。"五脏加六腑这十一脏器的新陈代谢，要兴旺发达起来，需要依赖少阳展发之气的推动和激发。

三焦是什么？中医学是植根于中国文化这块土地上的，是用中文来表达的，古老的中医学所用文字，一定有其本来的含义。焦字的篆书，是鸟在火上烤。东汉许慎《说文解字》说："焦，火所伤也。"元代戴侗《六书故》说："焦，燔之近炭也。"也就是把食物或者物体烤到接近炭化的程度。这个过程，就是广义的燃烧过程。燃烧过程，也就是物质代谢，能量转化，氧化、还原反应的过程。"三"在中文中有两个意思，一是指多，二是指具体的数字"三"。"请君三思"就是请您多多思考。所以，三焦的第一个含义就是人体多处的具有物质代谢、能量转化、氧化还原反应的场所。在这个意义上的三焦，功能有三：一是通行元气。《难经·三十八难》说三焦是"有原气之别焉，主持诸气"。《难经·六十六难》说"三焦者，原气之别使也"，说明三焦是人体元气（原气）升降出入的道路。元气，简单地说就是原始能量。人体的能量是通过三焦而到达五脏六腑和全身各处的。二是运行水谷精微的道路，《素问·五脏别论》称三焦为传化之府，具有传化水谷的功能，当然是指传化水谷精微。《素问·六节藏象

都万山

论》说三焦是"仓廪之本……能化糟粕"。《难经·三十一难》说："三焦者，水谷之道路，气之所终始也"。水谷精微携带的是营养，营养转化过程，释放的还是能量。三是人体水液运行的通道。《素问·灵兰秘典论》说："三焦者，决渎之官，水道出焉。"《灵枢·本输》说："三焦者，中渎之腑，水道出焉。"而水液是能量转化和物质代谢过程中必不可少的物质。由此可见，中医经典所说的三焦是通行元气、运送水谷精微和水液的场所，毫无疑问就是指物质代谢、能量转化的场所。人体任何一个细胞、组织和器官，都存在着物质代谢、能量转化的过程，因此，人身处处是三焦，人身无处不三焦。三焦内藏相火，也属少阳之气，三焦少阳之气不足或者郁遏，必然导致代谢紊乱，痰水内生，使气机更加郁遏，于是人体便出现重度乏力、精神抑郁、神识迷蒙等症。

另外，上、中、下三个部位的物质代谢、能量转化，还有各自的特点。《灵枢·营卫生会》说"上焦如雾"，是说心肺布散营养物质就像布散雾气一样，这是对《灵枢·决气》所说的"上焦开发，宣五谷味，熏肤充身泽毛，若雾露之溉"的概括。《灵枢·营卫生会》说"中焦如沤"，是说中焦脾胃小肠等就像一个大发酵池，腐熟水谷，泌别清浊，这是对《灵枢·营卫生会》所说的"中焦……泌糟粕，蒸津液，化其精微，上注于肺脉，乃化而为血，以奉生身"的概括。《灵枢·营卫生会》说"下焦如渎"，是说下焦肾和膀胱大肠等就像污水和污物处理厂一样别清浊、排糟粕，这是对《难经·三十一难》所说的"下焦……主分别清浊，主出而不内，以传道也"的概括。上、中、下三个部位的物质代谢和能量转化的功能，是三个"焦"，合起来也称三焦。

胆和三焦的少阳之气，虽然像初升的太阳，其阳气不亢不烈，并不强大，但是这种木行展发的运动趋向，对五脏六腑的新陈代谢，对精神情志的条达舒畅，都有着决定性的促进、激发、调节和控制作用。人体脏腑的代谢和精神情志的活跃与欢愉，在什么时间段对胆和三焦的少阳展发之气依赖最强烈呢？毫无疑问，是一年的春季和一天的清晨。当胆和三焦的阳气不足，疏泄展发无力的时候，在春季和清晨，得时当旺而不得旺，当疏泄展发时而无力疏泄展发，此时又是机体和情志需要少阳之气大力支持的时候，却无力支持，于是气机郁遏、代谢低下、脑神失养、痰浊蒙蔽、精神抑郁、思维迟钝、重度乏力等症状就加重或者复发了。

在夏季和中午，阳气盛大，人在天阳的资助下，症状减轻。在秋冬、下午和傍晚，自然界的阳气逐渐内收、下降、潜藏，人体五脏六腑中主要脏器的代谢功能也逐渐趋于平缓，于是对少阳展发之气的依赖程度也就大大降低，即使少阳展发之气不足，也无所谓了。于是抑郁症的各种症状也就暂时减轻或者缓解。据此，益少阳、助疏泄、畅三焦、化痰浊，当属对本病的根本治法。

何方有这样的作用呢？这就要求索于中医的经典。《伤寒论》中小柴胡汤的适应证有嘿嘿不欲饮食、心烦、胸胁苦满等。嘿嘿是心中不爽快的一种感觉，显然是少阳气郁，情志不爽所致。胆和三焦阳气不足，展发无力，必然会导致气机不畅，脾胃失和，于是食欲不振、胸胁苦闷的症状也就出现了。心烦则是气郁化火，郁火扰心所致。这些症状和病机，与精神抑郁症的临床表现十分相似。因此，选用小柴胡汤当属合理。应当注意的是，《伤寒论》在这里用柴胡，是为了解热、疏解少阳经邪，故用量要大，一次量柴胡用到了40g以上，而现在我们用柴胡解少阳气郁，就不需要用大量，用10～15g就可以了。用黄芩清郁火，用半夏、生姜化痰浊、畅三焦，用人参、甘草、大枣扶少阳正气。但温补少阳阳气之力不足，于是选用桂枝甘草汤辛甘化阳，在柴胡的带领下，温补少阳之气。少阳毕竟是小阳，故在一般情况下，不用附子、肉桂等大辛大热之品，而用桂枝温中有疏，才符合少阳的需求。

不少抑郁症患者有气血不畅，脉络失和所致的肢体、内脏窜痛、四肢木无知觉等症状。只用桂枝甘草汤温补心胆之阳，解决不了身疼痛的问题，于是加入芍药以养血活络，柔筋止痛。有了桂枝和芍药，就成了桂枝汤。在《伤寒论》中，桂枝汤可治邪伤经脉，气血失和所致"支节烦疼""四肢烦疼""身痛不休"，倍芍药又治腹满时痛，与本病见症也相符合。这就是郝万山教授用柴胡桂枝汤治疗本病的思考。但如果患者胸闷明显而身痛不明显，就不用芍药，尤其不要用白芍。《伤寒论》早有"太阳病，下之后，脉促胸满者，桂枝去芍药汤主之"的提示。

三焦不畅，痰浊内生，更加郁遏全身气机，故这类患者大多舌苔厚腻不脱，只用半夏、生姜不足以涤痰浊、畅三焦，于是便将温胆汤加进来。对于温胆汤，北京中医药大学王玉川教授所写的文章中有"温胆汤名为治胆寒，实则治脑之正气不足"的论证，更知与本症病机切合。且三方中柴胡、芍药、枳壳、甘草即《伤寒论》的四逆散，原治少阴阳郁致厥，对本病肝气郁结，阳郁不达而见手足发凉、情感抑郁自应有效。

中医文献中有没有关于类似精神抑郁症的记载呢？唐代孙思邈的《备急千金要方》卷14载定志小丸的适应证有"心气不定，五脏不足，甚者忧愁悲伤不乐，忽忽喜忘，朝瘥暮剧，暮瘥朝发"。忧愁悲伤不乐，是精神抑郁症的主症。忽忽喜忘，是思维迟钝并且健忘的样子。孙思邈发现本病有朝暮轻重之别，尤为可贵，可以将其看作中医学对精神抑郁症的最早精确记载。孙思邈把本病定位在心和五脏，言其病机为"心气不定，五脏不足"，乃因虚所致。

定志小丸用人参（小柴胡汤中已有）补五脏、益元气、安精神、定魂魄、养心健脑。用茯苓（温胆汤中已有）利窍祛湿导浊、补心益脑养神。用石菖蒲、远志豁痰开窍，振心阳，益智慧，醒脑神。但温补少阳、振奋肝胆、疏达郁结、涤痰导浊之力均不足，于是将其配入柴胡桂枝汤和温胆汤中。诸方相合，名柴桂温胆定志汤，寒温并用，攻补同施，共成温少阳、畅三焦、疏气机、化痰浊、宁神志、定魂魄之剂。

病机单纯者，用单方，病机复杂者，用复合方。精神抑郁症，病位涉及多脏器，病机也很复杂，故要采用多方的复合制剂。

临证用此方治疗精神抑郁症，一定要随症加减。心烦焦虑，坐卧不安者，加炒栀子、淡豆豉或莲子心等清心除烦。失眠多梦者，加炒酸枣仁、珍珠母或合欢皮、生龙牡等安神定志。舌红、舌苔黄而厚腻者，加天竺黄、制胆南星等清化痰热。舌淡、舌苔白而厚腻者，加炒白芥子、草果等温化寒痰。青春期抑郁者，加山茱萸、枸杞子、巴戟天、鹿茸粉等补肾填精，促进发育。更年期抑郁者，加山茱萸、丹参、枸杞子、黄柏、知母、巴戟天、淫羊藿等调和阴阳。经前抑郁者加当归、桃仁、红花等养血活血。经后抑郁者，加黄芪、熟地黄等益气养血。产后抑郁者，加熟地黄、丹参、山茱萸、黄芪等调补产后气血之虚。减肥后抑郁者，加山茱萸、麦冬、五味子、黄芪等气阴双补。老年抑郁属心脑血管病变而致心脑供血不足者，或者冠状动脉支架手术、搭桥手术后抑郁者，加葛根、鸡血藤、丹参等养血活血通络。嗜酒成性，导致酒精依赖性精神障碍而见抑郁者，加葛花、枳椇子等解酒醒脾。

《素问·举痛论》说："百病生于气也。"而气郁气滞，必然导致痰饮、水湿、瘀血、食积等停滞，于是也就引发了各种奇症怪病。郝万山教授将柴桂温胆定志汤广泛用于治疗诸多精神疾病和其他心身性疾病，亦收到了明显的效果。精神疾病如焦虑症、惊恐发作、恐惧症、多食症、厌食症；消化系统疾病如梅核气、食管失弛缓症、反流性食管炎、慢性胃炎、多种慢性肠炎；泌尿系统疾病如神经源性膀胱；皮肤疾病如神经性皮炎、湿疹、牛皮癣、斑秃、脱发、黄褐斑、白癜风、皮肤淀粉样变性等，多有疗效。

由于精神抑郁症有确定的症状表现，而患者的临床症状大多雷同，故郝万山教授用一方治疗此病，有人将这种方法看作辨病选方，但郝万山教授认为是通过辨识病机后的选方，仍然属于中医辨证论治的范畴。